成人高等教育护理学专业教材

总主编 / 陈金宝 刘 强

五官科护理学

OPHTHALMOLOGY AND OTORHINOLARYNGOLOGICAL NURSING

第2版

主 编
王爱平

副主编
吴 琳

上海科学技术出版社

图书在版编目(CIP)数据

五官科护理学 / 陈金宝，刘强总主编；王爱平主编．—2版．—上海：上海科学技术出版社，2016.10(2018.7重印)
成人高等教育护理学专业教材
ISBN 978-7-5478-3153-3

Ⅰ.①五… Ⅱ.①陈…②刘…③王… Ⅲ.①五官科学－护理学－成人高等教育－教材 Ⅳ.①R473.76

中国版本图书馆CIP数据核字(2016)第158230号

获取《成人高等教育医学专业教材·考前模拟试卷》指南
扫描封面二维码→点击第一条"考前模拟试卷使用指南"，了解使用方法→刮开封底涂层，获取购物码→点击第二条"考前模拟试卷"PDF文件，立即购买→选择"使用购物码支付"→输入购物码并使用→立即查看后成功获取。

五官科护理学(第2版)
总主编 陈金宝 刘 强
主 编 王爱平

上海世纪出版(集团)有限公司
上 海 科 学 技 术 出 版 社 出版、发行
(上海钦州南路71号 邮政编码200235 www.sstp.cn)
常熟市兴达印刷有限公司印刷
开本787×1092 1/16 印张19.25
字数：490千字
2010年8月第1版
2016年10月第2版 2018年7月第8次印刷
ISBN 978-7-5478-3153-3/R·1175
定价：45.00元

编 委 会

主 编

王爱平

副主编

吴 琳

编 委 （以姓氏笔画为序）

王爱平 李 波 吴 琳 吴 琼

陈玉双 杨 宁 庞 湃 高玉琴

景丽伟

再版前言

一

成人高等教育医学系列教材出版发行已经6年有余了。该系列教材编排新颖，内容完备，版式紧凑，注重实践，深受学生和教师好评，在全国成人医学高等教育中发挥了一定作用。为了适应发展需要，紧跟学科发展动向，提升教材质量水平，更好地把握21世纪成人高等教育医学内容和课程体系的改革方向，使本系列教材更有利于夯实能力基础、激发创新思维、培养合格的医学应用型人才，故决定对其进行全面修订。

再版系列教材将继续明确坚持“系统全面、关注发展、科学合理、结合专业、注重实用、助教助学”的编写原则，分析不足，丰富内容，完善体系，在保持原教材优点的基础上，删去了一些叙述偏多的与各学科交叉的内容，充实和更新了一些新知识、新技术、新工艺和新方法，使其能充分发挥助教助学的功能，真正成为课程的载体、师生的益友。

本系列教材每章仍由三大部分组成：第一部分是导学，告知学生本章需要掌握的内容和重点难点，以方便教师教学和学生有目的地学习相关内容；第二部分是具体教学内容，力求体现科学性、适用性和易读性的特点；第三部分是复习题，便于学生课后复习，其中选择题和判断题的参考答案附于书后。

本系列教材包括成人高等教育基础医学教材、成人高等教育护理学专业教材和成人高等教育药学专业教材，使用对象主要为护理学专业及药学专业的高起本、高起专和专升本三个层次的学生。其中，对高起本和专升本层次的学习要求相同，对高起专层次的学习要求在每章导学部分予以说明。本套教材中的一些基础课程也适用于其他相关医学专业。

除了教材外，我们还将通过中国医科大学网络教育平台(http://des.cmu.edu.cn)提供与教材配套的教学大纲、网络课件、电子教案、教学资源、网上练习、模拟测试等，为学生自主学习提供多种资源，建造一个立体化的学习环境。

为了方便学生复习迎考，本套教材的每门学科都免费赠送5套考前模拟试卷，并配有正确答案。学生只要用手机微信扫描封面的二维码，输入封底刮开涂层的授权码即可获取。学生可以做到随时随地练习，反复实战操练，掌握做题技巧及命题规律，轻松过关。

本系列教材的再版发行再一次得到了以中国医科大学为主，包括沈阳药科大学、天津中医药大学、辽宁中医药大学、辽宁省肿瘤医院等单位专家的鼎力支持与合作，对于他们为此次修订工作做出的巨大贡献，谨致深切的谢意。

由于整体修订，工程巨大，任务繁重，在教材修订中难免存在一些不足，恳请广大教师、学生和读者惠予指正，使本套教材更臻完善，成为科学性更强、教学效果更好、更符合现代成人高等教育要求的精品教材。

陈金宝　刘　强

2016 年 6 月

再版说明

本教材编写的指导思想是：以基本理论、基本知识和基本技能为主，坚持思想性、科学性、先进性、启发性和实用性，力求内容精练、概念准确、语言流畅，便于学生理解和掌握。本教材的特点是：每章由三大部分组成。第一部分是导学，告诉学生本章需要掌握的内容和重点、难点，以及如何进行学习，哪些内容对专科学生不作要求；第二部分是具体内容，在疾病护理部分按照病因和发病机制、临床表现、辅助检查、治疗要点、护理措施和健康指导的体例进行编写，技术操作部分按照目的、用物准备、操作步骤和注意事项的体例进行编写；第三部分是复习题，便于学生学习后进行自测。

本次修订工作仍由中国医科大学担任，实行主编负责制，按照专业特点分工编写，眼部疾病病人的护理部分由王爱平、吴琼和景丽伟编写，耳鼻咽喉疾病病人的护理部分由杨宁、陈玉双和庞湃编写，口腔疾病病人的护理部分由吴琳、高玉琴和李波编写，书稿完成后由主编进行审定。本教材适用于护理学专业的高起本、高起专和专升本三个层次的在职学生。

由于编者水平有限，疏漏不足之处在所难免，敬请广大读者指教，以期不断修订完善。

《五官科护理学》编委会

2016年5月

目 录

第一章

眼的应用解剖和生理

导学

内容及要求

本章包括四部分内容，即眼球的应用解剖和生理、视路、眼附属器的应用解剖和生理以及眼的血液循环和神经支配。眼球的应用解剖和生理主要介绍眼球壁和眼内容物的解剖和生理特点，为重点掌握内容；视路各部分解剖和特点作为了解内容；眼附属器的解剖和生理主要介绍眼眶、眼睑、结膜、泪器和眼外肌的解剖和生理特点，也应重点掌握；眼的血液循环和神经支配部分的内容作为一般了解即可。

重点、难点

眼球的应用解剖和生理以及眼附属器的解剖和生理为本章应重点掌握的内容，也是本章难点内容。

专科生的要求

专科层次的学生对视路、眼的血液循环和神经支配部分的内容作为一般了解即可。重点是熟练掌握眼球及眼附属器的应用解剖和生理特点。

眼为视觉器官，包括眼球、视路和眼附属器三部分。眼球接受外界光线成像于视网膜，经视路传导至视皮质产生视觉。眼附属器对眼球起运动、保护等作用。

第一节　眼球的应用解剖和生理

眼球(eyeball)近似球形，正常成年人眼球的前后径平均为 24 mm，垂直径和水平径比前后径略小。

眼球位于眼眶前部，借眶筋膜、韧带与眶壁联系，周围有眶脂肪垫衬，前面有眼睑保护，后部受眶骨壁保护。眼球向前方平视时，一般突出于外侧眶缘 12～14 mm，眼球突出度受人种、颅骨发育、眼屈光状态等因素影响，但两眼相差通常不超过 2 mm。

眼球由眼球壁和眼球内容物组成(图 1-1)。

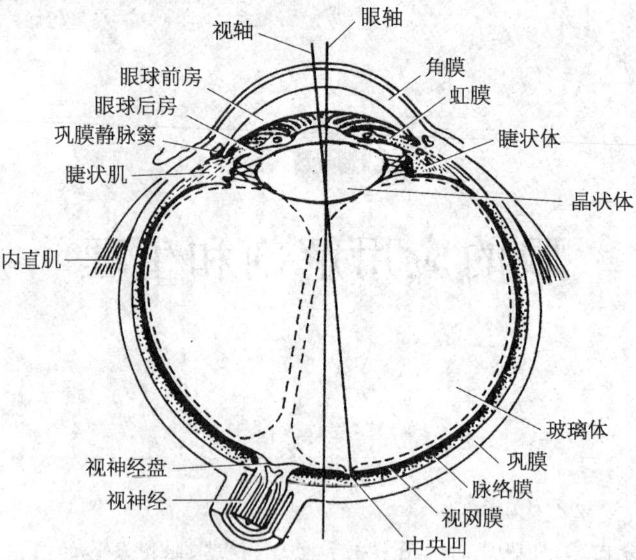

图 1-1 眼球的解剖

一、眼球壁

眼球壁可分为三层，外层为纤维膜，中层为葡萄膜，内层为视网膜。

(一) 外层

主要是胶原纤维组织，由前 1/6 透明的角膜和后 5/6 瓷白色的巩膜构成，主要起保护眼内组织、维持眼球形状的作用。

1. 角膜(cornea)　位于眼球前部呈略向前凸的透明横椭圆形组织，横径 11.5～12 mm，垂直径 10.5～11 mm。角膜前表面曲率半径约为 7.8 mm，后表面约为 6.8 mm。角膜厚度中央部为 0.5～0.55 mm，周边部约 1 mm。

组织学上角膜从前向后分为 5 层：①上皮细胞层：由 5～6 层上皮细胞组成，无角化，再生能力强，损伤后修复快且不留瘢痕，易与其内面的前弹力层分离。②前弹力层(Bowman 膜)：为一层均质无细胞成分的透明膜，损伤后不能再生。③基质层：占角膜厚度的 90%，由近 200 层排列规则的胶原纤维束薄板组成，其间有角膜细胞和少数游走细胞，损伤后不能再生，形成瘢痕。④后弹力层(Descemet 膜)：为较坚韧的透明均质膜，对化学物质和细菌毒素的抵抗力强，损伤后可再生。⑤内皮细胞层：为单层六角形扁平细胞构成，具有角膜—房水屏障功能，损伤后不能再生，靠临近细胞扩张和移行来覆盖。

角膜特点：①透明，表层无角化，含水量和屈折率恒定，是重要屈光间质，其屈光力占眼球总屈光力的 3/4。②无血管，其营养主要来自角膜缘血管网和房水，代谢所需的氧主要来自空气。③三叉神经末梢分布丰富且无髓鞘，角膜知觉特别敏感。

2. 巩膜(sclera)　质地坚韧，呈乳白色，主要由致密且相互交错的胶原纤维组成。前接角膜，后部视神经纤维束穿出眼球处呈网眼状称巩膜筛板。巩膜厚度各处不同，眼外肌附着处最薄(0.3 mm)，视神经周围最厚(1.0 mm)。巩膜表面被眼球筋膜包裹，前面又被球结膜覆盖，于角巩膜缘处角膜、巩膜和结膜三者结合。

3. 角巩膜缘(limbus)　是角膜和巩膜的移行区，其前界为角膜前弹力层止端，后缘为巩膜突，有 1 mm 的半透明区及外侧 0.75 mm 的白色巩膜区，是前房角及房水引流系统的所在部位，包含有小梁网及 Schlemm 管等组织结构，临床上又是许多内眼手术切口的标志部位，组织学上还是角膜干细胞所在之处，因此十分重要。前房角前界的标志为 Schwalbe 线，依次有小梁网、Schlemm 管、巩膜突、睫状体带及虹膜根部。另外，角巩膜缘比较薄弱，也是眼球钝挫伤时眼球破裂的常见部位。

（二）中层

为**葡萄膜**（uvea），又称血管膜、色素膜，富含色素和血管。包括三部分，由前到后依次为虹膜、睫状体和脉络膜。在巩膜突、涡静脉出口和视神经乳头周围三个部位与巩膜紧密相连。主要功能为营养和遮光作用。

1. 虹膜（iris） 为一圆盘状膜，中央有一圆孔即瞳孔，孔径 2.5～4 mm。虹膜主要由前面的基质层和后面的色素上皮层构成，表面有辐射状凹凸不平的皱褶称虹膜纹理和隐窝。虹膜周边与睫状体连接处为虹膜根部，此部很薄，当眼球受挫伤时，易从睫状体上离断。虹膜组织内有两种肌肉：瞳孔括约肌和瞳孔开大肌，瞳孔括约肌环绕瞳孔周围，由副交感神经支配，司缩瞳；瞳孔开大肌向虹膜周边部呈放射状排列，由交感神经支配，司散瞳。光照下瞳孔缩小，称为瞳孔对光反射。当注视近物体时，瞳孔缩小，同时发生调节和集合（辐辏），称为近反射。由于虹膜位于晶状体的前面，当晶状体脱位或手术摘除后，虹膜失去依托，在眼球转动时可发生虹膜震颤。

2. 睫状体（ciliary body） 为位于虹膜根部与脉络膜之间宽为 6～7 mm 的环状组织，其矢状面略呈三角形。巩膜突是睫状体基底部附着处。睫状体前 1/3 较肥厚，称睫状冠，宽约 2 mm，富含血管，内表面有 70～80 个纵行放射状突起，称睫状突；后 2/3 薄而平坦，称睫状体扁平部。扁平部与脉络膜连结处呈锯齿状，称锯齿缘，为睫状体后界。

睫状体主要由睫状肌和睫状上皮细胞组成。睫状肌由外侧的纵行、中间的放射状和内侧的环形三组肌纤维构成，受副交感神经支配，该肌收缩与舒张，可以松弛或拉紧悬韧带，调节晶状体屈光度。睫状上皮细胞层由外层的色素上皮和内层的无色素上皮两层细胞组成。睫状体内富含血管和三叉神经末梢，因此炎症时可产生渗出物并引起显著疼痛。

3. 脉络膜（choroid） 为葡萄膜的后部，前起锯齿缘，后止于视神经乳头（视盘）周围，介于视网膜与巩膜之间，有丰富的血管和色素细胞。脉络膜平均厚约 0.25 mm，由三层血管组成：外侧的大血管层，中间的中血管层，内侧的毛细血管层，外侧为脉络膜上腔，内侧借玻璃膜与视网膜色素上皮相连。在血管神经穿过巩膜处，脉络膜与巩膜粘着紧密。脉络膜血供主要来自睫状后短动脉，供视网膜外层营养。

（三）内层

为**视网膜**（retina），是一层透明的膜，位于脉络膜的内侧，前起锯齿缘，后止于视神经乳头。组织学上视网膜分为 10 层，按胚胎发育来源，可分为两层，外层为色素上皮层，内层为视网膜神经感觉层。两层间有潜在间隙，临床上视网膜脱离即由此处分离。

视网膜后极部有一中央无血管的凹陷区，称为黄斑，是由于该区富含叶黄素而得名。其中央有一小凹，称为黄斑中心凹，是视网膜上视觉最敏锐的部位。中心凹处可见反光点，称中心凹反射。

距黄斑鼻侧约 3 mm 处，有一直径约 1.5 mm 边界清楚的、橙红色的圆形盘状结构，称为视神经乳头，又称为视盘，是视网膜上视觉神经纤维汇集组成的视神经向视中枢传递穿出眼球的部位。视神经乳头中央有小凹陷区，称视杯或杯凹。

视网膜神经感觉层主要由三级神经元构成，光感受器是第一级神经元，分视锥细胞和视杆细胞两种。视锥细胞主要分布在黄斑区，感强光（明视觉）和色觉，视杆细胞分布在黄斑以外的视网膜周边部，感弱光（暗视觉）和无色视觉，如视杆细胞功能障碍，则产生夜盲。双级细胞为第二级神经元，神经节细胞为第三级神经元。黄斑中心凹只有视锥细胞，而且三级神经元在此处为单线连接，故黄斑视觉最敏锐和精确。

二、眼内容物

包括房水、晶状体和玻璃体，为无血管和神经的透明物质，和角膜一并称为眼的屈光介质，共同构成眼的屈光系统。

(一) 房水

房水(aqueous humor)为透明液体。由睫状体的睫状突上皮细胞产生，充满前房与后房，总量为0.25～0.3 ml。其主要成分是水，尚含有少量的氯化物、蛋白质、维生素 C、尿素及无机盐等。房水具有营养角膜、晶状体、玻璃体和维持正常眼压的功能。

房水的循环途径为由睫状突上皮细胞产生后进入后房，经瞳孔到前房，再经前房角小梁网、Schlemm 管、集液管和房水静脉，最后进入巩膜表层的睫状前静脉而回到血液循环。另有少部分房水是经虹膜表面隐窝被吸收后从脉络膜上腔排出。当房水循环发生障碍时可致眼压升高而发生青光眼。

(二) 晶状体

晶状体(lens)透明无血管，形如双凸透镜，位于瞳孔和虹膜后面，玻璃体前面，通过晶状体悬韧带与睫状体联系固定。晶状体前面的曲率半径约 10 mm，后面约 6 mm，前后两面交界处称晶状体赤道部，两面的顶点分别称晶状体前极和后极。晶状体直径约 9 mm，厚为 4～5 mm。

晶状体由晶状体囊和晶状体纤维组成。囊为一层具有弹性的均质基底膜，前囊比后囊厚约一倍。前囊和赤道部囊下有一层立方上皮细胞，后囊下缺如。晶状体纤维为赤道部上皮细胞向前后伸展、延长而成。一生中晶状体纤维不断生成，并将旧的纤维挤向中心，逐渐硬化而形成晶状体核。晶状体核外较新的纤维称为晶状体皮质。晶状体富有弹性，随年龄增长晶状体核逐渐浓缩、增大，弹性逐渐减弱，临床表现为老视。晶状体屈光指数约为 1.44，主要功能是与睫状肌一起共同完成调节作用。当晶状体囊受损或房水代谢发生变化时，可发生混浊形成白内障。

(三) 玻璃体

玻璃体(vitreous body)为透明的胶质体，充满于玻璃体腔内，占眼球内容积的 4/5，约 4.5 ml，主要成分为水。玻璃体前面有一凹面称玻璃体凹，以容纳晶状体，其他部分与视网膜和睫状体相贴，其间以视神经乳头边缘、黄斑中心凹周围及玻璃体基底部即锯齿缘前 2 mm 和后 4 mm 区域粘连紧密。玻璃体中央部有一光学密度较低的中央管，称 Cloquet 管，从晶状体后极至视神经乳头前，为原始玻璃体的遗留。玻璃体无血管，其营养来自脉络膜和房水，无再生能力，除有屈光作用外，主要是对视网膜和眼球壁起支持作用。随年龄增加，玻璃体内黏多糖解聚，可呈凝缩和液化状态，表现为可见漂浮物。

第二节 视　路

视路(visual pathway)是视觉信息从视网膜光感受器开始，到大脑枕叶视中枢的传导径路。临床上通常指从视神经开始，经视交叉、视束、外侧膝状体、视放射到枕叶视中枢的神经传导径路。

视神经是中枢神经系统的一部分，从视神经乳头起至视交叉前脚，全长约 40 mm。按其部位划分为眼内段、眶内段、管内段及颅内段四部分。

眼内段是从视神经乳头开始，神经节细胞的轴突组成神经纤维，成束穿过巩膜筛板出眼球，长约 1 mm。筛板前的神经纤维无髓鞘，筛板以后开始有髓鞘包裹。眶内段长 25～30 mm，呈 S 形弯曲，以利于眼球转动。视神经外由视神经鞘膜包裹，此鞘膜是三层脑膜的延续。鞘膜间隙与颅内同名间隙连通，有脑脊液填充。当颅内压升高时，常发生视神经乳头水肿。管内段即视神经通过颅骨视神经管的部分，长 6～10 mm，鞘膜与骨膜紧密相连，以固定视神经。颅内段为视神经出视神经骨管后，进入颅内到达视交叉前脚的部分，约为 10 mm。

由于视觉纤维在视路各段排列不同，所以在神经系统某部位发生病变或损害时，对视觉纤维的损害各异，表现为特定的视野异常。因此，检出这些视野缺损的特征性改变，对中枢神经系统病变的定位诊断具有重要意义。

视交叉是两侧视神经交汇处，来自两侧视网膜的鼻侧纤维在蝶鞍处交叉到对侧，与同侧的视网膜颞侧纤维合成左右视束，视束绕过大脑脚外侧终止于外侧膝状体更换神经元，新的视纤维经过内囊、颞叶形成视放射，终止于枕叶皮质纹状区的视中枢。

第三节　眼附属器的应用解剖和生理

眼附属器包括眼眶、眼睑、结膜、泪器和眼外肌。

一、眼眶

眼眶(orbit)为四边锥形的骨窝，其开口向前，尖朝向后略偏内侧，由 7 块骨构成，即额骨、蝶骨、筛骨、腭骨、泪骨、上颌骨和颧骨。成人眶深为 40～50 mm，容积为 25～28 ml。眼眶有四个壁：上壁、下壁、内侧壁和外侧壁。眼眶外侧壁较厚，其前缘稍偏后，眼球暴露较多，有利外侧视野开阔，但也增加了外伤机会。其他三壁骨质较薄，较易受外力作用而发生骨折，且与额窦、筛窦、上颌窦毗邻，这些鼻窦的病变有时可累及眶内。

眼眶内容纳了眼球、眼外肌、泪腺、血管、神经和筋膜等组织，其间有脂肪填充，脂肪起软垫作用。眶内无淋巴管和淋巴结。眼眶前部有一弹性的结缔组织膜，连接眶骨膜和睑板，与眼睑形成隔障，称眶隔。

眼眶骨壁有下列主要结构：

1. 视神经孔和视神经管　视神经孔为位于眶尖部的圆孔，直径 4～6 mm，视神经管由此孔向后内侧，略向上方通入颅腔，长 4～9 mm，管中有视神经、眼动脉及交感神经纤维通过。

2. 眶上裂　位于视神经孔外上方，长约 22 mm，在眶上壁和眶外壁的分界处，与颅中窝相通，有动眼神经、滑车神经、外展神经、三叉神经第一支、眼上静脉和部分交感神经纤维通过。此处受损则累及通过的神经、血管，出现眶上裂综合征。

3. 眶下裂　位于眶外壁和眶下壁之间，有三叉神经第二支的分支眶下神经、眶下动脉、眼下静脉等通过。

4. 眶上切迹(或孔)和眶下孔　眶上切迹位于眶上缘的内 1/3 处，有眶上神经、三叉神经第一支(眼支)及血管通过。眶下孔位于眶下缘内 1/3、离眶缘约 4 mm 处，有眶下神经、三叉神经第二支通过。

此外，眶外上角有泪腺窝、内上角有滑车窝，内侧壁前下方有泪囊窝。泪囊窝前缘为泪前嵴，为泪囊手术的重要解剖标志。

二、眼睑

眼睑(eye lids)位于眼眶前部，覆盖于眼球表面，分上睑和下睑，其游离缘称睑缘。上、下睑缘间的裂隙称睑裂，其内外连结处分别称内眦和外眦。正常平视时，睑裂高度约 8 mm，上睑遮盖角膜上部 1～2 mm。内眦处有一小的肉样隆起称泪阜，为变态的皮肤组织。泪阜的颞侧有一垂直的半月形黏膜皱襞称半月皱襞，相当于低等动物的第三眼睑。睑缘有前唇和后唇。前唇钝圆，有2～3行排列整齐的睫毛，毛囊周围有皮脂腺(Zeis gland)及变态汗腺(Moll gland)开口于毛囊。后唇呈直角，与眼球表面紧密接触。两唇间有一条灰色线乃皮肤与结膜的交界处。灰线与后唇之间有一排细孔，为睑板腺的开口。上下睑缘的内侧端各有一乳头状突起，其上有一小孔称泪点。眼睑的主要功能是保护眼球免受损伤，眼睑的瞬目运动可使泪液湿润眼球表面，保持角膜光泽。

眼睑组织学上从外向内分五层：

1. *皮肤层* 是人体最薄柔的皮肤之一，易形成皱褶。

2. *皮下组织层* 为疏松结缔组织和少量脂肪。肾病和局部炎症时容易出现水肿，外伤时易淤血。

3. *肌层* 包括眼轮匝肌、提上睑肌和Müller肌。眼轮匝肌是横纹肌，肌纤维走行与睑裂平行呈环形，由面神经支配，司眼睑闭合。当面神经麻痹时，会发生睑裂闭合不全和溢泪。提上睑肌由动眼神经支配，司提起上睑，开启睑裂。起自眶尖视神经孔周围的总腱环，沿眶壁向前呈扇形散开，止于睑板上缘、睑板前面，部分纤维穿过眼轮匝肌止于上睑皮肤下，形成重睑。动眼神经麻痹时会出现上睑下垂。Müller肌受交感神经支配，起于提上睑肌的肌腹下面，止于睑板上缘和上穹隆部结膜，助提上睑。下睑Müller肌起于下直肌，附着于睑板下缘。

4. *睑板层* 由致密结缔组织形成的半月状结构，两端借内、外眦韧带固定于眼眶内外侧眶缘上。睑板内有若干与睑缘呈垂直方向排列的睑板腺(meibomian gland)，是全身最大的皮脂腺，开口于睑缘，分泌类脂质，参与泪膜的构成并对眼表面起润滑作用。

5. *结膜层* 紧贴睑板后面的透明黏膜称为睑结膜。

三、结膜

结膜(conjunctiva)是一层薄的半透明黏膜，柔软光滑且富弹性，覆盖于眼睑后面和眼球巩膜前表面，按解剖部位不同分为睑结膜、球结膜和穹隆结膜，这三部分结膜形成一个以睑裂为开口的囊状间隙，称结膜囊。

1. *睑结膜* 与睑板牢固粘附不能被推动，正常情况下可见小血管走行和透见部分睑板腺管。上睑结膜距睑缘后唇约2 mm处，有一与睑缘平行的浅沟，称上睑下沟，较易存留异物。

2. *球结膜* 覆盖于眼球前部巩膜表面，止于角巩膜缘，是结膜的最薄和最透明部分，可被推动。球结膜与巩膜间有眼球筋膜疏松相连，在角膜缘附近3 mm以内与球筋膜、巩膜融合。

3. *穹隆结膜* 此部结膜组织疏松，多皱褶，便于眼球活动。

结膜组织内分布有杯状细胞和副泪腺，分泌黏液和泪液以湿润眼球表面。结膜血管来自眼睑动脉弓及睫状前动脉。睑动脉弓穿过睑板分布于睑结膜、穹隆结膜和距角巩膜缘4 mm以外的球结膜，充血时称结膜充血。睫状前动脉在角巩膜缘3～5 mm处分出细小的巩膜上支，组成角膜缘周围血管网，并分布于球结膜，充血时称睫状充血。两种不同充血对眼部炎症部位的判断有重要意义。结膜的感觉受三叉神经支配。

四、泪器

泪器(lacrimal apparatus) 包括泪腺和泪道两部分(图1-2)。

(一) 泪腺

位于眼眶外上方的泪腺窝内，长约20 mm，宽12 mm，借结缔组织固定于眶骨膜上，提上睑肌外侧肌腱从中通过，将其分隔成较大的眶部泪腺和较小的睑部泪腺，正常时从眼睑不能触及。泪腺的排出管10～12根，开口于外侧上穹隆结膜。血液供应来自眼动脉分支的泪腺动脉。副泪腺位于穹隆结膜下，分泌泪液润湿结膜囊。

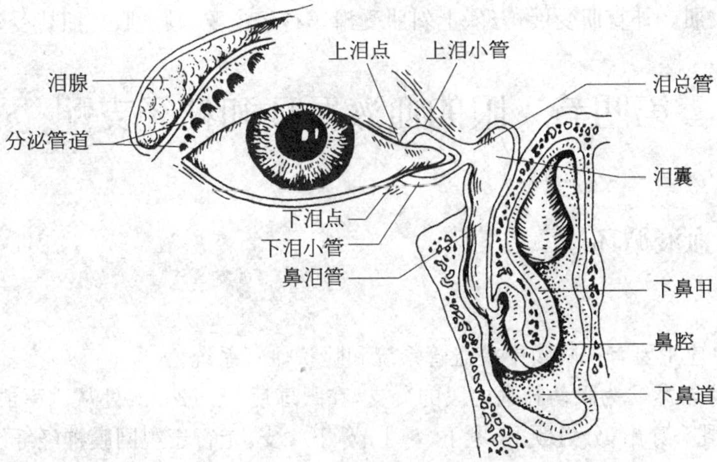

图 1-2　泪　器

泪液的分泌由面神经的副交感神经纤维支配，正常情况下 16 h 内分泌泪液 0.5～0.6 ml。当受到外来有害物质刺激时，可反射性分泌大量泪液而引起流泪，以冲洗和稀释有害物质。泪液排出到结膜囊后，经眼睑瞬目运动，分布于眼球的前表面，并聚于内眦处的泪湖，再由接触眼表面的泪小点和泪小管的虹吸作用，进入泪囊、鼻泪管到鼻腔，经黏膜吸收。泪液为弱碱性透明液体，含有溶菌酶、免疫球蛋白等，泪液除具有润滑眼表作用外，还具有杀菌、预防感染的作用。

(二) 泪道

是泪液的排出通道，包括上下睑的泪小点、泪小管、泪囊和鼻泪管。

1. 泪小点　是泪液引流的起点，位于上、下睑缘后唇，距内眦 6.0～6.5 mm 的乳头状突起上，直径为 0.2～0.3 mm 的小孔，贴附于眼球表面。

2. 泪小管　为连接泪小点与泪囊的小管。从泪小点开始后的 1～2 mm 泪小管与睑缘垂直，然后呈一直角转为水平位，长约 8 mm。到达泪囊前，上、下泪小管多先汇合成泪总管后进入泪囊中上部，亦有直接进入泪囊的。

3. 泪囊　位于内眦韧带后面、泪骨的泪囊窝内。其上方为盲端，下方与鼻泪管相连接，长约 10 mm，宽约 3 mm。

4. 鼻泪管　位于骨性鼻泪管内，上接泪囊，向下后稍外走行，开口于下鼻道，全长约 18 mm，鼻泪管下端的开口处有一半月形瓣膜称 Hasner 瓣，有阀门作用。

五、眼外肌

眼外肌(extraocular muscles)是司眼球运动的肌肉。每眼有 6 条眼外肌，即 4 条直肌和 2 条斜肌。4 条直肌为上直肌、下直肌、内直肌和外直肌，它们均起自眶尖部视神经孔周围的总腱环，向前展开越过眼球赤道部，分别附着于眼球前部的巩膜上。直肌止点距角膜缘不同，内直肌最近为 5.5 mm，下直肌为 6.5 mm，外直肌为 6.9 mm，上直肌最远为 7.7 mm。内、外直肌的主要功能是使眼球向肌肉收缩的方向转动。上、下直肌走向与视轴呈 23°角，收缩时除使眼球上、下转动的主要功能外，同时还有内转内旋、内转外旋的作用。2 条斜肌是上斜肌和下斜肌。上斜肌起自眶尖总腱环，沿眶上壁向前至眶内上缘，穿过滑车向后转折，经上直肌下面到达眼球赤道部后方，附着于眼球外上巩膜处。下斜肌起自眼眶下壁前内侧上颌骨眶板近泪窝处，经下直肌与眶下壁之间，向后外上伸展，附着于赤道部后外侧的巩膜上。上、下斜肌的作用力方向与视轴呈 51°角，收缩时主要功能是分别使眼球内旋和外旋，次要作用上斜肌为下转、外转，下斜肌为上转、外转。

眼外肌为横纹肌。外直肌受展神经、上斜肌受滑车神经支配，其余眼外肌皆受动眼神经支配。

第四节　眼的血液循环和神经支配

一、血管及血液循环

(一) 动脉

眼球的动脉供应主要有视网膜中央血管系统和睫状血管系统。

1. 视网膜中央动脉　为眼动脉眶内段的分支，在眼球后 9～12 mm 处从内下或下方进入视神经中央，再从视神经乳头穿出，分为颞上、颞下、鼻上、鼻下 4 支，走行于视网膜神经纤维层内，逐级分支达周边部，主要供给视网膜内 5 层。视网膜毛细血管网又分浅、深两层，浅层分布于神经纤维层和神经节细胞层，深层位于内核层。在视网膜黄斑区中央为一无血管区，部分人后极部存在由睫状后短动脉发出的睫状视网膜动脉，主要供给黄斑区视网膜。

2. 睫状动脉　按部位和走行分为睫状后短动脉、睫状后长动脉和睫状前动脉。

(1) 睫状后短动脉：为眼动脉的一组分支，分鼻侧和颞侧两主干，在视神经周围穿入巩膜前分为约 20 支，进入脉络膜内再逐级分支直至毛细血管，呈小叶分布，营养脉络膜及视网膜外 5 层。

(2) 睫状后长动脉：由眼动脉分出 2 支，在视神经周围稍远处，斜穿巩膜进入脉络膜上腔，前行达睫状体后部，开始发出分支。少数分支返回脉络膜前部，大多数分支到睫状体前、虹膜根部后面，与睫状前动脉的穿通支交通，组成动脉大环。大环再发出一些小支向前，在近瞳孔缘处形成虹膜小环，一些小支向内至睫状肌和睫状突构成睫状体的血管网。

(3) 睫状前动脉：是由眼动脉分支肌动脉而来。在肌腱止端处发出的分支，走行于表层巩膜与巩膜实质内，前行至角膜缘组成角膜缘血管网。

(二) 静脉

1. 视网膜中央静脉　与同名动脉伴行，经眼上静脉或直接回流到海绵窦。

2. 涡静脉　位于眼球赤道部后方，共 4～6 条，汇集脉络膜及部分虹膜睫状体的血液，在直肌之间距角膜缘 14～25 mm 处斜穿出巩膜，经眼上静脉、眼下静脉回流到海绵窦。

3. 睫状前静脉　收集虹膜、睫状体的血液。上半部静脉血流入眼上静脉，下半部血流入眼下静脉，大部分经眶上裂注入海绵窦，一部分经眶下裂注入面静脉及翼腭静脉丛，进入颈外静脉。

二、神经支配

眼部的神经支配丰富，共有 6 对脑神经与眼有关。第Ⅱ对脑神经(视神经)；第Ⅲ对脑神经(动眼神经)，支配眼内肌、提上睑肌和除外直肌、上斜肌以外的眼外肌；第Ⅳ对脑神经(滑车神经)，支配上斜肌；第Ⅴ对脑神经(三叉神经)，司眼部感觉；第Ⅵ对脑神经(展神经)，支配外直肌；第Ⅶ对脑神经(面神经)，支配眼轮匝肌。

1. 睫状神经节　位于视神经外侧，总腱环前 10 mm 处。节前纤维由 3 个根组成：①长根为感觉根，由鼻睫状神经发出。②短根为运动根，由第Ⅲ对脑神经发出，含副交感神经纤维。③交感根，由颈内动脉交感丛发出，支配眼血管的舒缩。节后纤维即睫状短神经。眼内手术施行球后麻醉，即阻断此神经节。

2. 鼻睫状神经　为第Ⅴ对脑神经眼支的分支，司眼部感觉。在眶内又分出：睫状节长根、睫状长神经、筛后神经和滑车下神经等。①睫状长神经：在眼球后分 2 支，分别在视神经两侧穿过巩膜进入眼内，行走于脉络膜上腔，司角膜感觉。其中有交感神经纤维加入，分布于睫状肌和瞳孔开大肌。②睫状短神经：为混合纤维，共 6～10 支，在视神经周围及眼球后极部穿入巩膜，行走于脉络膜上腔，前行到睫状体，组成神经丛。由此发出分支，司虹膜睫状体、角膜和巩膜的感觉，其副交感纤维分布于瞳孔括约肌及睫状肌，交感神经纤维至眼球内血管，司血管舒缩。

复习题

【A 型题】

1. 关于角膜的组织结构，以下的叙述哪个不正确：（　　）

A．上皮细胞层损伤后能再生　　B．基质层占角膜厚度的 80%

C．内皮细胞层具有角膜房水屏障的功能　　D．前弹力层无细胞结构

E．基质层损伤后以结缔组织代替

2. 临床上内眼手术切口的标志部位是：（　　）

A．角膜　　B．角巩膜缘　　C．球结膜　　D．睑结膜　　E．巩膜

3. 受滑车神经支配的眼外肌是：（　　）

A．上直肌　　B．下直肌　　C．内直肌　　D．外直肌　　E．上斜肌

4. 房水是由下列哪个结构分泌的：（　　）

A．虹膜　　B．睫状体　　C．结膜　　D．泪腺　　E．脉络膜

5. 以下不属于泪器结构的是：（　　）

A．泪小点　　B．泪小管　　C．泪囊　　D．鼻泪管　　E．泪阜

6. 维生素 A 缺乏可导致：（　　）

A．近视　　B．远视　　C．弱视　　D．夜盲　　E．老视

7. 两眼球突出度超过多少为异常：（　　）

A．1 mm　　B．2 mm　　C．3 mm　　D．4 mm　　E．5 mm

8. 损伤后以结缔组织代替的角膜组织为：（　　）

A．上皮细胞层　　B．前弹力层　　C．基质层　　D．后弹力层　　E．内皮细胞层

9. 角膜代谢所需的氧主要来源于：（　　）

A．角膜缘血管网　　B．房水　　C．泪液　　D．虹膜血管　　E．空气

10. 眼的屈光间质不包括：（　　）

A．角膜　　B．虹膜　　C．房水　　D．晶状体　　E．玻璃体

【判断题】

1. 角膜的上皮细胞再生能力强，损伤后再生快，但留有瘢痕。（　　）

2. 上直肌是由滑车神经支配的。（　　）

3. 眼球内容物包括晶状体、玻璃体和虹膜。（　　）

4. 角膜的中央部厚，而从中心 30°外开始变薄。（　　）

5. 眼的屈光间质包括角膜、虹膜、晶状体和玻璃体。（　　）

第二章

眼科病人护理概述

导学

内容及要求

本章主要介绍眼科病人的护理评估、眼科病人的检查和护理配合、眼科手术病人的常规护理,以及眼科常用的护理操作技术。眼科病人的护理评估包括健康史、身体状况、辅助检查和心理社会状况,为熟悉内容;眼科病人的检查和护理配合部分介绍眼部检查、视功能检查和其他检查,视力测量为熟练掌握内容,其他作为一般了解内容即可;眼科手术病人的常规护理包括手术前护理和手术后护理两部分,为重点掌握内容;眼科常用的护理操作技术中介绍了眼科常用的10项基本操作技术,应重点掌握滴眼药法和涂眼药膏法,以及如何根据泪道冲洗的结果来判断泪道阻塞的部位,其余为熟悉内容。

重点、难点

本章的重点是眼科手术病人的术前、术后护理常规及眼科常用的护理操作技术。难点是眼科病人的检查和眼科常用的护理操作技术。

专科生的要求

专科层次的学生对眼部检查作为一般了解即可,重点掌握视功能检查中的视力检查、眼部手术前后的护理常规、常用的10项基本操作技术中的滴眼药法和涂眼药膏法,以及如何根据泪道冲洗的结果来判断泪道阻塞的部位。

第一节　眼科病人的护理评估

眼科病人的护理评估是有计划、系统地收集资料,并对资料的价值进行判断,以了解病人健康状况的过程,是确定护理问题和制定护理计划的依据,并为护理科研积累资料。在评估时,护士不但要了解病人的身体状况,还要关心病人的心理、社会、文化、经济等状况,不但要评估眼部状况,还要了解全身状况,才能做出全面的评估。

一、健康史

(一) 既往病史

许多全身性疾病都可能在眼部表现出症状和体征，因此要认真询问病人的既往病史。高血压可引起高血压性视网膜病变；糖尿病可引起糖尿病性白内障、糖尿病性视网膜病变等；颅内占位性病变可引起视神经乳头水肿和视神经萎缩；甲状腺功能亢进可引起眼球向前突出；重症肌无力可引起上睑下垂、复视、眼外肌运动障碍等症状。另外某些眼部疾病可引起或加重另一种相关性眼病，如虹膜睫状体炎可继发青光眼，也可引起并发性白内障和眼球萎缩；高度近视眼可并发视网膜脱离；眼球穿通伤或内眼手术后，健眼有发生交感性眼炎的可能。

(二) 药物史

许多药物可引起眼部疾病，如长期应用糖皮质激素可引起慢性开角型青光眼和白内障，诱发或加重单纯疱疹病毒性角膜炎；长期服用氯丙嗪可发生晶状体和角膜的改变；少数病人服用洋地黄后可引起视物模糊及视物变色。

(三) 家族遗传史

与遗传有关的眼病在临床上也较常见，如先天性色觉异常是一种性连锁隐性遗传病；视网膜色素变性是较常见的遗传性致盲眼病之一。

(四) 职业与工作环境

了解病人的工作环境对诊断某些眼病有重要帮助。接触紫外线可发生电光性眼炎；长期接触三硝基甲苯、X线、γ射线等可导致白内障。

(五) 诱因

许多因素可引起眼病的发作，如情绪激动、过度疲劳、暗室停留时间过长、局部或全身应用抗胆碱药物等可诱发急性闭角型青光眼的发作；剧烈咳嗽、便秘可诱发球结膜下出血。

二、身体状况

(一) 常见症状

1. 视力障碍　是眼科病人最敏感和最重视的症状，包括视力下降、视物模糊、眼前黑影飘动、视物变形、视野缩小、复视等。可见于眼部多种疾病如视网膜脱离、白内障、青光眼、视神经炎、视网膜中央动脉或静脉阻塞、玻璃体积血、眼外伤、角膜炎、虹膜睫状体炎等。视力障碍易引起病人恐惧、紧张等心理问题；视力下降到一定程度会严重影响病人的自理能力，从而影响病人的自尊和价值感，易引起悲观、抑郁等严重心理问题。

2. 眼部感觉异常　包括眼干、眼痒、眼痛、异物感、畏光流泪等。多见于急性结膜炎或角膜炎，结膜、角膜异物，青光眼，急性虹膜睫状体炎等。

3. 眼外观异常　包括眼红、眼部分泌物增多，眼睑肿胀、水肿、肿块、突眼、瞳孔发白或发黄等。可见于各种炎症或过敏反应、先天性白内障、视网膜母细胞瘤等，也可为全身性疾病的眼部表现。

(二) 常见体征

1. 眼部充血　可分为结膜充血、睫状充血和混合充血三种类型(表2-1)

表 2-1 结膜充血与睫状充血的鉴别

项目	结膜充血	睫状充血
血管来源	结膜后动静脉	睫状前动静脉
位置	浅	深
充血部位	近穹隆部充血显著	近角膜缘充血显著
颜色	鲜红色	紫红色
形态	血管呈网状、树枝状	血管呈放射状或轮廓不清
移动性	推动球结膜时，血管随之移动	血管不移动
充血原因	结膜疾病	角膜炎、虹膜睫状体炎及青光眼

2. 视力下降　一般指中心视力而言。借助视力表可检查病人的视力情况，正常视力一般在 1.0 以上。一过性视力下降视力可在 1 h 内(通常不超过 24 h)恢复正常。常见原因有视神经乳头水肿、体位性低血压、视网膜中央动脉痉挛等。视力突然下降，不伴有眼痛见于视网膜动脉或静脉阻塞、缺血性视神经病变、玻璃体积血、视网膜脱离等疾病。视力突然下降伴有眼痛见于急性闭角型青光眼、虹膜睫状体炎、角膜炎等；视力逐渐下降不伴有眼痛见于白内障、屈光不正、原发性开角型青光眼等；视力下降而眼底正常见于球后视神经炎、弱视等疾病。

3. 眼压升高　可通过指压或眼压计测量来确定，眼压升高常见于青光眼病人。

4. 眼球突出　是指眼球突出度超出正常范围，可用眼球突出计测量。可因眶内肿瘤、鼻窦炎症或肿瘤、眶内血管异常、甲状腺功能亢进等因素引起。

其他常见的体征还包括角膜上皮脱落、角膜混浊、前房变浅、晶状体混浊、玻璃体积血、视网膜脱离、杯/盘比异常等。

三、辅助检查

视功能检查包括视力、对比敏感度、暗适应、色觉、立体视觉、视野和视觉电生理检查等。影像学检查包括眼超声检查、CT 检查、磁共振检查和眼科计算机图像分析等。辅助检查可进一步明确病人的疾病和阳性体征。

四、心理社会状况

视觉的敏锐与否对工作、学习和生活有很大的影响，因此眼病病人的恐惧、焦虑、紧张等心理问题较明显，相同疾病的不同病人，以及同一病人在疾病的不同发展阶段心理问题都会有所不同，因此护士应及时、准确评估病人的心理状态，给予相应的护理。

第二节　眼科病人的检查和护理配合

一、眼部检查

眼部检查一般要求按一定顺序进行，先右眼后左眼，由外到内，由前到后，可避免遗漏某些病变。检查时可在自然光线下进行，也可在手电筒照明下进行，临床上更常用的是裂隙灯显微镜(简称裂隙灯)，可以观察眼部细微病变。在患有传染性眼病时，则应先检查健眼，后检查患眼，以避免交叉感染。

(一) 眼附属器检查

1. 眼睑　观察有无红肿、淤血、气肿、瘢痕或肿物；有无内翻或外翻；两侧睑裂是否对称，上睑提起及睑裂闭合是否正常；睫毛是否整齐，方向是否正常，倒睫根部有无充血、鳞屑或溃疡。

2. 泪器　观察泪腺区有无红肿压痛，泪小点有无外翻或闭塞，泪囊区有无红肿压痛或瘘管，挤压泪囊有无分泌物自泪点溢出。判断泪道有无阻塞及阻塞的部位可行泪道冲洗，用带有钝圆针头的注射器由下泪小点注入生理盐水，如诉有水流入口、鼻或咽部，表示泪道通畅。若液体不能进入鼻腔而反流，说明泪道有阻塞，根据液体返流部位可判断阻塞的部位。

3. 结膜　将眼睑向上、下翻转，检查睑结膜及穹隆部结膜，观察有无充血、乳头肥大、滤泡增生、瘢痕、溃疡、睑球粘连，异物或分泌物。检查球结膜时，观察有无充血、水肿，特别注意区分睫状充血与结膜充血，有无出血、异物、色素沉着或新生物等。

4. 眼球位置及运动　注意两眼直视时角膜位置是否位于睑裂中央，高低位置是否相同，有无眼球震颤和斜视。眼球大小有无异常、有无突出或内陷。检测眼球突出方法可用 Hertel 突眼计，将突眼计的两端卡在被检者眶外缘嘱其向前平视，从反光镜中读出两眼角膜顶点投影在标尺上的读数，记录为眼球突出度。我国人眼球突出度正常平均值为 12～14 mm，两眼差不超过 2 mm。检查眼球运动时，嘱病人向左、右、上、下及右上、右下、左上、左下 8 个方向注视，以了解眼球向各方向转动有无障碍。

5. 眼眶　观察两侧眼眶是否对称，眶缘触诊有无缺损、压痛或肿物。

(二) 眼前段检查

检查的一般顺序为：巩膜、角膜、前房、虹膜、瞳孔、晶状体。

1. 巩膜　观察有无黄染、充血、结节、隆起及压痛。

2. 角膜　注意角膜直径大小、弯曲度、透明度及表面是否光滑，有无异物、新生血管及混浊（瘢痕或炎症），知觉如何，有无角膜后沉着物。

为检查角膜上皮有无缺损或溃疡，可用无菌的 1%～2%荧光素钠溶液滴于下穹隆部结膜上，或用灭菌的荧光素钠滤纸置于结膜囊内进行染色。在裂隙灯显微镜下通过钴蓝色滤光片观察，正常角膜不着色，上皮缺损或溃疡的部位呈黄绿色。

角膜知觉的检查，可从消毒棉签拉出一条纤维，用其尖端从被检者侧面移近并触及角膜，如不引起瞬目反射，或两眼所需触力有明显差别，则表明角膜知觉减退，多见于疱疹病毒所致的角膜炎或三叉神经受损者。

3. 前房　观察房水有无混浊、前房内有无积血、积脓及前房的深度。若用手电筒观察前房深度，可由外眦处侧照向内眦，如鼻侧虹膜全被照亮，为深前房，如鼻侧虹膜仅被照亮 1 mm 或更少，则为浅前房，有发生闭角型青光眼的潜在危险。

4. 虹膜　观察颜色、纹理，有无新生血管、色素脱落、萎缩、结节，有无与角膜或晶状体粘连，有无根部离断及缺损，有无震颤等。

5. 瞳孔　观察瞳孔大小，两侧瞳孔是否等大、等圆，位置是否居中，边缘是否整齐。正常成人瞳孔在弥散自然光线下直径为 2.5～4 mm，幼儿及老年人稍小。检查瞳孔和各种反射对于视路及全身病的诊断有重要意义。直接对光反射：指在暗室内用手电筒照射受检眼，其瞳孔迅速缩小的反应。间接对光反射：指在暗室内用手电筒照射一眼，另一眼瞳孔迅速缩小的反应。当眼注视近处目标时，瞳孔缩小、双眼内聚，同时伴有调节，称为近反射。

6. 晶状体　观察透明度和位置，有无混浊和脱位。

(三) 眼后段检查

对玻璃体、视网膜、脉络膜和视神经乳头进行检查，常用检查设备有直接检眼镜和间接检眼镜。

观察玻璃体有无积血、混浊，视网膜、脉络膜有无出血、水肿、脱离等，视神经乳头有无水肿、萎缩等。

(四) 裂隙灯显微镜检查法

裂隙灯显微镜(slit-lamp biomicroscope)为眼科最常用的检查工具之一，可放大10～16倍，协助眼病的诊断或治疗。

1. 目的

(1) 检查眼前节改变，如结膜、巩膜、角膜、前房、虹膜、晶状体和前部玻璃体。

(2) 附加前房角镜、前置镜、三面镜，可检查前房角、玻璃体和眼底。

(3) 是进行眼内激光治疗时重要辅助设备。

2. 用物准备　裂隙灯显微镜、电源、各种辅助镜如前房角镜、前置镜、三面镜等。

3. 操作步骤

(1) 调整好裂隙灯显微镜高度，使病人头部舒适地固定于颌架上，眼部正好位于观察平面。

(2) 打开光源，检查者左手撑开病人眼睑进行检查，常用的是直接照明法，即将灯光焦点与显微镜焦点联合对在一起，将光线投射在结膜、巩膜、角膜或虹膜上，可细微地观察该部位的病变。根据观察的需要可调节裂隙的宽度、光线强度和投射角度，一般光源投射角度与眼球成30°～60°角，光线越窄，切面越细，组织层面越分明。根据检查需要还有弥散光线照明法、后部照明法、间接照明法等。

(3) 检查完毕，关闭电源，罩上防尘罩。

4. 注意事项

(1) 要求在暗室内使用。

(2) 避免长时间用强光照射患眼引起病人不适。

(3) 检查好后应随时关闭电源开关，避免长时间持续使用导致裂隙灯灯泡过热烧坏。

(4) 注意保持仪器清洁，定期清洁和消毒，下巴托垫尽量使用一次性，防止交叉感染。

(五) 直接检眼镜检查法

直接检眼镜为眼科最常用的检查工具之一，检查所见眼底为正像，放大约16倍。

1. 目的　用于检查玻璃体和视网膜病变。

2. 用物准备　直接检眼镜、电源。

3. 操作步骤

(1) 在暗室中，病人取坐位，朝正前方注视。

(2) 检查双眼时一般先检查右眼，后检查左眼。检查右眼时，检查者站在被检查者的右侧，用右手持检眼镜，用右眼观察，检查左眼时则相反。

(3) 检查屈光间质有无混浊，将镜片拨到＋8～＋10 D，距被检眼10～20 cm，将检眼镜灯光射入瞳孔，如屈光间质混浊，则红色反光中出现黑影，此时嘱病人转动眼球，如黑影移动方向与眼动方向一致，表明混浊位于晶状体前方，如相反，则位于晶状体后方，如不动则为晶状体混浊。

(4) 眼底检查，让病人双眼平视前方，尽量将检眼镜靠近被检眼前，将镜盘拨到0处，如有屈光不正，调拨镜片至看清眼底为止。要检查周边部眼底，可嘱病人向各个方位转动眼球，同时检眼镜也随之作相应倾斜进行检查。

(5) 检查完毕，关闭电源。

4. 注意事项

(1) 按一定顺序检查眼底，以防遗漏。

(2) 由于检眼镜很靠近被检眼，注意不要碰到睫毛。

(3) 对于瞳孔较小不能看清眼底者，或需要检查周边眼底时，可散大瞳孔后检查。

(4) 定期清洁和消毒检眼镜。

（六）眼压测量法

眼压（intraocular pressure）是眼球内容物作用于眼球内壁的压力，眼压测量是青光眼诊治的重要项目之一，眼压的正常范围为 10～21 mmHg（1.3～2.8 kPa）。眼压测量法（tonometry）分为指测法和眼压计法，眼压计法包括 Schiötz 压陷式、压平式和非接触式三类。

1. 指触眼压测量法（指压法）

（1）目的：用于无法使用眼压计进行眼压测量时估计眼压的方法。

（2）操作步骤：嘱被检查者睁眼向下注视，检查者以双手的中指和环指（无名指）固定于被检查者前额，两手示指尖放在上睑皮肤上，两指交替轻压眼球，根据手指感到的眼球波动力的大小，来判断眼压的高低。正常值记录为 Tn，轻度、中度和重度增高分别记为 T_{+1}、T_{+2} 和 T_{+3}，轻度、中度和重度降低分别记为 T_{-1}、T_{-2} 和 T_{-3}。

（3）注意事项：此法只能粗略估计眼压，且需要临床经验为基础，需精确数值时，应用眼压计测量。初学者可触压自己的前额、鼻尖和嘴唇，体会高、中、低三种眼压手感。

2. Schiötz 眼压计测量法

（1）目的：协助青光眼的诊断，观察青光眼的治疗效果。

（2）用物准备：Schiötz 眼压计、1%地卡因溶液、75%乙醇棉球、干棉球、抗生素眼液。

（3）操作步骤：受检者取低枕仰卧位，测量前滴 1%地卡因溶液作表面麻醉，用 75%乙醇棉球消毒眼压计底盘，待充分干燥后开始测量。嘱受检者两眼向正上方注视自己手指，使角膜恰在正中央。检查者用左手拇指和示指轻轻分开被检者的上、下睑，固定于上下眶缘，右手持眼压计支架，将眼压计底盘垂直放于角膜中央，读出眼压计指出的刻度数，按换算表计算出眼压值。当指针读数小于 3 时，应更换更重的砝码。测量完毕，滴抗生素眼液防止感染。同时嘱受检者 2 h 内不用手揉眼，以防角膜上皮脱落。

（4）注意事项：①在测量前应校对眼压计，确保其指针位于“0”位。②眼部有急性炎症（如结膜炎、角膜炎等）和穿孔伤者禁忌测量眼压。③测量时切勿加压于眼球，以免影响准确性。④测量前应使用乙醇棉球消毒，防止交叉感染。消毒后，应用干棉球擦拭干净或待充分干燥后再使用，以免残留乙醇损伤角膜上皮。

3. 非接触式眼压计（NCT）测量法　是一种不直接接触眼球的测量方法，利用可控的空气脉冲，使角膜压平到一定的面积，通过监测系统感受角膜表面反射的光线，并记录角膜压平到某种程度的时间，将其换算为眼压值。避免了直接接触角膜可能的交叉感染及可能对角膜造成的损伤，且操作简便、快捷。

（1）目的：同 Schiötz 眼压计测量法。

（2）用物准备：非接触式眼压计。

（3）操作步骤：病人取坐位，头置于头架上，前额紧靠头架。嘱病人睁大睑裂注视仪器内的红色指示点。检查者调整仪器操纵杆，聚焦清晰后按动操纵杆的气体触发器，显示屏上即出现眼压读数。连续测量 3 次，取平均值，即为眼压测量值。对于自动非接触眼压计，只需对焦好即能自动进行眼压测量，最新的仪器还可自动对焦测量。

（4）注意事项：①检查前要先告知病人检查过程中有气流冲击眼球，略有不适，但无疼痛，使病人放松并配合检查。②如果显示屏不显示数字，可能是注视不准、泪液过多或瞬目等原因，可调整后重新测量。③对固视不良者不适合用此方法测量眼压。

4. 压平眼压计测量法　常用 Goldmann 压平眼压计，需安装在裂隙灯显微镜上测量，病人取坐位。根据压平角膜一定面积所需的压力来测算眼压，在测量时仅使角膜压平而不下陷，所以不受球壁硬度的影响，准确性较 Schiötz 眼压计和非接触式眼压计高。

（1）目的：同 Schiötz 眼压计测量法。

（2）用物准备：Goldmann压平眼压计、裂隙灯显微镜、1%地卡因溶液、75%乙醇棉球、干棉球、抗生素眼液。

（3）操作步骤：病人取坐位，下巴放在裂隙灯显微镜颌托上，滴1%地卡因溶液表面麻醉后，结膜囊内放入荧光素纸片或滴入少许荧光素钠滴眼液，通过裂隙灯显微镜上钴蓝色滤光片观察，在眼压计测压头刚好接触角膜正中部位，上下两个半环内缘正好发生接触时，记录下此时的读数，乘以10即为眼内压的毫米汞柱值。

（4）注意事项：①检查前先告知病人检查过程中注意事项，使病人配合检查。②眼部有急性炎症（如结膜炎、角膜炎等）和穿孔伤者禁忌测量眼压。③测量前应使用乙醇棉球消毒测压头，防止交叉感染。消毒后，应用干棉球擦拭干净或待充分干燥后再使用，以免残留乙醇损伤角膜上皮。

二、视功能检查

视功能检查包括视觉心理物理学检查（如视力、视野、色觉、暗适应、立体视觉、对比敏感度）及视觉电生理检查两大类。

（一）视力

视力（visual acuity）分为远、近视力，是测量分辨二维物体形状和位置的能力，主要反映黄斑中心凹的视觉敏锐度，正常人视力一般在1.0或以上。

1. 远视力检查法

（1）目的：①了解视网膜黄斑中心凹处的视觉敏锐度。②辅助眼科疾病诊断。

（2）用物准备：标准对数视力表、遮眼器、视标指示棒、平面反射镜（用于检查空间小于5 m时扩大检查距离）。

（3）操作步骤

1）受检者距离视力表5 m，如空间小于5 m，可使用平面反射镜，距离2.5 m。

2）先查右眼后查左眼，由上向下指示视标，让被检者在5 s内说出或指出缺口方向。

3）如被检者在5 m处不能辨认最大视标，则让其慢慢走近视力表直至看清，按实际检查距离换算后记录。换算方法为：$d/5\times0.1$，d为看清最大视标的距离。如在3 m处能看清最大视标，则视力为$3/5\times0.1=0.06$。

4）如被检者在1 m处不能辨认最大视标，则让其背窗而坐，检查人员在暗背景前伸出手指，指距等于指宽，让被检者辨认手指数目，并记录能辨认指数的最远距离，如“数指/40 cm”。

5）如被检者在最近距离不能辨认手指数目，检查人员可用手在其眼前慢慢摆动，并记录辨知手动的最远距离，如“眼前手动”。

6）如被检者不能辨知手动，则在暗室中检查其能否感知手电亮光，光定位检查通常检测9个方位，呈“米”字形，用“+”和“－”表示光源定位的阳性和阴性。如各方位光感均消失，记为“无光感”。

（4）注意事项

1）视力表应有充足的光线照明，使用灯箱视力表时，视力表白底的亮度应达80～320 cd/m^2。

2）被检者眼应与1.0视标在同一高度。

3）戴镜者应先测裸眼视力，然后再测戴镜视力和记录矫正眼镜度数。

4）检查视力时应使用遮眼器，用后应消毒。遮挡眼睛时避免压迫眼球，防止被检眼斜看、眯眼或偷看。

2. 近视力检查法

（1）目的：同远视力检查法。

（2）用物准备：近视力表、遮眼器。

（3）操作步骤：在充足照明下，根据所使用的近视力表上要求的检查距离放置近视力表，通常检查距离为 30 cm 或 40 cm，如在该处不能看见最大字符也可移近检查，记录时需标明实际距离。

(4) 注意事项：①视力表应有充足的光线照明。②一般先检查右眼，后检查左眼。③使用遮眼器遮挡眼睛时避免压迫眼球。④记录时需标明实际距离。

(二) 视野检查法的护理配合

视野(visual field)是指眼向前注视时所见的空间范围，它反映了黄斑以外的视网膜功能，即周边视力。

1. 目的　用于眼病的协助诊断和判断疾病发展情况，常用于青光眼、神经系统疾病等的诊治。

2. 适应证　适用于各种需要判断周边视力有无异常的眼病，如青光眼、视神经病变、黄斑病变等。

3. 检查方法

(1) 根据检查的方法不同分为动态和静态视野检查。①动态视野检查：用不同大小的视标，从周边不同方位向中心移动，记录被检者刚能感受到视标出现或消失的点，这些光敏感度相同的点构成了某一视标检测的等视线，由几种不同视标检测的等视线绘成了类似等高线描绘的“视野岛”。动态视野的优点是检查速度快，适用于周边视野检查，缺点是小的、旁中心相对暗点发现率低。②静态视野检查：在视屏的各个设定点上，由弱至强增加视标亮度，病人刚能感受到的亮度即为该点的视网膜敏感度域值。电脑控制的自动视野计，使检查快捷、规范。

(2) 根据检查的部位不同分为中心视野检查和周边视野检查，距注视点 30°以内的范围称为中心视野，30°以外的范围为周边视野。

具体视野检查的种类有对比法、平面视野计法、弧形视野计法、Amsler 方格、Goldmann 视野计和自动视野计。正常人动态视野的平均值为：上方 55°，下方 75°，鼻侧 65°，颞侧 90°。生理盲点的中心在注视点颞侧 15.5°，水平中线下 1.5°，其垂直径为 7.5°，横径 5.5°。在视野范围内，除生理盲点外出现其他任何暗点均为病理性暗点。

4. 护理配合

(1) 检查前详细告诉病人检查的目的，具体操作方法，使病人理解和配合。

(2) 告诉病人在检查过程中要始终保持眼盯住前方注视点不动，转动眼球将使检查结果不准确。

(三) 色觉检查法

色觉为人眼的辨色能力，从事许多工作如美术、交通运输、医学、化学、军事工作等必须具备正常的色觉。色觉异常按轻重程度可分为色弱和色盲。色盲以红绿色盲最常见，可为先天性即遗传得来，也可后天因某些眼病或颅脑疾病所致。色觉检查有假同色图即色盲本检查、色相排列法和色觉镜，以假同色图检查法最常用。

1. 目的　①判断人眼辨色能力是否正常。②白内障病人术前检查，可以测定黄斑视锥细胞功能估计术后效果。

2. 用物准备　色盲检查图。

3. 操作步骤　在明亮的自然光线下，检查距离为 40～50 cm，先用示教图，教以正确方法，再依次检查，作出诊断。一般双眼同时检查，要求在 5 s 内读出图中的图形或数字。按每图的说明判断病人为正常或异常，若为异常，进一步分辨其为全色盲、绿色盲、红色盲、红绿色盲或色弱。

4. 注意事项　①检查应在自然光线下进行，避免阳光直射，不用人工光源。②每图辨认时间不超过 5 s。③检查图应保持清洁、完好，污染或褪色不能使用。

(四) 暗适应

当从明处进入暗处时，起初一无所见，随后渐能看清暗处的物体，眼的这种对光敏感度逐渐增加，对暗处发生适应的过程称为暗适应(dark adaptation)。暗适应检查可用于诊断各种可引起夜盲的疾病，如视网膜色素变性、维生素 A 缺乏症等。最简单的检查方法是采用对比法即暗适应正常的检查者与被检者同时进入暗室，比较两人能辨认周围物体的时间，如被检者适应的时间明显延长，则表示其暗适应能力差。

(五) 视觉电生理检查的护理配合

视觉电生理检查是应用视觉电生理仪测定视网膜被光照射或图像刺激时产生的生物电活动来了解视觉功能。

1. 目的　用于了解视网膜、视神经及视路功能。

2. 适应证　①需要了解视网膜和视神经功能者。②白内障、角膜病、玻璃体积血等屈光间质混浊病人术前检查，以判断术后视力预后。

3. 检查方法　包括视网膜电图、眼电图和视觉诱发电位。视网膜电图为视网膜综合电位变化，常用于视网膜色素变性等的辅助诊断。眼电图主要代表视网膜色素上皮细胞的综合功能。视觉诱发电位主要用于检查神经节细胞以上至大脑皮质视中枢功能。

4. 护理配合

(1) 检查前详细告诉病人检查的目的，具体操作方法，使病人理解和配合。

(2) 视网膜电图电极为角膜接触式，检查前应告诉病人，尤其儿童病人，使其配合完成检查。检查结束后点抗生素眼药水预防感染。

三、其他检查

(一) 眼底血管造影检查的护理配合

眼底血管造影是将造影剂从肘静脉注入人体，利用特定滤光片和眼底照相机，拍摄其随血液在眼底血管内流动及灌注的过程。分为荧光素血管造影(fundus fluorescence angiography，FFA)及吲哚青绿血管造影(indocyanine green angiography，ICGA)两种。

1. 目的　了解视网膜和脉络膜血管情况，协助眼底疾病的诊断和治疗。

2. 适应证

(1) 各种眼底血管性病变，如糖尿病视网膜病变、静脉阻塞等。

(2) 视网膜和脉络膜病变。

3. 检查方法　病人充分散瞳后，将造影剂从肘静脉快速注入，注射后 5～8 s 开始拍摄，根据疾病的不同确定拍摄的时间。荧光素血管造影以荧光素纳为造影剂，主要反映视网膜血管的情况，吲哚青绿血管造影以吲哚青绿为造影剂，反映脉络膜血管的情况。

4. 护理配合

(1) 造影之前向病人解释检查的基本过程和注意事项，取得理解和配合。

(2) 检查前应详细询问全身病史，包括高血压史、心脏病史、过敏史及肝肾疾病史。对于有严重全身疾病者慎行检查。

(3) 少数病人注射荧光素后会出现恶心、呕吐、荨麻疹等过敏反应，告诉病人不要紧张，稍作休息，常可恢复。必要时也可给予抗过敏药服用。

(4) 操作室应备氧气、抢救车等基本的抢救物品，以备发生严重过敏反应时进行抢救使用。

(5) 要告诉病人，检查后几小时尿液变黄是荧光素钠排出的结果，不必紧张。

(二) 眼部超声波检查的护理配合

1. 目的　用于眼球生物测量、了解眼内及眶内病变性质，协助眼部疾病的诊断和治疗。

2. 适应证　①眼球生物测量(角膜厚度、眼轴长度等)。②检查玻璃体视网膜病变的部位、程度和性质。③屈光介质混浊时探查和定位眼内异物。④眼内肿瘤的诊断。⑤眼眶病变的诊断。⑥眼和眶部血流动力学检测。⑦介入超声：超声引导肿瘤穿刺活检等。

3. *检查方法*　包括A型超声、B型超声和彩色多普勒成像。

(1) A型超声：显示探测组织每个声学界面的回声，为一维图像。可精确测量轴向距离，多用于测量角膜厚度、眼轴长度及用于人工晶体屈光度计算。

(2) B型超声：为二维声学切面图像。实时动态扫描可提供病灶的位置、大小、形态及与周围组织的关系，用于眼部疾病的诊断。

(3) 彩色多普勒成像：利用多普勒原理，将血流特征以彩色的形式叠加在B型灰阶图上，红色表示血流流向探头(常为动脉)，蓝色为血流背向探头(常为静脉)。以血流彩色作为指示、定位、取样及定量分析。可检测眼动脉、视网膜中央动脉、睫状后动脉血流以及眼内、眶内肿瘤等。

4. *护理配合*　检查之前向病人解释检查的基本过程和注意事项，取得理解和配合。A型超声测量眼轴长度时，应告诉病人检测中保持眼球不动，检查者超声探头保持与角膜正好接触，不能压迫眼球。

(三) 光学相干断层成像术检查

光学相干断层成像术(optical coherence topography，OCT)为一种新的光学诊断技术，采用波长850nm的激光进行视网膜断层扫描，主要用于黄斑水肿、裂孔的测量及青光眼视网膜神经纤维层(RNFL)厚度的测量。

(四) 超声生物显微镜检查

超声生物显微镜(ultrasound biomicroscopy，UBM)是利用超高频超声技术(40～100 MHz)，观察眼前节断面图像的一种影像学检查。其穿透力差，仅用于眼前段的疾病诊断，常用于闭角型青光眼、睫状环阻滞型青光眼、眼前段肿瘤及外伤的诊断。

第三节　眼科手术病人的常规护理

一、眼部手术前常规护理

(1) 根据病情及拟行的手术向病人或家属讲明手术前后应注意的问题，积极做好病人的心理护理，使病人消除恐惧，密切合作。

(2) 了解病人的全身情况，高血压、糖尿病病人应采取必要的治疗及护理措施；如有发热、咳嗽、月经来潮、颜面部疖肿及全身感染等情况要及时通知医生，以便进行必要的治疗和考虑延期手术。

(3) 术前3日开始滴抗生素眼药水，以清洁结膜囊。角膜、巩膜、虹膜、晶状体、玻璃体和视网膜等内眼手术需在术前日(急症手术例外)剪去术眼睫毛，并用生理盐水冲洗结膜囊。

(4) 训练病人能按要求向各方向转动眼球，以利于术中或术后观察和治疗。指导病人如何抑制咳嗽和打喷嚏，即用舌尖顶压上腭或用手指压人中穴，以免术中及术后因突然震动，引起前房出血或切口裂开。

(5) 给予易消化的饮食，保持大便通畅，防止术后并发症。术前一餐，不要过饱，以免术中呕吐。全麻病人术前6 h禁食禁水。

(6) 协助病人做好个人清洁卫生，如洗头、洗澡、换好干净内衣、内裤，长发要梳成辫子。取下角膜接触镜和所有首饰。

(7) 术晨测量生命体征，按医嘱用术前药。

(8) 去手术室前嘱病人排空大、小便。

(9) 病人去手术室后，护士整理床铺，准备好术后护理用品，等待病人回病房。

二、眼部手术后常规护理

(1) 嘱病人安静卧床休息，头部放松，全麻病人未醒期间去枕平卧，头偏向一侧，防止呕吐物误吸入气管引起窒息。

(2) 术眼加盖保护眼罩，防止碰撞。注意观察局部伤口的渗血情况，眼垫、绷带有无松脱。嘱病人在术后 2 周内不要做摇头、挤眼等动作。

(3) 遵医嘱局部或全身用药。术后数小时内病人如有疼痛、呕吐等，可按医嘱给予镇痛、止吐药。

(4) 为避免感染，术后换药时所用的抗生素眼药水、散瞳剂等应为新开封的。敷料每日更换，注意观察敷料有无松脱、移位及渗血，绷带的松紧情况；眼部包扎期间，嘱病人勿随意解开眼带，以免感染。

(5) 继续给予易消化饮食，多进食蔬菜和水果，保持大便通畅，有便秘者常规给缓泻剂。

(6) 门诊手术病人和住院病人出院前嘱其按医嘱用药、换药和复查。

第四节　眼科常用护理技术操作

一、滴眼药法

1. 目的　用于预防、治疗眼部疾病、散瞳、缩瞳及表面麻醉等。

2. 用物准备　治疗盘内放置滴眼液、消毒棉签。

3. 操作步骤　操作前洗手，并核对病人的姓名、眼别、药物的名称、浓度，水制剂应观察有无变色和沉淀。病人取坐位或仰卧位，头稍向后仰并向患侧倾斜，用棉签擦去患眼分泌物，用左手示指或棉签拉开病人下睑，右手持滴管或眼药水瓶将药液滴入下穹隆的结膜囊内。用手指将上睑轻轻提起，使药液在结膜囊内弥散。用棉签擦去流出的药液，嘱病人闭眼 1～2 min。

4. 注意事项　滴药时，滴管口或瓶口距离眼部 2～3 cm，勿触及睑缘、睫毛和手指，以免污染；滴药时勿压迫眼球，尤其是有角膜溃疡和角膜有伤口的病人；滴入阿托品类药品时，应压迫泪囊部 2～3 min，以免鼻腔黏膜吸收引起中毒。特别注意散瞳剂与缩瞳剂、腐蚀性药物，切忌滴错，以免造成严重后果。同时滴数种药液时，先滴刺激性弱的药物，再滴刺激性强的药物。眼药水与眼药膏同时用时先滴眼药水后涂眼膏。重复滴药的最短间隔时间应为 5 min。

二、涂眼药膏法

1. 目的　用于治疗眼睑闭合不全、绷带加压包扎前需保护角膜者以及需做睑球分离的病人。

2. 用物准备　眼药膏、消毒圆头玻璃棒、消毒棉签。

3. 操作步骤　涂眼药膏前洗手，并核对病人的姓名、眼别、药物的名称和浓度。病人取仰卧位或坐位，头稍向后仰，用左手示指或棉签拉开病人下睑，嘱病人向上方注视，右手将眼药膏先挤去一小段，将眼膏挤入下穹隆，或用玻璃棒蘸眼膏少许，将玻璃棒连同眼膏平放于穹隆部，嘱病人闭眼，同时转动玻璃棒，依水平方向抽出，按摩眼睑使眼膏均匀分布于结膜囊内，不要将睫毛连同玻璃棒一同卷入结膜囊内。必要时给病人加戴眼带。

4. 注意事项　涂眼膏前检查玻璃棒有无破损，如有破损应弃去；玻璃棒用后及时消毒以备用。

三、剪眼睫毛法

1. 目的　内眼手术前一天剪去术眼睫毛，使术野清洁，便于手术操作，并可防止手术中睫毛落入眼内。

2. 用物准备　剪刀、眼药膏或凡士林、无菌棉签、消毒棉球和眼垫。

3. 操作步骤　操作前洗手，并核对病人的姓名和眼别。病人取仰卧位，先在剪刀的两叶涂上眼药膏或凡士林，以便粘住剪下的睫毛。嘱病人向下看，用手指压住上睑皮肤，使睑缘稍外翻，剪去上睑睫毛；嘱病人向上看，手指压下睑皮肤，使下睑轻度外翻，剪去下睑睫毛，将剪下的睫毛不断用眼垫擦拭干净，以防落入结膜囊内。剪刀用后消毒备用。

4. 注意事项　剪睫毛时，嘱病人安静，头部固定不动；动作要轻柔，防止伤及角膜和睑缘皮肤；如有睫毛落入结膜囊内，应立即用湿棉签拭出或用生理盐水冲洗干净。

四、结膜囊冲洗法

1. 目的　清除结膜囊内的异物、酸碱化学物质和脓性分泌物以及手术前清洁结膜囊。

2. 用物准备　玻璃洗眼壶或冲洗用吊瓶、受水器、消毒棉球、洗眼液。

3. 操作步骤　病人取坐位或仰卧位，头偏向一侧。受水器紧贴患眼侧颊部或颞侧。擦净眼分泌物及眼膏。分开上下睑，冲洗液先冲洗眼睑皮肤，然后再冲洗结膜囊。冲洗上穹隆部时翻转眼睑，嘱病人向下看，冲洗下穹隆部时嘱病人向上看，同时眼球向各个方向转动，轻轻推动眼睑，充分冲洗结膜各部，用棉球拭净眼睑及颊部水滴。将受水器内的污水倒出，消毒后备用。

4. 注意事项　冲洗时，洗眼壶距眼 3～5 cm，不可接触眼睑及眼球；冲洗液不可直接冲在角膜上，也不可进入健眼；冬天冲洗液适当加温，冷热适中。化学伤冲洗应充分暴露上下穹隆部，反复多次冲洗，防化学物质残留。如有大块异物不易冲去，可用消毒棉签擦去，冲洗液要足够，冲洗时间不少于 15 min。有眼球穿通伤及较深的角膜溃疡者禁忌冲洗。

五、泪道冲洗法

1. 目的　用于泪道疾病的诊断、治疗及内眼手术前清洁泪道。

2. 用物准备　注射器、泪道冲洗针头、泪点扩张器、地卡因、消毒棉签和冲洗用液体，必要时准备泪道探针。

3. 操作步骤　操作前洗手，并核对病人的姓名和眼别。病人取坐位或仰卧位。压迫泪囊将其中的分泌物挤出，然后将地卡因棉签置于上下泪点之间，闭眼 3 min。用泪点扩张器扩张泪小点，左手轻轻牵拉下睑，嘱病人向上方注视，右手持注射器将针头垂直插入泪小点 1～1.5 mm，再水平方向向鼻侧插入泪囊至骨壁。坐位，嘱病人低头；仰卧位，嘱病人头偏向患侧，将针稍向后退，注入药液。通畅者，注入液体自鼻孔流出或病人自诉有水流入口中。如注入液体通而不畅，有液体从鼻腔滴出，提示有鼻泪管狭窄。如进针时阻力大，冲洗液体由原泪点或上泪点溢出，说明泪总管阻塞；如针头可触及骨壁，但冲洗液体逆流，鼻腔内无水，提示鼻泪管阻塞；冲洗后，泪小点有脓性分泌物溢出，为慢性泪囊炎；冲洗时如发现下睑肿胀，说明发生假道，必须停止注水。滴抗生素眼药水并记录冲洗情况，包括从何处进针，有无阻力，冲洗液的流通情况及是否有分泌物等。

4. 注意事项　如进针遇有阻力，不可强行推进；若下泪点闭锁，可由上泪点冲洗；勿反复冲洗，避免黏膜损伤或粘连引起泪小管阻塞；急性炎症和泪囊有大量分泌物时不宜进行泪道冲洗。

六、球旁注射法

1. 目的　提高局部组织内的药物浓度，起到消炎、抗感染的作用。

2. 用物准备　注射器、5½针头、注射药物、消毒液、消毒棉签。

3. 操作步骤　操作前洗手，并核对病人的姓名、眼别、药物的名称及剂量。病人取坐位或仰卧位，坐位头略后仰。常规消毒眼睑周围皮肤。嘱病人向内上方注视，左手持棉签在眶下缘中、外1/3交界处定位进针点，右手持注射器经皮肤刺入眶内，紧靠眶下壁垂直刺入1 cm左右，固定好针头，轻轻抽吸见无回血后，将药液缓慢推入。左手固定好针旁皮肤，缓慢拔针，用消毒棉签压住针眼至无出血为止。也可在颞上方或颞下方经球结膜进针。

4. 注意事项　如遇到阻力，不可强行进针，可稍稍拔出针头，略改变方向再进针；不宜用一次性注射针头。针头的斜面应向上，防止损伤眼球，切忌针头在眶内上下左右捣动，以免损伤血管和神经；注射过程中要观察眼部情况，如有眼睑肿胀、眼球突出，提示有出血症状，应立即拔针，给予加压包扎或用数块大纱布或眼垫用手按压至止血为止，必要时全身应用止血药。

七、球后注射法

1. 目的　通过眼睑皮肤或下穹隆，经眼球下方进入眼眶的给药方式，用于眼底部给药及内眼手术前麻醉。

2. 用物准备　注射器、球后针头、注射药物、2%碘酊、75%乙醇、消毒棉签、纱布眼垫、胶布和绷带。

3. 操作步骤　注射前洗手，并核对病人的姓名、眼别、药物的名称及剂量。病人取坐位或仰卧位，常规消毒眼睑周围皮肤。嘱病人向鼻上方注视，在眶下缘中、外1/3交界处将注射器针头垂直刺入皮肤1～2 cm，沿眶壁走行，向内上方倾斜30°针头在外直肌与视神经之间向眶尖方向推进，进针3～3.5 cm，抽吸无回血，缓慢注入药液。拔针后，嘱病人闭眼并压迫针眼1 min。轻轻按摩眼球，涂抗生素眼膏，包扎。如出现暂时的复视现象，是药物麻痹眼外肌或运动神经所致，一般2 h后症状即可缓解。

4. 注意事项　进针时如有阻力或碰及骨壁不可强行进针；注射后如出现眼球突出、运动受限为球后出血，应加压包扎；眼前部有化脓性感染的病人禁忌球后注射。

八、球结膜下注射法

1. 目的　将抗生素、皮质类固醇、散瞳剂等药物注射到结膜下，提高药物在眼局部的浓度，延长药物的作用时间，同时刺激局部血管扩张，渗透性增加，有利于新陈代谢和炎症吸收。常用于治疗眼前部疾病。

2. 用物准备　注射器、针头、注射的药物、0.5%～1%地卡因溶液、消毒棉签、纱布眼垫、胶布、抗生素眼膏。

3. 操作步骤　注射前洗手，并核对病人的姓名、眼别、药物的名称及剂量。病人取坐位或仰卧位。用0.5%～1%地卡因表面麻醉2次，间隔3～5 min。左手分开眼睑，不合作者可用开睑器开睑，右手持注射器，颞下方注射时嘱病人向上方注视，颞上方注射嘱病人向下方注视，针头与角膜切线方向平行避开血管刺入结膜下，缓慢注入药液，注射后涂抗生素眼膏，戴眼带。

4. 注意事项　注射时针头勿指向角膜；多次注射应更换注射部位；为角膜溃疡病人注射时勿加压于眼球；如注射散瞳类药物应注意观察病人的全身状况，并在注射后20 min观察瞳孔是否散大。

九、眼部加压包扎法

1. 目的　①使包扎敷料固定牢固。②局部加压，起到止血作用。③对于术后浅前房者，局部加压包扎，促进前房形成。④预防角膜溃疡穿孔。⑤部分眼部手术以后，减少术眼活动，减轻局部反应。

2. 用物准备　20 cm 纱条 1 根(双眼加压包扎不必)、眼垫、眼膏、胶布、绷带。

3. 操作步骤　操作前洗手，并核对病人的姓名和眼别。病人取坐位，患眼涂眼膏，盖眼垫。单眼包扎者，在健眼眉中心部置一条长约 20 cm 绷带纱条。绷带头端向健眼，经耳上方由枕骨粗隆下方绕向前额，绕头 2 周后再经患眼由上而下斜向患侧耳下，绕过枕骨至额部。再如上述绕眼数圈，最后将绷带绕头 1～2 周后用胶布固定，结扎眉中心部的绷带纱条。

如为双眼包扎，则绷带按“8”字形包扎双眼。起端如以右侧为起点(左侧也可)，耳上部绕 1～2 周后，经前额向下包左眼，由左耳下方向后经枕骨粗隆绕至右耳上方，经前额至左耳上方，向后经枕骨粗隆下方至右耳下方，向上包右眼，成“8”字形状。如此连续缠绕数周后再绕头 2 圈，用两根胶布上下平行固定。

4. 注意事项　包扎时不可过紧或过松，切勿压迫耳郭及鼻孔；固定点必须在前额部，避免病人仰卧或侧卧时引起头部不适或摩擦造成绷带松脱。

十、结膜囊细菌培养法

1. 目的　查出结膜囊内的细菌，便于诊断和治疗。

2. 用物准备　无菌棉签的培养管、酒精灯、无菌棉签。

3. 操作步骤　操作前洗手，并核对病人的姓名和眼别。病人取卧位或坐位，左手持棉签牵拉病人下睑皮肤，右手用无菌试管内的无菌棉签在病人的下穹隆部擦拭，然后将试管口在酒精灯火焰上消毒，将棉签放回试管内，送检。

4. 注意事项　严格执行无菌操作技术；采集的标本及时送检。

复习题

【A 型题】

1. 下列有关视力检查法的叙述不正确的是：（　　）
A．远视力检查距视力表 5 m
B．近视力检查距视力表 30 cm
C．若病人距视力表 2 m，方能看清视力表上 0.1，则该人视力为 0.04
D．若走到视力表 1 m 仍不能辨认最大字符缺口方向，则改查手动
E．若不能正确判断手动，则改查光感

2. 近视力检查，被检查者距视力表：（　　）
A．5 m　　B．3 m　　C．1 m　　D．30 cm　　E．眼前

3. 距视力表 2.5 m 处看清最大视标，其视力为：（　　）
A．0.02　　B．0.04　　C．0.05　　D．0.06　　E．0.1

4. 结膜充血的特点不正确的是：（　　）
A．是结膜炎最基本的特征
B．近角膜缘充血明显
C．充血为鲜红色
D．用手指推动结膜时，血管随之移动
E．滴入 0.1%肾上腺素充血消失

5. 行泪道冲洗时如针头可触及骨壁，但冲洗液体逆流，鼻腔内无水，提示：（　　）
A．泪总管阻塞　　B．鼻泪管阻塞　　C．慢性泪囊炎　　D．鼻泪管狭窄　　E．急性泪囊炎

6. 泪道冲洗时，如进针阻力大，冲洗液体从原泪点或上泪点溢出，提示：（ ）
A．泪总管阻塞 B．鼻泪管阻塞 C．慢性泪囊炎 D．鼻泪管狭窄 E．急性泪囊炎

7. 自然光线下正常成年人瞳孔的直径大小为：（ ）
A．1.5～2 mm B．2～4 mm C．2.5～4 mm D．4～5 mm E．5～6 mm

8. 两眼突出度相差多少为异常：（ ）
A．1 mm B．2 mm C．3 mm D．4 mm E．5 mm

9. 中心视野的范围为：（ ）
A．10°以内 B．15°以内 C．20°以内 D．25°以内 E．30°以内

【简答题】

1. 什么是近反射？
2. 什么是眼压？
3. 睫状充血和结膜充血的不同点是什么？
4. 滴眼药的目的是什么？
5. 球结膜下注射的注意事项有哪些？

第三章

眼睑及泪器病病人的护理

导学

内容及要求

本章主要介绍眼睑炎症病人的护理；眼睑位置、功能和先天异常病人的护理和泪液排出系统障碍病人的护理。眼睑炎症病人的护理主要介绍睑腺炎、睑板腺囊肿和睑缘炎病人的护理，应重点掌握睑腺炎和睑板腺囊肿的临床表现、治疗要点和护理措施；眼睑位置、功能和先天异常病人的护理主要介绍睑内翻和倒睫、睑外翻和眼睑闭合不全以及上睑下垂病人的护理，重点掌握上述疾病的临床表现和护理要点；泪液排出系统障碍病人的护理主要介绍泪道阻塞或狭窄、慢性泪囊炎和急性泪囊炎病人的护理，应熟练掌握急、慢性泪囊炎的临床表现、治疗要点和护理措施。

重点、难点

重点是内睑腺炎、外睑腺炎、睑板腺囊肿以及慢性泪囊炎的临床表现、治疗要点和护理措施。难点是外睑腺炎切开排脓的方法、睑板腺囊肿刮除术和泪囊探通术。

专科生的要求

专科层次的学生对睑内翻和倒睫、睑外翻和眼睑闭合不全以及上睑下垂一节只需掌握临床表现，其余内容了解即可；对于内睑腺炎、外睑腺炎、睑板腺囊肿以及慢性泪囊炎的临床表现、治疗要点和护理措施应重点掌握。

第一节　眼睑炎症病人的护理

一、睑腺炎

睑腺炎(hordeolum)是眼睑腺体的急性化脓性炎症，多发生于儿童及青年人。如果是睫毛毛囊或其附属皮脂腺、汗腺感染，称为外睑腺炎，也称麦粒肿。如果是睑板腺感染，称为内睑腺炎。

【病因】　化脓性细菌侵入眼睑腺体引起感染，大多为金黄色葡萄球菌感染。

【临床表现】　睑腺炎病人通常患侧眼睑表现红、肿、热、痛等急性炎症症状，并可伴同侧耳前淋巴结肿大。儿童、老年人或患有糖尿病等慢性消耗性疾病的病人，体质弱、抵抗力差，炎症可在眼睑皮下组织扩散，发展为眼睑蜂窝织炎，可出现发热、寒颤、头痛等全身中毒症状。如处理不及时，有时可能引起败血症或海绵窦血栓形成等严重并发症，危及生命。

1. 外睑腺炎　炎症反应集中于睫毛根部的睑缘处，红肿范围较弥散。若感染靠近外眦部，可引起反应性球结膜水肿。脓点常溃破于皮肤面。

2. 内睑腺炎　炎症浸润常局限于睑板腺内，肿胀较局限，有硬结，疼痛和压痛均较外睑腺炎剧烈，病程较长。脓点常溃破于睑结膜面。

【辅助检查】　可进行分泌物细菌培养及药物敏感试验，但临床上很少选用。

【治疗要点】　早期局部热敷，缓解症状；应用抗生素眼药水或眼药膏；重症或合并全身中毒症状者，全身应用有效的抗生素；脓肿形成后切开引流。

麦粒肿切开排脓法：

1. 目的　排出脓液，使炎症消退。

2. 用物准备　尖刀片、引流条、无菌手套、无菌镊子、眼带、胶布、抗生素眼膏。

3. 操作步骤　病人取仰卧位。外麦粒肿切开时可不用麻醉，局部消毒后，左手手指固定病灶两侧的睑皮肤，右手在波动感的低位处用尖刀片，平行于睑缘方向切开脓点处皮肤，排出脓液，用棉签擦净。如脓液黏稠，切开后不易自然排出，可用小镊子撑开脓腔，使脓液排出。如脓肿较大且脓液较多应放置引流条。内麦粒肿切开时先滴药表面麻醉，然后翻转眼睑，用左手拇指固定睑缘，尖刀对准脓点与睑缘垂直方向切开脓点处睑结膜，让脓液流出，并用无菌棉签擦净。结膜囊内涂抗生素眼药膏并包扎。

4. 注意事项　脓肿尚未充分形成时，不要切开；切开后不可挤压，防止感染扩散，引起眼睑蜂窝织炎。

【护理措施】

(1) 仔细观察病人对疼痛反应，耐心听取病人疼痛的主诉，解释疼痛的原因，给予支持与安慰，指导放松技巧。

(2) 指导病人热敷：热敷可以促进血液循环，有助于炎症消散和疼痛减轻；早期热敷有利于脓肿成熟。热敷时应特别注意温度，以防烫伤。常用方法有：①汽热敷法：将装满开水的保温瓶瓶口覆盖上一层消毒纱布，嘱病人眼部靠近瓶口，并将干净的双手围成筒状，使热气集中于眼部。温度以病人能接受为度，每次 15～20 min，每日 3 次。②干性热敷法：用装有 2/3 满的热水袋，外裹多层纱布，将它直接置于患眼。温度一般在40℃左右，每次 15～20 min，每日 3 次。③湿性热敷法：嘱病人闭上眼睛，先在患眼部涂上凡士林，再将消毒的湿热纱布拧干盖上，温度以病人能接受为度。每 5～10 min 更换一次，每次更换 2～4 遍，每日 2～3 次。

(3) 指导病人正确滴用抗生素眼药水或涂用眼膏的方法。

(4) 掌握脓肿切开引流的指征，即脓肿成熟后如未溃破或引流排脓不畅者，应切开引流。外睑腺炎应在皮肤面切开，切口与睑缘平行；内睑腺炎则在结膜面切开，切口与睑缘垂直。

(5) 检测体温、血常规，并采集脓液或血液标本送检细菌培养及药物敏感试验。

(6) 局部炎症明显并有全身症状或反复发作者，可全身应用抗生素。

(7) 合并糖尿病者，应积极控制血糖，按糖尿病常规护理。对顽固复发、抵抗力低下者，给予支持治疗，提高机体抵抗力。

【健康指导】　①在脓肿未成熟前，切忌挤压或用针挑刺，以免细菌经眼静脉进入海绵窦，导致颅内、全身感染等严重并发症。②养成良好的卫生习惯，不用脏手或不洁手帕揉眼。③告诉病人治疗原发病的重要性，如有慢性结膜炎、睑缘炎或屈光不正者，应及时治疗或矫正。

二、睑板腺囊肿

睑板腺囊肿(chalazion)通常称为霰粒肿。因睑板腺分泌物潴留引起的特发性无菌性慢性肉芽肿性炎症。睑板腺囊肿是常见的眼睑炎症,常见于青少年及中壮年,并以上眼睑居多,可能与睑板腺分泌功能旺盛有关。

【病因】 由于慢性结膜炎或睑缘炎而致睑板腺排出口阻塞,腺体分泌物潴留在睑板内,对周围组织产生慢性刺激而引起。

【临床表现】 多见于青少年或中年人,一般发生于上睑,也可以上、下眼睑或双眼同时发生单个或多个,亦常见有反复发作者。病情进展相对缓慢,较小的囊肿可无明显自觉症状,常因异物感或无痛性肿块而就医。较大的囊肿可使眼睑皮肤隆起,表现为皮下圆形肿块,大小不一,触之不痛,与皮肤不粘连。睑结膜面略呈紫红色的微隆起。囊肿偶可自结膜面破溃,排出脂肪样物质而在睑结膜面形成肉芽肿,加重摩擦感。如继发感染时,临床表现与内睑腺炎相似,但症状较轻,切开后有脓性物质流出。

【辅助检查】 对于反复发作或老年人睑板腺囊肿,应将切除标本送病理检查,以排除睑板腺癌的可能。

【治疗要点】 小而无症状的睑板腺囊肿无须治疗,囊肿可自行吸收。较大的囊肿可进行热敷;或向囊肿腔内注射抗生素和糖皮质激素;如囊肿仍不消退,可行睑板腺囊肿刮除;继发感染者,先抗炎治疗,待炎症控制后再行睑板腺囊肿刮除。

【护理措施】

(1) 注意观察囊肿的变化。

(2) 指导热敷护理,见睑腺炎护理。

(3) 按医嘱进行眼部或全身用药护理,先控制炎症,再行手术刮除囊肿。

(4) 睑板腺囊肿刮除术护理:①按外眼手术常规准备:滴抗生素眼液、查凝血功能、清洁睑部皮肤等。②在睑结膜面作与睑缘垂直的切口,刮净囊肿内容物,并向两侧分离囊壁,将囊肿完整摘除,术后压迫眼部 10～15 min,观察局部有无出血,创口不需缝合。③注意复发性或老年人的囊肿,应将标本送病理检查。④涂抗生素眼膏,并用眼垫遮盖。

【健康指导】 向病人介绍术后用药,按时换药和门诊随访。一般术后次日进行眼部换药。

三、睑缘炎

睑缘炎(blepharitis)指睑缘表面、睫毛毛囊及其腺体组织在各种致病因素作用下引起的亚急性或慢性炎症。主要分为鳞屑性睑缘炎(squamous blepharitis)、溃疡性睑缘炎(ulcerative blepharitis)和眦部睑缘炎(angular blepharitis)三种。

【病因】

1. 鳞屑性睑缘炎　患眼睑缘常发现卵圆皮屑芽胞菌,它能将脂类物质分解为有刺激性的脂肪酸。常见诱因如屈光不正、视疲劳、营养不良和长期使用劣质化妆品等。

2. 溃疡性睑缘炎　主要为金黄色葡萄球菌直接感染引起;也可因鳞屑性睑缘炎感染后转变而来。屈光不正、视疲劳、营养不良和不良卫生习惯是常见的诱因。

3. 眦部睑缘炎　主要因莫-阿(Morax-Axenfeld)双杆菌感染引起;也可能与维生素 B_2 缺乏有关。

【临床表现】 睑缘炎病人常常自觉眼部干痒、刺痛和烧灼感。

1. 鳞屑性睑缘炎　因睑缘皮脂溢出造成的慢性炎症,特点是睑缘无溃疡。表现为睑缘充血、潮红,睫毛和睑缘表面附着上皮鳞屑,睑缘表面有点状皮脂溢出,皮脂集于睫毛根部,形成黄色蜡样分泌物，干燥后结痂。去除鳞屑和痂皮后，暴露出充血的睑缘，但无溃疡或脓点。睫毛容易脱落，但可再生。如长期不愈，可使睑缘肥厚，后唇钝圆，泪小点肿胀、外翻而导致溢泪。

2. 溃疡性睑缘炎　睫毛毛囊及其附属腺体的慢性或亚急性化脓性炎症。与鳞屑性睑缘炎相似，但症状更为严重。溃疡性睑缘炎的睑缘有较多的皮脂，睫毛根部可见散布的小脓疱，并有痂皮覆盖。除去痂皮后，露出睫毛根端和浅小溃疡。炎症感染破坏睫毛毛囊，睫毛常被干痂粘结成束，随着痂皮而脱落，且不能再生，形成秃睫。溃疡愈合后，瘢痕组织收缩，使睫毛生长方向改变，形成睫毛乱生，如倒向角膜，可引起角膜损伤。如患病较久，可引起慢性结膜炎和睫缘肥厚变形，睫缘外翻，泪小点肿胀或阻塞，导致溢泪。

3. 眦部睑缘炎　多为双侧，好发于外眦部。外眦部睑缘和外眦部皮肤充血、肿胀，并有浸渍糜烂。

【治疗要点】　积极寻找并消除病因和各种诱因；清洁睑缘，拭去鳞屑；局部应用抗生素眼药。①鳞屑性睑缘炎可选用含有抗生素及皮质激素的眼膏，如四环素可的松眼膏等。②溃疡性睑缘炎可选用广谱抗生素眼药水、眼膏及磺胺类眼膏。③眦部睑缘炎可选择白天滴用0.25%～0.5%硫酸锌滴眼液、0.3%庆大霉素滴眼液、妥布霉素滴眼液或0.25%氯霉素滴眼液等，晚上涂用抗生素眼膏，持续用药7～10 d；适当口服维生素B_2。

【护理措施】

(1) 协助医生寻找并去除睑缘炎的病因和各种诱因，及时治疗如屈光不正、慢性结膜炎及全身性慢性病等。

(2) 清洁睑缘分泌物，临床上常用生理盐水或3%硼酸溶液清洁睑缘，并拭去鳞屑，然后根据医嘱选用敏感抗生素眼药，2～3次/天。痊愈后改1次/天，至少坚持用药2周，以防复发。

【健康指导】　平时注意营养和体育锻炼，增加机体抵抗力；注意个人卫生，不用脏手或不洁毛巾擦眼。

第二节　眼睑位置、功能和先天异常病人的护理

正常眼睑位置应是：①眼睑与眼球表面紧密相贴，中间有一潜在的毛细间隙；②上、下睑睫毛应充分伸展指向前方、排列整齐、不与角膜接触，能阻挡灰尘、汗水等侵入眼内；③眼睑在睁眼时上睑遮盖角膜上方不超过2 mm，睑裂高度可达7～10 mm，闭眼时眼球表面不外露；④上、下泪点贴靠在泪阜基部，以保证泪液顺利进入泪道。

一、睑内翻和倒睫

睑内翻(entropion)是指睑缘向眼球方向内卷，部分或全部睫毛倒向眼球的一种眼睑位置异常。倒睫(trichiasis)是睑缘位置正常，睫毛倒向眼球，刺激角膜和球结膜而引起一系列角膜、结膜继发改变的睫毛位置异常。睑内翻常与倒睫并存。

【病因和发病机制】

1. 瘢痕性睑内翻　因睑结膜与睑板瘢痕性收缩所致，常见于沙眼病人。

2. 痉挛性睑内翻　由于眼睑皮肤和皮下组织萎缩变薄，失去牵制眼轮匝肌的收缩作用，眼轮匝肌纤维向前上方滑动压迫睑板上缘，以致下睑上部向内翻卷。多发生于下睑，以老年人为常见，又称老年性睑内翻。如果因炎症刺激引起睑轮匝肌反射性痉挛，称为急性痉挛性睑内翻。

3. 先天性睑内翻　由于内眦赘皮牵拉、眼轮匝肌过渡发育及睑板发育不良所致。多见于婴幼儿，女性比男性更常见。

以上睑内翻的各种原因以及睑腺炎症等，均可导致倒睫。

【临床表现】 先天性睑内翻常为双侧，痉挛性和瘢痕性睑内翻多为单侧。常见症状为异物感、畏光、流泪、眼睑痉挛等。检查发现睑缘向眼球方向内卷，睫毛内翻，倒向眼球，刺激球结膜和角膜，导致结膜充血，角膜上皮脱落、溃疡、角膜新生血管形成及角膜瘢痕，并有不同程度的视力障碍。

【治疗要点】 常用治疗方法为电解倒睫或手术治疗。瘢痕性睑内翻常用术式有睑板部分切除、睑板切断术及缝线术。对于先天性睑内翻，随着年龄的增长，轻型睑内翻可逐渐改善，暂不进行手术；如已 5～6 岁，仍有睫毛内翻、倒睫，可考虑穹隆部-眼睑皮肤穿线手术。痉挛性睑内翻可先采用局部注射肉毒杆菌毒素治疗，无效时可手术切除松弛皮肤和切断部分眼轮匝肌纤维。

【护理措施】

(1) 做好心理护理，告诉病人疼痛原因，缓解病人焦虑心理。

(2) 及时去除疼痛原因。如仅有 1～2 根倒睫，可用镊子拔除，或采用较彻底的治疗方法即睫毛电解法，通过电解破坏倒睫的毛囊，减少倒睫睫毛再生机会。

(3) 如睑内翻症状明显，可用胶布法或缝线法在眼睑皮肤面牵引，使睑缘向外复位。

(4) 手术护理：大量倒睫和睑内翻者，遵医嘱做好手术矫正准备，按外眼手术常规护理。

(5) 遵医嘱给予抗生素眼药水滴眼，预防角膜炎发生。

二、睑外翻和眼睑闭合不全

睑外翻(ectropion)是指睑缘向外翻转离开眼球，睑结膜不同程度地暴露在外，常合并睑裂闭合不全。睑裂闭合不全，又称兔眼(lagophthalmos)，为眼睑闭合受限或完全不能闭合。

【病因和发病机制】

1. 睑外翻分类

(1) 瘢痕性睑外翻：多因眼部创伤、烧伤等引起眼睑皮肤瘢痕收缩。

(2) 老年性睑外翻：由于下眼睑皮肤松弛及外眦韧带、眼轮匝肌纤维变性或松弛，使睑缘不能紧贴眼球所致。

(3) 麻痹性睑外翻：由于面神经麻痹，眼轮匝肌失去张力，下睑因重力而下垂，导致睑外翻。

2. 睑裂闭合不全　最常见于麻痹性睑外翻；其次是瘢痕性睑外翻；也可见于眼眶容积与眼球大小比例失调的病人，如甲状腺相关性眼病、先天性青光眼等疾病引起的眼球突出；还可见于全身麻醉或昏迷病人。

【临床表现】 常有溢泪、畏光、疼痛等症状。轻度睑外翻和眼睑闭合不全病人常见症状为溢泪，因睑缘离开眼球，泪小点不能与泪湖紧密接触；重度病人由于长时间使睑结膜不同程度地暴露在外，引起结膜充血、干燥、肥厚及角化；最后导致角膜上皮脱落、溃疡，角膜新生血管形成及角膜瘢痕形成，出现不同程度的视力障碍。

【治疗要点】 手术矫正睑外翻，恢复睑缘正常位置，及时消除睑结膜暴露。①瘢痕性睑外翻常用的手术方法是采用游离植皮，增加眼睑前层皮肤的垂直长度。②老年性睑外翻，常行睑板楔状切除睑缘缩短术。③麻痹性睑外翻应先去除麻痹原因，积极治疗面瘫。如睑外翻不能恢复时，可选择外眦部睑缘缝合，以缩短睑裂。

【护理措施】

(1) 遵医嘱眼部滴用抗生素眼药水，防止角膜炎症。

(2) 合并睑裂闭合不全者，结膜囊内涂大量抗生素眼膏，再以眼垫遮盖。严重睑裂闭合不全者，可用"湿房"即用透明塑料片或胶片做成锥形空罩覆盖眼上，周围空隙用胶布密封，利用蒸发的泪液保持眼球的湿润；或戴软性角膜接触镜；也可行暂时行睑缘缝合，以保护角膜。

(3) 指导病人正确揩拭泪液的方法：用手帕由下眼睑往上揩，否则长期向下揩拭可加重睑外翻。

(4) 睑外翻病人因颜面仪容受损，常产生自卑感，应对病人心理状态进行评估，多与病人交谈，进行心理疏导，使其正确对待疾病，配合治疗。

(5) 需要手术的病人，遵照眼部手术护理常规。

三、上睑下垂

上睑下垂(ptosis)指由于提上睑肌和 Müller 平滑肌的功能不全或丧失，导致上睑部分或全部下垂，即在向前方注视时上睑缘遮盖超过角膜上部的1/5。

【病因和发病机制】

1. 先天性上睑下垂　是一种常染色体显性遗传病，由于提上睑肌本身或支配提上睑肌的动眼神经上支发育不良所致。

2. 获得性上睑下垂　原因较多，常有神经系统或其他系统疾病的症状，如动眼神经麻痹、提上睑肌损伤、交感神经疾患、重症肌无力及机械性开睑运动障碍，如上睑炎症肿胀或肿瘤等。

【临床表现】

1. 先天性上睑下垂者　多为双侧，出生时睑裂不能睁开到正常大小，伴视力障碍及弱视，常有抬头仰视、皱额、耸肩等现象。因上睑下垂遮盖瞳孔而影响视物，皱额、耸肩借用前额肌力量开大睑裂。此外还可伴有其他眼睑发育异常如内眦赘皮、内眦间距过宽、睑裂狭小、鼻梁低平及眼球震颤等。

2. 获得性上睑下垂者　多为单侧，伴有其他神经系统病变，如动眼神经麻痹可伴有其他眼外肌麻痹；提上睑肌损伤有外伤史；交感神经损伤有 Horner 综合征；重症肌无力所致的上睑下垂者，其特点为晨轻夜重，频繁眨眼后上睑下垂加重，注射新斯的明后症状明显减轻。

【治疗要点】　先天性上睑下垂应尽早手术；获得性上睑下垂应先进行病因治疗或药物治疗，无效时再考虑手术治疗。常用手术方法有提上睑肌缩短术和额肌悬吊术。

【护理措施】

(1) 按外眼手术护理，术前不需剪短睫毛。如果进行额肌悬吊术，需要剃眉毛。

(2) 术后特别注意有无缝线和睫毛刺激角膜，了解眼睑闭合状态、角膜暴露程度及穹隆部结膜脱垂情况等；保持局部创口干燥，一般术后加压包扎 24 h，术后 7 d 拆线。

(3) 对于获得性上睑下垂病人，护士应帮助病人寻找病因，以便对照病因进行治疗。

(4) 教会病人涂眼膏和保护角膜的方法，防止眼睑闭合不全引起角膜并发症。

(5) 耐心进行心理护理，鼓励病人表达思想，进行心理疏导，消除自卑心理。护士积极协调家属及朋友对病人的关爱和支持。

第三节　泪液排出系统障碍病人的护理

泪器包括泪液分泌部分和泪液排出部分。泪液分泌功能是通过泪腺、副泪腺、结膜杯状细胞等完成的。泪液排出功能是通过上、下泪小点和泪小管、泪总管、泪囊及鼻泪管完成的。

泪液不仅湿润结膜，冲洗和清洁结膜囊，营养角膜，还在角膜表面形成液体膜，对角膜起到保护作用。在正常情况下，除了很少量的泪液通过蒸发消失外，大部分泪液依赖于眼轮匝肌的“泪液泵”作用，通过泪道排出。在眼睑闭合时，泪小点暂时封闭，眼轮匝肌收缩，挤压泪小管和泪囊，迫使泪囊中的泪液通过鼻泪管排入鼻腔。睁开眼睑时，眼轮匝肌松弛，泪小管和泪囊因自身弹性扩张，腔内形成负压，泪湖的泪液通过重新开放的泪小点被吸入泪小管和泪囊。

一、泪道阻塞或狭窄

泪道阻塞或狭窄是指泪道的各部位如泪小点、泪小管、泪总管、鼻泪管等，因先天或外伤、炎症、肿瘤和异物等因素引起管径狭窄、阻塞，泪液不能流入鼻腔而致溢泪。

【病因】

(1) 眼睑及泪小点位置异常，泪小点不能接触泪湖。

(2) 泪小点异常，包括泪小点狭窄、闭塞或缺如，泪液不能进入泪道。

(3) 泪小管至鼻泪管的阻塞或狭窄，包括先天性闭锁、炎症、肿瘤、外伤、异物、药物毒性作用等各种因素引起的泪道结构或功能不全，导致泪液不能排出。鼻泪管下端是解剖学的狭窄段，更易受鼻腔病变的影响。

(4) 其他原因，如鼻阻塞等。

【临床表现】　自诉溢泪为主要症状，在刮风或寒冷气候时症状加重。因长期泪液浸渍，可引起慢性刺激性结膜炎、下睑和面颊部湿疹性皮炎；由于不断揩拭眼泪，可导致下睑外翻，加重溢泪症状。溢泪分为功能性和器质性两种。

1. 功能性溢泪　多数病人溢泪并无明显的泪道阻塞，泪道冲洗可能仍通畅。溢泪主要因为眼轮匝肌松弛，泪液泵作用减弱或消失，泪液排出障碍，为功能性溢泪。

2. 器质性溢泪　是因为泪道阻塞或狭窄引起的溢泪。

【辅助检查】

1. 染料试验　在双眼结膜囊内滴入2%荧光素钠溶液1滴，5 min后观察和比较双眼泪膜中荧光素消退情况。正常情况下在滴入荧光素钠2 min后，用一湿棉棒擦拭下鼻道，则棉棒带黄绿色，说明泪道通畅，或没有完全性阻塞。如其中一眼荧光素保留较多，说明该侧泪道可能有相对性阻塞。

2. 泪道冲洗术　从泪小点注入生理盐水，正常情况是冲洗无阻力，液体顺利进入鼻腔或咽部，表明泪道通畅。根据液体流向判断泪道阻塞部位：①冲洗液完全从注入原路返回，提示泪小管阻塞。②冲洗液自下泪小点注入，液体由上、下泪小点返流，泪囊部没有隆起，提示泪总管阻塞。③冲洗有阻力，部分自泪小点返回，泪囊部隆起，提示鼻泪管狭窄；如果同时有脓性分泌物，提示鼻泪管阻塞合并慢性泪囊炎。

3. 泪道探通术　具有诊断和治疗作用。诊断性泪道探通用于了解泪道，包括泪小点、泪小管、泪囊的阻塞部位；治疗性泪道探通主要用于婴幼儿泪道阻塞。

4. X线碘油造影　可以显示泪囊大小及阻塞部位。

【治疗要点】

1. 功能性溢泪　选用硫酸锌及肾上腺溶液滴眼，以收缩泪囊黏膜。

2. 器质性溢泪　根据部位不同而有不同处理：①泪小点狭窄、闭塞或缺如：可用泪小点扩张器扩张或探通。②睑外翻泪小点位置异常：手术矫正使泪小点复位。③泪小管阻塞：泪小管探通，并行泪道硅管留置治疗；近年来开展激光治疗。④鼻泪管阻塞：泪囊鼻腔吻合术。

【护理措施】

(1) 帮助病人查找溢泪原因，检查阻塞部位和阻塞程度。

(2) 向病人说明治疗原发病的重要性，积极治疗原发病。

(3) 泪囊鼻腔吻合术围术期护理重点：①术前3 d滴用抗生素眼药水，并进行泪道冲洗。②术前1 d用1%麻黄素液滴鼻，以收缩鼻黏膜，利于引流及预防感染。③解释手术过程：泪囊鼻腔吻合术是将泪囊和中鼻道黏膜，通过一个人造的骨孔吻合起来，使泪液经吻合孔流入中鼻道。使病人理解，减少紧张情绪。④术后予半坐卧位，利于伤口积血的引流，手术当天不要进过热饮食，减少出血；出血量较多者，可行面颊部冷敷；注意鼻腔填塞物和引流管的正确位置，嘱病人勿牵拉填塞物及用力擤鼻。⑤切口加压包扎 2 d,注意观察敷料是否在位有效,切口渗血情况。⑥用 1%麻黄素液滴鼻,以收敛鼻腔黏膜,利于引流。⑦术后第 3 d 开始连续进行泪道冲洗,并注意保持泪道通畅。⑧防止感冒。按医嘱用抗生素眼药水点眼。⑨术后 7 d 拆线,同时拔去引流管。嘱病人继续行泪道冲洗,定期随访,学会滴鼻药和滴眼药。

(4) 心理护理:评估病人心理状态以及对疾病认知程度,加强沟通、疏导,树立信心,积极配合治疗。

二、慢性泪囊炎

慢性泪囊炎(chronic dacryocystitis)是泪囊黏膜的慢性炎症,是常见的眼病,中老年女性占 70%~80%,尤其是绝经期妇女;多为单侧发病。

【病因】 鼻泪管狭窄或阻塞,泪液滞留于泪囊内,引起细菌大量繁殖并刺激泪囊内壁黏膜导致感染。致病菌多为肺炎球菌、白念珠菌等。

【临床表现】 以溢泪为主要症状,检查发现结膜充血、内眦部位的皮肤浸渍、糜烂、粗糙肥厚及湿疹。泪囊区囊样隆起,用手指压迫或泪道冲洗,有大量黏液脓性分泌物自泪小点反流。由于分泌物大量贮留,泪囊扩张,可形成泪囊黏液囊肿。

【辅助检查】 X 线泪道造影检查可了解泪囊的大小及阻塞部位;分泌物培养,可确定致病菌和选择有效抗生素。

【治疗要点】

1. 药物治疗　滴用抗生素滴眼液。

2. 手术治疗　常用手术方法是泪囊鼻腔吻合术,或最近几年开展的鼻内镜下鼻腔泪囊造口术,可以消除溢泪症状,治疗慢性泪囊炎。对于无法进行上述手术的病人可选择泪囊摘除术,以去除病灶,但溢泪症状仍然存在。

【护理措施】

1. 指导正确滴眼药　每日 4~6 次滴眼药,每次滴抗生素眼药前,先用手指按压泪囊区或行泪道冲洗,以排空泪囊内的分泌物,利于药物吸收。

2. 冲洗泪道　选用生理盐水加抗生素行泪道冲洗,每日 1 次。

3. 手术护理　做好泪囊鼻腔吻合和鼻内镜下鼻腔泪囊造口术的护理。泪囊摘除术者,应向病人及家属说明,手术可以消除病灶,但仍可能有溢泪症状存在。

【健康指导】 告知病人及早治疗沙眼和鼻炎、鼻中隔偏曲等鼻部疾病,预防慢性泪囊炎的发生;积极治疗泪囊炎,可预防角膜炎和眼内炎等并发症的发生。

三、急性泪囊炎

急性泪囊炎(acute dacryocystitis)是泪囊黏膜的急性卡他性或化脓性炎症。

【病因和发病机制】 常见致病菌多为金黄色葡萄球菌或溶血性链球菌等。儿童常因流行性感冒嗜血杆菌感染。急性泪囊炎常发生在慢性泪囊炎的基础上。

【临床表现】 患眼充血、流泪,有脓性分泌物;泪囊区皮肤红肿,触之坚实、剧痛,炎症可扩展到眼睑、鼻根及面颊部,甚至引起眶蜂窝织炎,常伴有耳前淋巴结肿大。严重时可伴畏寒、发热等全身症状。经过数日红肿局限,并有脓点,脓肿穿破皮肤,脓液排出,这时局部炎症症状减轻。

【辅助检查】 血常规检查发现中性白细胞计数升高。

【治疗要点】 局部、全身应用足量抗生素,待炎症控制后进行择期手术。常采用的手术方式:泪囊鼻腔吻合、鼻内镜下鼻腔泪囊造口或泪囊摘除等。

【护理措施】

(1) 指导病人正确热敷和超短波物理治疗,以缓解疼痛,但要注意防止烫伤。

(2) 按医嘱及时应用抗生素，注意观察药物的疗效。

(3) 急性期切忌泪道探通或泪道冲洗，以免导致感染扩散，引起眶蜂窝织炎。

(4) 脓肿形成后，切忌挤压，尽量保持泪囊壁完整，以备炎症消除后可行泪囊鼻腔吻合术。

复 习 题

【A 型题】

1. 睑外翻的常见并发症有：　(　　)

A．泪囊炎　B．暴露性角膜炎　C．沙眼　D．结膜炎　E．睑板腺囊肿

2. 睫毛毛囊或其附属皮脂腺、汗腺感染，称为：　(　　)

A．外睑腺炎　B．内睑腺炎　C．睑缘炎　D．睑板腺囊肿　E．沙眼

3. 溃疡性睑缘炎的常见诱因不包括：　(　　)

A．屈光不正　B．视疲劳　C．营养不良　D．不良卫生习惯　E．倒睫

4. 泪囊鼻腔吻合术后，为了利于伤口积血的引出，常给予：　(　　)

A．侧卧位　B．平卧位　C．患侧卧位　D．健侧卧位　E．半卧位

5. 导致慢性泪囊炎的主要原因是：　(　　)

A．泪总管阻塞　B．泪小点闭合　C．鼻泪管狭窄或阻塞

D．泪小管阻塞　E．慢性结膜炎

6. 瘢痕性睑内翻最常见于：　(　　)

A．慢性结膜炎　B．急性结膜炎　C．沙眼　D．睑腺炎　E．睑板腺囊肿

7. 正常眼睑位置的叙述不正确的是：　(　　)

A．眼睑与眼球表面紧密相贴

B．上、下睑睫毛充分伸展指向前方、排列整齐、不与角膜接触

C．眼睑在睁眼时上睑遮盖角膜上方不超过 4 mm

D．睑裂高度可达 7～10 mm

E．上、下泪点贴靠在泪阜基部

8. 睑裂闭合不全最常见于：　(　　)

A．麻痹性睑外翻　B．瘢痕性睑外翻　C．甲状腺相关性眼病

D．全身麻醉或昏迷病人　E．以上全正确

【判断题】

1. 睑内翻常伴有倒睫，但倒睫不一定伴有睑内翻。　(　　)

2. 内麦粒肿的切开时方向是与睑缘垂直。　(　　)

3. 对于反复发作的睑板腺囊肿，应将切除标本送病理检查，以排除睑板腺癌的可能。　(　　)

4. 泪液分泌功能是通过泪腺、副泪腺、结膜杯状细胞等完成的。　(　　)

【简答题】

1. 简述急性泪囊炎的治疗要点。

2. 泪液的功能有哪些？

3. 简述睑腺炎的治疗要点。

第四章

结膜病病人的护理

导学

内容及要求

本章主要介绍结膜炎病人的护理和翼状胬肉病人的护理。其中结膜炎病人的护理主要讲述急性细菌性结膜炎、病毒性结膜炎、沙眼和免疫性结膜炎病人的护理。对急性细菌性结膜炎、病毒性结膜炎和沙眼的临床表现、治疗要点和护理措施应重点掌握,其余部分为熟悉内容。

重点、难点

本章的重点是结膜炎病人的临床表现和护理要点,沙眼的临床表现尤其是我国沙眼的分期是本章的难点内容。

专科生的要求

专科层次的学生应重点掌握急性细菌性结膜炎、病毒性结膜炎和沙眼的临床表现、治疗要点和护理措施;免疫性结膜炎和翼状胬肉作为一般了解内容即可。

第一节　结膜炎病人的护理

结膜是一层半透明的薄的黏膜组织,覆盖于眼睑后部和眼球前部,其表面大部分暴露于外界环境中,容易受各种病原微生物侵袭和物理、化学因素的刺激。正常情况下结膜组织具有一定的防御能力。当全身或局部的防御能力减弱或致病因素过强时,将使结膜组织发生急性或慢性的炎症,统称为结膜炎(conjunctivitis)。结膜炎是最常见的眼病之一,结膜炎的致病原因可分为微生物性和非微生物性两大类。微生物性因素是结膜炎最常见的原因,主要是细菌和病毒感染。非微生物性因素主要由于物理性刺激如风沙、烟尘、紫外线等,以及化学性损伤如药物、酸碱和气体等。根据不同来源可分为外源性或内源性,也可因邻近组织炎症蔓延而致。

结膜炎的分类:①按病因分为感染性、免疫性、化学性或刺激性、全身疾病相关性、继发性结膜炎等。②按发病的快慢分为超急性(24 h 内)、急性或亚急性(几小时至几天)和慢性结膜炎(几天至几周)。通常将病程小于 3 周称为急性结膜炎,病程大于 3 周称为慢性结膜炎。③按病变结膜的主要形态分为乳头性、滤泡性、膜性或假膜性、瘢痕性和肉芽肿性结膜炎。

一、急性细菌性结膜炎

急性细菌性结膜炎(acute bacterial conjunctivitis)是由细菌所致的急性结膜炎症的总称，包括超急性化脓性结膜炎和急性细菌性结膜炎。

【病因】

1. 超急性化脓性结膜炎　传染性极强，破坏性极大。主要为萘瑟菌属细菌，包括淋球菌和脑膜炎球菌感染所致。①淋球菌性结膜炎：成人病人主要为淋球菌性尿道炎的自身感染；新生儿病人主要因出生时通过患有淋球菌性阴道炎的母体产道被感染。②脑膜炎球菌性结膜炎最常见于血源性感染。

2. 急性细菌性结膜炎　是以革兰阳性球菌感染为主的急性结膜炎症，俗称“红眼病”。常见致病菌为肺炎链球菌、Koch-Weeks 杆菌和金黄色葡萄球菌等。传染性强，可在家庭、学校、工厂或公共场所、游泳池、浴室等引起群体性传播。

【临床表现】

1. 超急性化脓性结膜炎

(1) 淋球菌性结膜炎：①新生儿：常在出生后 2～5 d 发病，多为双眼。发病急速，表现为畏光、流泪，眼睑、结膜高度水肿和充血；重者球结膜突出于睑裂外，可有假膜形成；常伴有耳前淋巴结肿大；眼部分泌物迅速由浆液性、黏液性转为大量脓性分泌物，并有溢出，又称“脓漏眼”。本病具有潜伏期短，病程进展急剧，传染性极强的特点。严重者可引起角膜溃疡、穿孔和眼内炎。婴儿的淋球菌性结膜炎可并发身体其他部位的化脓性炎症，如关节炎、脑膜炎、肺炎、败血症等。②成人：潜伏期为 10 h 至 2～3 d，症状相似，通常较小儿轻。

(2) 脑膜炎球菌性结膜炎：潜伏期为数小时至 1 d，常为双侧发病，多见于儿童，其症状与淋球菌性结膜炎相似，严重者可引起化脓性脑膜炎而危及生命。

2. 急性细菌性结膜炎(急性卡他性结膜炎)　潜伏期为 1～3 d，病程约 2 周，通常有自限性。起病较急，可以双眼同时或间隔 1～2 d 发病，病人自觉有异物感、灼热感、发痒、畏光、流泪等；检查发现结膜充血、水肿，严重者可有结膜下出血；眼部有较多的浆液性、黏液性或脓性分泌物，早晨起床后，上下睫毛常被粘住，睁眼困难。肺炎球菌、Koch-Weeks 杆菌感染的结膜炎可在睑结膜表面发现假膜。

【辅助检查】　结膜分泌物涂片及结膜刮片可见大量多型核白细胞及细菌，必要时还可作细菌培养及药物敏感试验，以明确致病菌和选择敏感性抗生素。脑膜炎球菌性结膜炎的特异性诊断为分泌物细菌培养和糖发酵试验，同时进行药物敏感试验对选择敏感抗生素非常重要。

【治疗要点】　去除病因，抗感染治疗，开始局部使用广谱抗生素，确定致病菌属后给予敏感抗生素。

1. 淋球菌感染治疗　应局部和全身用药并重，局部用药有 5 000～10 000 U/ml 青霉素溶液，15%磺胺醋酰钠等，频繁滴眼；常用全身药物有：大剂量青霉素、头孢曲松钠或阿奇霉素等。局部用大量生理盐水冲洗结膜囊。

2. 急性细菌性结膜炎治疗　主要为抗感染治疗，抗生素眼药水频繁滴眼。常用眼药有 0.25%氯霉素、0.5%新霉素、0.1%利福平和四环素、红霉素、金霉素眼膏。

【护理措施】

1. 结膜囊冲洗　常选用生理盐水、3%硼酸溶液冲洗结膜囊；淋球菌感染选用 1∶5 000 的青霉素溶液。注意冲洗时使病人取仰卧位，患侧倾斜，以免冲洗液流入健眼。冲洗动作要轻柔，以免损伤角膜。如有假膜形成，应先除去假膜再进行冲洗。

2. 分泌物细菌培养及药敏试验　遵医嘱留取结膜囊分泌物，检查细菌培养及药物敏感试验。

3. 用药护理　根据医嘱选择眼药，急性期每 15～30 min 滴眼一次，夜间涂眼膏。分泌物较多时应先清除再用药。

4. 禁忌包扎患眼　因包盖患眼，使分泌物排出不畅，不利于结膜囊清洁，反而有利于细菌生长繁殖，加剧炎症。健眼可用透明眼罩保护。

5. 严密观察病情变化　特别是角膜刺激征或角膜溃疡症状需严密观察病情变化。

6. 冷敷及戴太阳镜　为减轻病人不适感，炎症严重时可用冷敷减轻充血水肿、灼热等不适；为减少眼部的光线刺激，可以配戴太阳镜。

7. 传染性结膜炎急性感染期应实行接触性隔离　①注意洗手和个人卫生，勿用手拭眼，勿进入公共场所和游泳池，以免交叉感染。接触病人前后双手要立即彻底冲洗与消毒。②接触过眼分泌物和病眼的仪器、用具等都要及时消毒隔离，用过的敷料要焚烧。③双眼患病者实行一人一瓶眼药；单眼患病者，实行一眼一瓶眼药；做眼部检查时，应先查健眼，后查患眼。检查淋球菌感染的病人，医生应戴防护眼镜。④向病人和家属传授结膜炎预防知识，提倡一人一巾一盆。淋球菌性尿道炎病人，要注意便后立即洗手。⑤患有淋球菌性尿道炎的孕妇须在产前治愈。未愈者，婴儿出生后，立即用1%硝酸银液、青霉素溶液滴眼，0.5%四环素或红霉素眼膏涂眼，以预防新生儿淋球菌性结膜炎。

二、病毒性结膜炎

病毒性结膜炎(viral conjunctivitis)是一种常见的急性传染性眼病，包括以急性滤泡性结膜炎为主要表现的流行性角结膜炎、流行性出血性结膜炎、咽结膜热、单疱病毒性结膜炎和新城鸡瘟结膜炎，以及以亚急性或慢性结膜炎为代表的传染性软疣性睑结膜炎、水痘—带状疱疹性结膜炎、麻疹性角结膜炎等。可由多种病毒引起，传染力强，在世界各地引起过多次大流行，好发于夏秋季节，通常有自限性。临床上以流行性角结膜炎、流行性出血性结膜炎为最常见。

【病因】

1. 流行性角结膜炎　由腺病毒 8、19、29 和 37 型引起，其中主要为 8 型。通过接触途径传播，发病急剧，传染性强。

2. 流行性出血性结膜炎　病原体主要为新型肠道病毒 70，也可由柯萨奇病毒 A24 变种引起。主要通过接触传染，其特点是传染性强、人群普遍易感、可造成大面积暴发流行。

【临床表现】

1. 潜伏期　流行性角结膜炎多为 5～7 d；流行性出血性结膜炎常在 18～48 h 内发病，多为双眼发病，有自限性，一般持续 7 d 左右。

2. 症状　自觉异物感、眼痛、畏光、流泪。

3. 体征　眼睑水肿，结膜充血，睑结膜滤泡增生，分泌物呈水样，常侵犯角膜，荧光染色可见角膜上点状上皮脱落，流行性出血性结膜炎病人球结膜上有点、片状出血。

4. 全身症状　部分病人可有头痛、发热、咽痛等全身症状，并有耳前淋巴结肿大、压痛。

【辅助检查】　分泌物涂片镜检可见单核细胞增多，并可分离到病毒。

【治疗要点】　无特效药物，主要为支持疗法，眼部滴用抗病毒药如 0.5%利巴韦林、1%碘苷、3%阿昔洛韦(无环鸟苷)等。同时采取措施减少感染传播。

【护理措施】

(1) 生理盐水冲洗结膜囊，眼局部冷敷以减轻充血和疼痛。

(2) 药物护理：根据医嘱选择药物，抗病毒眼液每小时 1 次滴眼；合并角膜炎、混合感染者，可配合使用抗生素眼药水；角膜基质浸润者可酌情使用糖皮质激素，如 0.02%氟米龙。角膜上皮病变可选择人工泪液及促进上皮细胞修复药物。

(3) 一旦发现本病，应及时按丙类传染病要求，向当地疾病预防控制中心报告。注意做好传染性眼病的消毒隔离和健康教育。

三、沙眼

沙眼(trachoma)是由沙眼衣原体引起的一种慢性传染性结膜角膜炎,因其睑结膜面粗糙不平,形似沙粒,故名沙眼。沙眼是致盲性眼病之一。

【病因】 沙眼是由A、B、C或Ba抗原型沙眼衣原体感染结膜、角膜所致。衣原体寄生于细胞内,并形成包涵体,或附于分泌物中,人通过直接接触眼分泌物或污染物传播。沙眼衣原体耐寒怕热,紫外线和肥皂水对其无杀灭作用,即使在−50℃以下尚能存活;如遇70℃以上温度、75%乙醇、0.1%甲醛溶液(福尔马林)或1%苯酚则很快被杀灭。

【临床表现】 多发生于儿童及青少年时期,常双眼发病,潜伏期5~14 d,经过1~2个月急性期之后进入慢性期。慢性沙眼可反复感染,病程迁延数年至数十年。

1. 症状 急性期有异物感、刺痒感、畏光、流泪、少量黏性分泌物。慢性期症状不明显,若有角膜并发症,可出现不同程度视力障碍及角膜炎症表现。

2. 体征 急性期的体征:①结膜上穹隆部和上睑结膜血管模糊、充血。②睑结膜乳头增生:由于炎症刺激导致结膜上皮增生而形成。③结膜上下穹隆部滤泡形成:因结膜上皮下淋巴细胞浸润、聚集,形成大小不等的黄白色半透明隆起,内有胶样内容物,称滤泡形成。慢性期结膜充血减轻,仍可见乳头增生和滤泡形成,角膜缘滤泡发生瘢痕化改变称为Herbert小凹。慢性期沙眼的特有体征:①角膜血管翳:由于角巩膜缘血管扩张并伸入角膜引起。角膜血管翳记录方法:将角膜水平分成4份,按侵犯的面积以“P_{+}”“P_{++}”“P_{+++}”“P_{++++}”。②睑结膜瘢痕:乳头、滤泡破坏代之以瘢痕,呈白色线状、网状、片状。

3. 分期 国际上常用MacCallan分期法,我国于1979年制定适合我国国情的沙眼分期方法。

Ⅰ期(进行活动期):上睑结膜乳头与滤泡并存,结膜上穹隆血管模糊不清,有角膜血管翳。

Ⅱ期(退行期):除少许活动期病变外,有瘢痕形成。

Ⅲ期(完全瘢痕期):活动性病变完全消失,代之以瘢痕,此期无传染性。

4. 后遗症与并发症 重症沙眼会留下后遗症与并发症:①倒睫及睑内翻:由于睑板肥厚变形与睑结膜瘢痕收缩;②上睑下垂与睑球粘连:因结膜瘢痕性收缩引起。③慢性泪囊炎:是沙眼病变侵袭泪道黏膜引起。④结膜角膜干燥症:由于结膜瘢痕破坏杯状细胞及阻塞泪腺排出口引起。⑤角膜混浊:因沙眼衣原体可致上皮性角膜炎,角膜血管翳可发生角膜浸润,加以倒睫及睑内翻,最终导致角膜混浊。

【辅助检查】 结膜刮片行Giemsa染色可找到包涵体;应用荧光抗体染色法或酶联免疫法,可测定沙眼衣原体抗原,是确诊的依据。

【治疗要点】 包括全身和眼局部药物治疗及对并发症的治疗。

1. 局部治疗 0.1%利福平滴眼液、0.3%氧氟沙星滴眼液,每日4~6次,晚上涂红霉素、四环素眼膏,坚持用药1~3个月,重症需要用药半年以上。

2. 全身治疗 急性沙眼或严重的沙眼,可口服阿奇霉素、多西环素、红霉素和螺旋霉素等。

3. 并发症及后遗症的治疗 如倒睫可选电解术、睑内翻可行手术矫正、角膜混浊可行角膜移植术。

【护理措施】

1. 药物护理 根据医嘱局部滴眼液及涂眼膏,需坚持用药1~3个月,重症需要用药半年以上。急性沙眼或严重的沙眼,可加用口服抗生素等。

2. 并发症及后遗症的治疗 倒睫可选电解术、睑内翻可行手术矫正、角膜混浊可行角膜移植术,参照外眼手术护理常规和角膜移植护理常规,并向病人解释手术目的、方法,使病人缓解紧张心理，积极配合治疗。

【健康指导】

(1) 向病人宣传沙眼的危害性，重视沙眼的防治，坚持用药；积极治疗并发症，做到早发现、早诊断、早治疗，尽量在疾病早期治愈。

(2) 指导病人和家属做好消毒隔离，接触病人分泌物的物品，通常选用煮沸和75%乙醇消毒方法。

(3) 培养良好的卫生习惯，不与他人共用毛巾、脸盆。不用手揉眼，防止交叉感染。

(4) 加强公共卫生，特别是理发店、游泳池、浴室等。

四、免疫性结膜炎

免疫性结膜炎(immunologic conjunctivitis)是结膜对外界过敏原的一种超敏性免疫反应，又称变应性结膜炎。临床上常见春季角结膜炎和泡性角结膜炎两种。春季角结膜炎(vernal keratoconjunctivitis)又名春季卡他，是一种反复发作、季节性、速发型过敏性角结膜病，多在春夏季节发病，可持续5～10年，有自限性。泡性角结膜炎(phlyctenular keratoconjunctivitis)是以结膜角膜疱疹结节为特征的迟发性过敏反应，本病易复发。

【病因和发病机制】

1. 春季角结膜炎　病因还不确定，可能是Ⅰ、Ⅳ型超敏反应共同作用的结果。过敏原可能为花粉、微生物、动物羽毛等。

2. 泡性角结膜炎　一般认为是对结核杆菌、葡萄球菌、球孢子菌属及沙眼衣原体等微生物蛋白的变态反应。

【临床表现】

1. 春季角结膜炎　眼部奇痒、畏光、流泪、异物感，可有大量的黏液性分泌物，夜间加重，好发于男性青年，可有家族过敏史。按病变部位可分3型：①睑结膜型：上睑结膜呈硬而扁平的肥大乳头，呈铺路石样。球结膜呈典型的暗红色。②角结膜缘型：角膜缘充血、结节，外观呈黄褐色或污红色增厚的胶状物，多见于黑色人种。③混合型：上述两种表现同时存在。

2. 泡性角结膜炎　一般有轻微异物感。如侵犯角膜，有明显角膜刺激征：刺痛、畏光、流泪及眼睑痉挛。好发生于女性、儿童及青少年。根据病变部位分为：①泡性结膜炎：在睑裂部球结膜上出现灰红色微小结节隆起，其周围结膜有局限性充血，其结节顶部易破溃形成浅表溃疡，愈合后不留瘢痕。②泡性角膜炎：角膜上有灰白色点状浸润，角膜基层受累，愈合后可遗留角膜薄翳。③泡性角结膜炎：在角膜缘及附近球结膜可见单个或多个灰白色小结节，周围结膜充血。如有溃疡形成，愈合后可遗留浅淡瘢痕。

【辅助检查】　春季角结膜炎病人的结膜刮片提示每高倍视野嗜酸性粒细胞大于2个。

【治疗要点】

1. 春季角结膜炎　本病有自限性，以对症治疗为主，可局部应用抗组胺药物和肥大细胞稳定剂如色甘酸二钠。症状严重者可结合应用糖皮质激素或2%环孢素滴眼液。目前认为应用抗组胺药物和肥大细胞稳定剂可预防病情复发或维持疗效；疾病发作时，可选用糖皮质激素短时间冲击治疗，可以提高疗效。

2. 泡性角结膜炎　局部滴用糖皮质激素眼药水，如0.1%地塞米松、0.5%可的松眼药水，一般24 h可缓解症状，48 h病灶可以消失。严重者可球结膜下注射地塞米松。如合并感染要选用抗感染药物治疗。

【护理措施】

1. 药物护理　根据医嘱选用眼药，提醒病人不能随意使用和停用，告知其危害性。长期用药应警惕糖皮质激素性青光眼的发生，注意观察眼痛、头疼和眼压变化。合并角膜炎或使用糖皮质激素时，要配合使用抗生素眼药水，以预防继发感染。对于角膜炎病人还要遵医嘱选用散瞳剂。

2. 饮食指导 提供清淡、易消化、足够热量的饮食，多补充维生素，加强营养，改善体质。不宜食用鱼、虾、蟹、蛋类、牛奶等易过敏食物。

3. 预防措施 根据发病的季节性和规律性，在发病前1个月提早应用抗组胺药物和肥大细胞稳定剂，可以预防疾病发作或减轻症状。

【健康指导】 避免接触致敏原，保持空气流通，外出戴有色眼镜，减少与光线、花粉的接触及刺激等。

第二节 翼状胬肉病人的护理

翼状胬肉(pterygium)是常见的变性性结膜病，为睑裂部球结膜及结膜下组织增生而侵袭到角膜上，呈三角形，形似翼状。通常双眼患病，多见于鼻侧。

【病因和发病机制】 病因尚不十分明确，一般认为与结膜慢性炎症、风沙、粉尘等长期刺激使结膜组织变性及增生有关；也可能与长期紫外线照射导致角膜缘干细胞损害有关，故多见于户外工作者，如渔民、农民等。

【临床表现】 三角形翼状胬肉的尖端为头部；其角膜缘为颈部；其球结膜处为体部。小的翼状胬肉一般无症状，偶有异物感；若侵及瞳孔区则影响视力。进行性翼状胬肉的头部前端角膜灰色浸润，其颈部、体部肥厚、充血；静止性翼状胬肉的头部前方角膜透明，颈部及体部较薄而无充血。

【治疗要点】 如侵袭瞳孔区影响视力，或因外观容貌上需要，可手术治疗。常用手术方法：①胬肉单纯切除术。②胬肉切除合并结膜瓣转移术。③胬肉切除联合角膜缘干细胞移植或羊膜移植术。④板层角膜移植联合角膜缘干细胞移植或羊膜移植术。

【护理措施】

(1) 小的胬肉而无需治疗者，应做好病情解释工作，并嘱病人定期复查。

(2) 手术治疗病人，参照眼部手术护理常规。

(3) 术后嘱病人注意眼部卫生，一般7～10 d后拆除缝线。定期复查，观察是否有胬肉复发。

(4) 为预防术后复发，可应用β射线照射或局部短期滴用丝裂霉素C。

【健康指导】 户外活动时戴上防风尘及防紫外线眼镜；避免风尘、阳光刺激，积极防治慢性结膜炎。

复习题

【A 型题】

1. 临床上有网状瘢痕及角膜血管翳的疾病是： ( )

A. 角膜炎　　B. 沙眼　　C. 翼状胬肉

D. 霰粒肿　　E. 淋菌性结膜炎

2. 下列关于结膜炎的护理，不正确的是： ( )

A. 经常滴抗生素眼药水

B. 先滴健眼，后滴患眼

C. 为防止污染，患眼要戴眼带

D．病人用过的毛巾、脸盆与他人分开
E．医务人员每处置一位结膜炎病人都要洗手

3. 结膜囊冲洗时病人取： （ ）
A．仰卧位，健侧倾斜　B．仰卧位，患侧倾斜　C．仰卧位
D．体位不受限制　E．以上均不正确

4. 沙眼的后遗症与并发症包括： （ ）
A．倒睫及睑内翻　B．上睑下垂与睑球粘连　C．慢性泪囊炎
D．结膜角膜干燥症，角膜混浊　E．以上均正确

5. 1979 年我国制定的沙眼分期为： （ ）
A．二期　B．三期　C．四期　D．五期　E．六期

6. 新生儿淋球菌性结膜炎的特征不正确的是： （ ）
A．常在出生后 2～5 d 发病，多为单眼
B．表现为畏光、流泪，眼睑、结膜高度水肿和充血
C．重者球结膜突出于睑裂外，可有假膜形成
D．大量脓性分泌物
E．又称"脓漏眼"

7. 翼状胬肉的病因认为： （ ）
A．与结膜慢性炎症有关　B．风沙、粉尘长期刺激有关　C．与长期紫外线照射有关
D．多见于户外工作者　E．以上均正确

8. Ⅲ期沙眼的特点不正确的是： （ ）
A．完全瘢痕期　B．活动性病变完全消失　C．无角膜血管翳
D．有乳头和滤泡　E．此期无传染性

【简答题】

1. 什么是翼状胬肉？
2. 简述沙眼的临床表现有哪些。
3. 简述淋球菌性结膜炎的护理措施有哪些。
4. 细菌性结膜炎和病毒性结膜炎的分泌物特征有什么不同点？
5. 结膜炎的病人为什么禁忌戴眼带？
6. 如何防止翼状胬肉的复发？
7. 沙眼的治疗要点包括哪些？

第五章

巩膜和角膜病病人的护理

导学

内容及要求

本章主要介绍巩膜炎病人的护理和角膜炎病人的护理。巩膜炎病人的护理一节为了解内容，重点应掌握细菌性角膜炎、单纯疱疹病毒性角膜炎和真菌性角膜炎病人的临床表现、治疗要点和护理措施。

重点、难点

本章重点是角膜炎病人的临床表现和护理要点，这部分内容也是本章的难点。

专科生的要求

专科层次的学生应重点掌握细菌性角膜炎、单纯疱疹病毒性角膜炎和真菌性角膜炎病人的临床表现、治疗要点和护理措施，巩膜炎病人的护理作为了解内容。

第一节 巩膜病病人的护理

巩膜是眼球壁外层的主要成分，由胶原纤维和弹力纤维交织而成，细胞成分和血管很少。其表面有球结膜及眼球筋膜覆盖，直接受外界感染的机会较少，故病理改变比较单纯，一旦发生炎症，病程比较漫长，组织修复能力差，对药物不敏感，而且容易复发。巩膜病以炎症为最常见，其次是巩膜变性。本节重点介绍巩膜炎病人的护理。

【病因】

(1) 多数病人伴有全身性疾病，包括感染性疾病，如结核、麻风、梅毒、带状疱疹病毒感染等；自身免疫性结缔组织病，如风湿性关节炎、Wegner 肉芽肿、系统性红斑狼疮、结节性动脉炎等；代谢性疾病，如痛风等。

(2) 邻近组织炎症蔓延而来，如结膜、角膜、血管膜、眶内组织的炎症等。

【临床表现】

1. 表层巩膜炎(episcleritis)　是一种复发性、暂时性、自限性的巩膜表层组织的非特异性炎症。好发年龄为 20～50 岁青壮年，男女发病率为 1∶3。主要表现为无明显刺激症状的眼红为特征，一般不影响视力。病变常发生于角膜缘至直肌附着点的范围内，以睑裂暴露部位多见，大约1/3病人可双眼同时发病或先后发病。临床上又将它分为：①单纯型：约占表层巩膜炎的70%，通常突然发病，持续24～72 h后症状自行缓解，可多次复发，女性多在月经周期发作。②结节型：约占表层巩膜炎的30%，表层巩膜炎表现为病变区紫红色充血，可有数个结节隆起，直径2～3 mm，结节及周围结膜充血、水肿，疼痛以夜间为重，局限性压痛，一般不影响视力。约2周自愈，2/3病人可多次复发。

2. 巩膜炎(scleritis) 是指巩膜实质层的炎症，以细胞浸润、胶原破坏、血管组织重塑为特征。按部位分为前巩膜炎和后巩膜炎。前巩膜炎又可分为结节性、弥漫性和坏死性巩膜炎。巩膜炎症消退后，患处的巩膜变薄变弱，在眼内压作用下变薄的巩膜连同深层葡萄膜组织向外扩张膨出，透过巩膜呈现葡萄膜的颜色，称为**巩膜葡萄肿**(scleral staphyloma)。

(1) 前巩膜炎：病变位于赤道部前，双眼先后发病，持续数周，病程反复，迁延可达数月甚至数年。

临床表现：①眼痛，眼部剧痛、压痛，有刺激症状。病变侵犯眼直肌附着处时，表现为眼球运动时疼痛加重。部分病人表现为夜间症状加剧。②病变区巩膜血管走向紊乱，呈紫红色充血，炎症浸润水肿，结节样隆起，质硬，压痛，结节可多个，不能推动。③视力轻度下降，眼压略升高。④常并发角膜炎、葡萄膜炎、白内障。

(2) 后巩膜炎：较少见，为一种肉芽肿性炎症，位于赤道后方巩膜，多见单眼发病，眼前段无明显病变，诊断往往比较困难。

临床表现：①不同程度眼痛、压痛，也可头痛。②视力减退。③眼睑和球结膜水肿，轻微充血或无充血；因眼外肌受累，眼球轻度突出，运动受限、复视。④如伴有葡萄膜炎、玻璃体混浊、视神经乳头水肿、渗出性视网膜脱离，则视力明显下降。如脉络膜显著增厚，可继发闭角型青光眼。

【辅助检查】

1. 表层巩膜炎 可选择以下检查进一步明确诊断：抗核抗体(ANA)、类风湿因子、血沉(ESR)、血尿酸、快速血浆反应素(RPR)、抗中性粒细胞胞质抗体(ANCA)等。

2. 巩膜炎 通过B超、CT扫描或MRI检查，发现后部巩膜增厚情况。

【治疗要点】

1. 针对原发病 积极治疗原发病。

2. 糖皮质激素及非甾体类抗炎药 可以减轻疼痛，如眼部或全身应用吲哚美辛(消炎痛)或氟比洛芬等。表层巩膜炎病人可应用人工泪液缓解症状。

3. 免疫抑制剂 严重巩膜炎病人可加用免疫抑制剂，如环磷酰胺。

4. 对症治疗 如伴睫状肌痉挛者可选用阿托品，以散大瞳孔和麻痹睫状肌；眼红症状明显，可应用冷敷、血管收缩剂、人工泪液等。

5. 手术治疗 对于巩膜坏死、穿孔病人可试行异体巩膜移植术。

【护理措施】

(1) 眼部湿热敷，改善血液循环，有助于炎症消退，减轻疼痛。

(2) 用药护理：指导病人正确滴眼药，每天2～6次；或同时全身用药。严重病例的无血管区、葡萄肿区禁止选择糖皮质激素进行结膜下注射、球后或球周注射的治疗方法，以免引起巩膜穿孔。

(3) 对于表层巩膜炎病人，要告诉病人疾病的自限性，2周内自愈，一般无需特殊处理。

【健康指导】 ①指导病人加强营养，增加机体抵抗力。②巩膜炎易复发，应告诉病人病因治疗的重要性，积极治疗原发疾病。③教会病人湿热敷的方法。

第二节　角膜病病人的护理

角膜炎是常见的致盲眼病之一。角膜炎的分类尚未统一，根据病因可分为感染性角膜炎、免疫性角膜炎、外伤性角膜炎、营养不良性角膜炎等，其中感染性角膜炎最为常见，它可导致视力损害，甚至摧毁眼球。感染性角膜炎常因角膜外伤引起，其病原体包括细菌、真菌、病毒、棘阿米巴、衣原体等，以细菌和真菌感染最为多见。近年来，随着广谱抗生素和糖皮质激素的广泛应用，真菌性角膜炎发病有上升趋势。

角膜炎的病因虽然不同，但其病理变化过程基本相同，分为：①浸润期：致病因子入侵角膜，引起角膜缘血管网充血，炎性渗出液及炎症细胞进入，导致病变角膜出现水肿和局限性灰白色的浸润灶。如炎症及时控制，角膜仍能恢复透明。②溃疡形成期：浸润期的炎症向周围或深层扩张，可导致角膜上皮和基质坏死、脱落形成角膜溃疡。如果致病菌向深层发展，基质层变薄，后弹力层暴露，在眼压作用下，后弹力层向前膨出。如侵犯后弹力层，可导致角膜穿孔，引起房水从角膜穿破口涌出，导致虹膜脱出、角膜瘘、眼内感染、眼球萎缩等严重并发症。③溃疡消退期：由于炎症控制，病人自身免疫力增加，阻止致病因子对角膜损害，溃疡边缘浸润减轻，可有新生血管长入。④愈合期：溃疡区上皮再生，由成纤维细胞产生的瘢痕组织修复，留有角膜云翳、角膜斑翳、角膜白斑。

角膜炎的最常见临床症状为眼痛、畏光、流泪、眼睑痉挛等，伴不同程度的视力下降。典型的体征为睫状充血、角膜浸润和角膜溃疡形成。

实验室检查可以帮助角膜炎病原菌的确诊。常选用方法：①角膜病灶刮片。②必要时可选择角膜病变区组织活检，可以提高病原微生物的检出率。③共焦显微镜是一种近年发展的非侵入性活体检查方法，它快速、无损伤，可直接发现病原微生物，并可动态观察临床治疗效果。

一、细菌性角膜炎

细菌性角膜炎（bacterial keratitis）是由细菌引起的角膜炎症的总称，是常见的角膜炎之一。通常起病急，发展迅速，如未及时控制感染，可发生角膜溃疡、穿孔，甚至眼内炎。临床上常见的有匐行性角膜炎和铜绿假单胞菌（绿脓杆菌）性角膜炎。

【病因和发病机制】 常由于角膜外伤后感染或剔除角膜异物后感染所致，常见的致病菌有表皮葡萄球菌、金黄色葡萄球菌、肺炎双球菌、链球菌、铜绿假单胞菌（绿脓杆菌）等。眼局部因素和全身抵抗力低下也可诱发感染。眼局部因素有慢性泪囊炎、倒睫、戴角膜接触镜等；全身因素有长期使用糖皮质激素和免疫抑制剂、营养不良、糖尿病等。

【临床表现】 急性细菌性角膜炎发病急，常在角膜外伤后24～48 h内发病。有明显的眼痛、畏光、流泪、异物感、视力下降等症状，伴较多的脓性分泌物。

常见体征为眼睑肿胀、痉挛，结膜充血呈睫状性或混合性，球结膜水肿。角膜上有黄白色浸润灶，边界不清，周围角膜组织水肿，很快形成溃疡。

并发虹膜睫状体炎时，表现为角膜后沉着物（KP）、瞳孔缩小、虹膜后粘连及前房积脓，是由于毒素渗入前房所致。

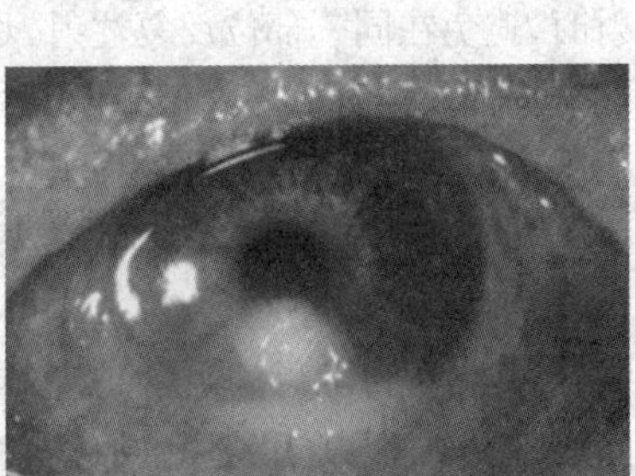

图5-1　细菌性角膜炎

不同致病菌有不同特征：

1. 革兰阳性球菌感染　圆形或椭圆形局灶性脓肿、边界清楚。金黄色葡萄球菌、肺炎双球菌所致的匐行性角膜溃疡是典型的细菌性角膜溃疡，因常伴有前房积脓，故又称前房积脓性角膜溃疡（图5-1）。表皮葡萄球菌感染除角膜溃疡外，可有睑缘炎、结膜炎。

2. 革兰阴性球菌感染　以铜绿假单胞菌(绿脓杆菌)感染为典型代表,发病凶猛,剧烈眼痛,混合性充血,眼睑及球结膜水肿,角膜溃疡呈黄白色坏死灶,并短期内迅速扩展出现角膜浸润及液化性坏死。前房积脓严重,往往 24 h 波及全角膜,甚至引起角膜穿孔、眼内炎。

【辅助检查】

1. 角膜溃疡刮片、镜检　可发现致病菌。

2. 细胞培养和药物敏感试验　可进一步明确病因学诊断和指导临床用药。

【治疗要点】　积极控制感染,减轻炎症反应,促进溃疡愈合,减少瘢痕形成。

1. 药物治疗　治疗前应常规行角膜刮片、细菌培养和药物敏感试验,以便根据试验结果及时调整用药。但在无试验报告前,常选用 0.3%氧氟沙星、0.3%妥布霉素等。严重者可球结膜下注射妥布霉素、庆大霉素等;同时全身应用抗生素,革兰阳性球菌感染常选用头孢唑林钠、万古霉素;革兰阴性杆菌感染常选用妥布霉素、头孢他啶、多黏菌素、喹诺酮类等。炎症明显控制后,可全身或局部应用激素治疗,以减轻疼痛和促进角膜上皮愈合。

2. 手术治疗　如果经药物治疗无明显疗效,应及早进行角膜病灶切除联合板层角膜移植。

3. 支持疗法　选用维生素 B_2、维生素 C、维生素 A、维生素 D 等药物,促进角膜溃疡的愈合。

【护理措施】

(1) 指导病人进行局部热敷,促进血液循环,以帮助炎症吸收,缓解疼痛。

(2) 药物护理:按医嘱积极抗炎治疗,急性期选择高浓度的抗生素滴眼液,每 15～30 min 滴眼一次。严重病例,可在开始 30 min 内每 5 min 滴药一次。病情控制后,逐渐减少滴眼次数。白天滴眼液,睡前涂眼膏。进行球结膜下注射时,先向病人解释清楚,并充分麻醉后进行,以免加重局部疼痛。

(3) 严密观察病人的视力、角膜刺激症状、结膜充血以及角膜病灶和分泌物的变化,并注意有无角膜穿孔症状。如角膜穿孔,房水从穿孔处急剧涌出,虹膜被冲至穿孔处,可出现眼压降低、前房变浅或消失、疼痛减轻等临床表现。

(4) 严格执行消毒隔离制度,换药、上眼药注意无菌操作,避免交叉感染,药品及器械应专人专眼专用。

(5) 虹膜睫状体炎时,可应用散瞳剂,以防止虹膜后粘连及解除瞳孔括约肌痉挛和睫状肌痉挛,减轻疼痛。

(6) 角膜溃疡局部使用半胱胺酸等胶原酶抑制剂,可以延缓角膜溃疡的进一步发展;口服维生素 C、维生素 B,有助于溃疡愈合。

(7) 角膜溃疡穿孔、角膜瘢痕需角膜移植术者,应做好手术前后护理。

(8) 预防角膜穿孔的护理:①滴眼药动作要轻柔,勿压迫眼球。②多食易消化食物,保持大便通畅,避免便秘,以防增加腹压。③勿用力咳嗽及打喷嚏。④告诫病人勿用手擦眼球。⑤球结膜下注射时,避免在同一部位反复注射,尽量避开溃疡面。⑥深部角膜溃疡,后弹力层膨出者,可加压包扎,配合局部及全身应用降低眼压药物。⑦按医嘱使用散瞳剂,防止虹膜后粘连而导致眼压升高。⑧可用眼罩保护患眼,避免外物撞击。

(9) 保证充分休息、睡眠,要提供安静、舒适的环境,病房要适当遮光,避免强光刺激。外出应配戴有色眼镜或眼垫遮盖,以减少刺激,保护溃疡面。

(10) 视力障碍病人的护理:应鼓励病人表达自己的感受,及时给予安慰和理解,消除焦虑和自卑心理;按方便病人使用的原则,将常用物品固定摆放,病人活动空间不留障碍物,避免跌倒;教会病人使用传呼系统,鼓励其寻求帮助;厕所必须安置方便设施,如坐便器、扶手等,并教会病人如何使用。

二、单纯疱疹病毒性角膜炎

单纯疱疹病毒性角膜炎(herpes simplex keratitis, HSK)是由单纯疱疹病毒所致的、严重的感染性角膜病,居角膜病致盲首位。

【病因和发病机制】 单纯疱疹病毒分为Ⅰ型和Ⅱ型两个血清型。大多数角膜病变由Ⅰ型疱疹病毒引起,少数由Ⅱ型引起。大多数病人是因为单纯疱疹病毒原发感染后的复发。原发感染常发生于幼儿,单纯疱疹病毒感染三叉神经末梢和三叉神经支配的区域(头、面部皮肤和黏膜),并在三叉神经节长期潜伏下来。当机体抵抗力下降时,潜伏的病毒激活,可沿三叉神经至角膜组织,引起单纯疱疹病毒性角膜炎。

【临床表现】

1. 原发感染 多见于幼儿,表现为发热、耳前淋巴结肿大、唇部或皮肤疱疹,眼部表现为急性滤泡性或假膜性结膜炎,眼睑皮肤疱疹,可有树枝状角膜炎。疾病过程呈自限性。

2. 复发感染 常因疲劳、发热、饮酒、紫外线照射、月经周期、角膜外伤和免疫缺陷病等引起角膜感染复发,多为单侧。患眼可有轻微眼痛、畏光、流泪、眼痉挛,若中央角膜受损,视力明显下降,并有典型的角膜浸润灶形态。

(1) 树枝状和地图状角膜炎:是最常见类型。初起时患眼角膜上皮呈小点状浸润,排列成行或成簇,继而形成小水泡,水泡破裂互相融合,形成树枝状表浅溃疡,称树枝状角膜炎。随病情进展,炎症逐渐向角膜病灶四周及基质层扩展,可形成不规则的地图状角膜溃疡,称地图状角膜炎。多数病人的角膜上皮炎 3 周左右愈合。

(2) 角膜基质炎和葡萄膜炎:角膜基质炎临床表现为视力下降,常分为非坏死性角膜基质炎和坏死性角膜基质炎两种类型。①非坏死性角膜基质炎(盘状角膜炎):属于炎症浸润角膜中央深部基质层,呈盘状水肿、增厚,边界清楚,后弹力层皱褶,不伴炎症细胞浸润和新生血管。伴发前葡萄膜炎时,可见角膜内皮出现沉积物(KP)。②坏死性角膜基质炎:角膜基质层内出现单个或多个黄白色浸润灶、溃疡,甚至穿孔,常伴有基质层新生血管。

疱疹病毒在眼前段组织内复制,可引起前葡萄膜炎、小梁网炎。炎症波及角膜内皮时,可诱发角膜内皮炎。

【辅助检查】 实验室检查:如角膜上皮刮片可见多核巨细胞、病毒包涵体或活化性淋巴细胞;角膜病灶分离培养出单纯疱疹病毒;酶联免疫法发现病毒抗原;分子生物学方法如 PCR 查到病毒核酸等,有助于病原学诊断。

【治疗要点】 治疗原则是抑制病毒复制,减轻炎症反应引起的角膜损害。

1. 病灶清除 树枝状角膜炎在清除病灶上皮后,加压包扎。联合抗单纯疱疹病毒药可以加快愈合。上皮缺损通常 72 h 修复。

2. 药物治疗 ①常用抗单纯疱疹病毒药:0.1%阿昔洛韦(无环鸟苷)滴眼液或 0.05%环胞苷滴眼液,1%~3%阿昔洛韦眼膏或 0.05%环胞苷眼膏,严重感染者需同时口服阿昔洛韦片剂。近年来的报道认为,阿昔洛韦配合高浓度干扰素滴眼液可以提高疗效。②糖皮质激素:对于盘状角膜炎,可在抗病毒药物应用基础上,适量局部应用。糖皮质激素减轻基质水肿,缩短病程,减少瘢痕形成。③有虹膜睫状体炎者,加用散瞳剂。

3. 手术治疗 对于已穿孔病例,可在炎症静止期进行治疗性穿透性角膜移植。

4. 支持疗法 选用维生素 B_2、维生素 C 等药物,以促进角膜溃疡的愈合。

5. 稳定期抗复发的治疗 口服阿昔洛韦片,可持续 1~2 年时间。

【护理措施】

(1) 严密观察病情,注意角膜炎症的进展。

(2) 根据病情决定用药次数，急性期每 1～2 h 滴眼一次，晚上涂眼膏。注意局部眼表的药物毒性作用，如点状角膜上皮病变和基质水肿。

(3) 用药指导：①使用糖皮质激素眼药水者，要告知病人按医嘱配合使用抗单纯疱疹病毒药物，及时用药。停用时，要逐渐减量，注意激素的并发症如细菌与真菌的继发感染、角膜溶解和青光眼等。②应用散瞳药的病人，外出可戴有色眼镜，以减少光线刺激，并加强生活护理。③使用阿昔洛韦药物，要注意定期检查肝、肾功能。

(4) 角膜移植术者，参照角膜移植术护理。

【健康指导】 告诉病人注意休息，避免疲劳和精神过度紧张，适当参加体育锻炼，增强体质，预防感冒；注意饮食，避免刺激性食物和饮酒；外出要做好防护，防止紫外线照射和避免角膜外伤。

三、真菌性角膜炎

真菌性角膜炎(fungal keratitis)是由致病真菌引起的感染性角膜病。近年来，随着广谱抗生素和糖皮质激素的广泛应用，其发病率有升高趋势，是致盲率极高的角膜病。

【病因和发病机制】 常发生于植物引起的角膜外伤后，如农民在温热潮湿环境收割农作物时外伤；有的则发生于长期应用广谱抗生素、糖皮质激素和机体抵抗力下降者。常见的致病菌有镰刀菌和曲霉菌，还有念珠菌属、青霉菌属、酵母菌等。

【临床表现】 多有植物外伤史如角膜被谷粒弹伤、植物枝叶擦伤；或长期应用广谱抗生素和糖皮质激素的药物史。

1. 症状　病程进展相对缓慢，呈亚急性，自觉症状较轻，有轻度畏光、流泪，伴视力下降。

2. 体征　体征较重，眼部充血明显，角膜病灶呈灰白色或黄白色，表面微隆起，外观干燥而欠光滑，似牙膏样或苔垢样；溃疡周围由于抗体与真菌作用，形成灰白色环形浸润即“免疫环”。有时在角膜病灶旁可见“伪足”、“卫星状”浸润病灶，角膜后可有纤维脓性沉着物。前房可有灰白色的黏稠积脓。由于真菌穿透力强，易发生真菌性眼内炎。

【辅助检查】

1. 角膜刮片　可发现真菌菌丝，为早期诊断提供依据。

2. 病变区角膜活检　可提高培养和分离真菌的阳性率。

3. 共焦显微镜　是近年发展的非侵入性活体检查，它快速、无损伤，可直接发现病原微生物，并可动态观察而指导临床治疗。

【治疗要点】

1. 药物治疗　以药物治疗为主，主张抗真菌药物联合使用，有协同作用，可减少药量和降低毒副作用。常用抗真菌药物有 0.25%两性霉素 B、0.5%咪康唑、2.5%那他霉素和 0.5%～1%氟康唑。目前临床上较推荐的使用方案：氟胞嘧啶联合两性霉素 B 或氟康唑，利福平联合两性霉素 B。对于病情严重者可进行结膜下注射两性霉素 B 或咪康唑；或同时静脉滴注抗真菌药如咪康唑。禁用皮质类固醇激素。

2. 手术治疗　①穿透性角膜移植：适用于有角膜溃疡穿孔危险或已穿孔者。②板层角膜移植：通过角膜板层切除，可以清除病灶。③结膜瓣遮盖术：清除角膜病灶，利用结膜瓣的丰富血供，提高角膜局部的药物浓度，但遗留角膜瘢痕。

【护理措施】

1. 药物护理　①按医嘱选择抗真菌药物：白天用眼药水滴眼，每 1/2～1 h 滴眼一次，睡前涂眼膏。症状严重者，可进行结膜下注射给药，如咪康唑或两性霉素 B。临床治愈后仍要坚持用药 1～2 周，以防复发。②注意观察药物眼表毒性作用：结膜充血水肿，点状角膜上皮脱落等。③有虹膜睫状体炎时，应用散瞳剂，可选择复方托品酰胺滴眼液或 1%阿托品滴眼液。有穿孔危险者不宜散瞳。

2. 角膜移植术的护理

(1) 术前护理：①按眼科手术常规进行。②眼部检查：说明术前检查重要性，它包括视功能检查、眼压、泪道冲洗及结膜、角膜、晶状体和玻璃体检查。③降低眼压：术前半小时快速静脉滴注20%甘露醇 250 ml。④缩瞳剂：术前手术眼滴 1%匹罗卡品滴眼液，使瞳孔保持在 2 mm 左右，便于术中缝合，保护晶状体免受环钻刀的损害。

(2) 术后护理：①参照眼科术后护理常规。建议戴上硬性眼罩保护术眼，尤其是睡眠或打盹时。②手术 24 h 后，每天换药。若植片平整，可改用眼垫包扎，至刺激症状基本消退为止；若植片不平整，应适当延长包扎时间。③密切观察病情变化，特别是角膜感染和角膜排斥反应征象。如病人主诉眼痛、头痛、畏光、流泪、视力突然下降，眼球充血、眼压升高或角膜植片由透明变为混浊、水肿，并向外膨隆等现象，应立即报告医生。④眼压监测：定时测量眼压，观察眼压变化。⑤药物护理：皮质类固醇为目前最常用的抗排斥反应药物，术后常规连续静脉滴注地塞米松针剂。要坚持足量、规则用药和缓慢停药原则，注意有无眼压升高等药物副作用。如果皮质类固醇治疗无效，根据医嘱使用环孢素。⑥如角膜组织愈合不佳者，遵医嘱给予促进角膜上皮修复的药物。

(3) 出院指导：①定期复查，告诉病人如果出现畏光、流泪、突然视力下降反应，须立即来医院就诊。②遵医嘱使用散瞳剂、降低眼压药物和免疫抑制剂，并指导病人及家属正确使用眼药，不可随意停药。③角膜移植术后 3 个月内要特别注意眼部卫生和休息，一年内都要注意保护角膜移植片，避免用力揉眼、眼部热敷，外出要戴防护眼镜，以免受伤。④饮食起居要有规律，保持充足睡眠，避免过度疲劳，注意预防感冒；多吃易消化食物，多食水果、蔬菜，忌食刺激性食物。⑤保持大便通畅，防止用力解便，以免造成植皮前突。

【健康指导】 告诉病人如有植物引起角膜外伤，或长期应用广谱抗生素及糖皮质激素眼药水或眼膏者，应注意眼部病情变化，避免真菌性角膜炎的发生。

复习题

【A 型题】

1. 下列关于角膜炎的治疗和护理正确的是：（　　）

A. 葡萄球菌感染的角膜炎病人要进行隔离

B. 铜绿假单胞菌(绿脓杆菌)角膜炎病人用过的器械要高压消毒一次后再用

C. 为防止并减少细菌的繁殖，患眼不应戴眼带

D. 角膜溃疡的病人可以测接触眼压

E. 合并虹膜睫状体炎时，患眼要散瞳

2. 细菌性角膜炎治疗的关键是：（　　）

A. 眼部热敷　　B. 治疗性角膜移植

C. 散瞳　　D. 高浓度抗生素眼药水频繁滴眼

E. 口服大量抗生素

3. 角膜炎的病理变化过程分为：（　　）

A. 浸润期　　B. 溃疡形成期　　C. 溃疡消退期

D. 愈合期　　E. 以上都正确

4. 细菌性角膜炎的治疗要点是：（　　）

A. 积极控制感染　　B. 减轻炎症反应　　C. 促进溃疡愈合

D. 减少瘢痕形成　　E. 以上都正确

5. 角膜穿孔的预防措施不正确的是： （ ）
A．滴眼药动作要轻柔，勿压迫眼球
B．勿用力咳嗽及打喷嚏
C．球结膜下注射时，尽量避开溃疡面
D．深部角膜溃疡，后弹力层膨出者可加压包扎
E．使用缩瞳剂，防止眼压升高

6. 引起单纯疱疹病毒性角膜炎复发的原因有： （ ）
A．疲劳、饮酒　B．发热、月经周期　C．紫外线照射
D．角膜外伤　E．以上均正确

7. 导致细菌性角膜炎的全身因素有： （ ）
A．长期使用糖皮质激素　B．长期应用免疫抑制剂　C．营养不良
D．糖尿病　E．以上均正确

8. 树枝状角膜炎的病原体是： （ ）
A．金黄色葡萄球菌　B．单纯疱疹病毒　C．真菌
D．肺炎链球菌　E．腺病毒

【判断题】

1. 角膜炎并发虹膜睫状体炎时应给予散瞳。 （ ）
2. 角膜炎病人为防止感染加重和光线刺激，患眼应戴眼带。 （ ）
3. 角膜移植术后常用的抗排斥反应药物是皮质类固醇。 （ ）
4. 单纯疱疹病毒性角膜炎的治疗原则是抑制病毒复制，减轻炎症反应引起的角膜损害。 （ ）
5. 盘状角膜炎可在抗病毒药物应用基础上适量局部应用糖皮质激素。 （ ）
6. 角膜移植术前半小时快速静脉滴注20%甘露醇250 ml的目的是降低眼压。 （ ）
7. 角膜炎典型的体征为结膜充血、角膜浸润和角膜溃疡形成。 （ ）

第六章

白内障病人的护理

导学

内容及要求

本章主要介绍老年性白内障、糖尿病性白内障和先天性白内障病人的护理。老年性白内障中主要介绍皮质性白内障，其临床表现、手术术式和手术前后的护理措施为重点掌握内容，糖尿病性白内障和先天性白内障为熟悉内容，以掌握手术前后的护理要点为主。

重点、难点

本章的重点是皮质性白内障的临床分期和手术前后的护理措施，白内障手术的进展尤其是超声乳化吸除术的优势是本章的难点内容。

专科生的要求

专科层次的学生重点掌握皮质性白内障的临床分期、手术方法和手术前后的护理措施；糖尿病性白内障和先天性白内障为熟悉内容。

白内障(cataract)指晶状体混浊。白内障病人的主要症状是视力障碍，与晶状体混浊程度和部位有关。目前，白内障已成为主要致盲性眼病之一。常见的发病因素为年龄、遗传、代谢和全身性疾病(糖尿病、高血压、动脉硬化等)，也有中毒、辐射、外伤或晶状体营养和代谢状况等。

临床上根据白内障的病因、发病时间、晶状体混浊部位和形态不同而有不同的分类方法：

1. 按发病原因　可分为老年性(年龄相关性)、外伤性、代谢性(糖尿病性)、并发性、中毒性、辐射性、发育性和后发性白内障等。

2. 按发病时间　可分为先天性、后天获得性白内障等。

3. 按晶状体混浊部位　可分为皮质性、核性、囊膜下白内障等。

4. 按晶状体混浊形态　可分为点状、冠状和板层白内障。

外伤性白内障是指由于眼球挫伤、穿通伤、辐射伤及电击伤等引起的晶状体混浊，多伴有其他眼部组织损伤。并发性白内障是由于眼部炎症或退行性病变，使晶状体营养代谢障碍而变混浊，有原发病的改变，多为单眼，也有双眼发病者。本章重点介绍老年性白内障、先天性白内障和糖尿病性白内障。

第一节　老年性白内障病人的护理

老年性白内障(senile cataract),是最常见的后天性原发性白内障,多发生在50岁以上的老年人,又称年龄相关性白内障(age-related cataract),是最主要的致盲原因之一。发病率随年龄增长,多为双眼发病,但发病可有先后。主要表现为无痛性、进行性视力减退。

【病因和发病机制】 可能与代谢、全身性疾病、辐射、外伤和遗传等多种因素有关。发病机制较为复杂,一般认为由氧化损伤引起:①氧化作用使晶状体细胞膜的Na-K-ATP酶泵的功能受损,对钠离子的通透性增加,钠离子进入后晶状体渗透压升高,水分也随着进入晶状体,逐渐形成皮质性白内障。②晶状体蛋白的氧化水解、糖化和脱酰胺作用,使蛋白质聚合,形成核性白内障。

【临床表现】 常常双眼患病,但发病有先后,严重程度也不一致。

1. 无痛性,进行性视力减退　双眼呈渐进性无痛性视力下降,严重者只剩光感。早期病人常出现眼前固定不动的黑点,可有单眼复视或多视、屈光改变等表现。

2. 类型、分期　根据晶状体混浊开始出现的部位,老年性白内障分为3种类型:皮质性、核性以及囊膜下性,以皮质性白内障为最常见,根据病程可分为4期:

(1) 初发期:仅有晶状体周边部皮质混浊,呈楔状,尖端指向中央,晶状体大部分仍透明。早期无视力障碍,混浊发展缓慢,可达数年才进入下一期。

(2) 膨胀期或未成熟期:混浊逐渐向中央发展,并伸入瞳孔区,晶状体有不均匀的灰白色混浊,视力明显减退,晶状体皮质吸收水分而肿胀,将虹膜推向前,使前房变浅,可诱发闭角型青光眼。因晶状体皮质层尚未完全混浊,虹膜瞳孔缘部与混浊的晶状体皮质之间尚有透明皮质,用斜照法检查时,光线投照侧的虹膜阴影投照在深层的混浊皮质上,在该侧瞳孔区内出现新月形投影,称虹膜投影,为此期的特点。

(3) 成熟期:晶状体完全混浊,呈乳白色;视力仅剩光感或手动;虹膜投影消失;前房深度恢复正常。

(4) 过熟期:晶状体皮质溶解液化变成乳汁状物,核失去支撑,随体位变化而移位。直立时核下沉,避开瞳孔区,视力有所提高;低头时核上浮遮挡瞳孔区,视力突然减退。由于核下沉,上方前房变深,虹膜失去支撑而出现虹膜震颤。液化的皮质渗漏到囊外,可引起晶状体过敏性葡萄膜炎;皮质沉积于前房角,可引起晶状体溶解性青光眼。晶状体悬韧带退行性变化,可发生晶状体脱位。

3. 并发症　①膨胀期:急性闭角型青光眼。②过熟期:晶状体过敏性葡萄膜炎、晶状体溶解性青光眼等。

【辅助检查】

1. 检眼镜或裂隙灯显微镜检查　散瞳后发现晶状体混浊。

2. 眼电生理及光定位检查　排除视网膜或视神经疾病。

3. 角膜曲率及眼轴长度检查　可以计算手术植入人工晶体的度数。

【治疗要点】 目前尚无疗效肯定的药物,主要以手术治疗为主。

1. 手术时机　过去认为白内障成熟期为最佳手术时机。近年由于显微手术技术的快速发展,如果视力下降影响工作和生活质量,即主张手术。

2. 手术方法的选择　①白内障囊内摘除术(intracapsular cataract extraction, ICCE):将晶状体连同晶状体囊一起摘出。②白内障囊外摘出术(extracapsular cataract extraction, ECCE):手术中将晶状体摘除,保留完整的后囊膜,可减少眼内结构的颤动;可同时联合人工晶体植入,已成为目前最广泛使用的手术方法之一。③白内障超声乳化吸出术(phacoaemulsification):用超声乳化仪将硬的晶状体核粉碎使其呈乳糜状，通过小切口将之吸出，保留后囊膜。优点是手术时间短，切口小，不需要缝合，炎症反应轻，术后散光小，视力恢复快，可同时进行人工晶体植入，是目前被公认的最安全有效的白内障手术方法之一。④激光乳化白内障吸出术：应用激光对混浊晶状体进行切割，然后切除，是继超声乳化术后切口更小、对组织损伤更小的手术方法，但目前该技术尚未完全成熟。

【护理措施】

1. 白内障早期　根据医嘱指导用药，谷胱甘肽滴眼液、口服维生素 C 等药物，以延缓白内障进展。

2. 白内障手术病人的护理　按照眼部手术病人的护理常规，协助病人进行各项术前检查，并说明检查目的、意义。需要进行的眼部检查项目主要有：视功能、角膜、晶状体、眼压、角膜曲率半径和眼轴长度等。

3. 预防并发症的发生

(1) 定期门诊随访，特别注意急性青光眼早期症状，嘱病人如出现头痛、眼痛、视力下降、恶心、呕吐等，应立即到医院检查，可能为急性青光眼先兆。如有眼压升高，应立即采取降低眼压等措施。

(2) 慎用散瞳剂如阿托品，尤其在膨胀期，容易诱发急性青光眼。

(3) 白内障成熟期，动员病人早日手术，以免引起并发症。

4. 预防意外损伤

(1) 评估病人自理能力。

(2) 病人入院时热情接待，向其介绍主管医务人员及周围环境。按方便病人使用的原则，将常用物品固定摆放，活动空间不留障碍物，避免跌倒。

(3) 协助做好术前各项检查。

(4) 教会病人使用传呼系统，鼓励其寻求帮助。

(5) 厕所必须安置方便设施，如坐便器、扶手等，并教会病人使用。

【健康指导】

(1) 向病人及家属讲解有关的护理常识，保持个人卫生，勤洗手，不宜长时间看电视、电脑和阅读等。生活用具专人专用，禁止用手或不干净的物品揉眼。洗头洗澡时，不要让脏水进入眼睛等。

(2) 术后配镜指导：白内障摘除术后，无晶状体眼呈高度远视状态，一般为＋10 D～＋12 D。矫正方法可有眼镜、接触镜或人工晶体植入，后房型人工晶体植入是最好最有效的方法。

第二节　糖尿病性白内障病人的护理

糖尿病性白内障(diabetic cataract)是指白内障的发生与糖尿病有直接关系的白内障，临床上分为两大类，一种为合并老年性皮质性白内障，另一种为真性糖尿病性白内障，可合并糖尿病性视网膜病变。

【病因和发病机制】　由于血糖增高，晶状体内葡萄糖增多，转化为山梨醇，使晶状体内渗透压升高，吸收水分，纤维肿胀变性而致混浊。

【临床表现】

(1) 由于晶状体混浊及视网膜病变的损害，可有不同程度视力下降。糖尿病病人的老年性白内障发生率比非糖尿病病人高 4～6 倍，症状相似，但晶状体混浊发生较早，进展较快，容易成熟。

(2) 真性糖尿病性白内障大多发生于严重的青少年糖尿病病人，多为双眼，前后囊下白点状或雪片状混浊，迅速扩展为全部晶状体混浊，可伴有屈光变化。当血糖升高时，房水进入晶状体内使之肿胀变凸，形成近视；血糖降低时，晶状体内水分渗出，晶状体变扁平，形成远视。

【辅助检查】 实验室检查：血糖升高、尿糖阳性。

【治疗要点】 严格控制血糖，在血糖控制正常的情况下行白内障摘除术和人工晶体植入术。糖尿病视网膜病变，应在手术前得到治疗。

【护理措施】

1. 密切观察血糖变化　积极治疗糖尿病，血糖控制正常后方可手术。

2. 治疗护理　向病人讲解治疗原发病的重要性，并指导糖尿病的治疗护理，如药物护理、饮食护理和运动疗法。

(1) 用药指导：遵医嘱应用降血糖药物，严密观察药物的副作用及血糖变化。

(2) 饮食指导：应以控制总热量为原则，实行低糖、低脂(以不饱和脂肪酸为主)、适当蛋白质、高纤维素(可延缓血糖吸收)、高维生素饮食。饮食治疗应特别强调定时定量。

(3) 运动指导：强调因人而异、循序渐进、相对定时定量、适可而止。一般每日坚持半小时左右运动。运动量简易计算方法：运动中脉率达到(170－年龄)。运动时间：餐后 1 h 运动可达到较好降糖效果，特别注意不能空腹运动，以免发生低血糖。

3. 手术护理　参照白内障手术护理常规，但要注意糖尿病性白内障术后易发生出血及感染，术前应严格掌握手术适应证，术后密切观察病情变化，注意无菌操作。

4. 心理护理　根据病人心理状况，进行心理疏导，帮助病人树立战胜疾病的信心。

【健康指导】 糖尿病病人的健康教育对减少糖尿病并发症的发生有极其重要的意义。

(1) 向病人及家属传授糖尿病的有关知识，提高自我护理能力，如遇到低血糖反应的紧急处理。

(2) 指导病人进行血糖监测和饮食护理。

(3) 指导家属提供生活帮助，避免意外损伤发生。

第三节　先天性白内障病人的护理

先天性白内障(congenital cataract)是胎儿发育过程中，晶状体发育障碍的结果，表现为各种形态与部位的晶状体混浊，常为双侧，大多数在出生前即已存在，小部分在出生后才逐渐形成。先天性白内障是造成儿童失明和弱视的重要原因。

【病因和发病机制】 先天性白内障分为内源性和外源性两种。①内源性与染色体基因有关，常为常染色体显性遗传，约占 1/3。②外源性是指母体怀孕期间特别是开始 3 个月，宫内病毒感染(如风疹、单疱病毒、麻疹、水痘、腮腺炎、脊髓灰质炎和梅毒等)或药物、放射线或全身病变影响胎儿晶状体的发育。先天性白内障可按晶状体混浊的形态、部位不同，分为前极、后极、冠状、点状、绕核性、核性、膜性和全白内障，其中绕核性白内障为最常见的类型。

【临床表现】

(1) 先天性白内障病人多为婴幼儿，双侧、静止性，少数出生后继续发展。

(2) 视力障碍程度可因晶状体混浊发生部位和形态不同而异，有的可不影响视力，有的视力下降明显，甚至只剩光感。因患儿年龄太小，不能自诉，常依赖其父母观察才发现。

(3) 常合并其他眼病如斜视、眼球震颤、先天性小眼球等。

【辅助检查】 实验室检查如染色体、血糖、尿糖和酮体检查等，可以帮助了解病因。

【治疗要点】 治疗目标是恢复视力，减少弱视和盲的发生。

1. 对视力影响不大者　一般不需治疗，定期随访。

2. 对明显影响视力者　应尽早选择晶状体切除、晶状体吸出、白内障囊外摘除等手术治疗。一般宜在 3～6 个月手术，最迟不超过 2 岁，以免发生形觉剥夺性弱视。

3. 感染风疹病毒者　不宜过早手术，以免因手术使潜伏在晶状体内的病毒释放而引起虹膜睫状体炎、眼球萎缩。

4. 无晶状体眼者　需进行屈光矫正和视功能训练。屈光矫正方法有：框架眼镜、角膜接触镜、人工晶体植入。

【护理措施】

(1) 需要手术治疗按眼科手术和全麻手术护理常规进行。

(2) 已发生弱视患儿，应指导家长进行正确的弱视训练：如遮盖疗法、光学药物压抑法、精细动作训练等。

【健康指导】　内源性先天性白内障具有遗传性，注意优生优育。外源性先天性白内障应做好孕妇早期保健护理，特别是母体怀孕 3 个月内。

复习题

【A 型题】

1. 老年性白内障手术的最佳时期是：（　　）
A．初发期　B．膨胀期　C．未熟期　D．成熟期　E．过熟期

2. 老年性白内障的临床表现是：（　　）
A．屈光改变　B．眼前固定黑影　C．无痛性视力下降
D．视物变形　E．视野缺损

3. 白内障手术治疗的首选术式是：（　　）
A．白内障囊外摘除术
B．白内障囊内摘除术
C．白内障囊外摘除＋人工晶体植入术
D．白内障超声乳化摘除＋人工晶体植入术
E．白内障囊外摘除术＋配镜

4. 正视眼摘除晶状体后，眼的屈光状态是：（　　）
A．轻度近视　B．高度近视　C．轻度远视　D．高度远视　E．正视

5. 先天性白内障最常见的类型是：（　　）
A．前极白内障　B．后极白内障　C．冠状白内障
D．绕核白内障　E．点状白内障

6. 白内障病人的主要症状是：（　　）
A．视力障碍　B．眼痛　C．畏光　D．流泪　E．分泌物增多

7. 下列有关真性糖尿病性白内障的叙述正确的是：（　　）
A．大多发生老年糖尿病病人　B．多单眼发病　C．可伴有屈光变化
D．当血糖升高时形成远视　E．血糖降低时形成近视

8. 晶状体除囊膜外完全浑浊，虹膜投影消失，属于皮质性白内障的：（　　）
A．初发期　B．未成熟期　C．成熟期　D．过熟期　E．以上均不是

【判断题】

1. 老年性白内障中最常见的是皮质性白内障。（　　）

2. 先天性白内障是造成儿童失明和弱视的重要原因。（　　）

3. 先天性白内障内源性病因常为性染色体显性遗传。 （ ）

【名词解释】

白内障

【简答题】

1. 白内障超声乳化吸出术的优点有哪些？
2. 简述老年性白内障的临床分期。
3. 什么是虹膜投影？

第七章

青光眼病人的护理

导学

内容及要求

本章主要介绍青光眼的概述，以及原发性闭角型青光眼、原发性开角型青光眼和先天性青光眼病人的护理。原发性闭角型青光眼急性发作期的症状和体征、治疗要点和护理措施应重点掌握，并应熟悉开角型青光眼的临床表现，对先天性青光眼作为一般了解即可。

重点、难点

本章的重点是青光眼的概述、原发性闭角型青光眼的临床分期及各期临床表现以及治疗和护理要点，也是本章的难点。

专科生的要求

专科层次的学生应重点掌握原发性闭角型青光眼的临床分期及各期临床表现以及治疗和护理要点，熟悉青光眼的概述、开角型青光眼的临床表现尤其是眼底表现和视功能改变，先天性青光眼作为了解内容。

青光眼(glaucoma)是一组以眼压异常升高，视功能减退和眼组织的损害，引起视神经凹陷性萎缩、视野缺损为特征的眼病。青光眼是主要的致盲眼病之一，若能及早诊治，大多数病人可避免失明。

眼压是眼球内容物作用于眼球内壁的压力。正常人眼压平均值为 16 mmHg，标准差 3 mmHg。从统计学概念出发，将 10～21 mmHg 作为正常眼压范围。正常眼压具有双眼对称，昼夜压力相对稳定等特点，即正常人双眼眼压差不应＞5 mmHg，24 h 眼压波动范围不应＞8 mmHg。一般来讲，眼压升高是引起视神经及视野损害的重要因素，但视神经对眼压的耐受程度有很大的个体差异。在临床上，部分病人的眼压已超过统计学的正常上限，长期随访观察并不出现视神经损害和视野缺损，称为**高眼压症**(ocular hypertension, OH)；也有部分病人眼压在正常范围内，却发生了青光眼典型的视神经萎缩和视野缺损，称为**正常眼压性青光眼**(normal tension glaucoma, NTG)。因此，高眼压并不都是青光眼，正常眼压也不能排除青光眼。

正常眼压对维持正常视功能起着重要作用。眼压的稳定性主要通过房水的产生与排出之间的动态平衡来维持。若房水的产生量相对不变，房水循环不畅，会引起眼压升高；若房水循环正常，房水产生量增加，也会引起眼压升高。对青光眼的治疗和护理也要遵循这一规律，以达到降低眼压、保存视力的目的。

根据前房角形态、病因机制及发病年龄 3 个主要因素，将青光眼分为原发性青光眼、继发性青光眼和先天性青光眼 3 大类。根据眼压升高时前房角的开放状态，原发性青光眼又分为闭角型青光眼和开角型青光眼。

第一节　原发性闭角型青光眼病人的护理

原发性闭角型青光眼(primary angle-closure glaucoma)是由于周边虹膜堵塞了前房角，或与小梁网发生永久性粘连，房水流出受阻，导致眼压升高的一类青光眼。亚洲地区发病率高，尤其在我国，是最常见的青光眼类型；我国闭角型青光眼的患病率为 1.79%。女性多见，男女发病比约为 1∶3，发病年龄多在 40 岁以上。可双眼同时或先后发病，与遗传因素有关。原发性闭角型青光眼根据眼压升高是骤然发生还是逐渐发展，可分为急性闭角型青光眼和慢性闭角型青光眼。本节主要介绍急性闭角型青光眼病人的护理。

【病因和发病机制】 目前公认的观点是与眼球异常的解剖结构和促发因素的存在有关。

1. 解剖因素　特征性的眼部解剖结构包括：眼轴短、前房浅、房角窄及晶状体较厚，位置相对靠前等。发病机制主要是周边部虹膜机械性堵塞了房角，阻断了房水的出路而致眼压急剧升高。

2. 促发因素　情绪激动、暗室停留时间过长、长时间阅读或近距离用眼、过度疲劳和疼痛、局部或全身应用抗胆碱类药物，均可使瞳孔散大，增加瞳孔阻滞，同时周边虹膜松弛，导致狭窄的房角关闭，从而诱发急性闭角型青光眼。

【临床表现】 典型的急性闭角型青光眼有以下几个不同的临床阶段。

1. 临床前期　当一眼急性发作被确诊为本病，另一眼只要具有前房浅、虹膜膨隆、房角狭窄等表现，即使病人没有任何临床症状也可以诊断为临床前期；部分病人在急性发作前没有自觉症状，但具有上述的眼球解剖特征或青光眼家族史，尤其是在促发因素如暗室试验后房角关闭，眼压明显升高，也可诊断为本病的临床前期。

2. 先兆期　表现为一过性或反复多次的小发作，多出现在傍晚时分。表现为轻度的眼痛伴同侧偏头痛、视力减退、鼻根部酸胀和恶心，轻度睫状充血、角膜轻度雾状混浊、眼压略高，经睡眠或充分休息后可自行缓解。

3. 急性发作期

(1) 症状：表现为剧烈的头痛、眼痛，虹视、雾视，视力急剧下降，常降到指数或手动，可伴有恶心、呕吐等全身症状。

(2) 体征：①球结膜水肿，混合充血或睫状充血。②角膜水肿，呈雾状或毛玻璃状。③瞳孔中等散大，常呈竖椭圆形，对光反射迟钝或消失，有时可见局限性后粘连。④前房变浅，周边部前房几乎完全消失，房角镜检查可见房角完全关闭。⑤眼压升高，可突然高达 50 mmHg 以上，少数病例可达 100 mmHg 以上，指触眼压测量时眼球坚硬如石。⑥高眼压缓解后，眼前段常留下永久性组织损伤。如角膜后色素沉着、虹膜节段性萎缩及色素脱落、晶状体前囊下点状或片状灰白色混浊(青光眼斑)，临床上称为青光眼三联征。

4. 间歇期　指小发作缓解后，房角重新开放，症状和体征减轻或消失，不用药或仅用少量缩瞳剂就能将眼压维持在正常范围内。但瞳孔阻滞的病理基础尚未解除，随时有再次发作的可能。

5. 慢性期　急性大发作或多次小发作后，房角发生广泛粘连，小梁功能严重损害，表现为眼压中度增高，视力进行性下降，眼底可见青光眼性视神经乳头陷凹，并有相应的视野缺损。

6. 绝对期　眼压持续升高，眼组织特别是视神经遭到严重破坏。视功能完全丧失，无光感，症状不显或出现顽固性眼痛、头痛，瞳孔极度散大强直，角膜上皮水肿、知觉减退。

【辅助检查】　眼压检查、视野检查及房角镜检查。可疑病人可进行暗室试验，即在暗室内，病人清醒状态下，静坐 60～120 min，然后在暗光下测眼压，如测得的眼压比试验前升高＞8 mmHg，则为阳性。

【治疗要点】　急性闭角型青光眼的治疗原则是迅速降低眼压，减少组织损害，积极挽救视力。首先用药物降低眼压，待眼压恢复正常后，可考虑手术治疗。

1. 药物治疗

(1) 拟副交感神经药(缩瞳剂)：通过兴奋虹膜括约肌，缩小瞳孔和增加虹膜张力来解除周边虹膜对小梁网的堵塞，使房角重新开放，从而降低眼压。常用 1%～4%的毛果芸香碱(pilocarpine)滴眼液。

(2) β 肾上腺能受体阻滞剂：通过抑制房水生成而降低眼压，不影响瞳孔大小和调节功能，但因降压幅度有限，长期应用降压效果减弱。常用 0.25%～0.5%噻吗洛尔(timolol)滴眼液。

(3) 碳酸酐酶抑制剂：通过减少房水生成来降低眼压，常用乙酰唑胺(diamox)口服。

(4) 高渗剂：可在短期内提高血浆渗透压，使眼组织特别是玻璃体中水分进入血液，从而减少眼内容积。常用 20%甘露醇(mannitol)注射液静脉快速点滴。

2. 辅助治疗　局部滴用糖皮质激素有利于减轻充血及虹膜炎症反应。全身症状重者，可给予止吐、镇静和安眠药物。

3. 视神经保护性治疗　青光眼的治疗除降眼压外，应重视神经保护性治疗。钙离子通道阻滞剂、谷氨酸拮抗剂、神经营养因子、抗氧化剂(维生素 C、维生素 E)及某些中药可起到一定的保护视神经的作用。

4. 手术　原发性闭角型青光眼以手术治疗为主。手术的目的是：①沟通前后房，平衡前后房压力，解除瞳孔阻滞。②建立房水向外引流的新通道。

常用的手术方法有：①激光手术：如激光周边虹膜切除术。②显微手术：周边虹膜切除术、小梁切除术、房角切开术等；对于难治性青光眼尚可采用房水引流装置植入术。

【护理措施】

1. 药物治疗的护理

(1) 缩瞳剂：1%～4%的毛果芸香碱滴眼液的副作用是可引起眉弓疼痛，视物发暗，近视加深等，若使用高浓度制剂频繁滴眼，还可能出现胃肠道反应、头痛、出汗等全身中毒症状。因此，每次滴药后应压迫泪囊区数分钟，如出现上述症状应及时停药。

(2) β 肾上腺能受体阻滞剂：要注意观察心率变化，对心脏房室传导阻滞、窦性心动过缓和支气管哮喘者禁用。

(3) 碳酸酐酶抑制剂：有人服用后出现口周及手脚麻木，停药后即可消失。长期服用可引起尿路结石、肾绞痛、血尿及小便困难等副作用，若发生上述症状，应嘱病人停药，并多次少量饮水。

(4) 高渗剂：对年老体弱或有心血管疾病者，应注意呼吸及脉搏变化，防止发生意外。药物作用使颅内压降低，部分病人出现头痛、恶心等症状，用药后宜平卧休息。甘油参与体内糖代谢，糖尿病病人慎用。

2. 手术护理　按眼科手术病人的常规护理。术后第 1 日开始换药，注意询问病人有无眼痛、观察术眼切口、滤过泡形成，前房形成等情况，对于前房形成迟缓合并低眼压者应加压包扎；为预防炎症发生和促进前房形成，遵医嘱使用散瞳剂。

3. 防止病人受外伤　①教会病人使用床旁传呼系统，并鼓励病人寻求帮助。②厕所、浴池等必须安置方便的设施，如坐便器、扶手等，并教会病人使用方法。③按照方便病人使用的原则，将常用的物品固定位置摆放，活动的空间不设置障碍物，避免病人绊倒。④协助病人各项生活护理，满足病人生活所需。

4. 避免促发因素 ①保证充足的睡眠，避免情绪激动（如过度兴奋、忧郁等）。②避免黑暗环境中停留时间过久。③避免短时间内饮水量过多（一次饮水量<300 ml 为宜），以免加重病情或引起发作。④选择清淡易消化的饮食，保持大便通畅。⑤不宜烟酒、浓茶、咖啡和辛辣等刺激性食物。同时介绍眼压升高的表现，说明坚持用药和定期复查的重要性。⑥进行适当的有氧运动，避免举重、倒立等增加张力的运动。⑦睡眠时适当垫高枕头，不穿紧身的或领子过紧的上衣。

5. 心理护理 根据青光眼病人性情急躁、易激动的特点，做好耐心细致的心理疏导工作。教会病人控制情绪的方法，消除紧张、焦虑心理，保持良好的心态。

第二节 原发性开角型青光眼病人的护理

开角型青光眼（open-angle glaucoma，OAG）的特点是发病缓慢，症状隐匿，眼压虽然升高，但房角始终是开放的，并有特征性的视神经乳头变化和视野缺损表现。

【病因和发病机制】 病因尚不十分清楚，一般认为由于房水排出道变性所致。主要原因为小梁网胶原纤维及弹力纤维变性，内皮细胞脱落或增生，小梁网增厚，小梁间隙变窄或消失，Schlemm 管壁内皮细胞的空泡减少，内壁下有细胞外基质沉着等。

【临床表现】 病人多为 20～60 岁；有青光眼家族史、糖尿病、甲状腺功能低下，心血管疾病和血液流变学异常，近视眼，以及视网膜静脉阻塞是原发性开角型青光眼的高危人群。

1. 症状 多数病人无任何自觉症状。单眼发病者，病变已到晚期尚未被发现。有的视野损害影响到行动时，才引起注意。少数病人眼压升高时，出现眼胀、雾视等症状。

2. 眼压 早期眼压不稳定，波动大，测定 24 h 眼压有助于发现高峰值和较大的波峰值。随着病情发展，眼压可有轻度或中度升高，一般不出现突然增高的急性发作。

3. 眼底表现 ①视神经乳头凹陷进行性扩大和加深（图 7－1）。②视神经乳头上下方局限性盘沿变窄，C/D（杯盘比，即视神经乳头凹陷与视神经乳头直径的比值。正常人 C/D 多在 0.3 以下，双侧对称。若 C/D>0.6 或两眼 C/D 差值>0.2，多视为异常，应做进一步检查。）值增大，形成切迹。③双眼视神经乳头凹陷不对称，C/D 差值>0.2。④视神经乳头上或其周围浅表线状出血。⑤视网膜神经纤维层缺损。

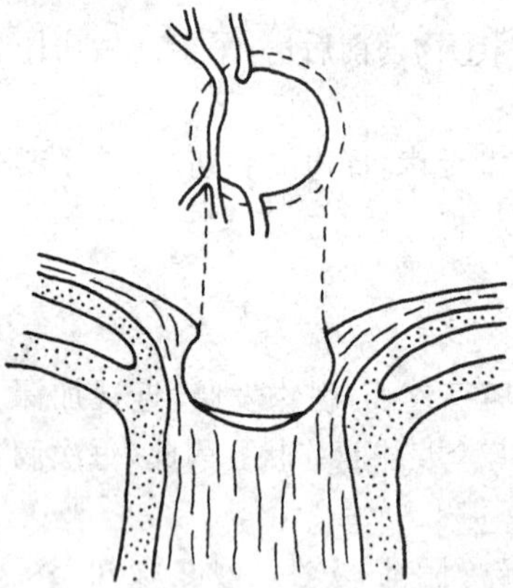

图 7－1 青光眼视神经乳头凹陷

4. 视功能 视功能改变特别是视野缺损，是开角型青光眼诊断和病情评估的重要指标。典型的早期视野改变为旁中心暗点、弓形暗点，随着病情发展，可出现鼻侧阶梯、环形暗点、向心性缩小，晚期仅存颞侧视岛和管状视野（图 7－2）。采用计算机自动视野计作光阈值定量检查，可发现较早期的青光眼视野改变，如弥漫性或局限性光阈值增高，阈值波动增大等。过去认为开角型青光眼对中心视力的影响不大，部分病人只剩管状视野时，中心视力仍可保留在 1.0 左右。近年发现，开角型青光眼除视野改变外也损害黄斑功能，出现获得性色觉障碍、视觉对比敏感度下降及某些视觉电生理异常等。

5. 房角 房角宽而开放，房水流畅系数降低。

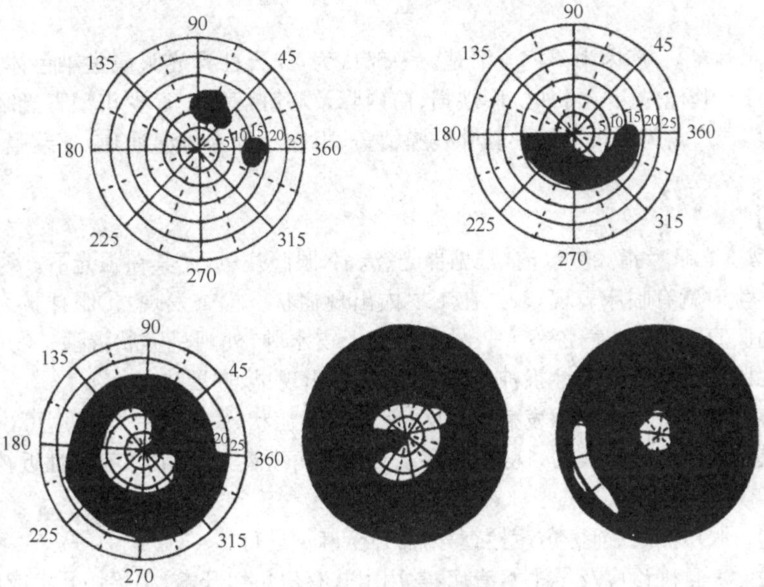

图 7-2　开角型青光眼视野改变

【辅助检查】

1. 24 h 眼压测定　在 24 h 内，每隔 2～4 h 测眼压一次，并记录。最高与最低差值正常情况不应>5 mmHg，若≥8 mmHg 者为病理状态。

2. 饮水试验　早晨空腹或禁饮食 4 h 以上，测眼压后，5 min 内饮完 1 000 ml 温开水。然后每隔 15 min 测一次眼压，共测 4 次，眼压升高≥8 mmHg 或眼压达 30 mmHg 时，即为阳性。有高血压、心脏病、肝肾功能不良、消化道溃疡出血及穿孔史者禁忌做此试验。

【治疗要点】　开角型青光眼的治疗原则是控制眼压升高，防止或延缓视功能进一步损害。药物治疗为主，无效时再进行手术治疗。滤过性手术可作为首选的治疗手段，并且早期手术比长期药物治疗失败后再做手术的效果要好。

1. 药物治疗　若用药物能将眼压控制在安全水平（指眼底和视野改变不再进展的眼压水平），视野和眼底改变停止进展，病人有条件配合跟踪复查者，可试用药物治疗。若无禁忌证，可首选 β 肾上腺能受体阻滞剂，如用一种药物不能控制眼压，可联合用药。

2. 激光治疗　药物治疗效果不理想者，可试用激光小梁成形术。

3. 手术治疗　常用术式有滤过性手术如小梁切除术。

【护理措施】

1. 药物治疗的护理　同急性闭角型青光眼。

2. 手术护理　同急性闭角型青光眼。

3. 心理护理　协助病人树立积极治疗疾病、战胜疾病的信心，克服焦虑、恐惧心理，并向病人传授有关本病的防治知识。

第三节　先天性青光眼病人的护理

先天性青光眼（congenital glaucoma）是由于胚胎发育时期前房角发育异常，影响了小梁网及 Schlemm 管系统的房水引流功能，导致眼压升高。根据发病年龄的早晚分为婴幼儿型青光眼和青少年型青光眼。

【病因和发病机制】 病因尚不完全清楚。一般认为，先天性青光眼属常染色体显性、隐性或多因素遗传病，常伴有其他先天异常如虹膜缺损、白内障及心脏病等。青少年型青光眼为房角结构发育不全或未发育，或房角组织被一层中胚叶残膜覆盖，阻塞了房水排出通道，导致眼压升高而发病。多为双眼发病。

【临床表现】

1. 婴幼儿型青光眼 指3岁以内，常见畏光、流泪、眼睑痉挛，尤其在强光下。约50%的婴幼儿型青光眼病例出生时就有临床表现，80%在1岁内出现症状。检查发现：①眼球扩大，前房加深，呈轴性近视。②角膜直径增大，横径常>12 mm，角膜上皮水肿，外观呈雾状混浊。③眼压升高，常在全麻下测量。④眼底可见青光眼性视神经乳头凹陷，且出现早、进展快。

2. 青少年型青光眼 6～30岁发病，早期一般无自觉症状，发展到一定程度可出现虹视、眼胀、头痛等症状。其房角多数是开放的，视野、眼底表现与开角型青光眼相似；有轴性近视；眼压升高，但波动较大。

【辅助检查】 眼压测量、前房角镜检查等，需在全麻下进行。

【治疗要点】 一旦确诊应及早手术治疗，常用术式有房角切开术、小梁切开术或房角分离术等。术前应用药物控制眼压。

【护理措施】

(1) 向家庭主要成员介绍本病的有关知识，婴幼儿出现怕光、流泪和不愿睁眼者，应尽早到医院检查。如遇眼球明显增大的患儿，应特别注意保护眼睛，避免受到意外的伤害而出现眼球破裂。对于年龄较大的患儿要正确引导，做好心理护理工作，消除自卑情绪，恢复小朋友间的正常交往。

(2) 围术期护理指导 参照内眼手术和全麻护理常规进行。注意保护患眼，防止意外伤。术后为防止碰撞，术眼加盖保护眼罩，嘱病人勿从事剧烈活动。

(3) 协助病人的生活护理，满足病人各项生活所需。

复习题

【A型题】

1. 正常眼压的范围是： ( )

A. 5～10 mmHg　B. 10～15 mmHg　C. 10～21 mmHg
D. 15～20 mmHg　E. 20～25 mmHg

2. 24 h眼压波动范围不应超过： ( )

A. 5 mmHg　B. 6 mmHg　C. 7 mmHg
D. 8 mmHg　E. 9 mmHg

3. 下列能减少房水分泌的药物是： ( )

A. 散瞳剂　B. 缩瞳剂　C. 碳酸酐酶抑制剂
D. 高渗剂　E. 镇静剂

4. 开角型青光眼诊断和病情评估的重要指标为： ( )

A. 眼压升高　B. 瞳孔缩小　C. 视野缺损
D. 前房变浅　E. 视力下降

5. C/D为视神经盘凹陷与视神经盘直径的比值，正常人C/D多在： ( )

A. 0.2以下　B. 0.3以下　C. 0.4以下　D. 0.5以下　E. 0.6以下

【判断题】

1. 高眼压并不都是青光眼，正常眼压也不能排除青光眼。（　　）
2. 开角型青光眼的特点是发病缓慢，症状隐匿，眼压虽然升高，但房角始终是开放的。（　　）
3. 表现为一过性或反复多次的小发作，多出现在傍晚时分为急性闭角型青光眼的间歇期。（　　）
4. 对心脏房室传导阻滞、窦性心动过缓和支气管哮喘者禁用β肾上腺能受体阻滞剂。（　　）

【名词解释】

1. 青光眼　　2. 正常眼压性青光眼　　3. 高眼压症

【简答题】

1. 哪些因素可以诱发急性闭角型青光眼的发作？
2. 原发性闭角型青光眼手术的目的是什么？
3. 急性闭角型青光眼急性发作期的体征有哪些？

第八章

葡萄膜炎病人的护理

导学

内容及要求

本章主要介绍急性虹膜睫状体炎病人的护理，包括病因和发病机制、临床表现、辅助检查、治疗要点、护理要点以及健康指导等内容。在学习中重点掌握急性虹膜睫状体炎的临床表现和护理措施，熟悉治疗要点，了解病因和发病机制以及辅助检查。

重点、难点

葡萄膜炎病人的护理重点是急性虹膜睫状体炎病人的护理中的临床特点和护理措施，其难点是治疗要点。

专科生的要求

专科层次的学生对急性虹膜睫状体炎的病因和发病机制、辅助检查作一般了解即可，并且能够熟悉急性虹膜睫状体炎的临床表现、治疗要点和护理措施。

葡萄膜炎(uveitis)是一类由多种原因引起的葡萄膜的炎症，多发生于青壮年，易合并全身性自身免疫病，常反复发作。可引起一些严重并发症，是一类常见又重要的致盲性眼病。葡萄膜炎按其发病部位可分为前葡萄膜炎(包括虹膜炎、虹膜睫状体炎和前部睫状体炎)、中间葡萄膜炎、后葡萄膜炎和全葡萄膜炎。病程小于3个月为急性，大于3个月为慢性。本章主要介绍急性虹膜睫状体炎。

【病因和发病机制】 病因复杂，主要分两方面：

1. 外因性 由外界致病因素引起。分为感染性外因和非感染性外因。①感染性外因是由细菌、病毒、真菌、寄生虫等病原体直接感染葡萄膜或视网膜所致。②非感染性外因主要是由于外伤、手术等物理损伤和酸、碱及药物等化学损伤所致。

2. 内因性 为主要类型。也分为感染性和非感染性。感染性内因主要是病原体通过血行播散，从身体其他感染部位进入眼内。非感染性内因主要由于自身免疫系统反应、过敏以及对变性组织、坏死肿瘤组织的反应所致。如交感性眼炎、风湿性关节炎、Bechet病、系统性红斑狼疮等均可引起葡萄膜炎。

【临床表现】

1. 症状 表现为眼痛、畏光、流泪和视力减退。

2. 体征

(1) 睫状充血或混合充血。

(2) 角膜后沉着物(keratic precipitates，KP)：大量炎症细胞和纤维素沉积于角膜后表面被称为KP。根据KP形状可分为3种类型，即尘状、中等大小和羊脂状。

(3) 房水闪辉：是由于血-房水屏障功能破坏，蛋白质、炎症细胞进入房水造成，裂隙灯检查表现前房内白色光束。

(4) 前房细胞：前房中有大量炎症细胞，裂隙灯检查可见大小一致的灰白色尘状颗粒。

(5) 虹膜改变：虹膜水肿、纹理不清，并有虹膜粘连、虹膜膨隆等改变。

(6) 瞳孔改变：瞳孔缩小、光反射迟钝或消失。

(7) 可出现晶状体、玻璃体及眼后段的改变。

3. 并发症　可出现并发性白内障、继发性青光眼、低眼压及眼球萎缩等。

【辅助检查】 血常规、血沉、HLA-B27抗原分型等实验室检查以及病原学检查。

【治疗要点】 立即扩瞳以防止虹膜后粘连；迅速抗炎以防止眼组织破坏和并发症的发生。

1. 扩瞳　为最重要的治疗措施。可预防和拉开虹膜后粘连，解除瞳孔括约肌和睫状肌痉挛，使瞳孔散大，睫状肌麻痹得以休息，减轻疼痛，并降低毛细血管的渗透性，减少炎症渗出。最常用的药物：后马托品眼膏或阿托品眼膏，效果不理想者可结膜下注射散瞳合剂(1%阿托品、1%可卡因和0.1%肾上腺素等量混合)0.1～0.2 ml。

2. 糖皮质激素　除具有抗炎、抗过敏的作用外，还能抑制炎性介质的释放。常用的有醋酸氢化可的松(0.2%、2.5%)和醋酸地塞米松眼药水(0.1%)滴眼，一般不宜反复给予糖皮质激素结膜下注射。对于出现反应性视神经乳头水肿或黄斑囊样水肿的病人，可给予地塞米松2.5 mg后Tenon囊下注射或泼尼松口服。

3. 非甾体类抗炎药和抗感染药　可给予吲哚美辛和双氯芬酸钠滴眼剂滴眼治疗，能抑制前列腺素的产生。

4. 积极治疗并发症　并发性白内障待炎症控制后参照白内障手术治疗；继发性青光眼参照青光眼处理。

【护理措施】

1. 药物治疗的护理

(1) 抽取散瞳合剂时要选择1 ml的注射器，结膜下注射时要选择瞳孔未散开的部位，并告诉病人如果出现明显的心跳、面红、口干等症状是药物的反应，休息片刻即可缓解。如出现口干欲饮水，继而心跳、面色潮红、头晕、烦躁不安、胡言乱语等症状要立即停药，及时通知医生，病人卧床，多饮水，保温，静脉滴注葡萄糖。滴散瞳剂眼药水后，要按压内眦部5 min，减少阿托品经鼻腔黏膜吸收引起的全身反应。

(2) 中老年人、前房浅的病人为避免散瞳后房角堵塞，引起青光眼发作，可先用1%苯肾上腺素散瞳，无眼压升高再用阿托品。小儿要用低浓度散瞳剂。

(3) 应用糖皮质激素可出现青光眼、白内障、黄斑水肿等并发症，应注意观察眼压和眼底的变化；全身副作用包括向心性肥胖、胃出血、骨质疏松等，应注意观察有无上述症状。

2. 心理护理　向病人介绍本病的特点，坚持用药的重要性，帮助病人掌握疾病的保健知识，树立战胜疾病的信心。

【健康指导】

(1) 本病易反复发作，因此应指导病人戒烟戒酒，季节变换时注意预防感冒，家中常备散瞳药，并妥善保管，一旦出现眼部不适及早到医院就诊。

(2) 如明确有过敏物质，应避免与过敏原接触。

(3) 如有全身性自身免疫病或眼部感染性疾病应积极治疗。

复习题

【A 型题】

1. 急性虹膜睫状体炎最主要的治疗措施是： ( )
   A．扩瞳 B．免疫治疗 C．皮质类固醇
   D．抗生素 E．非皮质类固醇抗炎药
2. 下列哪项不是虹膜睫状体炎的体征： ( )
   A．睫状充血 B．KP C．房水闪辉 D．虹膜改变 E．视力减退
3. 下列哪项不是虹膜睫状体炎的并发症： ( )
   A．白内障 B．青光眼 C．低眼压
   D．眼球萎缩 E．视网膜静脉阻塞

【判断题】

1. 急性虹膜睫状体炎时出现瞳孔散大，光反应迟钝或消失。 ( )
2. 急性虹膜睫状体炎时最主要的治疗措施是缩瞳。 ( )
3. KP 是急性虹膜睫状体炎的典型体征。 ( )

【简答题】

1. 急性虹膜睫状体炎的体征有哪些？
2. 急性虹膜睫状体炎的并发症有哪些？
3. 急性虹膜睫状体炎散瞳治疗的目的是什么？散瞳合剂是什么？
4. 急性虹膜睫状体炎药物治疗的护理要点有哪些？

第九章

玻璃体和视网膜病病人的护理

导学

内容及要求

本章主要介绍玻璃体病病人的护理、视网膜动脉阻塞病人的护理、视网膜静脉阻塞病人的护理、糖尿病性视网膜病变病人的护理、高血压性视网膜病变病人的护理、视网膜脱离病人的护理和老年性黄斑变性病人的护理，每个疾病包括概念、病因和发病机制、临床表现、辅助检查、治疗要点、护理措施以及健康指导等内容。在学习中重点掌握临床表现和护理措施，熟悉概念、病因和发病机制，了解健康指导。

重点、难点

本章重点是视网膜动脉阻塞病人的护理、糖尿病性视网膜病变病人的护理和视网膜脱离病人的护理，其难点是糖尿病性视网膜病变和高血压性视网膜病变病人的护理和临床分期。

专科生的要求

专科层次的学生对玻璃体病人护理和视网膜静脉阻塞病人的护理、高血压性视网膜病变病人的护理作一般了解，并且能够熟悉玻璃体病人的护理、视网膜静脉阻塞病人的护理和高血压性视网膜病变病人的护理。

第一节　玻璃体病病人的护理

一、玻璃体液化及后脱离

玻璃体液化(syneresis)是由于玻璃体内的代谢变化或光线与玻璃体内的维生素C、氧和铁离子发生氧化反应，导致透明质酸大分子降解、胶原纤维支架塌陷浓缩，水分析出，凝胶变性而成液体。通常发生在40岁以后，发生率随年龄和眼轴长度增加而增加。

玻璃体后脱离(posterior vitreous detachment，PVD)是指玻璃体后皮质从视网膜内表面分离。

【病因和发病机制】　玻璃体液化常见于高度近视的老年人，近视度数越大，发病年龄越早。此外，眼外伤、无晶体眼、葡萄膜炎、出血等也可引起玻璃体液化。

玻璃体后脱离是在玻璃体液化的基础上发生，玻璃体内部液化或有机化条索牵引致使玻璃体收缩，由于外部视网膜脉络膜的炎性渗出或出血压迫玻璃体，玻璃体后皮质层变薄并出现裂口，液化的玻璃体通过裂口进入玻璃体后间隙，使后皮质与视网膜迅速分离，导致玻璃体后脱离。长期不愈的角膜瘘或角巩膜手术创口，由于长期眼内液外溢使玻璃体的体积减小可诱发玻璃体后脱离。

【临床表现】

1. 症状　玻璃体液化病人可无感觉或主诉眼前黑影飘动。

玻璃体后脱离病人：①飞蚊症，即病人自觉眼前黑影飘动；②可产生光视症，即病人自觉眼前可有“闪光”感，是由于玻璃体脱离牵拉视网膜粘连处刺激视网膜的视细胞；③可产生变视症，即视物变形；是由于黄斑部的玻璃体视网膜粘连和牵引导致黄斑贫血、水肿和出血；④可产生“红色的烟雾”感，是由于牵引导致血管破裂，产生玻璃体积血。⑤可产生视物遮挡，是由于过强的牵引造成视网膜裂孔，形成孔源性视网膜脱离。

2. 体征　裂隙灯下可见膜样纤维光带浮动，在其上有时还可见许多细小的白色颗粒。

【辅助检查】 玻璃体液化病人扩瞳后通过裂隙灯或检眼镜检查可见玻璃体中央有液化腔。

玻璃体后脱离病人通过检眼镜和裂隙灯显微镜检查可见玻璃体后界面呈破碎漂浮的云絮状，与视网膜内面间充满液化玻璃体的腔隙，以及玻璃体后脱离可见视神经乳头前方的环形混浊物(Weiss 环)。

【治疗要点】 无特效治疗措施，预防和治疗原发病是关键，注意预防近视的发展，如出现视网膜脱离应及早手术治疗。

【护理措施】

(1) 做好病人的心理护理，告知病人黑影飘动或飞蚊症的原因，可逐渐适应，不必过度紧张。

(2) 告知病人减少活动，特别减少头部大幅度和快速的运动，防止过度牵拉视网膜，诱发视网膜脱离。

【健康指导】 告知病人如出现眼前闪光、视力明显下降或部分视野缺失，应立即就诊。

二、玻璃体积血

玻璃体积血(vitreous hemorrhage)是指当眼内附近组织或外伤造成视网膜、葡萄膜血管破裂出血进入玻璃体腔内时。玻璃体内积血量大时，会造成严重的视力障碍。

【病因和发病机制】

1. 视网膜血管性疾病　如糖尿病视网膜病变、视网膜静脉周围炎、高血压视网膜病变等。

2. 外伤或手术　外伤或手术引起视网膜血管或新生血管破裂。出血大多于剧烈震动、咳嗽、重体力劳动、酗酒或热浴后发生。

3. 玻璃体后脱离。

【临床表现】 少量积血时，病人仅有飞蚊症状，或不同程度的视力障碍，眼底检查可见玻璃体内点状、尘状、絮状物漂浮。大量积血时，病人突感眼前一片漆黑，视力仅存手动或光感。裂隙灯下，在前部玻璃体内可见大量红细胞或棕色尘状混浊或鲜红色凝血块。眼底检查见微弱的红光反射，甚至红光反射也消失。积血形成的机化物条索牵拉视网膜，可导致牵拉性视网膜脱离，还可继发青光眼等。

【辅助检查】 B型超声波检查可了解玻璃体浑浊程度。

【治疗要点】 非外伤性玻璃体积血病人可采取保守治疗，嘱病人卧床休息，并给予卡巴克络(安络血)、维生素 K 等止血药物。外伤性大量积血病人经上述治疗无效者，可行玻璃体切割术。

【护理措施】

1. 休息与卧位　嘱病人绝对安静卧床休息，给予半卧位，并双眼包扎，限制眼球运动，减少继续出血。卧床和双眼包扎期间协助病人生活护理，防止意外损伤。

2. 饮食　给予易消化、富含纤维素的软食，并保持大便通畅。

3. 心理护理　向病人讲解本病的相关知识，少量积血可迅速吸收，中等量积血需数月吸收，如3～6个月仍不能吸收，则可行玻璃体切割术，使病人消除焦虑心理，密切配合治疗。

【健康指导】 告知病人如果视力突然下降、视野缺失，眼球胀痛等，可能是并发症的表现，应立即就诊。

第二节　视网膜动脉阻塞病人的护理

视网膜动脉阻塞(retinal artery occlusion，RAO)是指视网膜中央动脉或其分支阻塞。视网膜中央血管为终末血管，当动脉阻塞后，该血管供应的视网膜营养中断，势必引起视网膜的功能障碍，如果处理不及时，终将失明。

【病因和发病机制】 常见病因为：①动脉粥样硬化。②视网膜中央动脉痉挛。③视网膜中央动脉周围炎。④视网膜中央动脉外部压迫。⑤凝血病。⑥栓子栓塞。

【临床表现】

1. 症状　视网膜中央动脉主干阻塞表现为：突发视力无痛性丧失；分支阻塞者则为视野某一区域突然出现遮挡。

2. 体征　视网膜中央动脉主干阻塞的患眼瞳孔直接光反射消失，而间接光反射存在；眼底检查视网膜灰白色，黄斑区可透见其深面的脉络膜红色背景，与其周围灰白水肿的视网膜形成鲜明的对比，成为“樱桃红”。分支阻塞者则该动脉分布区的视网膜呈灰白色水肿，有时可以见到栓子阻塞的部位。

【辅助检查】 眼底荧光素血管造影可显示视网膜阻塞支动脉充盈时间延长，动、静脉血流变细，视网膜循环时间延长。视野检查提示病变程度和范围。

【治疗要点】 应尽可能在短时间内急诊处理，即迅速降低眼压，扩张血管，溶解栓子，务求视力恢复到最大限度，同时积极治疗原发病。

1. 降眼压　前房穿刺放出房水，可使眼内压突然降低，视网膜动脉扩张，促使栓子被冲到周边的小支血管中，减少视功能的受损范围。也可反复压迫和放松眼球，即闭眼后用手指压迫眼球数秒钟，然后立即松开手指数秒钟，重复数次，改善灌注。

2. 吸氧　白天每小时吸入10 min的95%氧及5%二氧化碳混合气体，晚上每4 h吸入一次，能增加脉络膜毛细血管血液的氧含量，从而缓解视网膜的缺氧状态，二氧化碳还可扩张血管。

3. 药物治疗

(1) 血管扩张剂：应立即吸入亚硝酸异戊酯或舌下含服硝酸甘油片；睫状神经节封闭或球后注射妥拉唑啉。

(2) 抗凝剂：口服阿司匹林。

4. 对因治疗　进行全身检查，特别注意颈动脉及心血管系统的异常体征以寻找病因，积极治疗全身疾病，并预防另一只眼发病。

【护理措施】

1. 配合抢救　视网膜缺血超过90 min光感受器的死亡将不可逆转，所以应配合医生紧急抢救，按医嘱迅速用药、吸氧、治疗，观察并记录病人视力恢复情况。

2. 心理护理　向病人解释前房穿刺和其他治疗方法的目的和方法，解除病人紧张心理，使其积极配合治疗。主动安慰病人，帮助病人树立战胜疾病的自信心。

3. 眼球按摩　协助或指导病人眼球按摩的正确方法，提高治疗效果。

【健康指导】

(1) 告知病人RAO发病与全身血管性疾病有密切关系，尤其是老年人，应积极控制高血压、动脉硬化，避免情绪紧张、情绪波动、用冷水洗头等。

(2) RAO发病后，1 h内阻塞得到缓解，可恢复视力，超过4 h则很难恢复。因此，一旦出现有关症状，应立即就诊。

第三节　视网膜静脉阻塞病人的护理

视网膜静脉阻塞(retinal vein occlusion，RVO)是仅次于糖尿病性视网膜病变的第2位最常见的视网膜血管病，临床上根据阻塞部位的不同，分为视网膜中央静脉阻塞和视网膜分支静脉阻塞两种。本病比视网膜中央动脉阻塞更多见，常为单眼发病，左右眼发病率无差异。

【病因和发病机制】　病因比较复杂，与高血压、动脉硬化、血液黏度高和血液动力学异常等有密切相关。本病的特点是静脉扩张迂曲，沿静脉分布区域的视网膜有出血、水肿和渗出。

【临床表现】　视网膜中央静脉阻塞可分为轻型(非缺血型)和重型(缺血型)两种类型。主要表现为突然视力不同程度减退，患眼视网膜静脉粗大、迂曲，血管呈暗红色，大量的火焰状出血，视网膜静脉管壁的渗漏引起视网膜水肿，病程久者可见一些黄白色硬性脂质渗出及黄斑囊样水肿。视力损害的程度则依据黄斑区出血及囊样水肿的有无及轻重而不同，一般视力损害较严重。

视网膜分支静脉阻塞，阻塞点远端视网膜静脉扩张、迂曲，该区视网膜水肿，并有火焰状出血。阻塞严重者，有时可见棉绒斑；黄斑区常发生管壁渗漏，引起阻塞侧的黄斑囊样水肿，中央视力依据黄斑区水肿及出血的程度而异，一般较总干阻塞者稍好。反复出血易进入玻璃体，形成玻璃体混浊机化，牵拉视网膜，造成牵引性视网膜脱离。

【辅助检查】

1. FFA检查　显示静脉充盈时间延迟，管壁渗漏，毛细血管扩张迂曲，也可出现大片毛细血管无灌注区。

2. 血液检查　可协助分析病因。

3. 视网膜电图检查　可提示预后情况。

4. 视野检查　提示病变程度和范围。

【治疗要点】

(1) 积极治疗原发病如高血压、糖尿病、动脉硬化等。

(2) 溶栓抗凝治疗如尿激酶、链激酶等。

(3) 采用血液稀释疗法降低红细胞压积，减少血液黏稠度及改善微循环，但对于有血液病如白血病、严重贫血和严重冠心病以及急性感染性疾病者禁用。

(4) 发生大量非吸收性玻璃体积血和(或)视网膜脱离时，宜行玻璃体切割术和眼内激光。

【护理措施】

1. 用药护理　按医嘱给予药物疗法，向病人解释治疗的目的和方法，观察和记录视力的恢复状况；用药期间注意观察药物的副作用，应用抗凝血药物，应检查纤维蛋白原及凝血酶原时间，低于正常时要及时通知医生。

2. 心理护理　关心病人，解释疾病的有关知识和治疗效果，帮助病人树立信心。

【健康指导】

(1) 指导病人严格按医嘱用药、复查，如有视力突然严重下降，部分视野缺失等异常情况及时就诊。

（2）平时饮食注意低脂肪、低胆固醇、清淡易消化，保持大便通畅。

（3）积极控制糖尿病、高血压、高血脂等全身性疾病。

第四节 糖尿病性视网膜病变病人的护理

糖尿病性视网膜病变（diabetic retinopathy，DR）是指在糖尿病的病程中引起的视网膜循环障碍，造成一些毛细血管无灌注区的局限性视网膜缺氧症。DR是最常见的视网膜血管病，是糖尿病引起失明的主要并发症，是50岁以上人群主要致盲眼病之一。研究表明，糖尿病病史在20年以上，1型糖尿病有99%，2型糖尿病60%以上有DR。

【病因和发病机制】 DR的发病机制不确切，视网膜血管病变是DR的基本病理过程：微血管细胞损害→微血管扩张微动脉瘤、渗漏→微血管闭塞→无灌注区形成→视网膜缺血缺氧→增生性病变（新生血管）。

【临床表现】

1. 症状 多数病人有糖尿病多饮、多尿、多食和体重下降等全身症状。眼部症状主要表现为不同程度的视力障碍。

2. 体征 眼底检查可见视网膜微动脉瘤、视网膜出血、新生血管、增生性玻璃体视网膜病变和牵引性视网膜脱离等。糖尿病性视网膜病变的临床分期见表9-1。

表9-1 糖尿病性视网膜病变的临床分期

级别	眼底检查所见
非增生性(单纯性)	
Ⅰ	以后极部为中心，出现微血管瘤和小出血点
Ⅱ	出现黄白色硬性渗出及出血斑
Ⅲ	出现白色棉绒斑和出血斑
增生性	
Ⅳ	眼底出现新生血管或有玻璃体积血
Ⅴ	眼底出现新生血管和纤维增生
Ⅵ	眼底出现新生血管和纤维增生，并发牵引性视网膜脱离

【治疗要点】 严格控制血糖、治疗高血压、定期眼底检查，根据DR所处阶段采取适当治疗。

1. 对症治疗 可给予如芦丁、维生素C、碘剂等改善局部微循环。

2. 手术治疗 严重病例可行视网膜光凝治疗或玻璃体切割手术治疗。

【护理措施】

（1）为防止视力的进一步下降，应告知病人控制血糖的意义。指导病人进食糖尿病饮食，并向病人介绍饮食治疗的目的、意义及其具体措施，并监督落实。告知病人每年应散瞳检查眼底，以便能早期发现糖尿病视网膜病变，早期治疗。

（2）心理护理：关心病人，解释疾病的有关知识和治疗效果，帮助病人树立信心。

【健康指导】

（1）指导病人按医嘱用药和复查，如发现有眼痛、头痛、虹视、雾视、视力突然下降、视野突然缺损，可能是并发症的表现，应立即来院就诊。

（2）视力严重下降的病人，应指导其家属如何在家庭和其他活动环境中保护病人，注意病人的安全，防止意外。

第五节　高血压性视网膜病变病人的护理

高血压性视网膜病变（hypertension retinopathy，HRP）是指由于高血压导致视网膜血管内壁损害的总称，可以发生于任何原发性或继发性高血压病人。

【病因和发病机制】　长期高血压作用使视网膜动脉管壁硬化、管径狭窄，血管管壁开始渗漏血浆，导致视网膜水肿、渗出等。

【临床表现】　临床上可有不同程度的视力下降，与视网膜损害的程度、部位有关。根据 Keith-Wagener 的分类法将高血压性视网膜病变分为 4 级。

Ⅰ级：主要是血管的收缩、变窄。视网膜小动脉反光带加宽，管径不规则，动静脉交叉处压迹虽不明显，但透过动脉管壁见不到其深面的静脉血柱。

Ⅱ级：主要表现为动脉硬化。视网膜动脉光带加宽，呈铜丝或银丝状外观，动静脉交叉处压迹明显，深面的静脉血管有改变，视网膜可见硬性渗出或线状小出血。

Ⅲ级：主要表现为渗出，可见棉绒斑及片状出血。

Ⅳ级：在Ⅲ级眼底改变的基础上有视神经乳头水肿和动脉硬化的各种并发症。

【治疗要点】　积极治疗高血压，将血压控制在正常范围之内。眼部采取对症治疗，如渗出或出血可使用吸收剂维生素 C、维生素 E、芦丁、碘剂及血管扩张剂。

【护理措施】

1. **生活护理**　协助病人生活护理，有条件者请专人照护，满足病人生活所需。

2. **心理护理**　通过与病人的交流，了解病人的焦虑程度，并给予心理安慰。

【健康指导】

（1）指导病人按医嘱服用降血压药物并定期测量血压，检查眼底。

（2）按高血压护理要求，指导病人进低盐、低脂、低胆固醇饮食。

（3）改变不良的生活方式，如戒烟、限酒，保证充足的睡眠，适当运动，并保持乐观的情绪。

第六节　视网膜脱离病人的护理

视网膜脱离（retinal detachment，RD）是指视网膜的神经上皮层和色素上皮层之间的脱离。可分为孔源性（原发性）、牵拉性及渗出性（又称继发性）3 类。

【病因和发病机制】　孔源性视网膜脱离（rhegmatogenous retinal detachment，RRD）是因视网膜变性或玻璃体的牵拉致使视网膜神经上皮层发生裂孔，液化的玻璃体经此裂孔进入视网膜神经上皮与色素上皮之间积存，从而导致视网膜脱离，好发于老年人、高度近视、无晶状体眼、人工晶体眼、眼外伤等。牵引性视网膜脱离（tractional retinal detachment，TRD）指因增生性玻璃体视网膜病变的增生条带牵拉而引起的视网膜脱离，多见于增生性糖尿病视网膜病变、早产儿视网膜病变、视网膜血管病变并发玻璃体积血及眼外伤等。渗出性视网膜脱离（exudative retinal detachment，ERD）有两种类型，即浆液性视网膜脱离和出血性视网膜脱离，是由于脉络膜渗出或出血所致，好发于原田病、葡萄膜炎、后巩膜炎、葡萄膜炎渗漏综合征、恶性高血压、妊娠高血压综合征、ARMD、眼外伤等。

【临床表现】

1. 初发时有"飞蚊症"、眼前闪光感和眼前黑影飘动　变性的玻璃体和视网膜形成粘连，当眼球运动时，玻璃体振荡激惹视网膜，病人有眼前闪光感。

2. 视力减退　如果黄斑区受到影响则有中央视力明显减退。

3. 视野缺损　相应于视网膜脱离区的视野缺损。

4. 眼压变化　多有眼压偏低。

5. 眼底改变　散瞳检查眼底可见视网膜脱离区裂孔，脱离的视网膜呈灰白色隆起。

【辅助检查】　眼底荧光血管造影和B超检查可协助诊断。

【治疗要点】　尽早手术封闭裂孔为原则。要点是术前术中查清所有裂孔，并进行准确定位。常用闭合裂孔手术方式为激光光凝、透巩膜光凝、电凝或冷凝，产生的炎症反应使裂孔处视网膜神经上皮与色素上皮粘连封闭裂孔，再在裂孔对应的巩膜外做顶压术、巩膜环扎术。复杂的视网膜脱离选择玻璃体内气体或硅油充填术等，使视网膜复位。手术成功率90%以上，视力预后取决于黄斑是否脱离及脱离的时间长短，黄斑未脱离及脱离时间短(<1周)者，视力预后良好。

【护理措施】

1. 术前护理

(1) 参照眼部术前护理常规。

(2) 心理护理：术前向病人讲述手术的大概过程以及手术前后的注意事项，鼓励病人密切配合治疗，争取早日康复。

(3) 术眼充分散瞳，详细查明视网膜脱离区及裂孔。病程短并且视网膜下积液较多，不易查找裂孔时，应卧床休息，戴小孔眼镜，使眼球处于绝对安静状态，2～3日后再检查眼底。

(4) 安静卧床，并使裂孔区处于最低位，减少视网膜脱离范围扩大的机会。

2. 术后护理

(1) 参照眼部术后护理常规。

(2) 对症治疗：术中由于牵拉眼肌，部分病人术后出现眼痛、恶心、呕吐等症状，可遵医嘱给予镇静、止痛和止吐药物。

(3) 体位：包扎双眼，安静卧床休息一周。玻璃体注气或注油病人为帮助视网膜复位和防止晶状体混浊应低头或给予恰当体位，使裂孔处于最高位，待气体吸收后行正常卧位。应告知病人和家属保持正确体位的重要性，以提高病人的依从性，保证治疗效果。同时观察病人有无因特殊体位引起的不适，及时给予指导。

(4) 病情观察：玻璃体注气的种类包括空气、惰性气体 C_3F_8 和 SF_6，惰性气体有膨胀功能，术后可能引起眼压升高，引起眼痛；行巩膜环扎术的病人也会引起明显的眼痛，因此，要严密观察病人有无头痛、眼痛，听取病人主诉，评估病人眼压情况，并及时通知医生处理。

(5) 生活护理：病人卧床期间协助病人生活护理，满足病人各项生活所需。

【健康指导】　术后患眼继续散瞳至少1个月。出院前嘱继续戴小孔眼镜3个月，继续坚持适当体位，半年内勿剧烈运动或从事重体力劳动，按时用药，按时复查。如有异常，随时来诊。

第七节　老年性黄斑变性病人的护理

老年性黄斑变性(senile macular degeneration, SMD)又称**年龄相关性黄斑变性**(aged-related macular degeneration, ARMD)，病人多为50岁以上，双眼先后或同时发病，视力呈进行性损害。该病是60岁以上老人视力不可逆性损害的首要原因，其发病率随年龄增加而增高。

【病因和发病机制】 SMD确切的病因尚不明，可能与遗传因素、代谢因素、环境因素和黄斑受长期慢性的光损伤等有关。

【临床表现】 SMD根据临床表现和病理的不同分为干性和湿性两型。

1. 干性SMD的特点 视网膜外层、色素上皮层、玻璃膜、脉络膜毛细血管均有不同程度的萎缩变性，色素上皮下可见大小不一的黄白色玻璃膜疣，视功能有不同程度的损害。

2. 湿性SMD表现 视力突然下降，视物变形或出现中央暗点。眼底检查可见后极部视网膜下出血、渗出，有时可见灰黄色病灶，或新生血管膜。神经上皮下或色素上皮下的出血颜色暗红，边缘略红，同时可伴有浅层鲜红色出血，附近有时可见玻璃膜疣，病变区可隆起。

【辅助检查】 FFA检查，可见脉络膜新生血管和渗漏。

【治疗要点】 本病至今尚无有效治疗和根本性的预防措施。抗氧化剂等对干性SMD的防治效果尚未证实。湿性SMD，新生血管膜位于距中心凹500 μm以外，为防止继续发展可行激光光凝封闭新生血管，但不能防止复发，故光凝后需密切观察。近年推出光动力疗法、经瞳孔温热疗法均为封闭新生血管膜而采用的特定波长激光治疗，疗效有待于进一步观察。

【护理措施】

(1) 告知病人有关的治疗方法和可能的效果，使病人能积极配合治疗。

(2) 心理护理：向病人说明黄斑变性的发病机制和疗效，使病人有充分的思想准备，客观对待疾病，保持良好的心理状态。

【健康指导】 为避免光损伤造成的光毒性蓄积作用，在强光下活动时应配戴遮光眼镜或尽量减少强光下活动，有条件者定期检查视力。平时注意饮食均衡，可适当增加维生素B、维生素C等的摄入。

复习题

【A型题】

1. 视网膜脱离手术关键在于： ( )

A. 封闭视网膜裂孔　B. 放出视网膜下积液　C. 巩膜缩短　D. 硅胶外加压　E. 环扎

2. 视网膜中央动脉栓塞的主要特征是： ( )

A. 视力突然丧失，难以恢复　B. 视网膜缺血高度水肿　C. 视网膜动脉变细　D. 视神经乳头颜色暗淡，境界模糊　E. 黄斑部呈典型樱桃红斑

3. 视网膜脱离的临床表现下列哪项是错误的： ( )

A. 早期有闪光感　B. 眼前黑影飘动　C. 视野缺损　D. 视力正常　E. 有裂孔

4. 视网膜病时病人常有生活自理缺陷，主要因素包括： ( )

A. 视力下降　B. 视野缺损　C. 术后双眼包扎　D. A+B　E. A+B+C

5. 糖尿病引起的眼部疾病最常见的是： ( )

A. 眼肌麻痹　B. 白内障　C. 屈光不正　D. 青光眼　E. 视网膜病变

6. 下列疾病哪一种可发生视力突然丧失： ( )

A. 视网膜色素变性　B. 糖尿病视网膜病变　C. 视网膜中央动脉栓塞　D. 视网膜中央静脉栓塞　E. 中央性浆液性视网膜脉络膜病变

7. 视力丧失最快的眼底病变是： ( )

A．视网膜中央动脉阻塞　　B．视网膜中央静脉阻塞　　C．球后视神经炎
D．视神经乳头炎　　E．视网膜脱离

8. 糖尿病视网膜病变早期眼底的特征性改变是：（　　）
A．硬性渗出　　B．微血管瘤　　C．新生血管
D．玻璃体积血　　E．牵引性视网膜脱离

【名词解释】

1. 玻璃体液化　　**2.** 视网膜脱离

【简答题】

1. 简述视网膜动脉阻塞临床表现和治疗要点。
2. 简述糖尿病性视网膜病变的临床分期和护理要点。
3. 简述视网膜脱离的类型，病因和发病机制、临床表现和术后护理。
4. 简述玻璃体液化好发人群。
5. 简述玻璃体液化的临床表现。

第十章

屈光不正病人和老视的护理

导 学

内容及要求

本章主要介绍近视、远视、散光及老视病人的护理。每个疾病包括概念、病因、发病机制、临床表现、辅助检查、治疗要点、护理措施和健康指导。在学习中应重点掌握各种屈光不正的概念、临床表现和治疗要点，熟悉治疗要点和护理措施，了解病因、发病机制和辅助检查。

重点、难点

本章重点是近视病人的护理、远视病人的护理，其难点是散光病人护理中散光的类型特点。

专科生的要求

专科层次的学生对散光病人的护理作一般了解即可，并且能够熟悉老视的护理。

眼球是一个复合光学系统，眼的屈光系统由外向里由角膜、房水、晶状体、玻璃体构成。光线进入眼内，通过各屈光间质后发生折射，在视网膜上形成一个倒立缩小实像的生理功能称为屈光。屈光可用屈光力的概念来表达。在眼球光学中，应用屈光度(Diopter，简写 D)作为屈光力的单位，屈光度为焦距 f(单位为 m)的倒数，(D)＝1/f。为了看清近距离目标，需增加晶状体的曲率(弯曲度)，从而增强眼的屈光力，使近距离物体在视网膜上清晰成像，这种为看清近物而改变眼屈光力的功能称为调节。产生调节的同时双眼内旋，该现象称为集合。调节越大集合也越大，两者保持协同关系。在眼调节静止时，外界平行光线通过眼的屈光系统后，聚焦在视网膜黄斑中心凹处，这种屈光状态称为正视，此种眼球称为正视眼。若平行光线不能聚焦于黄斑中心凹处，则形成的像不清晰，就称为非正视状态或屈光不正(refractive error)。屈光不正包括近视、远视和散光。正视眼的临床屈光度标准为－0.25 D～＋0.50 D。

第一节　近视病人的护理

近视(myopia)指在眼调节静止状态下，外界平行光线经过眼的屈光系统后，聚焦于视网膜之前的一种屈光状态，近视病人远点移近。

【病因和发病机制】 近视眼的病因比较复杂，确切的原因仍在探索中，一般认为与遗传和环境两大因素有关，营养失调、微量元素缺乏等也影响近视的发展。

1. 根据功能分类

(1) 单纯性近视：发病率高，占20%～50%。主要特点：多起自青春期，进展缓慢，近视程度一般为中低度数，远视力矫正可达到正常，眼底一般无异常改变，为多基因遗传。

(2) 病理性近视：发病率占1%～2%，主要特点：幼年即开始，持续进行性加深且发展快，一般近视度数高于－6.00 D。眼轴明显延长，多有眼底改变，为常染色体隐性遗传。

2. 根据屈光成分分类

(1) 轴性近视：眼轴长度超出正常范围，角膜和晶状体曲率在正常范围，见于病理性近视眼和大多数单纯性近视眼。

(2) 屈光性近视：主要由于角膜和晶状体曲率过大，屈光力超出正常范围，而眼轴长度在正常范围。

3. 根据近视眼程度分类

(1) 轻度近视：低于－3.00 D。

(2) 中度近视：－3.00 D～－6.00 D。

(3) 高度近视：高于－6.00 D。

4. 根据调节作用参与分类

(1) 假性近视：由于持续性调节痉挛，使正视眼或远视眼表现出一时性的近视现象，用阿托品散瞳后检查，近视消失呈现为正视或远视，常是近视发生、发展的初期阶段。

(2) 真性近视：指用阿托品散瞳后，近视屈光度数未降低或降低度数<0.50 D。

(3) 混合性近视：指用阿托品散瞳后检查，近视屈光度数降低超过0.50 D，但未恢复为正视。

【临床表现】

1. 症状

(1) 视力降低：远视力降低，近视力正常。近视病人为了提高远视力常常习惯性眯眼和皱眉以产生针孔效应。

(2) 视疲劳：可出现眼干、异物感、伴眼皮沉重、眼痛、头痛等现象。

(3) 眼位偏斜：多表现为外隐斜或外斜视，是由于看近时不用或少用调节而引起。

(4) 飞蚊症：由于玻璃体液化、混浊而导致飞蚊症。

(5) 眼球突出：眼球前后径变长，使眼球向前突出，多见于病理性近视眼。

2. 体征　表现为豹纹状眼底、近视弧形斑；黄斑部色素紊乱、变性、萎缩、出血；后巩膜葡萄肿；周边视网膜变性，是由于眼轴的延长所致，眼轴越长，眼底病变范围越广，程度越重，多见于高度近视。

3. 并发症　常见有视网膜脱离、青光眼、白内障等。

【辅助检查】

1. 验光　包括客观验光法和主觉验光法。常用的客观验光法包括视网膜检影法、自动验光仪法。常用的主觉验光法包括插片验光法、雾视法、红绿双色法、散光表法和交叉圆柱镜法。

2. 角膜曲率计　主要是用于测定角膜前表面的弯曲度，通过测定角膜中央两条主要子午线上的屈光力来确定角膜散光的轴位和度数。

【治疗要点】　近视治疗方法包括配戴框架眼镜、角膜接触镜、药物治疗及屈光手术等。

(1) 框架眼镜是矫正真性近视最常用的方法，镜片为凹透镜，使用安全、简便且经济，矫正近视的度数原则上以矫正视力达到1.0的最低度数为准。

(2) 角膜接触镜分为软镜和硬镜，可用于严重屈光参差无法耐受普通框架眼镜病人的配戴，而且无棱镜效应，视野较大，特别适合于高度近视及不适合配戴框架眼镜的特殊职业者。

(3) 对于假性近视只需使用睫状肌麻痹剂松弛调节即可达到矫治目的，常用睫状肌麻痹剂有1%阿托品滴眼液和0.5%托品卡胺滴眼液。

(4) 屈光手术包括角膜屈光手术、晶状体屈光手术和巩膜屈光手术3种，准分子激光原位角膜磨镶术是目前角膜屈光手术的主流术式。

【护理措施】

1. 确定为假性近视的病人　教会病人或家属正确使用药物治疗的方法，常用0.5%托品卡胺滴眼液，每天晚上临睡前点眼一次。

2. 对于真性近视病人

(1) 配戴框架眼镜者应告知病人眼镜保养方法：①戴上和脱下眼镜时要用双手扶好镜架臂。②摆放眼镜时不要镜面朝下，避免磨损镜片中心部分。③清洁镜片可用清水冲洗后，再用专用拭镜布或柔软的纸巾擦干。

(2) 配戴角膜接触镜病人应教会其：①应每天晚上取下进行清洁和消毒，不能戴镜过夜。②连续配戴的时间不能太长。③清洁、消毒药水应为专用药水。④眼部有炎症时应停戴，同时到医院进行检查诊治。

3. 角膜屈光手术病人的护理

(1) 术前护理：①向病人及其家属解释手术相关知识、手术过程和注意事项，使病人情绪稳定，能配合手术。②术前应用抗生素眼药水，预防感染。③配戴软性角膜接触镜的病人术前应停止配戴1周以上，配戴硬性透氧性隐形眼镜的病人术前至少停戴1个月以上。④术前3 d应停止对眼部的化妆。

(2) 术后护理：①告知病人术后注意事项，告知病人术后正确滴眼药水的方法和时间，应按医嘱用药。②应定期随访，应用激素眼药水病人应定期测量眼压。③若眼部出现异常情况应及时到医院就诊检查。④注意避免碰撞眼部。

【健康指导】　指导病人养成良好的用眼卫生习惯，预防近视。

1. 避免用眼过度　一次持续用眼时间不要过长，一般持续用眼1 h即应休息5～10 min。保证充足的睡眠时间，控制收看电视和玩游戏机时间。

2. 改变不良的用眼习惯　养成良好的读写习惯和姿势，避免用眼过近，不在动荡的车厢内阅读或边走边读，不躺在床上阅读等。

3. 改善视觉环境　保持阅读环境中适宜的光亮度和对比度，不在阳光直射或昏暗的光线下阅读。

4. 定期检查视力　一般青少年每半年检查一次，以便及时发现视力下降，必要时给予验光配镜。

5. 高度近视者　应避免跳水及其他剧烈运动，防止眼底出血或出现视网膜脱离。

6. 保持身心健康　生活有规律，锻炼身体，增强体质。

7. 合理的饮食习惯　避免偏食，多食富含蛋白质、维生素的食品，如新鲜水果、蔬菜、动物肝脏、鱼、蛋等。

第二节　远视病人的护理

远视(hyperopia)在眼调节静止状态下，外界平行光线经过眼的屈光系统后，聚焦于视网膜之后的一种屈光状态，远视病人远点位于视网膜之后。

【病因和发病机制】　远视主要由于眼球的眼轴相对较短或眼球屈光成分的屈光力较弱所致，眼轴越短，远视程度就越高。一般眼轴较正常每短1 mm，约产生3 D的远视。

1. 按屈光成分分类

(1) 轴性远视：由于眼轴相对较短所致的远视，是形成远视的最常见原因。新生儿眼球小，眼轴短，几乎都是远视眼，故婴幼儿的远视眼可认为是生理性的。随着发育，眼轴逐渐延长，到成年多变为正视，这种变化过程称为正视化。如果发育受到影响，正视化过程不充分时，眼轴不能到达正常长度，即成为轴性远视眼。

(2) 屈光性远视：曲率性远视是由于角膜和晶状体曲率变小，屈光力下降所致。

2. 按远视程度分类

(1) 轻度远视眼：低于＋3.00 D。

(2) 中度远视眼：＋3.00 D～＋5.00 D。

(3) 高度远视眼：高于＋5.00 D。

3. 按调节状态分类

(1) 隐性远视：指在未行睫状肌麻痹验光中不会发现的远视，这部分远视为调节所掩盖。使用睫状肌麻痹剂可以暴露这部分远视。

(2) 显性远视：指在未行睫状肌麻痹验光中可以表现出来的远视。

(3) 全远视：指总的远视量，即显性远视与隐性远视的总和，是睫状肌麻痹状态下所能接受的最大正镜的度数。

(4) 绝对性远视：指调节所无法代偿的远视，即超出调节幅度范围的远视，只能通过镜片矫正。绝对远视等于常规验光过程中矫正至正视的最小正镜的度数。

(5) 随意性远视：指由自身调节所掩盖的远视，但在未行睫状肌麻痹验光过程中可以被发现的远视，即显性远视与绝对远视之差值。

【临床表现】

1. 症状

(1) 视力下降：在青少年时期，由于眼调节力的代偿，远近视力均可正常。随年龄增大，远视力和近视力均降低。常伴有弱视，应早期发现、及时矫正治疗。

(2) 视疲劳：远视病人为了获得清晰的视力需经常运用调节功能，视近时，除了正常的视近调节外，还要增加矫正远视的调节力，更容易引起视疲劳。远视度数太高，病人无法使用调节来代偿，视疲劳或不适感反而不明显。

(3) 眼位偏斜：多表现为内斜视，远视眼病人视远时虽不需要集合，但必须调节。视近时使用更多的调节，造成调节与集合联动关系的失调，常易发生调节性内斜视。

2. 体征　眼底改变常表现为视神经乳头较小、色红、边缘不清、血管充盈、迂曲，但矫正视力尚好，视野无改变，长期观察眼底情况无变化。

3. 并发症　远视眼眼轴多偏短，常伴有前房浅、房角窄，容易发生闭角型青光眼。

【辅助检查】

1. 验光　包括客观验光法和主觉验光法，可以确定远视及其度数。

2. 角膜曲率计　主要是用于测定角膜前表面的弯曲度，通过测定角膜中央两条主要子午线上的屈光力来确定角膜散光的轴位和度数。

【治疗要点】　远视治疗方法包括框架眼镜、角膜接触镜、屈光手术等。框架眼镜是矫正远视最常用的方法，镜片为凸透镜，使用安全、简便且经济。对于严重屈光参差病人，如单眼无晶状体眼，角膜接触镜是较好的选择。

【护理措施】

1. 心理护理　向病人及其家属解释远视相关知识，使其主动配合进行远视治疗，配戴合适的凸透镜。

2. 病情观察　观察视力和屈光度改变,有无眼位改变。

【健康指导】

(1) 避免用眼过度导致视疲劳。

(2) 由于远视常伴有弱视,在矫正远视的同时还应进行弱视的治疗。

(3) 定期检查视力,青少年一般每半年复查一次,及时发现视力和屈光度改变,及时调整眼镜度数。

(4) 保持身心健康,生活有规律,锻炼身体,增强体质,合理的饮食习惯,避免偏食。

(5) 告知其眼镜和角膜接触镜的护理和保养,眼部有炎症时应停戴角膜接触镜,同时到医院进行检查诊治。

第三节　散光病人的护理

散光(astigmatism)是指由于眼球屈光系统各径线的屈光力不同,平行光线进入眼内不能形成焦点的一种屈光状态。

【病因和发病机制】　散光可为先天性,也可是后天获得,散光的分类为规则散光和不规则散光。

1. 规则散光　最大屈光力和最小屈光力主子午线相互垂直者为规则散光。规则散光根据两条主子午线聚焦与视网膜的位置关系分为:

(1) 单纯近视散光:一条主子午线聚焦在视网膜上,另一条主子午线聚焦在视网膜之前。

(2) 单纯远视散光:一条主子午线聚焦在视网膜上,另一条主子午线聚焦在视网膜之后。

(3) 复性近视散光:两条主子午线均聚焦在视网膜之前。

(4) 复性远视散光:两条主子午线均聚焦在视网膜之后。

(5) 混合散光:一条主子午线聚焦在视网膜之前,另一条主子午线聚焦在视网膜之后。

规则散光又可分为:顺规散光、逆规散光和斜向散光。

(1) 顺规散光:散光眼的两条主子午线分别位于垂直和水平方向(±30°),且垂直主子午线屈光力大于水平主径线。

(2) 逆规散光:散光眼的两条主子午线分别位于垂直和水平方向(±30°),且水平主子午线屈光力大于垂直主径线。

(3) 斜向散光:两条主子午线分别位于45°(±15°)和135°(±15°)方向。

2. 不规则散光　最大屈光力和最小屈光力主子午线不相互垂直者为不规则散光。

【临床表现】

1. 视力减退　其程度由于散光性质、屈光度高低及轴的方向等因素有较大差异,属于生理范围的散光通常对远近视力无任何影响,高度数散光,多由于合并弱视或其他异常,视力较差,并难以获得良好的矫正视力。

2. 视疲劳　较轻度散光病人为了提高视力,往往利用改变调节、眯眼等方法进行自我矫正,持续的调节紧张和努力易引起视疲劳。高度散光眼由于主观努力无法提高视力,视疲劳症状反而不明显。

【辅助检查】

1. 验光　包括客观验光法和主觉验光法,可以确定散光轴向及度数。

2. 角膜曲率计　主要是用于测定角膜前表面的弯曲度,通过测定角膜中央两条主要子午线上的屈光力来确定角膜散光的轴位和度数。

3. 角膜地形图　可精确测定角膜前表面各点的屈光度,较角膜曲率计更全面反映角膜前表面屈光状态，尤其对于圆锥角膜等不规则散光可精确测定。

【治疗要点】 矫正方法包括框架眼镜、角膜接触镜和屈光手术，以框架眼镜最为常用。轻度散光，如果无视疲劳和视力下降，不需矫正；若出现视疲劳或影响视力，虽然散光度数轻，也应予以矫正。规则散光予以柱镜矫正。对于较高度的散光和斜向散光，如病人难以耐受足矫，可先予以较低度数，以后再逐渐增加。较高度的散光应使用散光的软镜或透气硬镜矫正，圆锥角膜和不规则散光者通常不能用普通柱镜矫正，只能选择硬性透氧性隐形眼镜矫正。

【护理措施】

1. 心理护理　向病人及其家属解释散光相关知识，使其主动配合进行散光矫治。

2. 病情观察　观察视力和屈光度改变。

【健康指导】

(1) 避免用眼过度导致视疲劳。

(2) 由于高度散光常伴有弱视，在矫正散光的同时还应进行弱视的治疗。

(3) 定期检查视力，青少年一般每半年复查一次，及时发现视力和屈光度改变，及时调整眼镜度数。

(4) 保持身心健康，生活有规律，锻炼身体，增强体质，合理的饮食习惯，避免偏食。

(5) 注意眼镜和角膜接触镜的护理和保养，尤其硬性透氧性隐形眼镜的配戴和保养。眼部有炎症时应停戴角膜接触镜，同时到医院进行检查诊治。

第四节　老视的护理

老视(presbyopia)是指由于年龄增大所致的生理性调节功能减弱。老视是一种生理现象，是屈光不正的特殊类型，远视眼者老视出现较早，近视眼者出现较晚或不发生。

【病因和发病机制】 随年龄增长，晶状体逐渐硬化，弹性下降，睫状肌的功能也逐渐减退，从而引起眼的调节功能逐渐减弱，近点后移，近距离工作时，必须在其静态屈光矫正之外另加凸透镜才能看近清晰。

【临床表现】

1. 近距离工作或阅读困难　表现为阅读时看不清楚小的字体，不自觉地把书本拿到更远的距离阅读。

2. 阅读时喜欢更强的照明度　足够的照明可以增加阅读物与背景的对比度，可使瞳孔缩小，加大景深，提高视力。

3. 视疲劳　在阅读时，由于调节力的减退，不能持久视近；同时因过度调节引起过度的集合，容易发生眼胀、头痛等视疲劳症状。

4. 有调节滞后现象。

【辅助检查】 验光可以确定老视的程度。

【治疗要点】

1. 配镜　配戴框架眼镜为最常用方法，镜片为凸透镜，使近点移到工作距离以内。配镜度数一般应保留1/3～1/2的调节力作为储备力量。一般正视眼的老视度数和年龄关系如下：45岁＋1.50 D，50岁＋2.00 D，55岁＋2.50 D，60岁＋3.00 D。配镜的方式主要有三种：单光老视镜、双光镜和渐进多焦镜。渐进多焦镜优点是美观并能满足远中近不同距离视觉需求，缺点是有周边像差，需要适应过程。

2. 手术治疗　包括巩膜扩张手术、射频传导性热角膜成形术等。

【护理措施】 心理护理　解释老视相关知识，使其正确进行老视矫治。

【健康指导】

（1）避免用眼过度导致视疲劳。

（2）老视一般45岁开始出现，随着年龄增大，老视程度逐渐加重，因此老视眼镜也应随年龄改变而作必要的调整。

（3）保持身心健康，生活有规律，锻炼身体，增强体质，合理的饮食习惯。

复习题

【A型题】

1. 高度近视眼的屈光度为：（　）
   A. ＞−3.00 D　B. ＞−4.00 D　C. ＞−5.00 D　D. ＞−6.00 D　E. ＞−7.00 D
2. 近视与眼球的何种状态有关：（　）
   A. 眼球轴过长　B. 眼球轴过短　C. 眼球突出　D. 眼球凹陷　E. 眼球萎缩
3. 造成远视的原因是：（　）
   A. 屈光力过强　B. 角膜不平　C. 眼轴较短　D. A＋B＋C　E. 以上都不是
4. 轻度散光最主要的症状是：（　）
   A. 视力减退　B. 重影　C. 视疲劳　D. 复视　E. 以上均不是
5. 远视眼用下列哪种镜矫正：（　）
   A. 凹透镜　B. 凸透镜　C. 凹柱镜　D. 凸柱镜　E. 三棱镜
6. 近视眼用下列哪种镜矫正：（　）
   A. 凹透镜　B. 凸透镜　C. 凹柱镜　D. 凸柱镜　E. 三棱镜
7. 散光用下列哪种镜矫正：（　）
   A. 凹透镜　B. 凸透镜　C. 柱镜　D. 三面镜　E. 三棱镜

【名词解释】

1. 近视眼　2. 远视眼　3. 散光　4. 老视

【简答题】

1. 近视眼的分类和临床表现是什么？
2. 远视眼的分类和临床表现是什么？
3. 规则散光有哪些种类？
4. 老视的病因及治疗要点是什么？
5. 近视的健康指导有哪些要点？

第十一章

斜视和弱视病人的护理

导学

内容及要求

本章主要介绍斜视病人的护理和弱视病人的护理，每个疾病包括概念、病因和发病机制、临床表现、辅助检查、治疗要点、护理措施和健康指导。在学习中，重点掌握斜视和弱视的概念和临床表现，熟悉治疗要点和护理要点，了解病因和发病机制以及健康指导。

重点、难点

本章重点为共同性斜视病人的护理和弱视病人的护理，其难点是斜视和弱视护理中的辅助检查法。

专科生的要求

专科层次的学生对斜视和弱视病人护理中的病因和发病机制、辅助检查作一般了解即可，并且能够熟悉麻痹性斜视病人的护理。

当眼球的运动系统处于完全平衡状态时，即便融合功能受到干扰，受检者的双眼仍能维持正常位置关系，不发生偏斜，这种状态称为正位视。两眼仅有偏斜倾向而又能被融合功能所控制，使斜视不显，并保持双眼单视，这种潜在性眼位偏斜称为隐斜视。如果融合功能失去控制作用，使两眼处于间歇性或经常性偏斜状态时称为显性斜视。按偏斜与注视位置及注视眼的不同，可分为共同性斜视和非共同性斜视(麻痹性斜视)。还有分离性垂直偏斜、A－V综合征等特殊类型斜视。

第一节　共同性斜视病人的护理

共同性斜视(concomitant strabismus)是指眼球呈偏斜位，两眼不能同时注视一个目标，而眼外肌及其神经支配无器质性病变的一类斜视，眼球运动无障碍，注视任何方向其偏斜度不变，无复视及代偿头位。根据眼位偏斜方向的不同可分为共同性内斜视和共同性外斜视两类。共同性内斜视是儿童斜视中最常见的类型，又可分为调节性、部分调节性和非调节性内斜。共同性外斜视包括间歇性外斜视和恒定性外斜视。

【病因和发病机制】

1. 调节因素　调节和集合不协调可引起斜视。远视眼经常使用调节，引起过度集合，可发生共同性内斜；近视眼一般不用调节，集合常不足，可发生共同性外斜。

2. 融合功能障碍　双眼视力相差较大时，可阻碍双眼融合功能发育，若发生在婴幼儿时期，由于不能双眼注视，容易出现斜视。

3. 中枢神经因素　中枢神经控制失调，眼外肌力量不平衡，导致斜视。

4. 肌肉解剖因素　眼外肌先天解剖异常、附着点位置异常等可发生斜视。

5. 遗传因素　部分病人有斜视家族史，可能为多基因遗传。

【临床表现】　主要表现为一眼向一侧偏斜，眼球各方向运动正常，各个方向斜视度基本相等，无复视和代偿头位，多伴有屈光不正和弱视，第一斜视角（健眼注视时斜视眼的偏斜角度）等于第二斜视角（斜视眼注视时健眼偏斜的角度）。

【辅助检查】　常用的检查方法有遮盖试验、角膜映光法（Hirschberg 法）、三棱镜法和同视机检查等，可以确定斜视类型和斜视度数。

1. 遮盖试验　包括交替遮盖试验和遮盖—去遮盖试验，交替遮盖试验用于检测有无斜视，遮盖—去遮盖试验可鉴别隐斜和显斜，如再加棱镜于眼前（镜尖指向斜视方向），逐渐增加度数，直到交替遮盖双眼不再有移动为止，还可测量斜视的棱镜度。

2. 角膜映光法　是测定斜视角最简单常用的方法。检查者面对病人，于病人眼前 33 cm 处持一灯光，令其注视并观察角膜上反光点的位置，反光点在角膜中心外侧为内斜，在中心内侧为外斜。角膜反光点在瞳孔缘处为 10°～15°，角膜缘处约 45°，位于瞳孔缘与角膜缘之间的中点时为 25°～30°。

3. 三棱镜法　让病人注视视标，将三棱镜置于斜眼前，调整三棱镜度数，使角膜反光点位于角膜中央，此时所需的棱镜度数即患眼的斜视度数。

4. 同视机检查　可精确测量斜视的度数，还可进行双眼视功能训练。

【治疗要点】　斜视一经确诊即应治疗。研究表明，2 岁左右早期矫正斜视预后较好，年龄越大，感觉异常的恢复越困难。外斜视即使在年龄较大时手术，也有恢复双眼视觉功能的机会，但发病早的内斜视如果未能在 5 岁前双眼视觉发育尚未完成时矫正眼位，则几乎不能恢复双眼视觉功能。

1. 共同性内斜视

(1) 调节性内斜视病人多有较高度数远视，应采用阿托品充分麻痹睫状肌后验光，对远视完全矫正可使眼位正常。伴有弱视者应同时治疗弱视和训练双眼视功能。

(2) 部分调节性内斜视首先应矫正屈光不正，同时治疗弱视，由于部分斜视由解剖异常等非调节因素引起，故矫正调节因素所致的斜视部分后，残留内斜应手术矫正。

(3) 非调节性内斜视主要通过手术治疗，对伴有弱视者应先治疗弱视。

2. 共同性外斜视

(1) 间歇性外斜视包括非手术治疗和手术治疗。非手术治疗适于斜视轻的病人，一般斜视度应小于 20°，黄斑中心凹抑制不严重且年龄较小，主要是矫正近视，近视矫正可促进调节集合功能，刺激调节性集合控制外斜，伴有弱视者应同时进行弱视治疗。集合训练对间歇性外斜视可有一定的效果。非手术方法无效可考虑手术治疗。手术的目的不仅在于改善外观，同时能减少其他视觉疲劳症状，有益于建立良好的双眼视功能，手术原则多数主张行双外直肌后徙为主。

(2) 恒定性外斜视通常需要手术治疗，其方法和矫正的量同间歇性外斜。若一眼视力较低，有弱视时，应先治疗弱视。

【护理措施】

1. 心理护理　向病人及其家属解释疾病相关知识、治疗方法和预后的信息，增强治疗信心。

2. 手术的护理

(1) 术前护理 对于需全麻手术的患儿,教会家长所有全麻术前的准备工作,作好充分的术前准备,配合手术顺利进行。对于局麻手术的病人,教会病人术前准备工作,告知注意事项。

(2) 术后护理 全麻术后应注意观察病人的血压、心率等生命体征变化,注意观察病人伤口情况,增加营养摄入,提高自身免疫力,促进伤口恢复。

【健康指导】

(1) 对于使用阿托品散瞳验光患儿,应向其家长讲述阿托品具体用法,并告知使用后有持续约3周时间的畏光和视近模糊情况,避免病人和家长产生不必要的紧张和担忧。

(2) 对于戴镜治疗的病人,应强调持续戴镜的重要性,不可脱脱戴戴。

(3) 对于有弱视的病人,应向病人及其家长详细讲解弱视治疗的措施和注意事项,鼓励其坚持规范训练。

(4) 保持身心健康,生活有规律,锻炼身体,增强体质。

(5) 对于斜视手术的病人,指导病人按医嘱用药,定期随访。

第二节 麻痹性斜视病人的护理

麻痹性斜视(paralytic strabismus)是指一条或一条以上的眼外肌发生麻痹,眼球向麻痹肌作用相反的方向偏斜。

【病因和发病机制】 凡能使眼外肌或支配眼外肌的神经分支或神经核遭受损害的眼局部、颅内及全身疾病如颅内或眶内的炎症、肿瘤,颅脑或眼眶外伤、脑血管意外,白喉杆菌、肉毒杆菌、病毒等感染等,都可以引起眼外肌麻痹而导致麻痹性斜视。

【临床表现】

(1) 眼球运动有障碍且向麻痹肌作用的相反侧偏斜,第二斜角大于第一斜角。外界物体的影像落在视网膜非对应点上从而呈现复视与视混淆,可出现眩晕、头痛、恶心、呕吐、步态不稳等症状,复视有水平向的同侧与交叉复视、垂直复视、旋转性复视。

(2) 为了克服或减轻复视症状,病人常表现代偿性头位。水平肌麻痹时,病人常将脸转向麻痹肌行使作用的方向。例如右眼外直肌麻痹时,病人习惯将头面部向右转,右眼内直肌麻痹病人习惯将头面部向左转以减少复视。垂直肌麻痹时代偿头位比较复杂,有面部转位、头后仰或低下以及头向肩部倾斜等。

【辅助检查】 明显的眼外肌麻痹病人,可用眼球6个方位的运动来判断哪条眼外肌麻痹。红波片试验法和Parks三步法是常用的比较精确的检查麻痹性斜视的方法。

1. 红波片试验法 病人右眼前置红玻片,注视前方1 m处的灯光,确定复像是水平抑或垂直性,交叉抑或同侧性。对于水平性复视,若红光在放置红波片右眼的一侧,白光在左眼一侧,此即同侧性复视,表示眼球向内偏斜,是外直肌麻痹的结果。若红光在左眼一侧,白光在右眼一侧,则为交叉性复视,表示一眼向外偏斜,是内直肌麻痹的结果。对垂直性复视,将灯光向上下方移动,根据出现复像距离最大的位置确定麻痹肌肉。

2. Parks检查法 是诊断垂直肌麻痹的有效方法,分为3步:①找出第一眼位时哪一只眼为高位眼,可利用角膜映光法或遮盖去遮盖试验确定。②双眼做水平转动,明确右转时还是左转时的垂直偏斜大。③Bielschowsky试验:将病人头分别向两肩倾斜,看向哪侧倾斜时斜角更大。根据以上三步骤即能确定麻痹肌。

【治疗要点】

(1) 去除病因:如颅内肿瘤应先行肿瘤切除等。

(2) 辅助治疗:可用维生素 B_1、维生素 B_{12}、能量合剂、血管扩张剂及适量激素类药物。

(3) 针灸疗法及理疗。

(4) 发病原因已去除,经保守治疗 6 个月后麻痹肌功能仍不恢复或仅部分恢复者,可考虑手术治疗。手术的原则是减弱麻痹肌的拮抗肌,矫正不足可再减弱对侧眼的配偶肌。加强麻痹肌手术疗效较差。10°以内斜视可配戴三棱镜矫正。

【护理措施】

1. 心理护理　向病人及其家属解释疾病相关知识、治疗方法和预后的信息,增强治疗信心。应告知病人术后复视仍有可能存在,使病人和家属对手术有客观认识。

2. 手术的护理

(1) 术前护理:做好术前准备,眼部滴抗生素眼药水。对于需全麻手术的患儿,按全麻术前护理常规。

(2) 术后护理:全麻者按全麻术后护理常规。用消毒眼垫包眼,防止污染。对于仍有复视的病人,可告诉其采用暂时遮盖一眼方法,以消除因复视引起的全身不适。

【健康指导】

(1) 对于有感冒、脑炎、颅内肿瘤、高血压、糖尿病或外伤等疾病者,应积极治疗,消除引起麻痹性斜视的病因。

(2) 对于有弱视的病人,应向病人及其家长详细讲解弱视治疗的措施和注意事项,鼓励其坚持规范训练。

(3) 保持身心健康,生活有规律,锻炼身体,增强体质。

(4) 对于斜视手术的病人,指导病人按医嘱用药,定期随访。

第三节　弱视病人的护理

弱视(amblyopia)指眼本身无器质性改变,矫正远视力在 0.8 或以下者。

【病因和发病机制】　弱视可以分为以下类型,其发病机制分别为:

1. 斜视性弱视　斜视病人由于物像在两眼不落到正常视网膜对应点上,引起复视和视混淆,大脑主动抑制斜视眼传入的视冲动,黄斑功能长期被抑制而形成弱视。是最常见的类型,好发于共同性单眼性斜视。

2. 屈光参差性弱视　两眼屈光差别明显,一般在 2.50 D 以上,致两眼视网膜成像大小不等,融合困难。屈光不正较重的一眼受到抑制,功能得不到发育形成弱视。

3. 屈光不正性弱视　多为双眼,有较高度的远视、近视或散光。因外界物像不能准确聚焦在黄斑区中心凹,视觉细胞不能受到充分的刺激而引起弱视。

4. 形觉剥夺性弱视　在婴幼儿期,由于角膜混浊、先天性或外伤性白内障,上睑下垂或遮盖一眼过久,限制了充分的视觉感知输入,视功能发育受到障碍而发生弱视。

【临床表现】

1. 视力差　其最佳矫正视力≤0.8,达不到该年龄段的正常视力,中重度弱视者常伴有斜视和眼球震颤。弱视按程度分为:①轻度弱视,矫正视力 0.6～0.8。②中度弱视,矫正视力 0.2～0.5。③重度弱视,矫正视力≤0.1。

2. 拥挤现象　对排列成行的视标分辨力较单个视标差,对比敏感度功能降低。

3. 异常固视　弱视眼可有固视不良，多为旁中心注视等。

4. 双眼单视功能障碍

【辅助检查】　视觉诱发电位表现为潜伏期延长，波幅下降。

【治疗要点】　一旦确诊为弱视，应立即治疗，否则年龄超过视觉发育的敏感期，弱视治疗将变得非常困难。弱视的疗效与治疗时机和病人的依从性有关，发病越早，治疗越晚，病人依从性越差，疗效越差。

1. 原发疾病的治疗　如先天性白内障、上睑下垂等应尽早手术矫治。

2. 屈光矫正　多数弱视患儿存在屈光不正，应首先进行屈光矫正，配戴合适的眼镜或隐形眼镜。

3. 中心注视性弱视　常采用以下治疗方法：①遮盖法：是治疗弱视的主要和最有效的方法。主要遮盖视力较好一眼，即优势眼，强迫弱视眼注视，提高弱视眼的固视能力和提高视力。遮盖眼必须严格和彻底，应避免病人偷看而影响疗效。一般 3 岁左右健眼遮盖 3 天，去除遮盖 1 天。5 岁左右每次遮盖健眼 1 周后解除遮盖 1 天。6 足岁以后每次遮盖健眼 2 周后去除遮盖 1 天。具体遮盖时间及程度还应根据双眼视力相差情况、患儿年龄大小作适当调整。②压抑疗法。③视刺激疗法。

4. 旁中心注视性弱视　治疗目的是要把注视性质转变为中心性注视后，再按照中心性注视的弱视进行治疗。①传统遮盖。②后像疗法。③红色滤光片疗法：海丁格刷训练。

对于弱视的治疗应根据患儿情况，结合以上各种疗法，采用综合治疗，才能提高疗效，缩短疗程。如在戴矫正眼镜的基础上，遮盖优势眼，配合视刺激疗法治疗及精细的家庭作业等。

【护理措施】

1. 心理护理　向病人及其家属解释弱视相关知识、治疗方法和预后的信息，增强治疗信心，主动配合进行弱视治疗。

2. 饮食　多食富含蛋白质、维生素的食品，如新鲜水果、蔬菜、动物肝脏、鱼、蛋等。

3. 病情观察　观察视力和屈光度改变。

【健康指导】

(1) 儿童视觉发育的关键期为 0～3 岁，敏感期为 0～12 岁，双眼视觉发育 6～8 岁成熟。因此弱视的治疗效果和病人开始治疗年龄密切相关，年龄越小，效果越好，一般 6 岁以前效果较好，12 岁以后效果差，因此，应尽早发现，早期治疗。

(2) 应向病人及其家长详细讲解弱视治疗的措施和注意事项，鼓励其坚持规范训练，应定期复诊。复诊时间根据患儿年龄确定，年龄越小，复诊间隔时间越短。1 岁儿童复查间隔为 1 周，2 岁儿童复查间隔时间为 2 周，4 岁儿童复查间隔才能为 1 个月。

(3) 有研究表明：7 天不恰当的单眼遮盖就可以形成不可逆弱视。因此用遮盖法治疗时，需密切观察被遮盖眼视力的变化，避免被遮盖眼发生遮盖性弱视。因为弱视治疗易反复，双眼视力平衡后，要逐步减少遮盖时间慢慢停止遮盖治疗，以使疗效巩固。

(4) 除常规遮盖外，还应让病人用弱视眼做精细目力训练。

(5) 弱视病人多伴有屈光不正，应该在戴镜矫正下进行弱视训练。

(6) 保持身心健康，生活有规律，锻炼身体，增强体质。

复习题

【A 型题】

1. 麻痹性斜视首先考虑的治疗方法是：　（　　）

A. 理疗及针刺疗法　B. 激素及维生素　C. 血管扩张法
D. 手术治疗　E. 病因治疗

2. 复视可见于：（　）
A. 眼球震颤　B. 弱视　C. 共同性斜视　D. 麻痹性斜视　E. 高度远视

3. 诊断弱视以下哪项错误：（　）
A. 视力不能纠正到正常　B. 单个视标分辨较成行视标为好
C. 可伴有眼球偏斜　D. 可伴有眼球震颤
E. 可发现眼球其他方面的器质性病变

4. 重度弱视指矫正视力小于或等于：（　）
A. 0.1　B. 0.12　C. 0.15　D. 0.2　E. 0.3

5. 屈光参差指双眼度数相差超过：（　）
A. 2.50 D　B. 3.00 D　C. 5.00 D　D. 2.00 D　E. 4.00 D

6. 弱视指矫正视力小于或等于：（　）
A. 0.6　B. 0.7　C. 0.8　D. 0.9　E. 1.0

7. 治疗弱视最主要、最有效的方法是：（　）
A. 遮盖法　B. 压抑疗法　C. 视刺激疗法
D. 后像疗法　E. 红色滤光片疗法

【名词解释】

1. 共同性斜视　**2.** 麻痹性斜视　**3.** 弱视

【简答题】

1. 形成弱视的主要危险因素有哪些？
2. 共同性斜视与非共同性斜视临床表现的主要区别是什么？
3. 弱视按程度分为哪几种？
4. 弱视的治疗原则是什么？
5. 弱视的健康指导有哪些？

第十二章

眼外伤病人的护理

导学

内容及要求

眼外伤病人的护理主要介绍眼钝挫伤病人的护理、眼球穿通伤病人的护理、眼异物伤病人的护理和眼化学伤病人的护理，每个疾病包括概念、病因和发病机制、临床表现、辅助检查、治疗要点、护理措施和健康指导。在学习中，应重点掌握常见眼外伤类型、各种眼外伤的急救处理原则和护理，熟悉临床表现，了解病因、发病机制和辅助检查。

重点、难点

眼外伤病人的护理重点为眼化学伤病人的护理，其难点是眼化学伤的临床特点和治疗要点。

专科生的要求

专科层次的学生对眼异物伤病人的护理作一般了解即可，并且能够熟悉眼钝挫伤病人的护理和眼球穿通伤病人的护理。

眼外伤是视力损害的主要原因之一，常见于男性、儿童或青壮年。按致伤原因分类，可分为机械性和非机械性两类，前者包括钝挫伤、穿通伤和异物伤等；后者有化学伤、热烧伤、辐射伤和毒气伤等。眼的结构精细、复杂，一旦外伤应及时救治。正确的诊断、初期缝合、后续治疗和精心护理对挽救伤眼极为重要。大多数眼外伤是可以预防的。加强卫生安全的宣传教育、严格执行操作规章制度、完善防护措施，能有效减少眼外伤。

第一节　眼钝挫伤病人的护理

眼钝挫伤(ocular blunt trauma)是眼部受机械性钝力引起的外伤，可造成眼附属器或眼球的损伤，引起眼内多种组织和结构的病变。伤情往往比眼球穿通伤严重，眼挫伤占眼外伤发病总数的1/3以上，严重危害视功能。

【病因和发病机制】　石块、木棍、铁块、球类、拳头、跌撞、车祸以及爆炸产生的气浪冲击等，是钝挫伤的常见原因。除在打击部位产生直接损伤外，由于眼球是个不易压缩内含液体的球体，钝力可在眼球内液体介质和眼球壁传递，引起多处间接损伤。

【临床表现】 根据挫伤部位不同，可有不同的症状和体征。

1. 眼睑挫伤　可引起眼睑水肿、皮下淤血、眼睑皮肤裂伤、泪小管断裂，以及眶壁骨折与鼻窦相通而致眼睑皮下气肿。

2. 结膜挫伤　可引起结膜水肿、球结膜下淤血及结膜裂伤。

3. 角膜挫伤　可引起角膜上皮擦伤，角膜基质层水肿、增厚及混浊，后弹力层皱褶，角膜裂伤，严重时可致角膜破裂。

4. 巩膜挫伤　多见于巩膜最薄弱的角巩膜缘或眼球赤道部出现巩膜破裂。表现为眼压降低，前房及玻璃体积血，眼球运动受限，无光感。

5. 虹膜睫状体挫伤　可引起外伤性虹膜睫状体炎、外伤性散瞳、瞳孔括约肌断裂、虹膜根部离断及前房积血、挫伤使睫状肌的环形纤维与纵形纤维分离，虹膜根部向后移位，前房角加宽、变深称房角后退，甚至导致房角后退性青光眼及外伤性低眼压。

6. 晶状体挫伤　可引起晶状体脱位或半脱位及外伤性白内障，造成视力不同程度下降。

7. 脉络膜、视网膜及视神经挫伤　表现为脉络膜破裂及出血、视网膜震荡和脱离、玻璃体积血以及视神经损伤。

【辅助检查】

1. X线或CT检查　明确眶壁有无骨折。

2. 超声波检查　可协助判断眼内出血的位置、玻璃体积血的程度，晶状体有无脱位，视网膜有无脱离及脱离程度，眶内有无血肿等。

【治疗要点】 根据挫伤部位、症状，进行对症治疗，包括药物和手术治疗。

1. 非手术治疗

(1) 眼睑水肿及皮下淤血者，通常数日至2周逐渐吸收，早期可指导病人冷敷，促进吸收。

(2) 单纯的结膜水肿、球结膜下淤血及结膜裂伤者，应用抗生素眼药水预防感染。

(3) 角膜上皮擦伤者涂抗生素眼膏，通常24 h即可愈合，角膜基质层水肿者选用糖皮质激素治疗。

(4) 外伤性虹膜睫状体炎者应用散瞳剂、糖皮质激素滴眼或涂眼。

(5) 前房积血者，应取半卧位卧床休息，应用糖皮质激素滴眼剂，5 d后可散瞳，眼压升高时应用降眼压药物。

(6) 视网膜震荡与挫伤，可服用皮质类固醇、血管扩张剂及维生素类。

(7) 视网膜出血应卧床休息，使用止血药物。

(8) 脉络膜破裂无特殊处理，早期应卧床休息。

2. 手术治疗

(1) 眼睑的皮肤裂伤、严重结膜撕裂伤者，应手术缝合。

(2) 泪小管断裂应行泪小管吻合。

(3) 角巩膜裂伤者应在显微镜下行次全层缝合。

(4) 严重虹膜根部离断伴复视者，可考虑虹膜根部缝合术。

(5) 前房积血多，尤其有暗黑色血块，伴眼压升高，经药物治疗眼压仍不能控制，应做前房冲洗术或凝血块切除术，避免角膜血染和视神经损害，告诉病人眼压升高的影响因素，鼓励多进食富含纤维素、易消化的软食，保持大便通畅，避免用力排便、咳嗽及打喷嚏。

(6) 晶状体混浊可行白内障摘除术，晶状体脱位导致的继发性青光眼，可手术治疗。

(7) 玻璃体积血者，伤后3个月以上未吸收可考虑做玻璃体切割手术，若伴有视网膜脱离应及早手术治疗，争取视网膜复位。

【护理措施】

(1) 按医嘱及时用药,并观察用药后效果,非住院病人应教会其或家属局部用药的方法和注意事项。需手术的病人做好手术前后护理工作。

(2) 病情观察:密切观察视力和眼局部伤口的变化,眼挫伤常引起眼组织多部位损伤,并发症较多且较重。如前房积血应注意眼压变化和每日积血的吸收情况。监测眼压,如眼压高,及时遵医嘱给予降眼压药物,必要时给予止痛药物。

(3) 心理护理:眼外伤多为意外损伤,直接影响视功能和眼部外形,病人一时很难接受,多有焦虑及悲观心理,应给予心理疏导,使病人情绪稳定,配合治疗。如病人双眼视力受损,应协助生活护理。

【健康指导】

(1) 嘱病人保持身心健康,避免不良情绪的刺激,积极配合治疗。

(2) 进行生活与生产安全教育,严格执行生产安全制度,改善劳动条件和环境,注意自我防护,预防眼外伤的发生。

第二节　眼球穿通伤病人的护理

眼球穿通伤(perforating injury of eyeball)是指眼球被锐利器刺破或异物击穿所致。眼球穿通伤按其损伤部位,分为角膜穿通伤、角巩膜穿通伤和巩膜穿通伤三类。异物击穿眼球可致球内异物。预后和穿通伤部位、程度及是否合并有感染等密切相关。

【病因和发病机制】 锐利器或异物、爆炸物可直接刺破、击穿眼球壁致眼球穿通伤。可表现为单纯角膜或巩膜损伤,也可合并有眼内晶状体及视网膜的损伤,严重的损伤可导致失明及眼球萎缩,是致盲的重要原因。

【临床表现】 根据穿通伤部位不同,可有不同的临床表现。

1. 视力下降、眼痛、畏光　不同部位的穿通伤都可有不同程度的视力下降,还可伴有眼部疼痛、畏光、流泪等症状。

2. 角膜穿通伤　较小的伤口常自行闭合,检查时仅见角膜线状条纹。较大伤口多伴有虹膜、晶状体的损伤,可伴有前房出血,常有虹膜嵌顿于角膜伤口。

3. 巩膜穿通伤　较小的伤口常不易发现,穿通伤处可能仅有结膜下出血。较大伤口多伴有脉络膜、视网膜的损伤及玻璃体积血,常有玻璃体和色素膜脱出。

4. 角巩膜穿通伤　多伴有葡萄膜组织脱出,由于睫状体的损伤常伴有明显的眼内出血。

5. 伤后感染　眼球穿通伤后,常合并有细菌或真菌感染,表现为眼内炎,严重的可发展为全眼球炎,是视力丧失的重要原因。

6. 异物存留眼内　由异物引起的穿通伤常伴有异物存留于眼内。

7. 交感性眼炎(sympathetic ophthalmia)　是一眼受穿通伤后炎症反应持续不退,经一段潜伏期后另一眼也出现葡萄膜炎,使眼球遭到严重破坏,伤眼称为诱发眼,另一眼称为交感眼。好发时间为受伤后2～8周。

【辅助检查】

1. X线或CT检查　明确眶壁有无骨折和异物,以及异物的位置。

2. 超声波检查　可协助判断眼球壁有无破裂,有无眼内容物脱出,玻璃体有无积血等。

【治疗要点】

1. 伤口缝合　眼球穿通伤为眼科急症,治疗原则是手术缝合伤口,防治感染和并发症。

2. 角膜伤口处理　伤口小而整齐者(<2 mm)，无虹膜组织嵌顿或脱出时，可不需缝合，仅需加压包扎。伤口大(>2 mm)或有虹膜组织脱出时，需缝合伤口。

3. 防治感染　全身及眼局部应用抗生素防治眼内感染，酌情使用糖皮质激素以减轻眼内反应。感染性眼内炎者，可行玻璃体内注射抗生素、玻璃体切割治疗。

4. 眼内异物取出　合并有眼内异物时应行异物取出术。

5. 眼球摘除术　对伤后视功能及眼球外形恢复无望者，行眼球摘除术。

【护理措施】

(1) 参见“眼钝挫伤病人的护理措施1～3”。

(2) 手术的护理

1) 术前护理：术前禁忌剪眼睫毛和结膜囊冲洗，防止对眼球增加压力和增加感染概率。

2) 术后护理：术后严格按医嘱使用抗生素等，严格执行各项无菌操作，帮助病人增加自身抵抗力，防止感冒，严防眼内感染的发生。

【健康指导】

(1) 嘱病人保持情绪稳定，乐观对待生活，可促进疗效。

(2) 向病人和家属介绍交感性眼炎的临床特点、治疗原则及其预后。嘱病人一旦发现未受伤眼出现不明原因的眼部充血、视力下降及疼痛，要及时到眼科检查，及早发现可能出现的交感性眼炎，早期治疗。

(3) 生活和工作中，要随时注意安全，尤其是喜庆节日燃放烟花爆竹，应特别小心，预防眼外伤的发生。

第三节　眼异物伤病人的护理

一、角膜和结膜异物

角膜、结膜异物伤是指异物黏附于角膜、结膜表层，以眼部异物感、疼痛、畏光、流泪为临床特征的常见眼外伤。若及时处理则预后好；若异物位于角膜深层或处理不当，容易继发感染，并发角膜溃疡、虹膜睫状体炎或角膜遗留瘢痕等，影响视力。

【病因和发病机制】　多因防护不慎或回避不及，致使异物溅入眼部，附着于结膜或角膜上。异物种类包括金属异物如铁屑、铜屑等，非金属异物如玻璃、碎石、沙粒、灰尘、煤屑等，植物性异物如木刺、稻谷壳等，以及动物性异物如毛、刺等。

【临床表现】

(1) 多有眼部异物感、疼痛、畏光、流泪。

(2) 结膜异物常位于上眼睑睑板下沟或穹隆部，角膜上皮多有被异物划伤的痕迹。角膜异物位于角膜上，其周围可见灰白色组织浸润，角膜异物多伴有视力的下降。

【治疗要点】

1. 取出异物　角结膜异物均需及早取出。

2. 防治感染　局部应用抗生素防治感染，严重的角膜感染应全身用抗生素。

【护理措施】

1. 根据医嘱剔除角膜和结膜异物　病人取坐位头后仰或取仰卧位，向病人解释说明如何配合，用1%的丁卡因做表面麻醉2～3次。拉开患眼眼睑，嘱病人双眼固定直视某一方向，勿转动眼球。对表浅异物，可用蘸有抗生素眼药水的湿棉签擦除。对于不能擦除的角膜异物，则持异物刀，呈15°

角轻轻插入异物边缘，将异物向角膜缘方向剔除，以免损伤更多中央区角膜而影响视力，然后用放大镜仔细检查有无异物遗留。铁屑异物若铁锈范围大而深，不能一次剔尽，则不应强行剔除，可分次进行。对于细小的异物，应在裂隙灯显微镜下谨慎剔除，防止损伤过多角膜。完毕滴抗生素眼药水，涂抗生素眼膏，包扎患眼。严格执行无菌操作，所有操作用具均要消毒灭菌，以防感染。叮嘱病人术后不要打开眼部包扎，勿揉眼，以防感染，第二天一定要来门诊复查一次。如患眼剧烈疼痛，立即来院就诊。

2. 病情观察　观察结膜和角膜有无异物遗留，注意角膜伤口愈合情况，注意视力的变化，注意有无角膜感染等发生，对植物性异物病人尤应注意。

【健康指导】

(1) 介绍结膜、角膜异物伤产生的常见原因，注意劳动时戴防护眼镜，预防眼外伤的发生。

(2) 告知病人若溅入异物后，切忌揉擦眼睛和自行剔除异物，应及时到医院处理。

(3) 告知病人异物剔除后，第二天一定要到医院复诊。

二、眼内异物

眼内异物(intraocular foreign body)是指异物击穿眼球壁，存留于眼内，为眼球穿通伤的一种。当异物进入眼球时的机械性损伤不仅可以破坏眼内组织，同时，由于异物存留在眼内，增加了眼内感染的危险，还增加了交感性眼炎发生的可能。异物的化学作用还可引起眼内组织的破坏。

【病因和发病机制】　异物击穿眼球壁后，可直接损伤眼球各组织，合并感染则引起化脓性眼内炎。金属异物可分为磁性和非磁性，最常见的金属异物为铁。常见非金属异物为玻璃、碎石、木材等。对于铁质或铜质异物，还可以引起眼组织的化学和毒性反应。

【临床表现】　根据异物穿通入眼球的部位不同，以及异物存在眼内部位的不同，临床症状和体征可有不同。

(1) 多伴有眼球穿通伤的症状和体征。

(2) 病人有异物击伤史，眼球上可查到穿通伤痕或眼内组织有异物穿通伤损害痕迹。

(3) 眼球内异物也可引起外伤性虹膜睫状体炎、化脓性眼内炎及交感性眼炎。

(4) 铁质异物在眼内溶解氧化，对视网膜有明显的毒性作用，可产生铁质沉着症。铜质异物在眼内组织沉着可产生铜质沉着症。

【辅助检查】　X线摄片、超声波、CT扫描，可明确眼内有无异物并确定异物的性质。

【治疗要点】

1. 手术治疗　眼球内铁质、铜质异物对眼内组织有严重损害，须及早取出。磁性异物可用电磁铁吸出，非磁性异物需要通过玻璃体切割术取出。

2. 防治感染　全身及眼局部应用抗生素防治眼内感染，酌情使用糖皮质激素以减轻眼内反应。感染性眼内炎者，可行玻璃体内注射抗生素、玻璃体切割术治疗。

【护理措施】

(1) 对手术病人及时做好术前准备，可协助清洗面部血迹或污物，禁忌剪眼睫毛和冲洗结膜囊。

(2) 按医嘱及时用药，并观察用药后效果。

(3) 病情观察：密切观察视力和眼局部伤口的变化，有前房积血者应注意眼压变化和每日积血的吸收情况。注意观察有无铁质沉着症、铜质沉着症等并发症的发生。注意非受伤眼的观察，及早发现可能发生的交感性眼炎。

(4) 心理护理：眼球异物伤，直接影响视功能和眼部外形，病人多有焦虑及悲观心理，应耐心向病人解释病情及治疗情况，消除病人的恐惧、悲观等心理障碍，使病人情绪稳定，配合治疗。如病人双眼视力受损，应协助生活护理。

【健康指导】

(1) 介绍眼内异物伤产生的常见原因，进行生活与生产安全教育，预防眼外伤的发生。

(2) 介绍交感性眼炎的临床特点、治疗原则及其预后，及早发现可能出现的交感性眼炎，早期治疗。嘱病人定期随访。

第四节　眼化学伤病人的护理

眼化学伤(ocular chemical injury)是指化学物品的溶液、粉尘或气体接触眼部，引起眼部损伤，也称化学性烧伤，包括酸性和碱性烧伤，临床上又以碱性化学伤更多见。眼化学伤属眼科危急重症，其病情的轻重和预后与化学物质的性质、浓度、量的多少，以及化学物质接触眼部时间的长短、急救措施是否恰当等因素密切相关。碱性化学伤较酸性化学伤后果更为严重，严重者可导致视功能丧失和眼球萎缩，是致盲的重要原因。

【病因和发病机制】　酸性化学伤多见于硫酸、盐酸和硝酸等，低浓度的酸性溶液仅引起局部刺激，高浓度的酸性溶液则使组织蛋白凝固坏死，凝固蛋白不溶于水，形成一凝固层，能阻止酸性物质继续向深层渗透，因此组织损伤相对较轻。碱性化学伤多见于氢氧化钠、石灰、氨水等，由于碱能溶解脂肪和蛋白质，与组织接触后能很快渗透到组织深层和眼内，使细胞分解坏死，故碱性眼化学伤容易累及深层组织，损伤较重，预后较差。

【临床表现】

1. 症状　可有不同程度的畏光、流泪、眼睑痉挛、眼痛及视力下降。

2. 体征

(1) 轻度：表现为眼睑皮肤潮红，轻度结膜充血水肿，角膜上皮点状脱落，经合理治疗痊愈后不留瘢痕。

(2) 中度：眼睑肿胀明显，皮肤起疱或糜烂，结膜水肿苍白，出现小片状缺血坏死。角膜明显混浊水肿，上皮大片脱落，前房可见渗出反应，治愈后角膜遗留斑翳，视力下降。

(3) 重度：多为强碱引起，结膜广泛缺血性坏死，角膜全层混浊甚至呈磁白色，可有持久性无菌性角膜溃疡，常可发生穿孔。

3. 并发症　睑球粘连、眼睑外翻或内翻、结膜干燥症、角膜溃疡、虹膜睫状体炎、角膜瘢痕、继发性青光眼、并发性白内障、眼球萎缩等。

【治疗要点】　争分夺秒，就地取材，彻底冲洗是眼化学伤的急救原则。眼化学伤发生后，立即就地取水，现场急救，用大量清水反复冲洗眼部 30 min 以上。送到医院后，继续用生理盐水冲洗眼部，特别是穹隆部与睑板下沟处。也可根据致伤物性质用中和冲洗液冲洗，酸性化学伤用3%碳酸氢钠溶液，碱性化学伤用3%硼酸溶液。进一步治疗包括：

(1) 严重化学伤可结膜下注射中和药物，酸性化学伤用磺胺嘧啶钠、碳酸氢钠注射液，碱性化学伤用维生素C注射液结膜下注射和滴眼。

(2) 局部滴用胶原酶抑制剂如0.5%半胱氨酸滴眼液等，防治角膜穿孔。

(3) 抗生素滴眼液滴眼或抗生素眼膏涂结膜囊预防感染。

(4) 用1%阿托品滴眼液或眼膏散瞳，防止虹膜后粘连。

(5) 如病人出现角膜溶解，可行羊膜移植或板层角膜移植，以挽救眼球。术后注意防止睑球粘连，用玻璃棒分离上下睑球结膜和穹隆部结膜，涂大量抗生素眼膏。

(6) 晚期治疗并发症，如手术矫正内翻倒睫、睑球粘连、角膜血管翳等。角膜混浊时可行角膜移植术。

【护理措施】

(1) 立即按医嘱用大量生理盐水反复冲洗伤眼，冲洗时翻转上下睑，嘱病人转动眼球，充分暴露穹隆部，彻底冲洗化学物质，如有块状化学物质紧贴或嵌入眼部组织内，可用棉签擦除，必要时剪开结膜，彻底清除化学物质。冲洗时间在 30 min 以上。

(2) 按医嘱及时用药，注意用药的途径，保证正确给药，观察用药效果和反应。

(3) 病情观察：观察视力的变化，观察眼睑、结膜、角膜及眼内结构等组织病变的变化，监测眼压，如眼压高，及时遵医嘱给予降眼压药物。注意观察有无并发症的发生。

(4) 心理护理：眼球化学伤直接影响视功能和眼部外形，病人一时很难接受，多有焦虑及悲观心理，应耐心向病人解释病情及治疗情况，消除病人的恐惧、悲观等心理障碍，使病人情绪稳定，配合治疗。如病人双眼视力受损，应协助生活护理。

【健康指导】

(1) 教会病人和家属继续用药的方法，定期门诊随访，有并发症出现，应配合医生积极治疗和控制。保持乐观心态和战胜疾病的信心，坚持治疗。

(2) 通过各种方式大力宣传化学性眼外伤的危害以及预防为主的意识。对从事化工工业方面工作的人员，应掌握基本的防护知识，工作时可根据具体情况，佩戴防护眼镜，规范操作，防止化学物质飞溅入眼。在生产、使用酸碱性物质的车间，应加强通风，及时排出酸碱烟雾。

(3) 通过媒体宣传使大众认识化学性眼外伤最重要、最关键的处理是现场急救，一旦化学物质进入眼部，应争分夺秒就地用大量清水如河水、井水、自来水或饮用矿泉水等充分冲洗眼部，或用脸盆盛水，将面部浸入水中，充分冲洗，然后再送医院进一步处理，减轻化学伤的损伤程度。

复习题

【A 型题】

1. 眼球穿通伤临床表现不包括：（　　）

A．突出性视力减退　　B．眼部疼痛　　C．角膜穿孔

D．球内异物　　E．结膜苍白水肿

2. 眼部氨水烧伤时，冲洗患眼最好用：（　　）

A．3%硼酸溶液　　B．0.3%碳酸氢钠溶液　　C．生理盐水

D．0.37%依地酸钠　　E．3%冰醋酸

3. 对眼外伤的对症处理下列正确的是：（　　）

A．角膜刺激症状明显时用 0.5%普鲁卡因滴眼

B．眼挫伤 24 h 内冷敷

C．眼挫伤 24 h 内热敷

D．眼痛剧烈者给大量 0.5%～1%丁卡因

E．以上均正确

4. 清洁眼外伤，下列正确的是：（　　）

A．眼球破裂时即刻冲洗干净以免污染

B．表面异物应冲洗干净

C．化学伤应去医院急诊处理

D．严重眼球挫伤应双眼包扎

E．以上均正确

5. 视神经挫伤最主要表现为： （ ）
A．视力突减 B．玻璃体积血 C．瞳孔对光反应迟钝
D．球后血肿 E．视网膜水肿
6. 眼球内金属物存留时，最重要的治疗措施是： （ ）
A．应用抗生素 B．治疗并发症 C．取出异物 D．止血 E．观察随访
7. 眼球碱性化学伤最严重的并发症是： （ ）
A．结膜坏死 B．睑球粘连 C．角膜溶解穿孔
D．虹膜睫状体炎前房积脓 E．继发性青光眼
8. 碱性物质对眼组织的损伤比酸性物质更为严重的主要原因是： （ ）
A．碱性物质能激活组织中胶原酶，致角膜自溶
B．碱性物质对眼组织的亲和力比酸性物质要大
C．碱性物质以溶解眼组织的类脂质，可使碱性物质向眼内渗透
D．碱性物质可使角膜缘的血管造成闭塞性动脉炎，易致角膜严重障碍
E．以上说法都不对
9. 眼睑挫伤皮下淤血时，在 24 h 内不宜做哪项治疗： （ ）
A．压迫止血 B．口服止血药 C．热敷
D．冷敷 E．肌内注射止血剂
10. 酸碱烧伤急救处理首先应： （ ）
A．送医院等待医务人员处理 B．就地取水彻底冲洗眼部
C．全身应用抗生素控制感染 D．滴抗生素眼药水
E．应用胶原酶抑制剂

【名词解释】

交感性眼炎

【简答题】

1. 眼球钝挫伤的病因和发病机制是什么？
2. 眼球穿通伤的治疗要点是什么？
3. 眼化学伤的病因和发病机制是什么？
4. 石灰水溅入眼部，应该如何现场急救？怎样进行后继治疗？

第十三章

眼部恶性肿瘤病人的护理

导学

内容及要求

本章主要介绍眼睑恶性肿瘤病人的护理、脉络膜恶性黑色素瘤病人的护理和视网膜母细胞瘤病人的护理，每个疾病包括病因和发病机制、临床表现、辅助检查、治疗要点、护理要点和健康指导。在学习中，应重点掌握临床表现和治疗要点，了解病因和发病机制、辅助检查、护理要点和健康指导。

重点、难点

眼部恶性肿瘤病人的护理重点为第三节视网膜母细胞瘤病人的护理，其难点是第二节脉络膜恶性黑色素瘤病人的护理。

专科生的要求

专科层次的学生对第一节眼睑恶性肿瘤病人的护理作一般了解即可，并且能够熟悉第二节脉络膜恶性黑色素瘤病人的护理和第三节视网膜母细胞瘤病人的护理。

在全身发生的肿瘤大多可在眼部发生，眼部恶性肿瘤的特点是：①眼部肿瘤既可导致失明，也可致命。②眼部恶性肿瘤可向肝、脑、肺等全身组织转移，全身其他部位的肿瘤也可向眼球及附属器转移。③眼球与眼眶的肿瘤位于体表，病人常有视力下降、眼前黑影、眼球突出等表现，影像学检查在眼部肿瘤的诊断及疗效评估方面具有非常重要的作用。④手术是治疗眼部肿瘤的主要方法，放射治疗、化学药物治疗和免疫治疗也是眼部肿瘤治疗的有效方法。

第一节　眼睑恶性肿瘤病人的护理

常见的眼睑恶性肿瘤有基底细胞癌、皮脂腺癌、鳞状细胞癌和恶性黑色素瘤。

【临床表现】 眼睑基底细胞癌好发于下睑内眦部，很少发生转移，可缓慢地在局部向四周组织浸润；皮脂腺癌多发生在上睑，最常见起源于睑板腺和睫毛的皮脂腺。如起源于睑板腺，早期为眼睑皮下结节，与睑板腺囊肿相似，以后逐渐增大，睑板弥漫性增厚，相应的睑结膜出现黄色隆起。若起源于皮脂腺，早期表现为睑缘呈黄色小结节，以后逐渐增大，可形成溃疡或呈菜花状，可向眶内扩展，全身转移；鳞状细胞癌好发于睑缘，开始时像乳头状瘤，以后逐渐形成溃疡，可发生坏死和继发感染。可向周围和深部侵蚀，破坏眼球，侵入眶内，并经淋巴转移至全身；眼睑恶性黑色素瘤病变起初时为蓝黑色或灰黑色小结节，结节周围皮肤血管扩张，以后结节增大，有时发展成为菜花样肿物或形成溃疡，触之易出血。

【治疗要点】 眼睑恶性肿瘤的治疗方法是手术切除。皮脂腺癌和恶性黑色素瘤对化疗和放疗不敏感。基底细胞癌和鳞状细胞癌对化疗和放疗均敏感，术后可辅助放疗和化疗。

【护理要点】

(1) 心理护理：向病人讲解疾病的相关知识，指导病人保持稳定的情绪，积极乐观地面对生活，树立战胜疾病的自信心，并做好围手术期的护理。

(2) 对病人进行各种治疗和护理前，应告知病人治疗和护理的方法和目的及注意事项，如教会病人和家属手术前后、放疗、化疗等有关的自我护理知识。

【健康治疗】 教会病人和家属继续用药的方法，定期门诊随访，有并发症出现，应配合医生积极治疗和控制。保持乐观心态和战胜疾病的信心，坚持治疗。

第二节　脉络膜恶性黑色素瘤病人的护理

脉络膜恶性黑色素瘤(malignant melanoma of the choroid)是成年人最常见的眼内恶性肿瘤，多见于50～60岁。起源于葡萄膜组织内的色素细胞和痣细胞。

【病因和发病机制】 病因不明，可能与家族史有关。

【临床表现】 如肿瘤位于黄斑区，病变早期病人即可出现视力减退和视物变形；如位于眼底周边部则无自觉症状，往往在出现视网膜脱离、青光眼或因肿瘤坏死出血、毒素刺激引起眼内炎时才被发现。根据肿瘤生长情况，表现为局限性和弥漫性两种。局限性表现为凸向玻璃体腔的球形隆起肿物，周围常有渗出性视网膜脱离；弥漫性者沿脉络膜水平发展，呈普遍性增厚而隆起不明显，易发生眼外和全身转移，预后极差。

【辅助检查】

(1) 定期检查视野非常重要，脉络膜恶性黑色素瘤的病人，有相应的视野部位缺损。

(2) 超声是最主要的检查手段。

(3) FFA、CT、MRI可进一步明确诊断、病变部位和病变程度。

【治疗要点】 小的肿瘤可局部切除、激光光凝和放射治疗，严密随访观察。当肿瘤大且病人已失明，或继发青光眼、视网膜脱离时宜做眼球摘除术。

【护理措施】

(1) 告知病人要定期随访检查视野，了解疾病进展情况。

(2) 行眼球摘除手术病人术前应做好病人及家属的心理护理，术后需加压包扎，注意观察敷料有无松脱、渗血等，按医嘱应用抗生素及止痛剂。行义眼座植入者应教会病人义眼的放入、拿出和清洁的方法。

【健康指导】 嘱病人保持情绪稳定，乐观对待生活，可促进疗效。

第三节　视网膜母细胞瘤病人的护理

视网膜母细胞瘤(retinoblastoma，RB)是儿童中最常见的原发性眼内恶性肿瘤，发病率为0.1～

0.2/10 万。约 89%的患儿在 3 岁前发病，约 30%的患儿双眼发病。无种族、地域及性别的差异。

【病因和发病机制】 约 40%病例属于遗传型，为常染色体显性遗传；另外的 60%为非遗传型，为患儿视网膜母细胞发生突变所致。

【临床表现】 由于肿瘤大多发生于婴幼儿，早期不被家长注意，往往肿瘤发展到后极部，经瞳孔可见黄白色反光，或因视力低下而废用，造成废用性斜视，甚至继发青光眼，患儿因高眼压疼痛而哭闹时才被发现而就医。根据肿瘤的发展过程，临床上通常分为 4 期。

1. 眼内期　因患儿年幼不能诉说视力障碍，且无任何不适反应，易被忽视。早期病例需散瞳检查，肿瘤发展到一定程度，瞳孔区会出现黄白色反光(白瞳症)；视力丧失，眼球可出现废用性斜视。

2. 青光眼期　随着瘤体不断扩大，占据眼球内大部分玻璃体腔，将晶状体、虹膜向前推移，前房变浅，使眼内压增高；也可因瘤细胞脱落播散到前房和虹膜表面，引起虹膜结节和新生血管及假性前房积脓，前房角被瘤细胞或新生血管阻塞，形成继发性青光眼。患儿因眼痛而哭闹，长期高眼压，可出现“牛眼”或前葡萄肿。

3. 眼外期　肿瘤继续生长，穿破眼球壁，向眼外蔓延。可沿视神经向颅内蔓延，或穿破巩膜、角巩膜缘向眼球外发展。穿破巩膜进入眶内者出现眼球突出，眼睑闭合不全。

4. 转移期　肿瘤细胞经视神经或眼球壁上神经血管的孔道向颅内或眶内扩展，或经淋巴管或血液转移至肝、脾、肾等脏器，最终导致死亡。

【辅助检查】 X 线检查、超声探查、CT 扫描和 MRI 检查。

【治疗要点】 首先应考虑控制肿瘤生长、转移，挽救患儿生命，其次考虑能否保留眼球及有用的视力。

1. 手术治疗　眼内期，肿瘤占眼底面积 1/4 以上，应行眼球摘除术；若肿瘤穿破眼球向眶内生长，应行眶内容摘出术。

2. 放射治疗　肿瘤范围小时可行放射治疗，或手术后的补充治疗。

3. 激光治疗　早期小的肿瘤可行激光光凝治疗。

4. 化学疗法　发现已有全身转移，或作为上述疗法的补充，可行化学治疗。

【护理措施】

1. 术前护理　术前向病人家属讲清手术的目的并得到完全合作时方可手术。

2. 术后护理　术后患眼加压包扎，术后 2 日换药，更换结膜囊内的凡士林纱条，结膜囊用抗生素眼药水冲洗后仍加压包扎，5 日拆除结膜缝线。

【健康指导】

(1) 术后化疗的病人注意观察药物的副作用，如恶心、呕吐、贫血、脱发等。

(2) 嘱病人家属按医嘱用药及病情观察，病情有变化应及时就诊。

复习题

【简答题】

1. 眼部恶性肿瘤的特点是什么？

2. 常见的眼睑恶性肿瘤有哪些？

3. 脉络膜恶性黑色素瘤的主要辅助检查是什么？

4. 视网膜母细胞瘤临床上通常分为哪几期？

5. 视网膜母细胞瘤的治疗原则是什么？

第十四章

耳鼻咽喉的应用解剖生理

导学

内容及要求

本章内容包括耳、鼻、咽、喉和气管及食管的应用解剖。主要介绍与临床密切相关的解剖学基础知识以及与之相对应的生理功能。

在学习中应重点掌握每一部分的基础解剖，特别是涉及一些生理功能及常见疾病、症状体征的解剖知识，因在以后的学习中会反复提及，必须掌握。熟悉常用的解剖名词，方便后续的学习；了解各部分的生理功能。

重点、难点

耳鼻咽喉的应用解剖重点是耳、鼻、咽、喉的解剖，以中耳、内耳的结构，鼻腔和鼻窦解剖，咽喉的结构和区分等为难点，应结合图例认真记忆。

专科生的要求

专科生对各部分的生理功能及气管食管的应用解剖一般了解即可。

第一节　耳的应用解剖生理

一、耳的应用解剖

耳包括外耳、中耳和内耳(图 14－1)。

(一) 外耳

外耳包括耳郭及外耳道。

1. 耳郭(auricle)　由软骨、软骨膜及皮肤构成，耳垂处无软骨。耳郭皮下组织少，炎症时疼痛剧烈。皮肤菲薄，易发生冻伤。

2. 外耳道(external acoustic meatus)　起自外耳道口，止于鼓膜，略呈 S 形弯曲。外 1/3 为软骨部，内 2/3 为骨部。软骨部皮肤有耵聍腺、毛囊和皮脂腺。外耳道皮下组织少，当感染肿胀时神经末

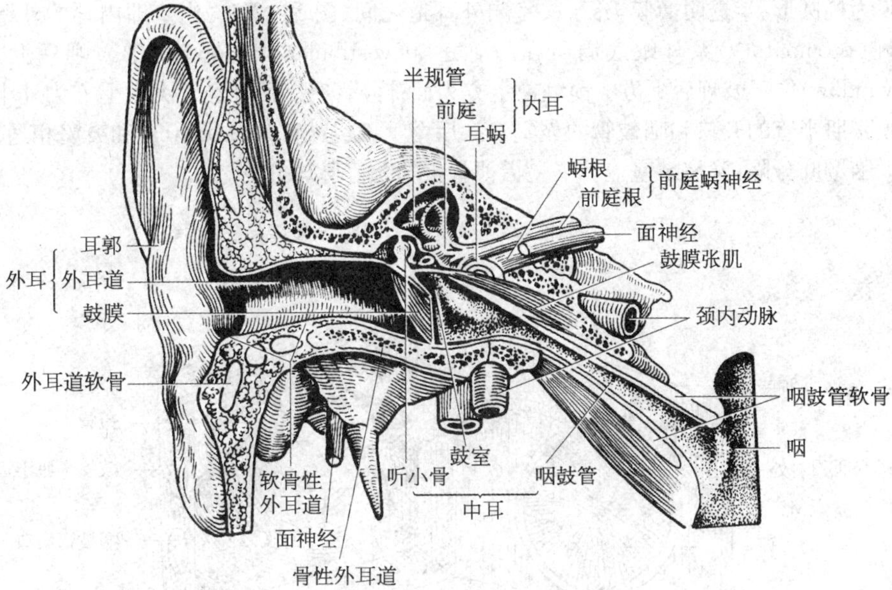

图 14－1　耳的解剖关系示意图

稍受压可引起剧痛。

3. 外耳神经来源　一为下颌神经的耳颞支，分布于外耳道前壁，故牙痛时可引起反射性耳痛；二为迷走神经的耳支，分布于外耳道的后壁，故刺激外耳道的后壁可引起反射性咳嗽。另外，耳大神经、枕小神经、面神经和舌咽神经的分支也有分布。

外耳的淋巴引流至耳郭周围淋巴结。耳郭前面的淋巴流入耳前淋巴结与腮腺淋巴结，耳郭后面的淋巴流入耳后淋巴结，耳郭下部及外耳道下壁的淋巴流入耳下淋巴结、颈浅淋巴结及颈深淋巴结上群。

(二) 中耳

中耳(middle ear)由鼓室、鼓窦、乳突和咽鼓管组成。

1. 鼓室(tympanic cavity)　位于鼓膜与内耳外侧壁之间。向前经咽鼓管与鼻咽相通，向后经鼓窦入口与乳突相连。鼓膜紧张部上缘平面以上部分为上鼓室(epitympanum)，紧张部下缘平面以下部分为下鼓室(hypotympanum)，下达鼓室底；上、下鼓室之间为中鼓室(mesotympanum)(图 14－2)。

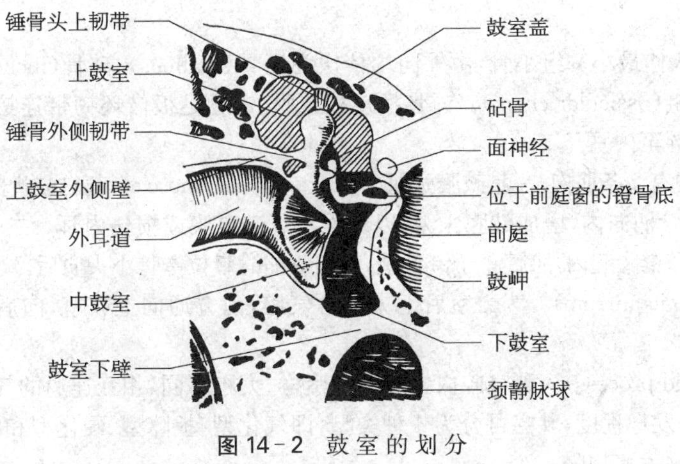

图 14－2　鼓 室 的 划 分

(1) 鼓室壁：有外、内、前、后、上、下 6 个壁(图 14－3)。外壁主要被鼓膜(tympanic membrane)

占据。鼓膜为椭圆形、半透明薄膜，介于鼓室与外耳道之间(图 14-4)。内壁即内耳的外壁，中央膨隆处为鼓岬(promontory)系耳蜗底周所在。前庭窗(vestibular window)位于鼓岬后上方。蜗窗(cochlear window)位于鼓岬后下方。前庭窗上方为面神经管突。面神经管突后上方为外半规管凸。前壁有鼓膜张肌半管的开口和咽鼓管的鼓室口。后壁上部经鼓窦入口(aditus)和鼓窦相通。上壁与颅中窝的大脑颞叶分隔，又称鼓室盖。下壁借薄骨板与颈静脉球分隔。

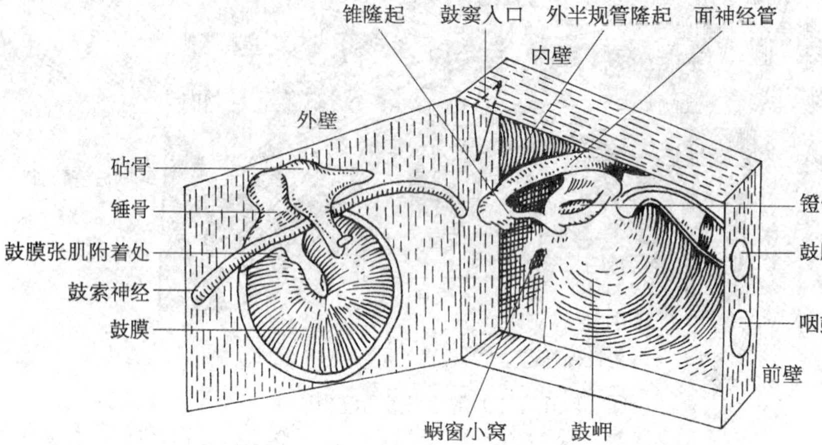

图 14-3　鼓室六壁模式图

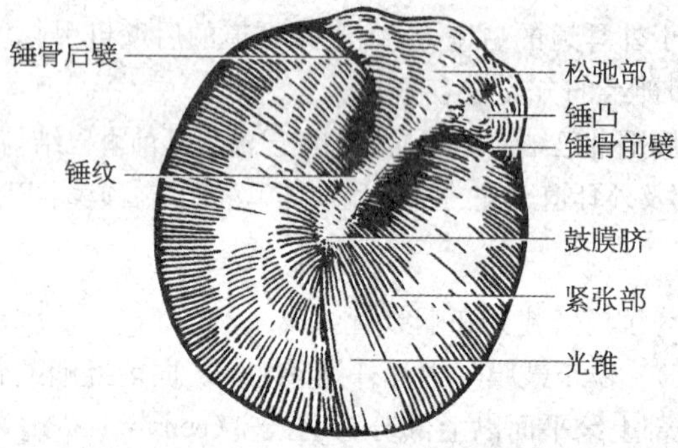

图 14-4　正常鼓膜像(右耳)

(2) 鼓室内容

1) 听小骨：为人体最小一组小骨，由外向内依次为锤骨(malleus)、砧骨(incus)和镫骨(stapes)。三者相连构成听骨链(ossicular chain)。锤骨柄连接鼓膜，镫骨足板借环韧带连接于前庭窗，经听骨链将鼓膜的振动传导至内耳。

2) 肌肉：鼓室内有 2 条肌肉，一是鼓膜张肌(tensor tympanic muscle)，起自鼓岬的匙突，止于锤骨颈下方，收缩时牵拉锤骨柄向内，增加鼓膜张力，以免强声震破鼓膜或损伤内耳。二是镫骨肌(stapedius muscle)起自鼓室后壁锥隆起内，肌腱止于镫骨颈，肌肉收缩时牵拉镫骨小头向后，减轻内耳压力。

2. 鼓窦(tympanic antrum)　为鼓室后上方的含气腔，前方通向上鼓室，向后下连通乳突气房，上壁与颅中窝相隔。

3. 乳突(mastoid process)　乳突腔内含有似蜂窝样、大小不同、相互连通的气房，气房分布范围因人而异，根据气房发育程度，乳突可分为 4 种类型，即气化型、板障型、硬化型和混合型。乳突后壁借骨板与乙状窦和颅后窝相隔。

4. 咽鼓管(pharyngotympanic tube)　是连通鼓室及鼻咽之间的管道。外 1/3 为骨部，内 2/3 为软骨部，平时处于关闭状态，防止声音经咽鼓管传至中耳。鼓室口起于鼓室前壁，向内、下、前方斜行开口于鼻咽侧壁的咽鼓管咽口。当张口、吞咽、打呵欠时，咽口开放，以调节鼓室内气压，保持鼓膜内、外压力平衡。咽鼓管黏膜为假复层纤毛柱状上皮，纤毛运动方向朝向鼻咽部，可使鼓室分泌物得以排除；咽鼓管在软骨部的黏膜呈皱襞样，具有活瓣作用，故能防止咽部液体等进入鼓室。小儿咽鼓管短而宽，又接近水平，因此小儿的咽部感染较易经此咽鼓管侵入鼓室引起中耳炎。

（三）内耳

内耳(inner ear)位于颞骨岩部内，结构复杂而精细，故又称迷路(labyrinth)。按解剖和功能分为前庭、半规管和耳蜗 3 个部分(图 14-5)。组织学上可分为形状相似的两部分，即**骨迷路**(osseous labyrinth)和**膜迷路**(membranous labyrinth)。膜迷路位于骨迷路之内，两者之间充满外淋巴(perilymph)，膜迷路含有内淋巴(endolymph)，内、外淋巴互不相通。膜迷路内有听觉与位觉感受器。

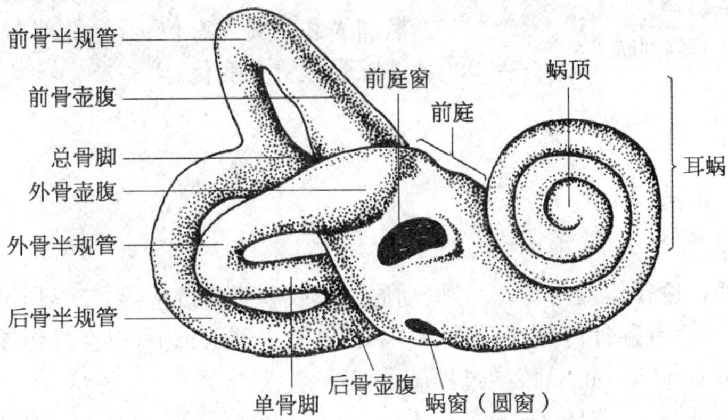

图 14-5　骨迷路示意图

1. 骨迷路　为骨性结构，包括耳蜗、前庭和半规管。

(1) 前庭(vestibule)：位于耳蜗和半规管之间，略呈椭圆形。后上部有 3 个骨半规管的 5 个开口。外壁即鼓室内壁的一部分，有前庭窗为镫骨足板所封闭。

(2) 骨半规管(osseous semicircular canals)：位于前庭的后上方，为 3 个相互垂直的 2/3 环形的小骨管，依其位置分别称为外(水平)、上(前)、后半规管(lateral、superior、posterior semicircular canals)。每个半规管的两端均开口于前庭，其一端膨大部称壶腹(ampulla)。前、后半规管的另一端合成一总脚通向前庭，因此 3 个半规管共有 5 孔通入前庭(图 14-6)。

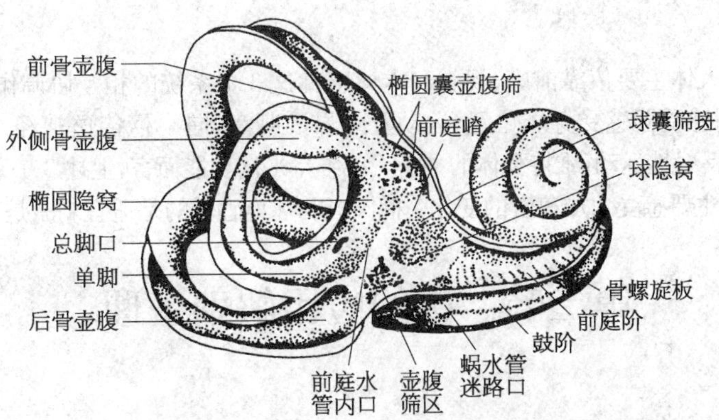

图 14-6　骨迷路剖面示意图

(3) 耳蜗(cochlea):位于前庭的前面,形似蜗牛壳,由周围的骨蜗管(osseous cochlear duct)沿中央的蜗轴(modiolus)盘旋构成。骨蜗管绕蜗轴2.5～2.75周,底周相当于鼓岬。骨蜗管再被前庭膜和基底膜分成3个阶,上方者为前庭阶(scala vestibule),起自前庭;中间为膜蜗管,又名中阶(scala media),系膜迷路;下方者名鼓阶(scala tympani)。前庭阶和鼓阶内含外淋巴,通过蜗尖的蜗孔相通。中阶内充满内淋巴。

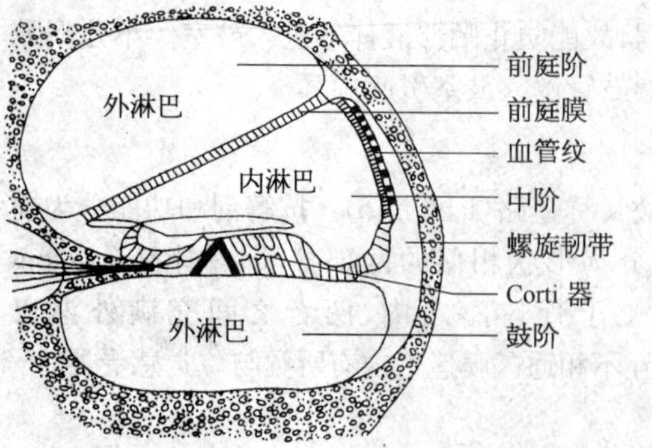

图 14-7　耳蜗剖面图

2. 膜迷路(membranous labyrinth)　借纤维束固定于骨迷路内,由椭圆囊、球囊、膜蜗管及膜半规管组成,各部相互连通。膜蜗管的基底膜上有螺旋器又名Corti器,由内、外毛细胞(inner and outer hair cells)、支柱细胞和盖膜等组成,是听觉感受器(图14-7)。椭圆囊和球囊内有位觉斑,膜半规管内有壶腹嵴,能够感受位置觉变化。

二、耳的生理

耳具有听觉和平衡功能。

(一) 听觉功能

声音可以通过两种途径传入内耳,一是振动通过鼓膜和听骨链传导,二是通过颅骨传导,前者称空气传导(简称气导),后者称骨传导(简称骨导)。在正常生理状态下,以空气传导为主。

1. 空气传导(air conduction)　传导过程简示如下。

声波
↓
耳郭→外耳道→鼓膜→听骨链→前庭窗→外、内淋巴→螺旋器→听神经 → 听觉中枢
空气振动(外耳)　传声变压(中耳)　液体波动(内耳)　感音　神经冲动(迷路后)　综合分析(大脑皮质)

在前庭窗以外的任何部分出现问题,都可能导致听力下降,例如鼓膜穿孔、听骨链侵蚀破坏或固定等,往往需要手术来解决。

2. 骨传导(bone conduction)　指声波通过颅骨传导到内耳使内耳淋巴液发生相应的振动而引起基底膜振动,耳蜗毛细胞之后的听觉传导过程与前面的气体传导过程相同。骨传导听觉在耳聋性质鉴别诊断中意义重大,骨导曲线下降表明感音神经性听力下降。

(二) 平衡功能

在日常生活中,人体主要依靠前庭、视觉和本体感觉这3个系统的相互协调作用来维持身体的平衡。这些系统的外周感受器感受身体位置、运动及外界的刺激,向中枢传送神经冲动,经中枢神经系统整合后,通过各种反射性运动,维持身体的平衡。就维持平衡功能而言,上述3个系统中以前庭系统最为重要。三对半规管主要感受角加速度的变化。椭圆囊和球囊感受的是适宜刺激是直线加速度运动。

第二节　鼻的应用解剖生理

一、鼻的应用解剖

鼻(nose)由外鼻、鼻腔和鼻窦3部分构成。

(一) 外鼻

外鼻(external nose)位于面部中央，由骨和软骨构成。外鼻呈三棱锥体状，前棱最高部为鼻根(nasal root)，向下依次为鼻梁(nasal bridge)及鼻尖(nasal apex)，鼻梁两侧为鼻背(nasal dorsum)，鼻尖两侧为鼻翼(alae nasi)。该三棱锥体的底部即鼻底(basis nasal)，鼻底上有前鼻孔(anterior nares)，两前鼻孔间是鼻小柱(columella nasi)。鼻翼向外下与面颊交界处有一浅沟，即鼻唇沟(nasolabial fold)(图 14－8)，一侧鼻唇沟变浅提示面神经麻痹。

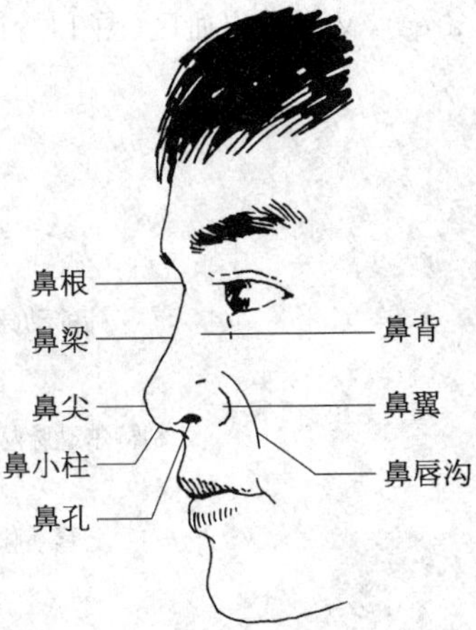

图 14－8　外鼻

鼻尖、鼻翼皮肤富有皮脂腺、汗腺和毛囊，为鼻疖、痤疮、酒糟鼻的好发部位。外鼻的静脉主要经内眦静脉(angular vein)和面静脉(facial vein)汇入颈内静脉，内眦静脉又可经眼上、下静脉与海绵窦(cavernous sinus)相连通(图 14－9)。面部静脉无瓣膜，血液可双向流动，所以当挤压鼻或上唇疖肿时，有引起海绵窦血栓性静脉炎之危险。临床上将鼻根部与上唇三角形区域称为“危险三角区”。

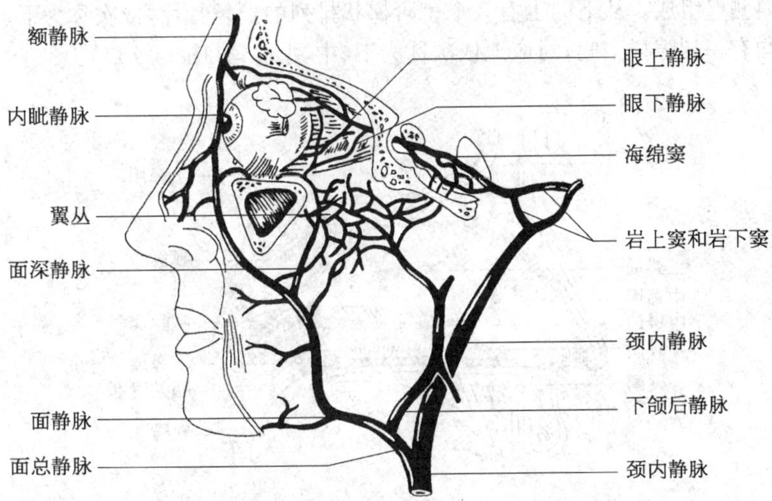

图 14－9　外鼻静脉与眼静脉及海绵窦的关系

外鼻的运动神经为面神经，感觉神经主要是三叉神经第一支(眼神经)和第二支(上颌神经)的一些分支。

(二) 鼻腔

鼻腔被鼻中隔分成左右两侧，每侧鼻腔又分为鼻前庭和固有鼻腔。

1. 鼻前庭(nasal vestibule)　位于鼻腔前部，向后经内孔区通固有鼻腔，其皮肤部分由复层扁平上皮覆盖，富含皮脂腺和汗腺，并长有鼻毛，较易发生疖肿。由于缺乏皮下组织，皮肤与软骨膜紧密粘合，一旦发生疖肿，疼痛剧烈。

2. 固有鼻腔(nasal fossa proper)　简称鼻腔，起于内孔区，后界为后鼻孔。鼻前庭皮肤与固有鼻腔黏膜移行处称鼻阈(limen nasi)。鼻腔分为内、外侧和顶、底四壁。

(1) 内侧壁:即鼻中隔(nasal septum)主要由鼻中隔软骨和筛骨正中板(perpen-dicular plate of ethmoid bone)构成。鼻中隔前下部的黏膜内动脉血管丰富,密集成网,此处称为利特尔区(Little's area),又称易出血区(图 14-10),是鼻出血的好发部位。

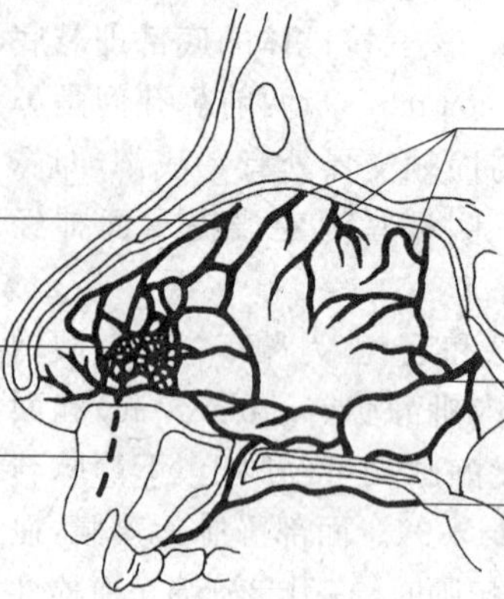

图 14-10　鼻中隔动脉分布及利特尔区

(2) 外侧壁:是鼻腔解剖结构中最为复杂的区域,也是最具生理和病理意义的部位。主要由筛骨及上颌骨的内侧壁组成。从下向上有 3 个呈阶梯状排列的长条骨片,依次称为下、中、上鼻甲。各鼻甲的外下方均有一裂隙样空间,对应地依次称为下、中、上鼻道(图 14-11)。

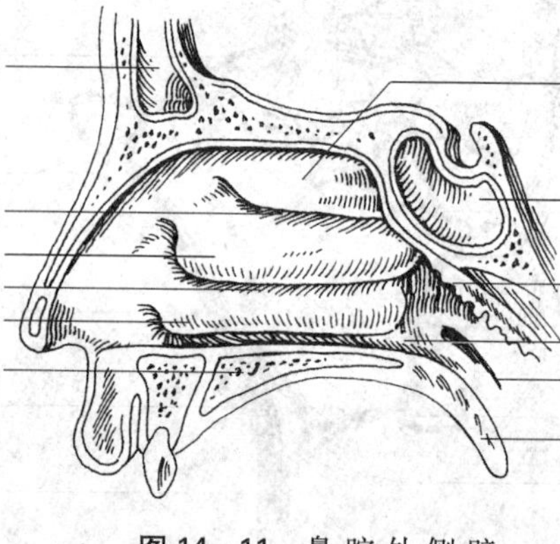

图 14-11　鼻腔外侧壁

1) 下鼻甲及下鼻道:下鼻甲(inferior turbinate)是位置最靠前、也是最大的鼻甲,其前端接近鼻阈,后端距咽鼓管咽口 1 cm。下鼻甲肿大或肥大时可引起鼻塞,也可引起耳部症状。下鼻道前上方有鼻泪管(nasolacrimal duct)的开口,距前鼻孔 3～3.5 cm。下鼻道(inferior meatus)外侧壁前端近下鼻甲附着处骨质最薄,是上颌窦最佳穿刺部位。

2) 中鼻甲及下鼻道:中鼻甲(middle turbinate)属筛骨的一部分,为筛窦内侧壁的标志。中鼻道(middle meatus)有两个隆起,前下者呈弧形峪状隆起,称钩突(uncinate process),其后上者称筛泡(ethmoid bulla),属筛窦结构,内含 1～4 个气房。两个突起之间有一半月形裂隙,名半月裂孔(semilunar hiatus),此孔向前下和外上扩大呈漏斗状,名筛漏斗(ethmoid infundibulum),额窦、前组筛窦及上颌窦均开口于此。中鼻甲、中鼻道及其附近的区域统称为窦口鼻道复合体(ostiomeatal complex),中鼻甲、钩突和筛泡亦是鼻内镜手术的重要解剖标志(图 14-12)。

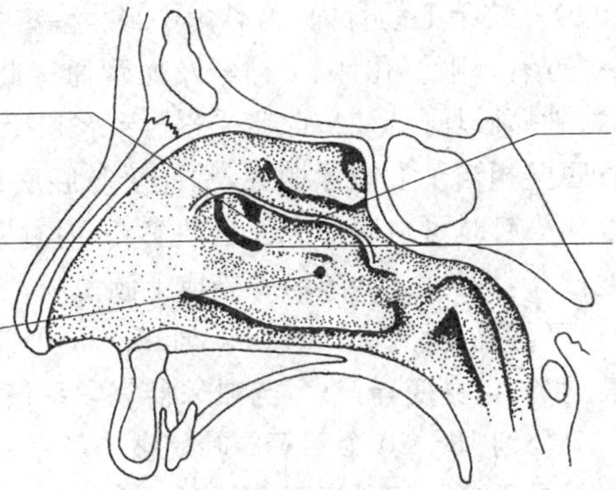

图 14-12 中鼻道解剖结构

3) 上鼻甲和上鼻道：上鼻甲(superior turbinate)是 3 个鼻甲中最小的一个，亦属筛骨结构，位于鼻腔外侧壁上后部位，前鼻镜检查一般窥不到上鼻甲。上鼻甲后端的后上方有蝶筛隐窝(sphenoethmoidal recess)，是蝶窦开口所在。后组筛窦则开口于上鼻道(superior meatus)。

各鼻甲与鼻中隔之间的共同狭长腔隙称总鼻道(common meatus)。以中鼻甲游离缘为界，其上方鼻甲与鼻中隔之间的腔隙为嗅裂(olfactory cleft)，亦称嗅沟(olfactory sulcus)，嗅沟最上面的一小部分鼻腔黏膜为嗅区(olfactory region)黏膜。占鼻腔绝大部分的为呼吸区(respiratory region)黏膜，含有丰富的腺体及杯状细胞，其表面有一层黏液毯，对维持鼻腔的生理功能具有重要意义。黏膜下的毛细血管与小静脉之间形成海绵状血窦，具有重要的生理和病理意义。

(3) 顶壁：呈穹隆状。前段倾斜上升，为鼻骨和额骨鼻突构成；后段倾斜向下，即蝶窦前壁；中段水平，即为分隔颅前窝的筛骨水平板，属颅前窝底的一部分，板上有许多小孔称筛孔，有嗅丝通过。筛板菲薄而脆，易因外伤或手术误伤导致脑脊液鼻漏或鼻源性颅内并发症。

(4) 底壁：即硬腭的鼻腔面，与口腔相隔。前 3/4 由上颌骨腭突(palatine process of maxilla) 构成，后 1/4 由腭骨水平部(horizontal process of palate bone)构成。

(三) 鼻窦

鼻窦(accessory nasal sinuses)是鼻腔周围颅骨内的一些含气空腔，一般两侧对称排列，共有 4 对。依其所在颅骨命名，分别为上颌窦、筛窦、额窦和蝶窦。依照窦口(ostium)所在的位置不同，将鼻窦分为前后两组：前组鼻窦包括上颌窦、前组筛窦和额窦，分别开口于中鼻道；后组鼻窦包括后组筛窦和蝶窦，前者开口于上鼻道，后者开口位于蝶筛隐窝(图 14-13)。

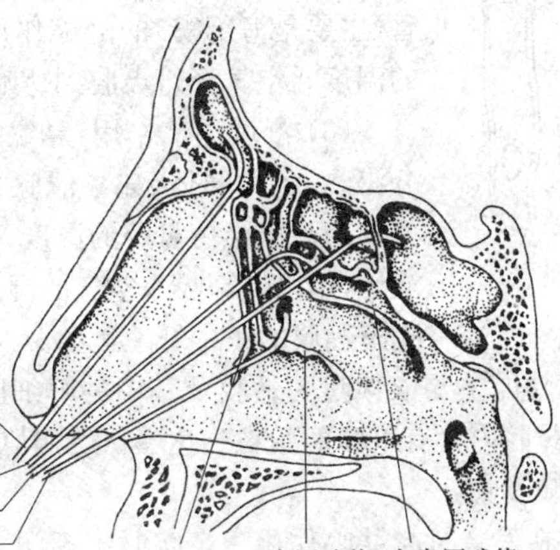

图 14-13 鼻窦开口部位

1. 上颌窦(maxillary sinus) 位于上颌骨内,为鼻窦中最大者。共有5壁:前壁或称面壁,向外下倾斜,骨壁甚薄,在眶下缘下方有一眶下孔,眶下神经及血管通过此孔;后外壁与翼腭窝和颞下窝毗邻,近翼内肌,故上颌窦恶性肿瘤破坏此壁时,此肌受累可致张口受限;上壁为眼眶底壁,故上颌窦疾病和眶内疾病可相互影响;底壁相当于上颌牙槽突,常低于鼻腔底部,与上列第二双尖牙和第一、二磨牙根部关系密切,故牙根感染有时可引起牙源性上颌窦炎;内侧壁即鼻腔外侧壁下部,经上颌窦开口通于中鼻道,因窦口位置较高,不易引流,故易感染成上颌窦炎。

2. 筛窦(ethmoid sinus) 又称筛迷路(ethmoid labyrinth),形似蜂窝状结构,介于鼻腔和眼眶之间,为4组鼻窦中解剖关系最复杂、自身变异最多、与毗邻器官联系最密切的解剖结构。筛窦气房视其发育程度不同而异,从4～17个到18～30个不等。筛窦被中鼻甲基板分为前组筛窦和后组筛窦,前组筛窦开口引流于中鼻道,后组筛窦开口引流于上鼻道。其外侧壁即眼眶内侧壁,菲薄如纸,称纸样板(lamina papyracea),因此,筛窦病变、外伤及手术可破坏此壁造成眶内并发症。

3. 额窦(frontal sinus) 位于额骨内外两层骨板之间,经额窦中隔分为两侧额窦。前壁为额骨外骨板,较坚厚,含骨髓,炎症或外伤可致骨髓炎。后壁较薄,毗邻颅前窝,额窦黏膜的静脉常通过此壁与硬脑膜静脉相连,故额窦感染可侵入颅内。底壁即为眼眶顶壁和前组筛窦之顶壁,此壁甚薄,炎症时有明显压痛。额窦囊肿亦可破坏此处侵入眶内。底壁内下方有额窦开口,经鼻额管引流到中鼻道前端。

4. 蝶窦(sphenoid sinus) 位于蝶骨体内。外侧壁为颅中窝底的一部分,与海绵窦、颈内动脉和视神经管等毗邻。气化较好的蝶窦,此壁菲薄甚至缺损,使上述结构裸露于窦腔内,手术不慎将出现失明及大出血。顶壁上方为颅中窝底的一部分,呈鞍形,称为蝶鞍,承托垂体。前壁参与构成鼻腔顶的后段和筛窦后壁,有蝶窦开口。下壁即后鼻孔上缘和鼻咽顶,翼管神经孔位于下壁外侧的翼突根部。

二、鼻的生理

(一) 鼻腔的生理功能

1. 呼吸功能

(1) 清洁作用:正常人鼻毛及其生长方向(朝向前外)可以过滤吸入气流中的颗粒状物,并使异物难进易出。鼻毛可阻挡空气中的较大尘粒,黏膜表面的黏液毯能黏附小的尘埃和微生物,借纤毛运动送入咽部吐出或咽下,纤毛运动是维持鼻腔正常生理功能的重要机制。鼻腔分泌的酸性黏液及溶菌酶可抑制和溶解微生物(图14-14)。

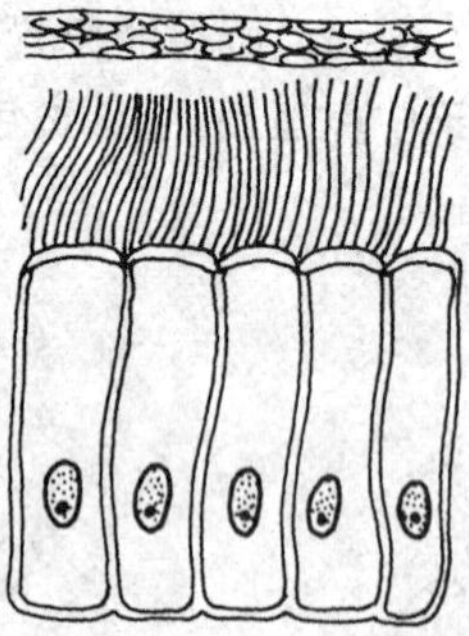

图14-14 鼻黏膜的黏液毯

(2) 温度调节作用:吸入的空气通过鼻腔时,依赖鼻腔黏膜血管(主要是海绵窦)的舒缩作用,使吸入鼻腔的气流保持相对恒定的温度。空气经过鼻腔到达咽部时,可被调节至32～34℃。

(3) 湿度调节作用:鼻黏膜中的分泌性上皮(如杯状上皮)的分泌物、各种腺体(如黏液腺、浆液腺、嗅腺等)的分泌物以及毛细血管的渗出维持鼻腔的湿度,鼻黏膜每昼夜分泌1 000 ml左右的液体,用以提高吸入空气的湿度,有利于肺泡的气体交换和维持呼吸道黏膜的正常纤毛运动。

2. 嗅觉功能 嗅觉功能主要依赖嗅区黏膜及其中的嗅细胞。嗅觉起着识别、报警、增进食欲、影响情绪等作用。吸入鼻腔内含有气味的微粒到达嗅区黏膜,刺激嗅细胞产生神经冲动,经嗅神经通路传至嗅觉中枢而感知嗅觉。

3. 共鸣作用 鼻腔在发音时起共鸣作用。鼻塞时出现闭塞性鼻音,鼻咽腔闭合不全或不能关闭时可出现开放性鼻音。

(二) 鼻窦的生理功能

一般认为鼻窦对鼻腔的共鸣功能有辅助作用,并可减轻头颅重量,缓冲外来冲击力,对重要器官有一定的保护作用。

第三节　咽的应用解剖生理

一、咽的应用解剖

咽是呼吸道和消化道上端的共同通道,上宽下窄略呈漏斗状。上起颅底,下至第 6 颈椎,成人全长约 12 cm。前方与鼻腔、口腔和喉相通;后壁邻接椎前筋膜;两侧与颈部大血管和神经毗邻。

(一) 咽的分部

咽自上而下分为鼻咽、口咽和喉咽 3 部分(图 14－15)。

1. 鼻咽(nasopharynx)　又称上咽(epipharynx),位于颅底与软腭游离缘平面之间。前方经后鼻孔与鼻腔相通,后壁平对第 1、第 2 颈椎,下方与口咽相通。顶部黏膜下有丰富的淋巴组织集聚,呈桔瓣状,称咽扁桃体,又称腺样体(adenoid)。两侧壁有咽鼓管咽口,此管与中耳腔相通。咽鼓管咽口周围有散在的淋巴组织,称咽鼓管扁桃体(tubal tonsil)。咽口后上方有一半环形隆起,称咽鼓管圆枕(tubal torus)。咽鼓管圆枕后上方有一凹陷区,称咽隐窝(pharyngeal recess),较隐蔽,为鼻咽癌好发部位。若腺样体肥大,可堵塞鼻咽腔影响鼻呼吸;若阻塞咽鼓管咽口可引起听力减退。

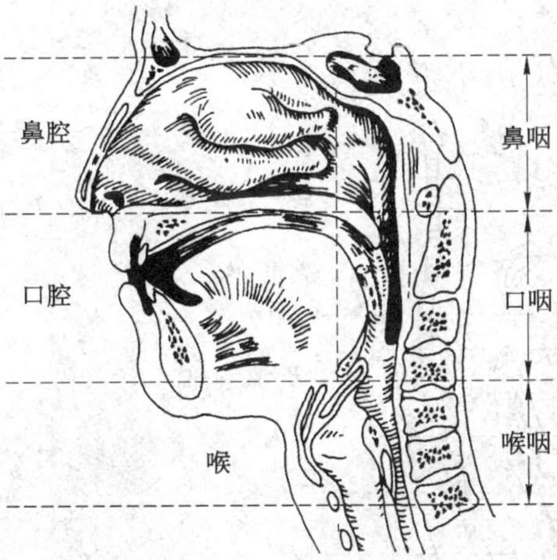

图 14－15　咽的分区

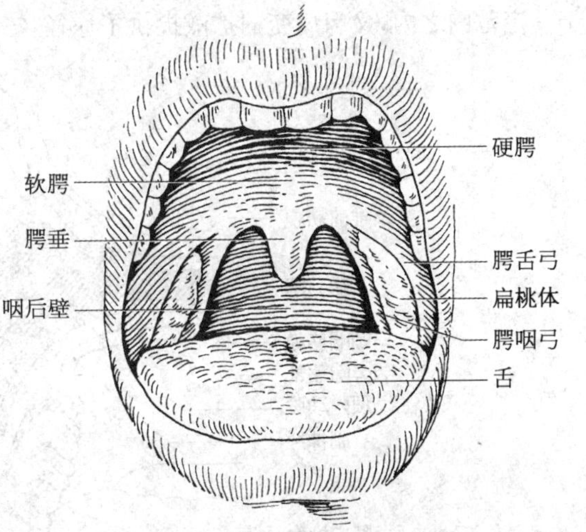

图 14－16　咽峡的组成

2. 口咽(oropharynx)　又称中咽(mesopharynx),为口腔向后方的延续,介于软腭与会厌上缘平面之间,通常所谓咽部即指此区。向前经咽峡与口腔相通。咽峡是指由腭垂,又称悬雍垂(uvula)和软腭游离缘、舌背、两侧腭舌弓(palatoglossal arch)和腭咽弓(palatopharyngeal arch)共同构成的一个环形狭窄部分。腭舌弓和腭咽弓之间为腭扁桃体,在每侧腭咽弓的后方有条状淋巴组织,名咽侧索(lateral pharyngeal bands)。咽后壁黏膜下有散在淋巴滤泡。舌根上面有舌扁桃体(图 14－16)。

3. 喉咽(laryngopharynx)　又称下咽(hypopharynx),位于会厌上缘与环状软骨板下缘平面之间,上接口咽,下连食管入口,该处有环咽肌环绕,前面与喉腔相通,前面自上而下有会厌、杓会厌皱襞和杓状软骨所围成的入口,称喉口。在喉口两侧各有一较深的隐窝名为梨状窝(pyriform sinus),

是异物常嵌顿之处。舌根与会厌之间左右各有一浅窝，称会厌谷(epiglottic vallecula)，是异物易存留之处。两侧梨状窝之间、环状软骨板之后称环后隙(postcri-coid space)(图 14－17)。

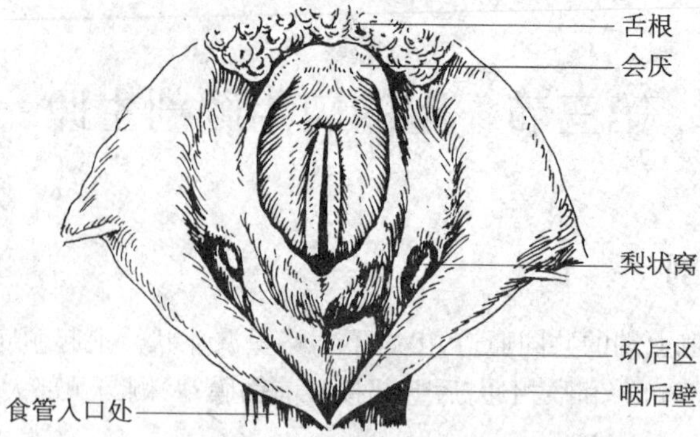

图 14－17　喉　　咽

(二) 咽壁的构造

咽壁由内向外有 4 层，即黏膜层、纤维层、肌肉层和外膜层。咽壁的肌肉按其功能分为 3 组，包括咽缩肌组、提咽肌组和腭帆肌组。这些肌肉相互协调，完成吞咽动作并保持咽鼓管正常功能。外膜层即筋膜层，位于咽肌的外层，包绕颈部的肌肉、血管、神经等重要器官和组织。在咽筋膜与邻近的筋膜之间的疏松组织间隙中，较重要的有咽后隙、咽旁隙(图 14－18)。这些间隙的存在，有利于咽腔在吞咽时的运动，协调头颈部的自由活动，获得正常的生理功能。咽间隙的存在既可将病变局限于一定范围之内，又为病变的扩散提供了途径。

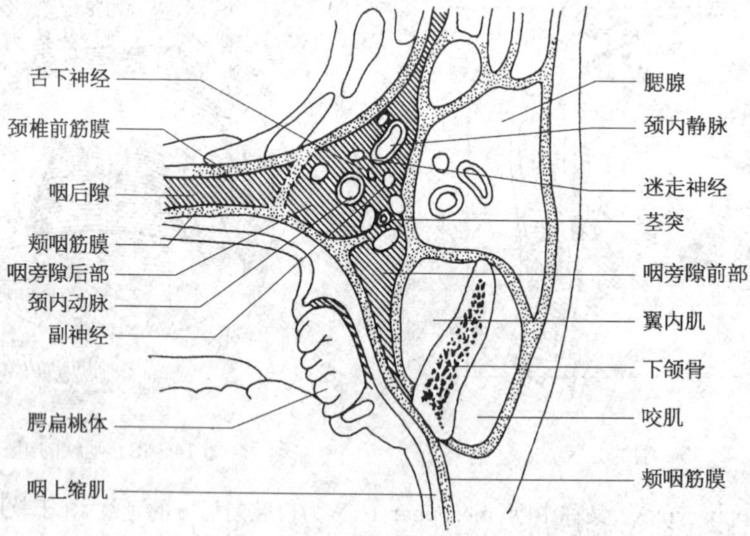

图 14－18　咽部的筋膜间隙

1. *咽后间隙*(retropharyngeal space)　位于椎前筋膜和颊咽筋膜之间，上起颅底、下达上纵隔，相当于第 1、2 胸椎平面，咽缝将此间隙分为左右两部分。间隙内有淋巴组织，婴幼儿期有数个淋巴结，儿童期逐渐萎缩，至成人仅有极少淋巴结，引流扁桃体、口腔、鼻腔后部、鼻咽、咽鼓管等部位的淋巴，因此，这些部位的炎症可引起咽后间隙感染，甚至于形成咽后间隙脓肿。

2. *咽旁间隙*(parapharyngeal space)　位于咽后间隙的两侧，左右各一，底向上、尖向下，形如锥体。锥底向上至颅底，锥尖向下达舌骨。咽旁间隙可再细分为前隙和后隙，前隙较小，内侧与腭扁桃体毗邻，腭扁桃体炎症可扩散到此间隙；后隙较大，有颈动脉鞘和舌咽神经、迷走神经、舌下神经、副神经及交感神经干通过。

(三) 咽的淋巴组织

咽黏膜下淋巴组织丰富，较大淋巴组织团块呈环状排列，称为内环淋巴，又称 Waldeyer 淋巴环，主要由咽扁桃体(腺样体)、腭扁桃体、舌扁桃体、咽鼓管扁桃体、咽后壁淋巴滤泡及咽侧索等组成。淋巴外环包括下颌角淋巴结、下颌下淋巴结、颏下淋巴结、咽后淋巴结等(图 14－19)。内环淋巴可引流到外环淋巴，因此，若咽部的感染或肿瘤不能为内环的淋巴组织所局限，可扩散或转移至相应的外环淋巴结。内环的淋巴组织在儿童期处于增生状态，一般在 10 岁以后开始萎缩退化。

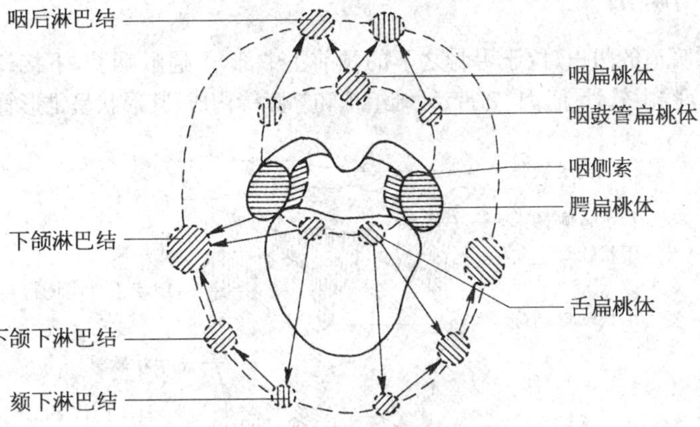

图 14－19　咽 淋 巴 环

1. *腭扁桃体*(palatine tonsil)　习惯称为扁桃体，位于腭舌弓和腭咽弓之间的扁桃体窝内，是一对扁卵圆形的淋巴上皮器官，为咽淋巴组织中最大者。其内侧游离面黏膜上皮为鳞状上皮，上皮向扁桃体实质内陷入形成一些分支状盲管，深浅不一，盲管开口在扁桃体表面的隐窝(crypts)，细菌易在盲管和陷窝内存留繁殖，形成感染"病灶"。

2. *咽扁桃体*(pharyngeal tonsil)　又称腺样体(adenoids)，位于鼻咽顶与后壁交界处，形似桔瓣，表面不平，有 5～6 条纵行沟裂，细菌易存留于此；在其下端有时可见胚胎期残余的凹陷，称咽囊(pharyngeal bursa)。腺样体于出生后即已发育，6～7 岁时最大，通常 10 岁以后逐渐萎缩。腺样体肥大可引起鼻阻塞、打鼾等症状，也可影响咽鼓管功能，引发中耳炎。

二、咽的生理

1. *呼吸功能*　咽腔是上呼吸道的重要组成部分，黏膜含有丰富的腺体，对吸入的空气有调节温度、湿度及清洁的作用。

2. *吞咽功能*　吞咽动作是一种由许多肌肉参加的反射性协同运动。吞咽动作一经发动即不能中止。吞咽中枢可能位于延髓的迷走神经核附近、呼吸中枢上方。其传入神经包括来自软腭、咽后壁、会厌和食管等处的脑神经传入纤维。

3. *防御保护功能*　主要通过咽反射来完成。一方面，协调的吞咽反射，可封闭鼻咽和喉咽，在吞咽或呕吐时，避免食物吸入气管或反流鼻腔；另一方面，当异物或有害物质接触咽部，会发生恶心呕吐，有利于异物及有害物质的排除。

4. *言语形成功能*　咽腔为共鸣腔之一，发音时，咽腔和口腔可改变形状，产生共鸣，使声音清晰、和谐、悦耳，并由软腭、口、舌、唇、齿等协同作用，构成各种言语。其中软腭的活瓣作用尤为重要。

5. *扁桃体的免疫功能* 人类的扁桃体、淋巴结、消化道集合淋巴小结和阑尾等均属末梢免疫器官。扁桃体为外周免疫器官，其生发中心含有各种吞噬细胞，同时可以制造具有自然免疫力的细胞和抗体，如T细胞、B细胞、吞噬细胞及免疫球蛋白等，它们对从血液、淋巴或其他组织侵入机体的有害物质具有防御作用。在儿童期，扁桃体具有特殊活跃的免疫功能。3～5岁时，因接触外界变应原的机会多，扁桃体显著增大，不应视为病理现象，可能是免疫活动的征象。青春期后，扁桃体组织逐渐缩小。

第四节 喉的应用解剖生理

一、喉的应用解剖

喉(larynx)是呼吸道的门户，位于舌骨之下的颈前正中部，上通喉咽腔，下接气管，在成人相当于第3～6颈椎平面之间。喉由软骨、肌肉、韧带、纤维组织和黏膜等构成，其形状呈锥形管腔(图14-20)。

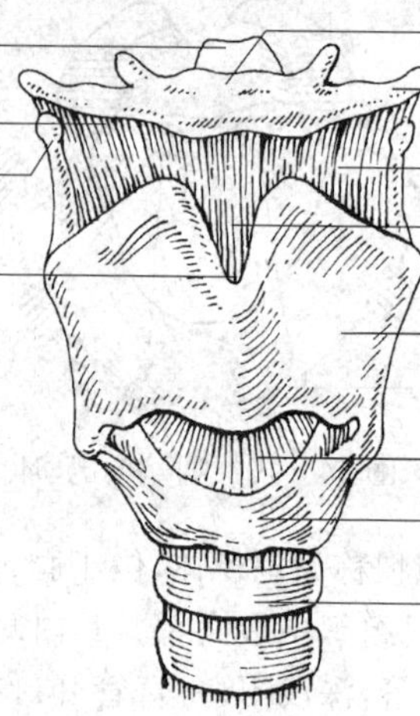

图14-20 喉的前面观

(一) 喉软骨

构成喉支架的软骨共有11块(图14-21)。会厌软骨、甲状软骨、环状软骨为单一软骨，杓状软骨、小角软骨、楔状软骨及麦粒软骨左右各一个。喉软骨间由纤维韧带连接。

1. *会厌软骨*(epiglottic cartilage) 通常呈叶片状，上宽下窄，稍卷曲，其上有一些小孔，使会厌喉面和会厌前间隙相连。会厌软骨位于喉的上部，其表面覆盖黏膜，构成会厌(epiglottic)。吞咽时会厌盖住喉入口，防止食物进入喉腔。会厌可分为舌面和喉面。舌面组织疏松，易患会厌炎。儿童时期会厌呈卷叶状，质较软。

2. *甲状软骨*(thyroid cartilage) 为喉部最大软骨。由两块对称的四边形甲状软骨板在前方正中融合而成，和环状软骨共同构成喉支架的主要部分。甲状软骨正中上方呈V型陷凹，称甲状软骨切迹(thyroid notch)，是颈部中线的标志。成年男性此切迹下方向前突出，称为喉结。左右侧软骨板后缘分别向上、向下延伸，形成上角(superior cornu)和下角(inferior cornu)。

3. *环状软骨*(cricoid cartilage) 位于甲状软骨之下，第一气管环之上，形状如环。前部较窄，称环状软骨弓；后端宽，称环状软骨板，此软骨是喉气管中唯一完整的环形软骨，对保持喉气管的通畅至关重要。如果外伤或疾病引起环状软骨损伤，常可引起喉狭窄。

4. *杓状软骨*(arytenoid cartilages) 形如三棱锥体，左右各一，位于环状软骨板上缘。其底部和

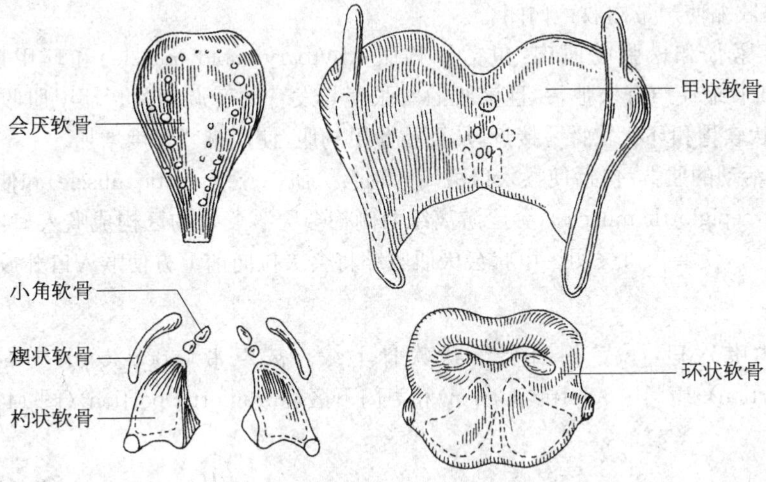

图 14-21　喉 的 软 骨

环状软骨之间形成环杓关节(cricoarytenoid joint),其运动使声带张开或闭合。底部前端有声带突(vocal process),为声带附着处。底部外侧为肌突(muscular process),有环杓后肌和环杓侧肌附着其后部及前外侧面。

5. 小角软骨(corniculate cartilages)　位于杓状软骨的顶部,居杓会厌襞后端。

6. 楔状软骨(cuneiform cartilages)　位于两侧杓会厌襞中,在小角软骨之前,可能缺如。

(二) 喉肌

分为喉内肌和喉外肌两组(图 14-22)。喉外肌位于喉的外部,将喉与周围结构相连接,有固定喉和牵拉喉体上升或下降的功能。喉内肌是与声带运动有关的肌肉。按其功能分为以下 4 组。

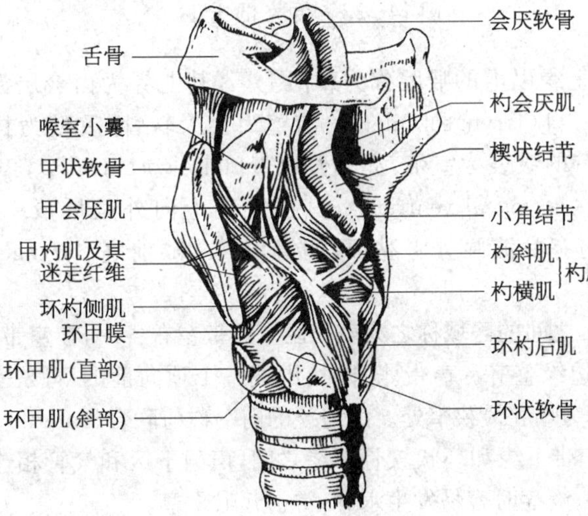

图 14-22　喉 的 肌 肉

(1) 使声门张开的肌肉:主要来自环杓后肌(posterior cricoarytenoid muscle),该肌起自环状软骨背面的浅凹,止于杓状软骨肌突的后面。该肌收缩使杓状软骨的声带突向外侧转动,将声门裂的后端分开,开大声门。

(2) 使声门关闭的肌肉:其中有环杓侧肌(lateral cricoarytenoid muscle)和杓肌(arytenoid muscle)。环杓侧肌起于环状软骨弓上缘,止于杓状软骨肌突的前面。杓肌附着在两侧杓状软骨上。

环杓侧肌和杓肌收缩使声带内收声门闭合。

(3) 使声带紧张和松弛的肌肉：包括甲杓肌(thyroarytenoid muscle)和环甲肌(cricothyroid muscle)。甲杓肌收缩使声带松弛，并且该肌的紧张度与发音的音调相关。环甲肌收缩时以环甲关节为支点，使甲状软骨和环状软骨弓接近，从而拉紧甲杓肌，使声带紧张度增加。

(4) 使会厌活动的肌群：包括使喉入口关闭的杓会厌肌(aryepiglottic muscle)和使喉入口开放的甲状会厌肌(thyroepiglottic muscle)，会厌游离缘两侧杓会厌皱襞及杓区构成喉入口，杓会厌肌收缩将会厌拉向后下方，使喉入口关闭。甲状会厌肌收缩将会厌拉向前上方使喉入口开放。

(三) 喉腔

喉腔上界为喉入口，下界相当于环状软骨下缘。被声带(vocal cord)分隔成声门上区(supraglottic portion)、声门区(glottic portion)和声门下区(infraglottic portion)(图 14-23)。

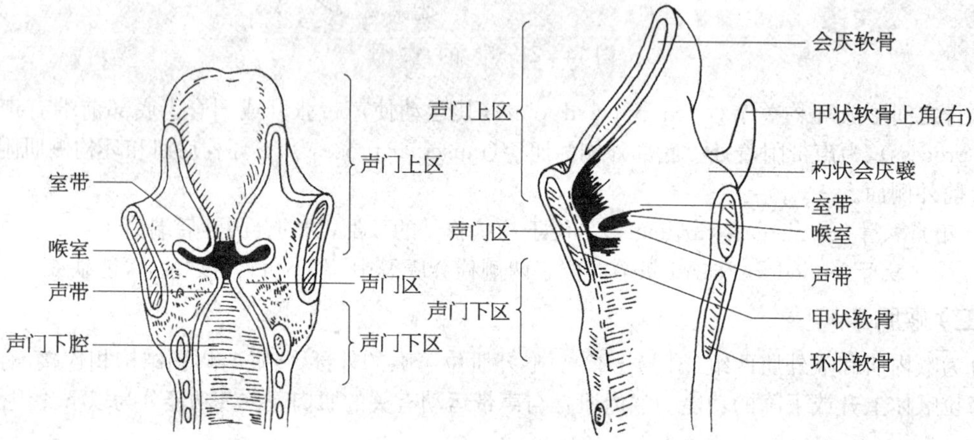

图 14-23 喉腔的分区

1. 声门上区　声带上缘以上的喉腔称为声门上区，其上界为由会厌游离缘、杓会厌襞及杓状软骨间切迹组成的喉入口(laryngeal inlet)。前壁为会厌软骨，后壁为杓状软骨，两侧为杓会厌襞。声带上方与之平行的皱襞为室带，亦称假声带(false vocal cords)，声带和室带之间开口呈椭圆形的腔隙称为喉室(laryngeal ventricle)，其前端向上向外延展成一小憩室，名喉室小囊(sacculus of larynx)，囊内有黏液腺分泌黏液，润滑声带。喉前庭(laryngeal vestibule)位于喉入口与室带之间。

2. 声门区　两侧声带之间的区域称之为声门区。声带左右各一，在室带下方，由黏膜、声韧带、肌肉构成白色带状组织，边缘整齐。声带张开时，出现一个顶向前的等腰三角形的裂隙称声门裂(rima vocalis)，简称声门，为喉腔最狭窄处。声门裂的前端称前联合(anterior commissure)。

3. 声门下区　位于声带下缘和环状软骨下缘之间，声门下区和气管相连。该腔上小下大。幼儿期该区黏膜下组织疏松，炎症时容易发生水肿，常引起喉阻塞。

(四) 喉的淋巴

喉的淋巴以声门区为界，分为声门上区组和声门下区组(图 14-24)。声门上区的组织中有丰富的淋巴管，汇集于杓会厌皱襞后形成较粗大的淋巴管，主要进入颈内静脉周围的颈深上淋巴结，有少数淋巴管汇入颈深下淋巴结或副神经淋巴结链。声门区几乎没有深层淋巴组织，故将声门上区和声门下区的淋巴系统隔开。声门下区组织中的淋巴管较少，汇集后通过环甲膜，进入颈深下淋巴结下群及气管前淋巴结。通常喉部的淋巴引流按区分开，左右不交叉。

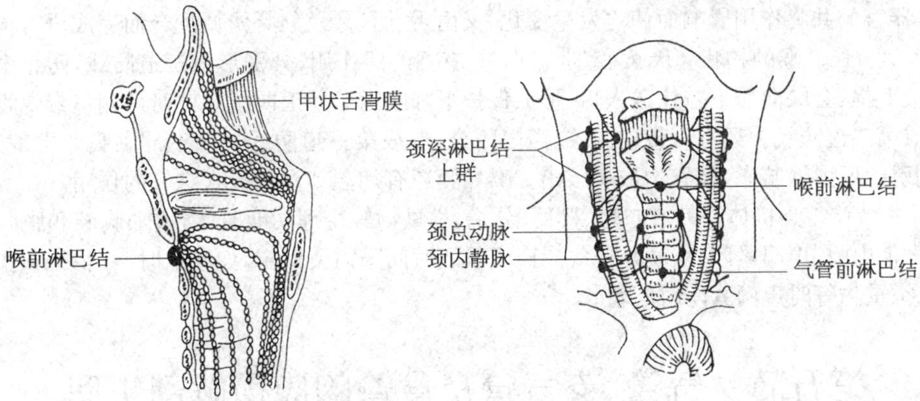

图 14-24　喉 的 淋 巴

(五) 喉的神经

有喉上神经和喉返神经,两者均为迷走神经分支(图 14-25)。喉上神经于舌骨大角平面分为内、外支。外支主要为运动神经,支配环甲肌和咽下缩肌,内支主要为感觉神经。喉返神经是喉的主要运动神经。左侧喉返神经绕主动脉弓,右侧喉返神经绕锁骨下动脉,继而上行,支配除环甲肌外的喉内各肌的运动。同时也有一些感觉支支配声门下区黏膜的感觉。左侧喉返神经的径路较右侧长,故临床上受累机会也较多。

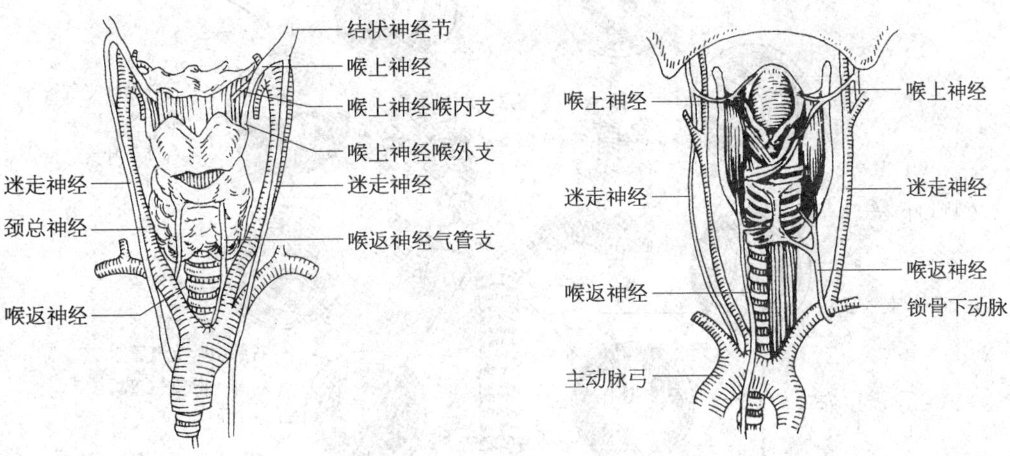

图 14-25　喉 的 神 经

a. 正面观　b. 背面观

二、喉的生理

1. *呼吸功能*　喉腔是呼吸的通道,喉的声门裂又是呼吸通道最狭窄处,声带的内收或外展,可调节声门裂大小。声门大小的改变又可调节呼吸,当人们运动时声带外展,声门裂变大,以便吸入更多的空气。反之,安静时所需吸入的空气减少,声门裂就变小。声带运动是受中枢神经系统反射作用调节进而来维持正常的呼吸功能。

2. *发声功能*　喉是发声器官,人发声的主要部位是声带。呼出的气流冲击内收的声带使之振动而发出基音。其音调的高低与声带振动频率有关,其频率又受声带的长度、张力、质量和呼出气体的强弱有关。声音的强度与肺部呼出气体和声门下气压成正比。发出的基音,受咽、口、鼻、鼻窦、气管及肺等器官的共鸣作用影响而使之发生变化，又由舌、唇、牙及软腭协调配合而完成语言构成。

3．保护功能　喉的杓状会厌襞、室带、声带具有括约肌作用，分别形成三道防线，防止误吸。吞咽时，喉被上提，会厌向后下盖住喉入口，形成保护下呼吸道第一道防线。此时两侧室带内收向中线靠拢，形成第二道防线。还有声带也内收、声门闭合，形成第三道防线。喉上部黏膜非常敏感，稍受刺激即刻引起反射性咳嗽，将异物或痰咳出。喉黏膜还有加温和湿润吸入空气的作用。

4．屏气功能　当机体在完成咳嗽、排便、分娩、举重物等生理功能时，需增加胸腔和腹腔内的压力，此时声带内收、声门紧闭，这就是屏气。声门紧闭时间随需要而定，如咳嗽时声门紧闭时间短，排便、分娩、举重物等时声门紧闭时间较长。

第五节　气管、支气管及食管的应用解剖生理

一、气管及支气管的应用解剖及生理

(一) 气管支气管的应用解剖

气管(trachea)(图 14－26)始于喉的环状软骨下缘，通过胸腔入口进入上纵隔，在第 5 胸椎上缘

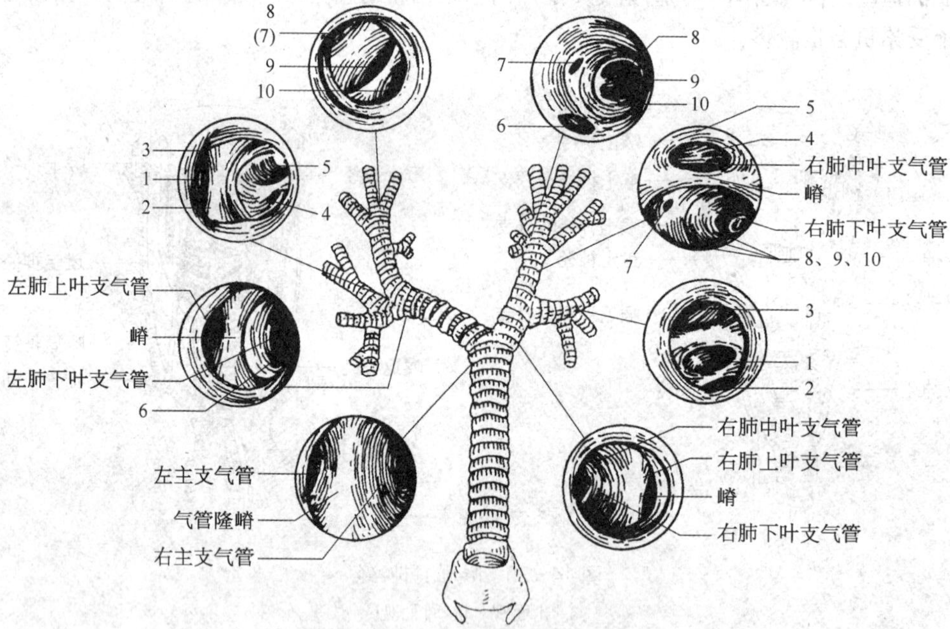

左　　　　右

图 14－26　气管及支气管树形结构

左：
1. 左上叶上支的尖支
2. 左上叶上支的后支(尖下支)
3. 左上叶上支的前支
4. 左上叶下支(舌支)的上支(胸支)
5. 左上叶下支(舌支)的下支(后支)
6. 左下叶尖支
7. 左下叶的基底支(心支)从前基底支分出
8. 左下叶前基底支
9. 左下叶中基底支(侧基底支)
10. 左下叶后基底支

右：
1. 右上叶尖支
2. 右上叶后支(尖下支)
3. 右上叶前支(胸支)
4. 右中叶侧支
5. 右中叶内支
6. 右下叶尖支
7. 右下叶内基底支
8. 右下叶前基底支
9. 右下叶侧基底支
10. 右下叶后基底支

水平分为左、右主支气管。由软骨环、平滑肌、黏膜及结缔组织构成。成人男性气管平均长度 12 cm 左右，女性则为 10 cm 左右。气管黏膜为假复层纤毛柱状上皮，含有杯状细胞，与黏膜的腺体共同分泌浆液及黏液。气管由 10～20 个马蹄形透明软骨环构成支架，软骨环位于前壁和侧壁，缺口向后，由平滑肌及弹性结缔组织纤维封闭组成气管后壁，并与食管前壁紧密附着。

左、右主支气管的分界处有一矢状位的突起，称气管隆嵴，边缘锐利光滑，是支气管镜检查时的重要解剖标志。大约在第 5 胸椎上缘水平，气管分成左、右主支气管，分别进入两侧肺门后，继续分支如树枝状，顺序如下：①主支气管：入左肺、右肺，称一级支气管。②肺叶支气管：分别入各肺叶，称二级支气管。③肺段支气管：入各肺段，称三级支气管。

右侧主支气管较粗短，约 2.5 cm，与气管纵轴的延长线约成 25°角。左主支气管细而长，约 5 cm 长，与气管纵轴的延长线约成 45°角。因此，气管异物易进入右侧主支气管。右主支气管分为上、中、下三个肺叶支气管。左主支气管又分为上下两个肺叶支气管。

（二）气管及支气管的生理功能

1. 清洁功能　呼吸道的清洁作用，主要依靠气管、支气管内纤毛和黏液的协同作用。气管及支气管的黏膜为假复层纤毛柱状上皮，其表面有黏液层。随空气被吸入的尘埃、细菌及其他微粒沉积在黏液层上，通过纤毛节律性拍击式摆动，黏液层由下而上的波浪式运动，推向喉部而被咳出。感染或吸入有害气体影响黏液分泌或损害纤毛运动时，均可影响呼吸道的清洁功能。

2. 免疫功能　呼吸道含有各种参与体液免疫相关的球蛋白，包括 IgA、IgG、IgM、IgE，其中 IgA 最多，主要是分泌性 IgA。呼吸道细胞免疫主要是产生各种淋巴因子，如巨噬细胞移动抑制因子、巨噬细胞活化因子、淋巴毒素、转移因子、趋化因子等。另外，溶菌酶可溶解杀死细菌；补体被抗原抗体复合物激活后，有溶菌、杀菌、灭活病毒作用。

3. 防御性呼吸反射　气管、支气管黏膜下富含感觉传入神经末梢，主要来自迷走神经，机械性或化学性刺激沿此神经传入延髓，再经传出神经支配声门及呼吸肌，引起咳嗽反射。咳嗽时先做深吸气，继而关闭声门，并发生强烈的呼气动作，同时肋间肌、腹肌收缩，膈肌上升，胸腔缩小，肺内压、肺腔内压升高，继之声门突然开放，呼吸道内气体迅速咳出。同时将呼吸道内异物和分泌物排出，维持呼吸道通畅。此外，当突然吸入冷空气及刺激性化学气体时，可反射性引起呼吸暂停，声门关闭和支气管平滑肌收缩的屏气反射，使有害气体不易进入，保持下呼吸道不受伤害。

二、食管的应用解剖生理

（一）食管的应用解剖

食管（esophagus）为一黏膜衬里的肌性管道，起自环咽肌下缘，相当于第 6 颈椎水平，下通贲门，食管平均长度约 25 cm。食管有 4 个生理性狭窄（图 14-27），第一个狭窄即食管入口，在距上切牙的 16 cm 处，是食管最狭窄处，异物最易嵌顿于此。第二个狭窄由主动脉弓压迫食管左侧壁而成，位于距上切牙的 23 cm 处。第三个狭窄为左侧主支气管压迫食管前壁所形成，位于第二狭窄下 4 cm 处。第四个狭窄系食管通过横膈裂孔而成，位于距上切牙 40 cm 处。

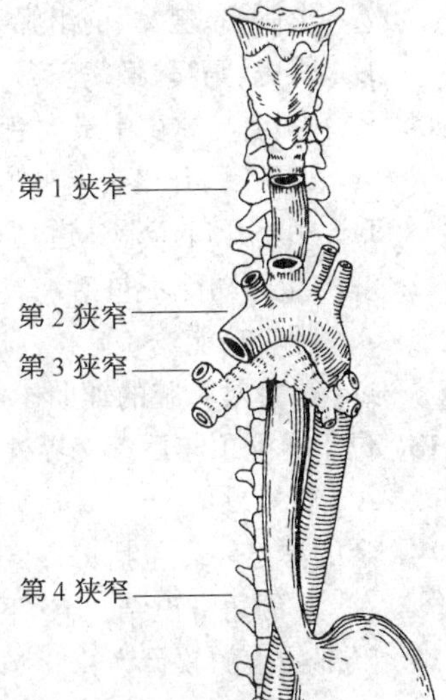

图 14-27　食管的 4 个生理狭窄

（二）食管的生理

食管的主要生理功能是作为摄入物质的通道，能将咽下的食团和液体运送到胃，并能阻止反流。食管具有分泌功能，但无吸收功能。食管壁黏膜下层有黏液腺分泌黏液，起润滑保护作用。食管黏膜感觉迟钝，轻微的病变一般无明显症状。

复习题

【A 型题】

1. 鼓膜至脐部向前下区鼓膜边缘有一个三角形的反光区称为：( )
A．松弛部 B．紧张部 C．锤骨柄 D．脐部 E．光锥
2. 下列哪项不是中耳的组成：( )
A．鼓室 B．鼓窦 C．Corti 器 D．乳突 E．咽鼓管
3. 成人外耳道及鼓膜检查，需将耳郭向哪方轻轻牵拉：( )
A．前、上、内 B．前、上、外 C．后、上、内 D．后、上、外 E．后、下、外
4. 咽扁桃体(腺样体)位于鼻咽顶后壁，出生后即存在，何时最显著：( )
A．2～3 岁 B．3～4 岁 C．4～5 岁 D．5～6 岁 E．6～7 岁
5. 咽的生理功能不包括：( )
A．呼吸功能 B．防御保护功能 C．言语形成功能
D．发声功能 E．扁桃体的免疫功能
6. 喉最上部的软骨为：( )
A．甲状软骨 B．会厌软骨 C．环状软骨 D．杓状软骨 E．小角软骨
7. 收缩时使声门开大的喉内肌为：( )
A．环杓侧肌 B．杓肌 C．环杓后肌 D．甲杓肌 E．环甲肌
8. 喉癌的病理分型主要为：( )
A．鳞状细胞癌 B．腺癌 C．未分化癌 D．淋巴肉瘤 E．纤维肉瘤
9. 耳蜗的骨蜗管旋绕蜗轴几周：( )
A．2～2.25 B．2～2.30 C．2.5～2.55 D．2.5～2.75 E．2.75～3.00
10. 前组鼻窦包括：( )
A．上颌窦、蝶窦、前组筛窦 B．上颌窦、前组筛窦、额窦 C．蝶窦、后组筛窦、额窦
D．蝶窦、筛窦、额窦 E．上颌窦、后组筛窦、额窦
11. 以下哪项与鼻窦中最大者相符：( )
A．上颌窦、开口于上鼻道 B．上颌窦、开口于中鼻道 C．额窦、开口于中鼻道
D．额窦开口于上鼻道 E．蝶窦、开口于蝶筛隐窝
12. 鼻的生理功能不包括：( )
A．呼吸功能 B．嗅觉功能 C．共鸣作用
D．鼻窦对鼻腔的辅助作用 E．免疫功能
13. 位于鼻咽顶与后壁交界处，形似桔瓣，表面不平，有 5～6 条纵行沟裂，易存留细菌，此为：( )
A．腭扁桃体 B．咽扁桃体 C．舌扁桃体 D．咽鼓管扁桃体 E．咽侧索
14. 咽的淋巴外环包括：( )
A．下颌角淋巴结 B．下颌下淋巴结 C．颏下淋巴结 D．咽后淋巴结 E．以上均包括
15. 喉部最大的软骨为：( )
A．会厌软骨 B．甲状软骨 C．环状软骨 D．杓状软骨 E．楔状软骨
16. 耳部手术时，一般需剃除病人耳郭周围多少厘米的头发：( )
A．5～6 B．4～5 C．3～4 D．2～3 E．1～2

17. 临床上一般将扁桃体肥大分为：（　）
A. 两度　B. 三度　C. 四度
D. 五度　E. 根据病人具体情况

18. 咽鼓管两端的开口分别为：（　）
A. 一端在上鼓室，一端在鼻咽部　B. 一端在中鼓室，一端在鼻咽部
C. 一端在下鼓室，一端在鼻咽部　D. 一端在后鼓室，一端在鼻咽部
E. 以上都不对

19. 鼓室分为三部分，不包括：（　）
A. 鼓室上隐窝　B. 中鼓室　C. 下鼓室　D. 前鼓室　E. 以上都对

20. 前庭位于：（　）
A. 耳蜗和蜗窗(圆窗)之间　B. 耳蜗和半规管之间　C. 耳蜗和水平半规管之间
D. 耳蜗和淋巴囊之间　E. 上半规管和外半规管之间

21. 人在运动或静止状态下保持平衡的因素是：（　）
A. 前庭　B. 视觉　C. 本体感觉
D. 依靠以上三者协调　E. 以上均不对

22. 关于各鼻窦开口下列错误的是：（　）
A. 上颌窦开口中鼻道　B. 额窦开口中鼻道　C. 前组鼻窦开口中鼻道
D. 蝶窦开口中鼻道　E. 后组鼻窦开口上鼻道

23. 鼻中隔易出血的原因是：（　）
A. 血管丰富　B. 血管太脆　C. 血管太粗　D. 血管弯曲　E. 血管糜烂

24. 咽隐窝位于：（　）
A. 咽扁桃体下方　B. 扁桃体上窝内方　C. 鼻咽侧壁
D. 咽扁桃体外侧面　E. 咽鼓管咽口下方

25. 喉的软骨支架不包括：（　）
A. 甲状软骨　B. 环状软骨　C. 会厌软骨　D. 舌骨　E. 杓状软骨

26. 食管最狭窄处为：（　）
A. 横膈处　B. 入口处　C. 主动脉弓处
D. 左侧支气管处　E. 主动脉与左侧支气管处

27. 第一气管环上相连的软骨是：（　）
A. 会厌软骨　B. 甲状软骨　C. 环状软骨　D. 杓状软骨　E. 舌骨

28. 鼻泪管开口于：（　）
A. 上鼻道　B. 中鼻道　C. 下鼻道　D. 蝶筛隐窝　E. 以上都不是

29. 扁桃体肥大如核桃，达到或接近中线，属于几度肥大：（　）
A. 一度　B. 二度　C. 三度　D. 四度　E. 五度

30. 蝶窦开口在：（　）
A. 中鼻道　B. 鼻咽腔　C. 蝶筛隐窝　D. 鼻顶部　E. 鼻咽侧壁

【判断题】

1. 小儿咽鼓管短而窄，接近水平，因此易患中耳炎。（　）
2. 咽的筋膜间隙主要有咽后间隙和咽旁间隙。（　）
3. 听骨链由外锤骨和镫骨相连接而成。（　）
4. 气管异物易进入左侧支气管。（　）

5. 食管有 4 个生理性弯曲，异物最易嵌顿在第二个狭窄处。（　）
6. 小儿 6～7 岁时咽扁桃体(腺样体)最显著，10 岁以后逐渐退化萎缩。（　）

【填空题】

1. 听骨为人体最小一组小骨，包括______、______、______，三者相连接而成听骨链。
2. 下鼻道外侧壁前端近______骨质最薄，是______穿刺最佳部位。
3. Corti 器是由______、______和______等组成，是听觉感受器的主要部分。
4. 使声门关闭的主要喉内肌为______和______。
5. 中耳包括______、______、______和______。
6. 鼻中隔前下部黏膜较薄；黏膜内有丰富的血管汇集成丛，称______。
7. 耳的生理功能包括______和______。
8. 喉腔被声带分隔成______、______和______。
9. 临床上病人呼吸困难时的四凹征为______、______、______和______。
10. 使喉入口关闭的主要肌肉为______。

【名词解释】

1. 利特尔区　　2. 咽峡　　3. 咽隐窝

【简答题】

1. 耳部手术术前宣教包括哪些？
2. 简述鼻窦的分组及开口位置。
3. 简述喉的生理功能。
4. 食管的 4 个狭窄部位分别是什么？

第十五章

耳鼻咽喉科病人的护理概述

导学

内容及要求

本章内容包括耳鼻咽喉科病人的检查及护理配合、常见疾病的护理常规、常用的护理操作技术及护理管理要求等。重点要掌握常见疾病的护理常规及常用的护理操作技术，特别是术前术后护理常规及操作技术。要熟悉一些常规检查的过程和护理配合，以及门诊和病房的管理要求；了解耳鼻咽喉科的基本器械和设备。

重点、难点

重点是常见疾病的护理常规及常用的护理操作技术。难点是护理操作技术和专科检查及护理配合，其实践性强，须结合实习课程给予感官实践指导，强化理解和记忆。

专科生的要求

对于各科有创性操作一般了解即可；但要熟悉各项检查及操作的配合工作，掌握常见疾病的护理常规。

第一节　耳鼻咽喉科病人的检查及护理配合

一、检查者和病人的位置

病人通常采取坐位，光源定位在被检病人耳后上方约 15 cm 处。通常使受检者面对检查者端坐，距离 25～40 cm 为宜，上身稍前倾，头颈放松以便头位随检查者需要作适当调整。不合作的小儿需由家长抱着固定位置，抱患儿坐在大腿上，将患儿双腿夹紧，一手固定患儿的上肢和身体，另一手固定患儿的头部(图 15－1)。

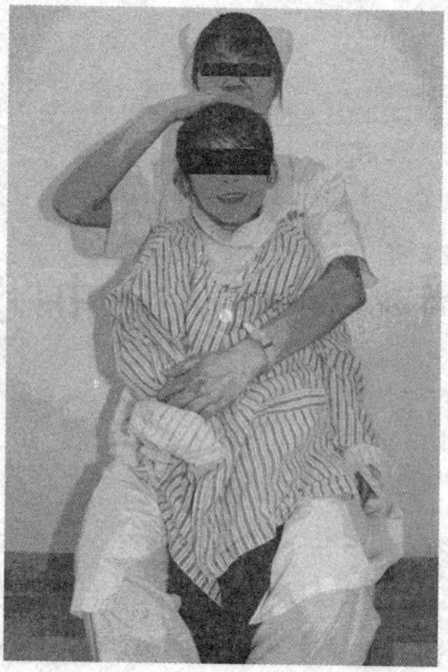

图 15－1　小儿检查体位

二、专科检查及护理配合

(一) 鼻部检查

1. 外鼻　观察外鼻的形态、颜色、活动是否正常，有无畸形、缺损、肿胀或异常隆起。有时需触诊有无压痛点、增厚、变硬，鼻骨有无骨折、移位及骨擦音。分辨“闭塞性鼻音”或“开放性鼻音”，还要注意是否有特殊的腥臭味。

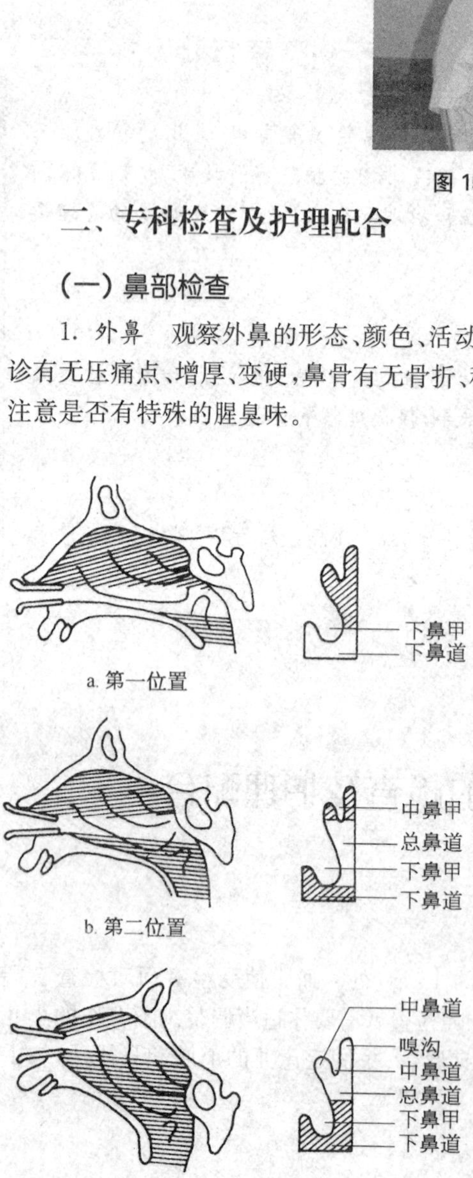

图 15－2　前鼻镜检查法

2. 鼻腔　鼻前庭可以拇指将鼻尖抬起并左右活动，利用反射的光线观察，观察鼻前庭皮肤有无红肿、糜烂、皲裂、结痂，以及鼻毛脱落情况。有时可借助前鼻镜检查。

(1) 前鼻镜检查法

1) 目的：观察鼻前庭及鼻腔的情况。

2) 用物准备：前鼻镜、卷棉子、1%麻黄素生理盐水或其他鼻用减充血剂。

3) 操作步骤：检查者持大小合适的鼻镜，镜唇前端勿超过鼻内孔以防损伤鼻黏膜。左手持前鼻镜，两页合拢，与鼻腔底平行，伸入鼻前庭。右手扶持受检者额部，随检查需要变换头位，依次检查鼻腔各部(图 15－2)。第一位置：受检者头稍向前倾，观察鼻底、下鼻甲、下鼻道、鼻中隔前下部。第二位置：病人头抬高，略后仰，与鼻底呈 30°，观察中鼻甲、中鼻道及嗅裂和鼻中隔中部。第三位置：头部再后仰约 30°，观察鼻中隔上部、中鼻甲前端、鼻丘和中鼻道前下部等。注意鼻甲有无充血、水肿、肥大、干燥及萎缩，分泌物的性状，鼻中隔有无偏曲、穿孔、出血、溃疡糜烂。鼻腔内有无息肉、肿瘤、异物等。

4) 注意事项：①前鼻镜伸入鼻前庭时，不可过深，以免引起疼痛或损伤鼻中隔黏膜而出血。②如下鼻甲肥大，可用1%麻黄素生理盐水收缩鼻腔黏膜后再进行检查。③检查完毕拿出鼻镜时，勿将镜页闭拢，以免钳夹鼻毛引起疼痛。④操作时注意动作轻柔，鼻腔各部依次检查避免遗漏。

(2) 后鼻镜(间接鼻咽镜)检查法

1) 目的：可弥补前鼻镜检查的不足。观察软腭背面、鼻中隔后缘、后鼻孔、各鼻道及鼻甲后端、咽鼓管咽口、圆枕、咽隐窝、鼻咽顶部及腺样体等结构。

2) 用物准备：间接鼻咽镜(后鼻镜)、压舌板、1%～2%丁卡因喷雾剂。

3) 操作步骤：受检者正坐，头微前倾，用鼻呼吸以使软腭松弛。嘱病人张口左手持压舌板将舌前2/3下压，右手持加温而不烫的间接鼻咽镜，镜面向上，由一侧口角送入，置于软腭与咽后壁之间，通过转动镜面观察各部分，注意观察后鼻孔有无畸形、下鼻甲及下鼻道有无脓液；鼻咽黏膜有无新生物、溃疡、出血点、痂皮等，有无咽腺样体残余，咽隐窝有无肿瘤以及软腭背面有无脓液流出(图15-3)。

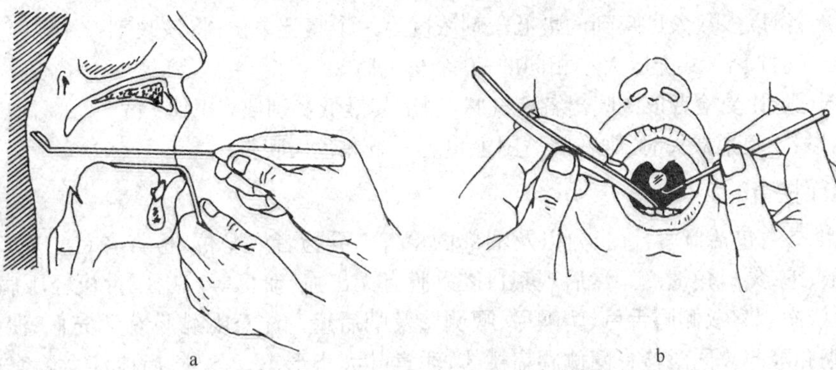

图15-3　后鼻镜(间接鼻咽镜)检查法

4) 注意事项：①压舌时应轻轻加压，不可突然用力。②不要把压舌板伸入太深，并尽量不触及周围组织，防止恶心。③检查时也可用1%～2%丁卡因咽部喷雾作表面麻醉。

3. 鼻窦　观察面颊部、内眦及眉根附近皮肤有无红肿，局部有无硬性或弹性隆起，眼球有无移位或运动障碍，面颊部或眶内上角处有无压痛，额窦前壁有无叩痛等。

前鼻镜和后鼻镜检查可观察鼻道中分泌物的色、质、量、引流方向等，以判断鼻窦炎的位置。鼻内镜检查是临床常用的鼻腔和鼻窦检查法，在鼻部疾病的诊断和治疗过程中有重要作用。

(1) 硬管鼻内镜检查法

1) 目的：可观察鼻腔内各个部分。经下鼻道上颌窦钻孔术可将鼻内镜引入上颌窦内直接观察窦内各壁和自然开口，还可通过鼻内镜的引导取活体组织病理检查、发现鼻出血部位行电凝固或激光止血。

2) 用物准备：1%丁卡因及麻黄素、鼻内镜包括0°和侧斜30°、70°及120°四种视角镜。

3) 操作步骤：检查前先用1%丁卡因及麻黄素麻醉并收缩鼻黏膜，根据检查部位不同选用0°及向前倾斜30°、70°、90°、120°的视角镜，沿鼻底插入，越过鼻中隔后缘，转动镜窗检查鼻咽各壁及鼻腔情况。

4) 注意事项：①操作时注意动作轻柔，麻醉彻底，以利于减轻病人痛苦，减少损伤和出血。②注意操作的角度，检查鼻咽各壁及鼻腔情况时要全面仔细。③如有鼻出血，嘱病人及时吐出。

(2) 软管鼻内镜检查

1) 目的：可观察上颌窦、额窦、筛窦和蝶窦的自然开口及其附近的病变。

2) 用物准备：冷光源纤维导光鼻内镜、表面麻醉剂如1%丁卡因。

3) 操作步骤：管径很细，可在表面麻醉下经前鼻孔送入鼻腔，术中可随需要将内镜的末端弯曲，进入各鼻道，如中鼻道、半月裂、钩突、筛漏斗等处。

4）注意事项：①注意操作时避免粗暴操作，造成损伤、疼痛和出血。②如遇鼻腔分泌物阻塞软管，要及时清除分泌物。

4. 鼻功能检查　主要是呼吸功能检查法和嗅觉检查法。在此主要介绍嗅觉检查。

（1）简易法检查

1）目的：检查有无嗅觉功能。

2）用物准备：不同嗅剂，如香精、醋、樟脑油、煤油等同一颜色的小瓶。

3）操作步骤：将不同嗅剂分别装于同一颜色的小瓶中，嘱受检者选取其中任一瓶，手指堵住一侧鼻孔，以另一侧鼻孔嗅之，并说明气味的性质，依次检查完毕。嗅觉正常可辨出所有气味，嗅觉减退只辨出2种以下气味。

4）注意事项：应注意嗅适应及嗅疲劳现象易影响检查的准确性。

（2）嗅阈检查法

1）目的：检查某一嗅觉缺失。

2）用物准备：以多数人可嗅到的最低嗅剂浓度为一个嗅觉单位，将该嗅剂按1～10嗅觉单位配成10瓶，选出7种嗅剂，共配成大小相同的70个褐色瓶。

3）操作步骤：让受检者依次嗅出各瓶气味，测出其最低辨别阈，用小方格7×10标出，成为嗅谱图。当病人对某一嗅素缺失时，则在嗅谱图上出现一条黑色失嗅带。

（二）咽部检查

1. 口咽检查　包括口唇、口腔内以及咽部的检查。受检者取坐位，检查者首先观察口唇颜色，有无唇裂畸形、疱疹、口角溃烂。然后观察口腔黏膜有无出血、溃疡等。用压舌板轻压病人舌前2/3处，自前向后依次观察双侧腭舌弓、腭咽弓、咽侧壁及咽后壁。注意咽黏膜有无充血、溃疡、假膜、脓痂、干燥、肿胀和隆起。同时检查两侧腭扁桃体，注意其大小形态。此外，尚应注意隐窝口处有无分泌物，有无扁桃体异物或新生物。检查时嘱病人发“啊”音，观察软腭运动情况。同时还应注意牙、牙龈及舌有无异常。

2. 鼻咽部检查　主要通过间接鼻咽镜与后鼻孔同时检查。鼻咽触诊主要用于儿童，助手固定患儿，检查者立于患儿的右后方，左手示指紧压患儿颊部，用戴好手套的右手示指经口腔伸入鼻咽，触诊鼻咽各壁，注意后鼻孔有无闭锁及咽扁桃体（腺样体）大小。若发现肿块，应注意其大小、质地以及与周围组织的关系。撤出手指后，观察指端有无脓液或血迹。此项检查有一定痛苦，应向病人或患儿家长说明。检查者操作应迅速、准确而轻柔。

（三）喉部检查及护理配合

1. 喉的外部检查　主要是视诊和触诊，先观察喉部外形大小、位置以及甲状软骨是否居中，是否对称等。然后进行触诊，主要是甲状软骨、环状软骨、环甲间隙，注意局部有无肿胀、触痛、畸形、颈部有无肿大的淋巴结或皮下气肿等。最后用手指捏住甲状软骨两侧左右摆动，并稍加压力使之与颈椎发生摩擦，正常时应有摩擦音，某些病理情况下（如喉癌向后侵犯）摩擦音消失。

2. 间接喉镜（indirect mirror）检查　为检查喉咽及喉腔目前最常用的方法。

（1）目的：检查喉咽及喉腔有无病变及异常。

（2）用物准备：间接喉镜和额镜、1%丁卡因溶液、拉舌纱布、光源。

（3）操作步骤：检查时病人端坐，张口、伸舌，检查者坐在病人对面，先将额镜反射光的焦点调节到病人腭垂（悬雍垂）处，然后用纱布裹住舌前1/3，用左手拇指和中指捏住舌前部，并将其向前下方拉，示指抵住上唇，以固定。右手持间接喉镜，将镜面稍加热，用手背试温后放入病人口咽部，镜面朝前下方，镜背将悬雍垂和软腭推向后上方，先检查舌根、会厌谷、会厌舌面、喉咽后壁及侧壁，然后再嘱病人发“伊”声，使会厌抬起，此时可检查会厌喉面、杓区、杓间区，杓会厌皱、室带、声带、声门下等。

检查时应注意喉咽及喉腔黏膜色泽、有无充血、增厚、溃疡、增生或结节、新生物或异物等，同时应观察声带及杓状软骨活动情况(图 15-4)。

(4) 注意事项：①放入时将镜面在酒精灯上稍加热，防止检查时起雾，先在检查者手背上试温，确认不烫时，才可将间接喉镜放入病人口咽部。②有的病人咽反射敏感，需要行口咽黏膜表面麻醉后才能完成检查，常用的口咽黏膜表面麻醉药物是1%丁卡因溶液。如经口咽黏膜表麻后仍不能顺利完成间接喉镜检查，则可选用纤维喉镜或电子喉镜检查。

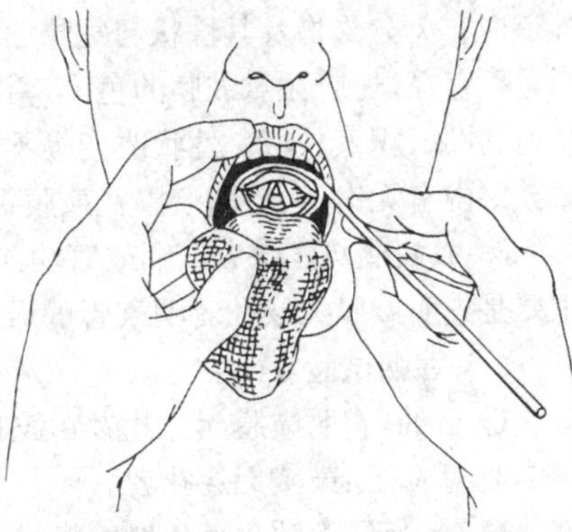

图 15-4　间接喉镜检查法

3. 直接喉镜(direct laryngoscopy)检查及护理配合

(1) 目的：进一步窥清喉部病变。

(2) 适应证：适用于儿童支气管镜检查时导入支气管镜；在间接喉镜检查不能查清的喉部病变；需要喉部活检者；声门下腔、梨状窝等处病变者。

(3) 禁忌证：严重的颈椎病变，如脱位、外伤、结核等禁用直接喉镜检查；危重体弱、高血压、心脏病病人应慎用。

(4) 操作方法：表面麻醉，不能配合者予全麻。病人取仰卧抬头位，检查者立于病人头前，以纱布保护病人的上唇及上列牙齿，持喉镜沿舌背正中或右侧导入咽部，用力向前举起，看清会厌上缘后，向下深入 1 cm，将会厌软骨及前面的软组织向上挑起，观察喉腔各部及喉咽后壁、环后隙、声门下腔、气管上段，发“伊”音时观察声带运动情况。

(5) 护理配合：告知病人检查的目的、过程，检查时尽可能配合医生，如觉得有恶心可深呼吸以缓解症状。检查前禁食水 6 h。按医嘱给术前用药，减少唾液的分泌。表麻者术后 2 h 进温凉软食，全麻者术后 6 h 进温凉软食，一般半流质 3 d。嘱病人口中分泌物不能咽下，以利于观察分泌物的色、质、量。注意声休，减轻声带充血。告知病人保护嗓音的正确发声方法，不高声或长时间叫喊。

4. 纤维喉镜(fibrolaryngoscope)检查　是用导光纤维制成的软性内镜，可弯曲，病人易耐受。

(1) 目的：进一步对喉部及喉咽部病变进行检查，还可进行活检、息肉摘除、异物取出等。

(2) 适应证：间接喉镜检查无法全面体现病变部位，可采用此项检查。颈部有畸形、张口困难及年老体弱病人。不能耐受直接喉镜检查的病人。

(3) 操作方法：病人取坐位，黏膜、口咽及喉咽黏膜表麻后，检查者左手握镜柄，右手指持镜干远端，轻轻将纤维喉镜从鼻腔导入通过鼻咽、口咽到达喉咽，可对喉部及喉咽部进行检查及手术治疗。

(4) 护理配合：同直接喉镜检查法。

5. 显微喉镜(microlaryngoscope)检查　系用手术显微镜通过支撑式或悬吊式直接喉镜进行更细致、更精确的检查方法，可观察一些细微的病变，如癌前病变、轻度上皮增厚、黏膜下充血以及声带小结、息肉或其他新生物等，也可用于声带小结和小新生物的摘除，视野清，声带损伤小。病人采用全麻。护理配合同直接喉镜检查。

(四) 耳部检查及护理配合

1. 耳郭及耳周检查　观察耳郭有无畸形(如副耳、耳前瘘管等)，皮肤有无红肿、皲裂及增厚，耳周有无红肿、瘘口、瘢痕、赘生物及皮肤损害等。遇有瘘口，应以探针探查其深度及瘘管走向。如耳郭向前外方推移，应注意耳后有肿胀、是否有波动感。进一步检查耳郭有无牵拉痛，耳屏有无压痛，乳突有无压痛，耳周淋巴结是否肿大。耳后局部淋巴结压痛，应检查头皮有无毛囊炎等感染。

2. 外耳道及鼓膜检查　成人将耳郭向后、上、外方轻轻牵拉儿童将耳郭向下牵拉，使外耳道变直，通过额镜观察外耳道有无耵聍、异物，皮肤是否红肿，有无疖肿，骨性外耳道后上壁有无塌陷，外耳道内有无分泌物及其性状与气味。清除外耳道内的耵聍、异物或分泌物，观察鼓膜的正常解剖标志是否存在，还应注意鼓膜的色泽、活动度以及有无穿孔及其部位、大小。病理情况下，鼓膜可出现充血、肿胀、积液、颜色、性状改变等不同程度的变化。有时，还可见液面或气泡。鼓膜穿孔者还应注意鼓室内有无肉芽、胆脂瘤以及鼓膜钙化斑等。

3. 咽鼓管功能试验　咽鼓管功能障碍与许多中耳疾病的发生、发展及预后有关。检查咽鼓管主要是查明鼓膜无穿孔者咽鼓管的通气功能。常用的方法有以下几种。

(1) 吞咽试验

1) 目的：查明鼓膜无穿孔者咽鼓管的通气功能。

2) 适应证：鼓膜无穿孔者。

3) 禁忌证：上呼吸道急性感染，鼻腔或鼻咽部有脓液、溃疡、新生物者忌用。

4) 检查方法：将听诊管两端的橄榄头分别置于病人和检查者的耳道口，当受试者做吞咽动作时，检查者可听到轻柔的"嘘嘘"声。亦可通过耳镜观察鼓膜随吞咽动作产生的运动。若鼓膜随吞咽动作而向外运动，示功能正常。咽鼓管功能不良者吞咽时从其耳道听不到声音，鼓膜运动差。此法有部分咽鼓管功能正常者可出现阴性结果。

5) 护理配合：向病人正确解释检查的目的和方法。做好心理护理，减轻病人顾虑积极配合检查。

(2) 瓦尔萨尔法(Valsalva method)

1) 目的：同吞咽试验，通过此法咽鼓管到达中耳腔的气体多于吞咽试验。

2) 适应证：同吞咽试验适应证。

3) 检查方法：受试者鼻腔滴 1%麻黄素，清除鼻涕。用手指将两侧鼻翼向内压紧，闭口同时用力呼气，如果呼出的气体经鼻咽部两侧咽鼓管咽口冲入鼓室，检查者可从听诊管内听到鼓膜的振动声，或可看到鼓膜向外运动，则示咽鼓管通畅。

4) 护理配合：向病人说明检查的目的并演示正确方法，使其正确配合检查。

(3) 波利策法(Politzer method)

1) 目的：同吞咽试验，另外此法也可用于治疗咽鼓管功能不良。

2) 适应证：咽鼓管功能差的病人或小儿。

3) 检查方法：嘱受试者含一口水，检查者将波氏球(Politzer bag)前端的橄榄头塞于受试者一侧前鼻孔，并压紧对侧前鼻孔。让受试者将水咽下。吞咽时，软腭上举、鼻咽腔关闭、咽鼓管开放的瞬间，检查者迅速挤压橡皮球，将气流压入咽鼓管达鼓室(图 15-5)，检查者可从听诊管内听见鼓膜振动声，也可观察鼓膜的运动情况。

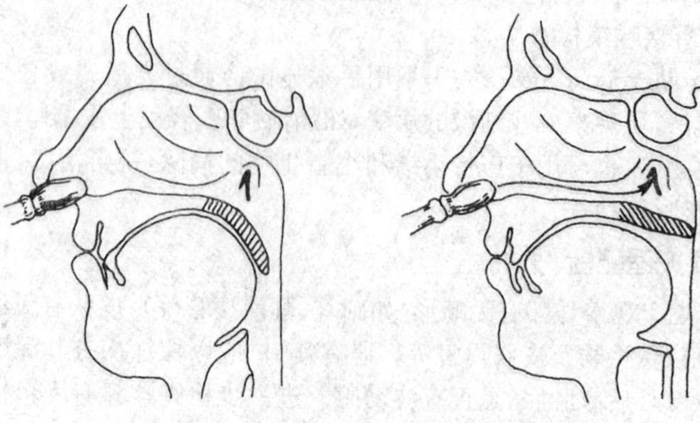

a　　　b

图 15-5　波利策法

4）护理配合：向病人解释检查的目的、方法和过程，使其积极配合检查。

（4）导管吹张法

1）目的：此法最常用。既可用于检查咽鼓管是否通畅，鼓室是否有积液，亦可用于咽鼓管功能不良及分泌性中耳炎的治疗。

2）适应证：同吞咽试验。

3）禁忌证：上呼吸道急性感染，鼻腔或鼻咽部有脓液、溃疡、肿瘤者。

4）检查方法：先嘱受试者清除鼻腔及鼻咽部分泌物，鼻腔以1%麻黄素和1%丁卡因液收缩、麻醉鼻腔黏膜，检查者先检查受试者鼓膜的情况，如是否内陷、厚薄等。将听诊管一端放入病人外耳道，一端放入自己的外耳道，将咽鼓管导管沿鼻底缓缓伸入鼻咽部，并将原向下的导管口向受检侧旋转90°，进入咽鼓管咽口（图15－6），用橡皮球向导管内鼓气，注意鼓气要适当，避免压力过大将鼓膜吹破。采用双连球鼓气，可以控制鼓气的压力。检查者可从听诊管听到不同声音，并以此判断咽鼓管通畅程度和鼓室有无积液。如果检查者听到"呼、呼"声表示咽鼓管通畅，"吱、吱"声表示咽鼓管狭窄，"水泡"声表示鼓室有积液，听不到声音表示咽鼓管完全阻塞。检查或治疗完毕，应再次检查鼓膜情况。

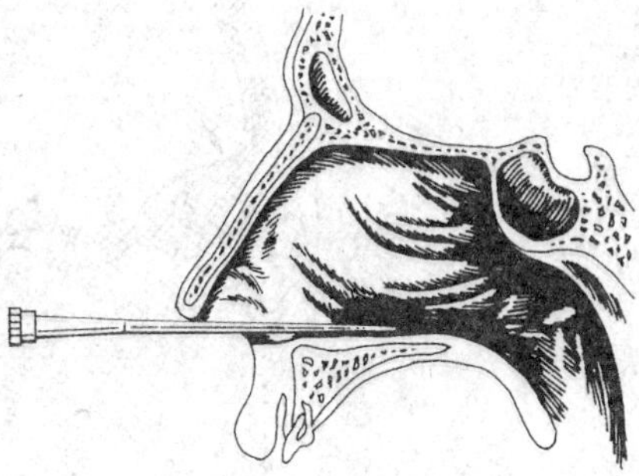

图15－6　导管吹张法

5）护理配合：检查前向病人说明检查或治疗的目的，方法，告知病人会有气流从耳内吹出，不要紧张。如果突然有耳痛，应立即停止吹张，并检查鼓膜。

另外，尚可经鼓室滴药法、咽鼓管造影术、咽鼓管纤维内镜检查法等检查咽鼓管的功能与结构。在此不作详细介绍。

4．听功能检查法　临床听功能检查分为主观测听法和客观测听法两大类。主观测听法包括语音检查法、表试验、音叉试验、纯音听阈及阈上功能测试、Bekesy自描测听、言语测听等。其结果经常受到受试者主观意识、情绪、年龄、文化程度和反应能力及行为配合的影响，故在某些情况下（如伪聋、弱智、婴幼儿、反应迟钝者等）检测结果不能完全反映受试者的实际听功能水平。

客观测听法无需受试者的行为配合，不受其主观意识的影响，结果相对客观、可靠，但结论判断的正确性与操作者的经验、水平有关。常用的客观测听法有声导抗测试、电反应测听及耳声发射测试等。与主观测听相比，客观测听的频率特性较差，对每一个频率的听阈难以作出精确的评价。在此着重介绍音叉试验、纯音测试、声导抗测试及电反应测听和耳声发射测试。

（1）音叉试验（tuning fork test）及护理配合

1）目的：初步判定耳聋，鉴别传导性或感音神经性聋，验证电测听结果的正确性，但不能判断听力损失的程度。

2）适应证：听功能损伤者。

3）检查方法：常见有以下几种。

林纳试验（Rinne test，RT）：即骨气导比较试验。通过比较同侧耳气导和骨导听觉时间判断耳聋的性质。将振动的音叉柄端置于受检侧乳突部相当于鼓窦处（骨导，bone conduct，BC），如受试耳听不到音叉声时立即将叉臂置于距受试耳外耳道1 cm处（气导，air conduct，AC），此时若又能听到，则气导＞骨导（AC＞BC），记作RT（＋），表示听力正常或感音神经性聋；若不能闻及则先测气导，再测骨导，再比较骨导和气导的时间，若骨导＞气导（BC＞AC），记作RT（－），表示传导性聋；两者相等，记作RT（±）表示中度传导性聋或混合性聋。

韦伯试验（Weber test，WT）：又称骨导偏向试验，用于比较受试者两耳的骨导听力。取C256或

C521音叉，敲击后将叉柄底部紧压于颅面中线上任何一点(多为前额)，以"→"标明受试者判断的骨导声偏向侧，以"="示两侧相等(图15-7)。

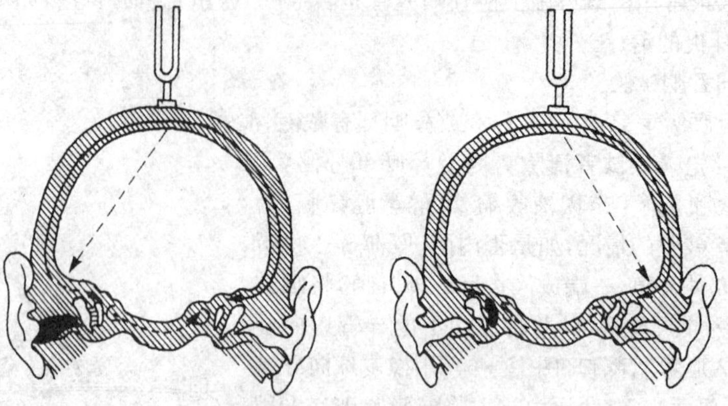

图15-7 韦伯试验

施瓦巴赫试验(Schwabach test, ST)：又称骨导比较试验，用于比较受试者与正常人(一般是检查者本人)的骨导听力。方法：先试正常人骨导听力，当正常人骨导消失后，迅速测受试者同侧骨导听力，再按反向测试。受试耳骨导较正常人延长为ST(+)，缩短则以ST(-)表示，ST(±)示两者相似。结果评价：(+)为传导性聋，(-)为感音神经性聋，(±)为正常。传导性聋和感音神经性聋的音叉试验结果比较见表15-1。

表15-1 音叉试验结果比较

试验方法	传导性耳聋	感音神经性耳聋
林纳试验(RT)	(+)(±)	(+)
韦伯试验(WT)	→病耳	→健耳
施瓦巴赫试验(ST)	(+)	(-)

盖莱试验(Gelle test, GT)：用于检查鼓膜完整者的镫骨底板是否活动。将鼓气耳镜置于外耳道内，用橡皮球向外耳道内交替加、减压力的同时，将振动音叉的叉柄底部置于乳突部。若镫骨活动正常，受试者感觉到随耳道压力的变化一致的音叉声强弱变化，为阳性(+)，反之为阴性(-)。

4) 护理配合：①向受试者解释测试的目的、过程及配合方法。②测试前去除受试者的眼镜、头饰、耳环及助听器等并清洁外耳道，调整耳机以免因外耳道软骨部塌陷造成外耳道阻塞。③测度过程中请受试者尽量坐得舒适，避免说话、吞咽及清鼻等动作，不移动身体，保持安静。④测试结束后，记录、整理检查结果并及时送交医生。耳塞应用肥皂水清洗，并用75%乙醇擦拭。

(2) 纯音听力计(pure tone audiometer)检查及护理配合

1) 目的：用于测试听觉范围内不同频率的听敏度。能较准确地判断耳聋的类型、程度，初步判断病变部位，且能记录存档，供治疗前后比较。

2) 适应证：能正确配合的听力障碍病人。

3) 检查方法：利用纯音听力计产生125～10 000 Hz的倍频纯音(其强度可调节)进行听阈及阈上功能测试。包括气导听阈及骨导听阈两种测试。一般先测试气导再测试骨导。测试前，先向受试者说明检查方法，请受试者在听到测试声时，无论其强弱，立即以规定的动作表示之。气骨导检查均从1 000 Hz开始，以后按2 000 Hz、3 000 Hz、4 000 Hz、6 000 Hz、8 000 Hz、250 Hz、500 Hz顺序进行,最后再对 1 000 Hz 复查一次,气导测试通过气导耳机进行。骨导测试时,将骨导耳机置于受试耳乳突区或前额正中,对侧加噪音,测出不同频率能听到的最小声强即听阈,并在纯音听阈图[横坐标为频率(Hz),纵坐标为声级(dB)]上绘成曲线。正常情况下,气导和骨导的听阈曲线均在 25 dB 以内,气骨导之间差距小于 10 dB。临床上骨导听阈代表内耳功能,气导听阈代表中耳传音功能。因此,如果听力曲线显示各频率骨导听阈正常,气导听阈提高,且气骨导间距大于 10 dB,提示传导性聋;若气骨导听力曲线呈一致性下降,且高频损失较重,提示感音神经性聋;若气骨导听力都下降,但有气骨导差存在,提示可能为混合性聋(图 15-8)。

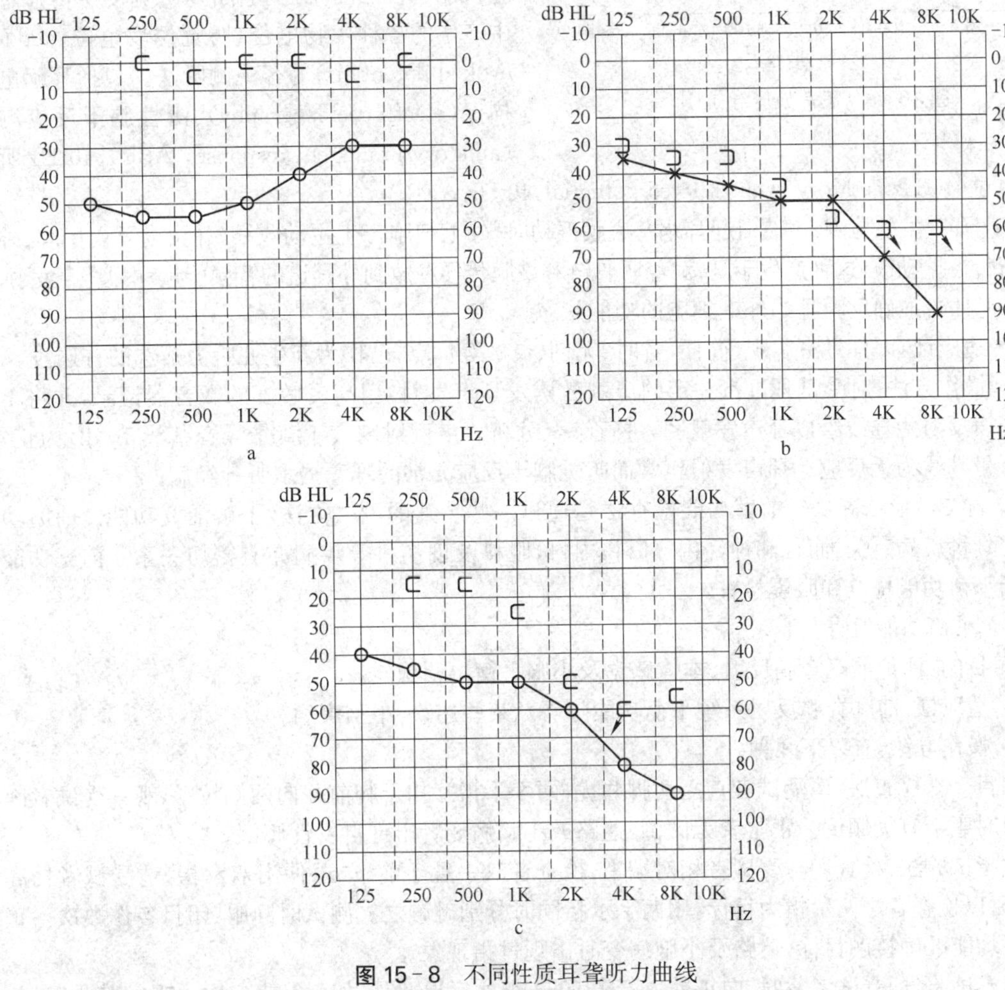

图 15-8 不同性质耳聋听力曲线

a. 传导性聋 b. 感音神经性聋 c. 混合性聋

4) 护理配合:①测试前,先向受试者说明检查方法,请受试者配合。②余同音叉试验护理配合。

(3) 声导抗测试(acoustic immittance measurement):是临床最常用的客观测试听力的方法之一。主要通过测量鼓膜和听骨链的弹性(劲度)以反映出整个中耳传音系统的声导抗状态。

1) 目的:测试中耳传导系统和脑干听觉通路功能。

2) 适应证:判断耳聋的性质、病变的部位、对周围性面瘫进行定位诊断及预后判断。

3) 操作方法:中耳导抗仪根据等效容积工作原理,由导抗桥和刺激信号两大部分组成。导抗桥有 3 个小管被耳塞引入密封的外耳道内:上管发出探测音及不同强度和频率的声音,以观察鼓膜在压力变化时的导抗动态变化,以及同侧和对侧的镫骨肌声反射。下管将鼓膜反射到外耳道的声能引入

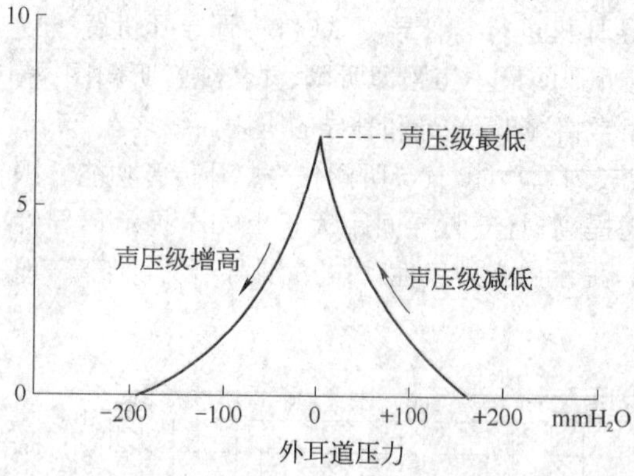

图 15-9　正常鼓压导抗图

微音器，转换成电讯号，放大并由平衡器显示，中管与气泵相连控制外耳道气压变化。改变外耳道压力，测量鼓膜被压入或拉出时声导抗的动态变化，同时用记录仪以压力声顺函数曲线形式记录下来，形成鼓室导抗图（图 15-9）。

（4）电反应测听法（electric response audiometry，ERA）：是用于检测声波经耳蜗毛细胞换能、听神经和听觉通路到听觉皮层传递过程中产生的各种生物电位（听觉诱发电位，auditory evoked potentials）的客观测听法。包括耳蜗电图描记（electrocochleography）、听性脑干反应测听（auditory brainstem response，ABR）、40 Hz 听觉相关电位（40 Hz auditory event related potential，40 Hz AERP）。

（5）耳声发射检测：声波引起耳蜗基底膜振动时，外毛细胞产生主动收缩，并由内耳向中耳、外耳道逆行传播振动波，这种产生于耳蜗，经听骨链和鼓膜传导释放到外耳道的音频能量称为耳声发射。

1）目的：准确反映耳蜗外毛细胞的功能状态。

2）适应证：因其具有客观、简便、省时、无创、灵敏等优点，已作为新生儿听力筛选的首选。

3）操作方法：对受试耳进行一定的声刺激诱发耳声发射，用高灵敏度的微音器记录，并将不同频率的声反射阈连线绘成耳声发射图，进行综合分析。声反射阈大于背景噪音基线 10 dB 为正常，小于背景基线为无反应。耳声发射正常而听觉脑干反应异常的耳聋提示听神经病。

5. *前庭功能检查法*　前庭功能检查法是通过一些特殊的测试方法，了解前庭功能。前庭功能不仅与耳科疾病有关，而且和神经内、外科，内科、眼科及创伤科等疾病亦有密切关系。前庭功能检查包括平衡功能检查和眼震检查。

（1）平衡功能检查

1）目的：评价前庭脊髓反射、本体感觉及小脑平衡协调功能。

2）适应证：前庭脊髓反射系统平衡功能障碍及某些迷路、小脑疾病。

3）操作方法：有以下几种。

闭目直立检查法：请受试者直立两脚并拢，两手手指互扣于胸前并向两侧拉紧，观察受试者睁眼及闭目时躯干有无倾倒。正常者无倾倒，迷路或小脑病变者出现自发性倾倒。

过指试验法：检查者与受试者相对端坐，检查者双手置于前下方，伸出双示指，请受试者抬高双手，然后以检查者之两示指为目标，用两手示指同时分别碰触之。测试时睁眼、闭目各作数次。正常人双手均能准确接触目标，迷路及小脑病变时出现过指现象。

行走试验：即受试者蒙眼，向正前方行走 5 步，继之后退 5 步，如此行走 5 次。观察其步态，并计算起点与终点之间的偏差角，偏差角大于 90°者，示两侧前庭功能有显著差异。

闭眼垂直写字试验：受试者正坐于桌前，身体各处不得与桌接触，左手抚膝，右手握笔，垂腕，自上而下书写文字或画简单符号一行，睁眼或闭眼各书写一次，两行并列，观察两行文字的偏离程度和偏离方向，偏斜不超过 5°为正常，超过 10°示两侧前庭功能有差异。

此外尚有姿势描记法及指鼻试验、跟膝胫试验、轮替运动等方法。

4）护理配合：①向受试者正确讲解检查的目的、检查方法、教会受试者正确的配合方法。②检查前准备好检查用品。③保持环境整洁，安静。④注意保护病人安全，防治摔倒或意外。

（2）眼震检查：眼球震颤（nystagmus）是眼球的一种不随意的节律性运动，简称眼震。常见的有前庭性眼震、中枢性眼震、眼性眼震等。前庭性眼震由交替出现的慢相和快相运动组成。慢相为眼球转向某一方向的缓慢运动，由前庭刺激所引起；快相则为眼球的快速回位运动，为中枢矫正性运动。眼球运动的慢相朝向前庭兴奋性较低的一侧，快相朝向前庭兴奋性较高的一侧，通常将快相所指方向作为眼震方向。眼震检查的目的是为了评价前庭眼反射的功能，确定眼震是由于周围性病变、中枢性病变还是某些眼病引起。检查方法包括：自发性眼震检查法、位置性眼震和变位性眼震检查法、冷热试验、旋转试验以及视动反射检查等。

第二节　耳鼻咽喉科手术病人的护理常规

一、耳科病人手术前后护理常规

耳科手术主要包括耳前瘘管摘除术、鼓膜置管术、鼓膜修补术、鼓室成形术、人工耳蜗植入术、人工镫骨植入术、颞骨次全切除术等。

(一) 术前护理常规

1. 心理护理　了解病人的心理状态，向病人说明手术的目的、意义，手术的大致时间，手术前、中、后的注意事项等，以减轻病人的紧张、焦虑情绪，使其有充分的思想准备。

2. 耳部准备

(1) 慢性化脓性中耳炎耳内有脓的病人，入院后遵医嘱予3%过氧化氢清洗外耳道脓液，并滴入抗生素滴耳液，初步清洁外耳道。

(2) 术前一日剃除患侧耳郭周围头发，范围为距耳郭5～6 cm，耳毛长者剪短耳毛，清洁耳郭及周围皮肤，术晨协助女病人梳理头发，以方便手术、不污染术野为宜。需植皮者，应与术者沟通，准备植皮区域的皮肤。

3. 一般准备

(1) 协助确认全身常规检查(包括血尿常规、出凝血试验、血糖、肝肾功能、胸片、心电图等)、专科各项检查(包括纯音测听、耳部CT，必要时还要进行前庭功能、MRI等检查)是否齐全，了解病人是否患有心脑血管疾病、糖尿病及其他全身疾病，有无手术禁忌证等。

(2) 密切观察病人，如有发热、咳嗽、月经来潮等情况及时通知医生，以便进行治疗或延缓手术。

(3) 术前一日遵医嘱做抗生素过敏试验，术中可能输血者，做好交叉配血试验。

(4) 术前一日沐浴、剃胡须、剪指趾甲，做好个人清洁卫生。

(5) 为病人佩戴好腕带。

(6) 术前禁烟酒及刺激性食物，全麻病人术前6 h禁食水。

(7) 术前晚观察病人睡眠情况，入睡困难者遵医嘱予以镇静药物。

(8) 术晨检查病历资料及术前准备工作是否完善，测量生命体征、更衣、取下活动义齿、隐形眼镜及所有饰物、不涂口红和指(趾)甲油。

(9) 遵医嘱予术前用药。

(10) 去手术室前排空大、小便。

(11) 认真填写手术安全核对表、手术病人转运交接记录单。接病人时，严格进行"三方"查对，确认病人身份、手术部位及侧别。

(二) 术后护理常规

(1) 全麻病人未醒，去枕平卧、头偏向一侧，以防呕吐物误吸入气道引起窒息。

(2) 全麻清醒后，可平卧、健侧卧位或半卧位，如病人无发热、头痛、眩晕、恶心等症状，6 h后可床旁轻微活动，人工镫骨手术需绝对卧床 2～3 日。

(3) 全麻清醒 6 h 后可进流质或半流质饮食，逐渐过渡到软食，3～5 日视病情逐步改为普食，以高蛋白、高热量、高维生素清淡饮食为宜。

(4) 密切观察耳周敷料有无松脱及渗血、渗液情况，如有异常，及时通知医生。

(5) 密切观察病人有无眩晕、恶心呕吐、眼震、面瘫等并发症，开颅手术者密切观察病人有无发热、嗜睡、喷射性呕吐、神志不清、瞳孔变化等情况，警惕颅内并发症发生。

(6) 嘱病人预防感冒，教会其正确擤鼻方法，即单侧轻轻擤，勿用力，以免影响移植片位置。

(7) 遵医嘱使用抗生素，预防感染，促进切口愈合。

(8) 耳部手术病人由于听力都有不同程度的损害，所以护士要特别注意与病人沟通的方式，如大声说话、语速减慢、必要时可用图片、写字或简单的手语交流，以免沟通障碍引起病人情绪波动。

(9) 术后 7 日拆线，2 周内逐渐撤出耳内填塞物。

(10) 嘱病人注意保持外耳道清洁，洗头、洗澡时污水勿进入外耳道，以防感染。

(11) 嘱病人出院后遵医嘱按时换药、定期随访。

二、鼻科病人手术前后护理常规

鼻科手术主要包括鼻内镜手术、鼻侧切开术、上颌骨截除术等。

(一) 术前护理常规

(1) 心理护理：向病人说明手术的目的及意义，手术的大致时间，手术前、中、后的注意事项等，减轻病人的焦虑感，做好迎接手术的准备。

(2) 鼻部准备：术前一日剪去患侧鼻毛，男病人需剃净胡须。

(3) 口腔护理：上颌窦根治术、鼻侧切开术、上颌骨截除术等手术，病人术前用含漱液漱口，清洁口腔，预防术后感染。

(4) 一般准备：准备好鼻部影像学资料，余同“耳科病人术前一般准备”。

(二) 术后护理常规

(1) 全麻病人按全麻术后护理常规至病人清醒。

(2) 局麻及全麻清醒后病人给予半卧位，以利于鼻腔渗出物分泌物引流、减轻头部充血。

(3) 局麻病人术后 2 h、全麻清醒后 6 h 可进温凉的流质或半流质饮食，逐渐过渡到软食、普食，以高蛋白、高热量、高维生素无刺激性饮食为佳，保证病人营养。

(4) 密切观察鼻腔渗血情况，嘱病人如后鼻孔有血液流下，要吐出、勿咽下，以利于准确观察出血量，同时防止咽下的血液刺激胃黏膜引起恶心呕吐。术后 24 h 内可用冰袋冷敷鼻部。如鼻腔渗血较多，及时通知医生，遵医嘱使用止血药物或协助止血。

(5) 观察病人术后疼痛的部位、程度，分析疼痛原因，可利用注意力转移法、松弛法等方法缓解疼痛，或遵医嘱给予止痛药物。

(6) 遵医嘱使用抗生素，预防感染。

(7) 病人术后鼻腔填塞、张口呼吸，需做好口腔护理。上颌窦根治术、鼻侧切开术、上颌骨截除术等手术术后尤应加强口腔护理，以防感染。

(8) 嘱病人不要用力咳嗽或打喷嚏，以免鼻腔止血填塞物松脱而引起出血。欲打喷嚏时，指导病人可用按压人中、深呼吸或舌尖上抵硬腭等方法缓解。告知病人及家属病室内不可摆放鲜花，避免花粉刺激。

(9) 嘱病人保护鼻部勿受外力碰撞，尤其是鼻骨复位等鼻部手术病人，且不做弯腰、蹦跳、提重物等大幅度动作，防止切口出血、影响手术效果。

(10) 注意保暖，预防感冒。

(11) 嘱病人出院后遵医嘱按时复查换药、定期门诊随访。

三、咽喉科病人手术前后护理常规

咽喉科手术主要包括扁桃体摘除术、腺样体切除术、悬雍垂腭咽成形术、气管切开术、喉全切除术、喉部分切除术、支气管镜和食管镜检查及异物取出术等。

(一) 术前护理常规

1. *心理护理*　向病人说明手术的目的及意义，手术的大致时间，手术前、中、后的注意事项及配合方法等，使病人有充分的心理准备。对于恶性肿瘤病人，术后语言交流功能将受到影响，术前必须详细做好解释工作，使病人及家属充分理解手术的必要性，在完全愿意接受手术的心理状态下实施手术治疗。

2. *局部准备*

(1) 做好口腔护理，用1∶5 000的呋喃西林或氯己定等含漱液漱口，预防口腔感染，利于术后伤口愈合。

(2) 喉部手术病人术前至少禁食水6 h。

(3) 咽喉部或口腔有炎症者，最好先控制炎症，再行手术。

3. *一般准备*　准备好咽喉部CT、MRI、X线摄片、纤维喉镜检查报告单、病理结果单等，余同“耳科病人术前一般准备”。

(二) 术后护理常规

(1) 全麻病人按全麻护理常规监测生命体征至清醒。

(2) 咽部全麻手术病人未清醒前采取侧俯卧位，利于口中分泌物流出，防止渗血咽入胃内，全麻清醒后予以半卧位。

(3) 术后病人切口无渗血，局麻或表麻术后2 h、全麻术后6 h可进冷流质饮食，防止食物温度过高引起局部充血，进食清淡的高蛋白、高热量、高维生素饮食，避免辛辣刺激性食物。

(4) 密切观察切口渗血情况，嘱病人将口中分泌物吐出勿咽下，以便准确观察出血量。

(5) 密切观察病人呼吸情况，有无剧烈咳嗽，保持呼吸道通畅。

(6) 遵医嘱使用抗生素，预防感染。

(7) 气管切开或喉切除的病人，保持气管套管通畅。多与病人用手势、书写、图片等方式沟通，理解、关心病人，尽量满足其需求，避免出现情绪波动。

(8) 做好口腔护理，防止感染，使病人感觉舒适。

(9) 声带手术后嘱病人禁声，注意声带休息。

(10) 嘱病人出院后遵医嘱按时换药、定期随访、复查。

第三节　耳鼻咽喉科常用护理技术操作

一、额镜使用法

额镜为耳鼻咽喉科必备的检查用具，医护人员均应掌握正确使用额镜的方法。额镜由镜体和额带两部分构成。镜面是能聚光的凹面反光镜，直径为8 cm，焦距约为25 cm，中央有一窥视小孔(镜孔)直径约为1.4 cm。额带上有调节旋钮，可自行调节额带的松紧度。镜体与额带之间靠一转动灵活的双球状关节相连接。

1. 目的　借助额镜，将光线反射聚焦到病人受检或治疗的部位，以便于检查和治疗。

2. 用物准备　额镜、光源。

3. 操作步骤

(1) 病人取坐位，检查部位朝向检查者。

(2) 检查者戴额镜前先调节双球状关节的松紧度，使镜面能向各个方向灵活转动而不松滑下坠，再调节额带旋钮，松紧适宜后戴于头上。

(3) 拉直双球状关节，使镜面与额面平行，镜孔正对检查者平视时的左眼或右眼。

(4) 将光源置于额镜镜面同侧，略高于受检者耳部，距耳侧 10～20 cm。

(5) 调整光源的投射方向、额镜镜面的反光角度及病人的头位，使光源的光线投射到额镜镜面，再经过光反射将光线聚焦到要检查或治疗的部位。检查者通过额镜镜孔看到最明亮的聚焦光点，即可进行检查或治疗(图 15－10)。

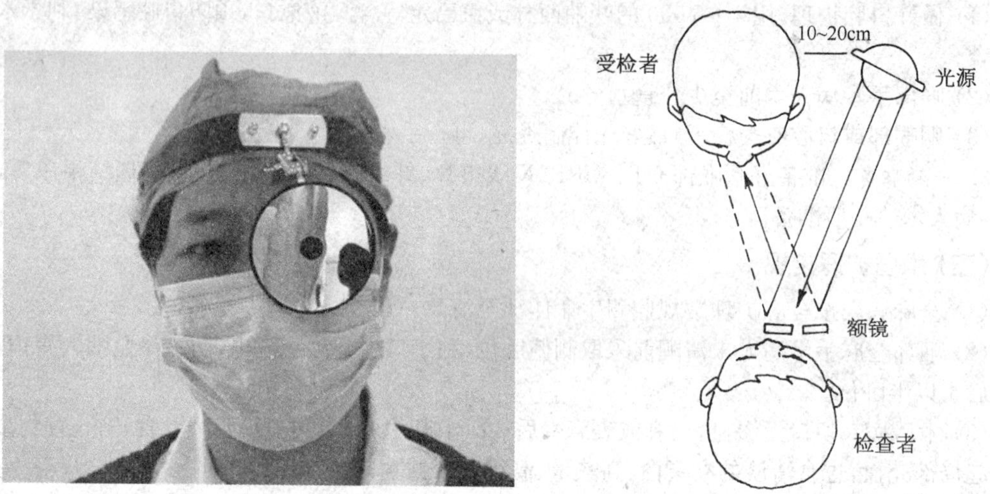

a　　b

图 15－10　额镜使用法

a. 额镜配戴　b. 对光

4. 注意事项

(1) 随时保持检查者瞳孔、镜孔、反光焦点、检查部位呈一直线。

(2) 检查时，检查者双眼平视，自然睁开，不可眯眼、挤眼或闭眼。

(3) 检查者保持舒适姿势，不可歪头、扭颈、弯腰、转身来迁就光源和反射光线。

二、外耳道清洁法

1. 目的　清洁受检者外耳道内的脓液、耵聍、痂皮及异物，为耳部检查及治疗作准备，检查鼓膜时尤为重要。

2. 用物准备　耳镜、耳镊、耵聍钩、卷棉子、3%过氧化氢等。

3. 操作步骤

(1) 病人取坐位，解释操作目的和方法，以取得配合。

(2) 操作者将成人病人耳郭向后、上、外方牵拉(婴幼儿病人耳郭向后、下、外方牵拉)，使外耳道变直。

(3) 外耳道内如有整块耵聍用耵聍钩或耳镊轻轻取出，耵聍碎屑用卷棉子清理，外耳道内如有脓液则用蘸有3%过氧化氢的卷棉子清洗后再用干卷棉子拭净。

4. 注意事项 动作轻柔，不可损伤外耳道皮肤及鼓膜。

三、外耳道滴药法

1. 目的 ①治疗外耳道及中耳疾病。②软化耵聍。

2. 用物准备 滴耳液、消毒干棉球。

3. 操作步骤

(1) 病人取侧卧位或坐位，头偏向健侧，患耳向上。

(2) 操作者向后、上、外方牵拉成人病人耳郭，向后、下、外方牵拉婴幼儿病人耳郭，将外耳道拉直。

(3) 清洁外耳道。

(4) 沿外耳道后壁将滴耳液滴入2～3滴。

(5) 轻按耳屏数次，使药液流入外耳道四壁。

(6) 保持体位3～4 min，充分耳浴。

(7) 外耳道口塞入消毒干棉球，以免药液流出。

4. 注意事项

(1) 外耳道如有脓液，必须清洗干净再滴药。

(2) 滴药时药瓶不可触及外耳道口，以免污染药液。

(3) 药液温度不可太凉或太热，以接近体温为宜，避免药液刺激迷路引起眩晕、恶心呕吐、眼震等。

(4) 滴耵聍软化液之前，需告知病人滴入药液量较多，滴药后可能会有耳塞、闷胀感，使病人有心理准备，避免引起不安。

(5) 教会病人或家属正确的滴药法，使之能在家中自行滴药。

四、耳部手术备皮法

1. 目的 ①预防切口感染。②使术野清晰、清洁，利于手术操作。

2. 用物准备 剃头推子、剪刀、一次性备皮刀、梳子、皮筋。

3. 操作步骤

(1) 向病人(尤其年轻女患)详细说明此操作的目的及意义，备皮的范围，取得配合。

(2) 病人取坐位，根据手术术式剃除耳郭周围头发。一般耳部手术剃发范围为距耳郭5～6 cm。

(3) 检查病人耳毛情况，耳毛长者予以剪短。

(4) 洗净耳部和头发，将余发梳理整齐，女病人可将余发梳向健侧用皮筋扎起。

4. 注意事项

(1) 遵医嘱备皮，认真查对备皮部位。

(2) 动作轻柔，避免皮肤损伤。

五、滴鼻法

1. 目的

(1) 收缩鼻腔黏膜，保持引流通畅，用于检查和治疗鼻腔、鼻窦及中耳的疾病。

(2) 润滑鼻腔黏膜，防止干燥结痂。

2. 用物准备 滴鼻液、清洁棉球。

3. 操作步骤

(1) 向病人说明操作目的,取得配合。

(2) 嘱病人轻轻擤净鼻涕(鼻腔内有填塞物者不擤)。

(3) 病人取仰卧头低位,可肩下垫枕或头悬于床缘,使头部与身体成直角(图 15-11)。

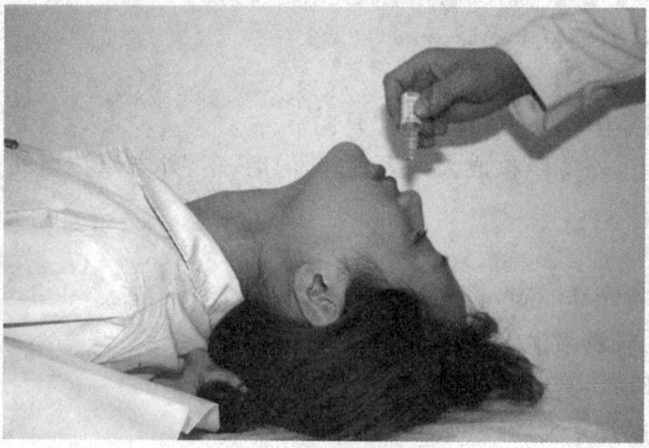

图 15-11 滴鼻药法

(4) 每侧鼻腔滴入滴鼻液 3~4 滴。

(5) 轻捏鼻翼,使药液均匀分布于鼻腔黏膜。

(6) 保持体位 2~3 min 后坐起。

(7) 用棉球擦去外流药液。

4. 注意事项

(1) 体位要正确,不能取仰卧头低位的病人,可取侧卧患侧向下体位。

(2) 滴药时,药瓶口勿触及鼻孔,以免污染药液。

(3) 滴药时勿吞咽,以免药液进入咽部引起不适感。

(4) 教会病人或家属,使其能在家中自行滴药。

六、剪鼻毛法

1. 目的

(1) 使手术术野清晰、清洁,便于消毒和操作。

(2) 预防术区感染。

2. 用物准备 弯头小剪刀(保持锐利)、额镜、凡士林或金霉素油膏、棉签。

3. 操作步骤

(1) 向病人说明操作目的和方法,取得配合。

(2) 嘱病人擤净鼻涕,清洁鼻腔。

(3) 病人取坐位,头稍后仰。

(4) 操作者戴额镜检查鼻前庭、鼻腔情况。

(5) 将少许凡士林或金霉素油膏均匀涂在剪刀刃上。

(6) 左手拇指将病人鼻尖向上轻推,右手持剪刀(弯头朝向鼻腔)贴鼻毛根部剪去鼻前庭四周鼻毛。

(7) 用涂有凡士林或金霉素油膏的棉签蘸净鼻毛。

4. 注意事项 动作轻柔,避免伤及鼻黏膜引起出血。

七、上颌窦穿刺冲洗法

1. 目的

(1) 明确上颌窦疾病的诊断。

(2) 治疗慢性上颌窦炎。

2. 用物准备　额镜、前鼻镜、上颌窦穿刺针、橡皮管接头、20 ml 注射器、棉片、卷棉子、治疗碗(内盛温生理盐水)、深弯盘(盛冲洗流出液)、1%丁卡因、0.5%～1%麻黄素、1∶1 000 肾上腺素。

3. 操作步骤

(1) 向病人解释操作目的、方法和意义,以减轻其紧张、恐惧心理,取得配合。

(2) 病人取坐位,协助其擤净鼻涕。

(3) 将浸有 1%丁卡因及 1∶1 000 肾上腺素的卷棉子置入下鼻道穿刺部位进行表面麻醉 5～10 min。观察病人情况,如有不良反应及时去除卷棉子,通知医生。

(4) 若穿刺右侧上颌窦,则操作者右手拇指、示指紧握穿刺针中段,掌心顶住针柄,将针头斜面朝向鼻中隔,经前鼻孔伸入下鼻道,将穿刺针置于距下鼻甲前端 1～1.5 cm 下鼻甲附着处(此处骨质较薄,易于穿刺)(图 15-12)。

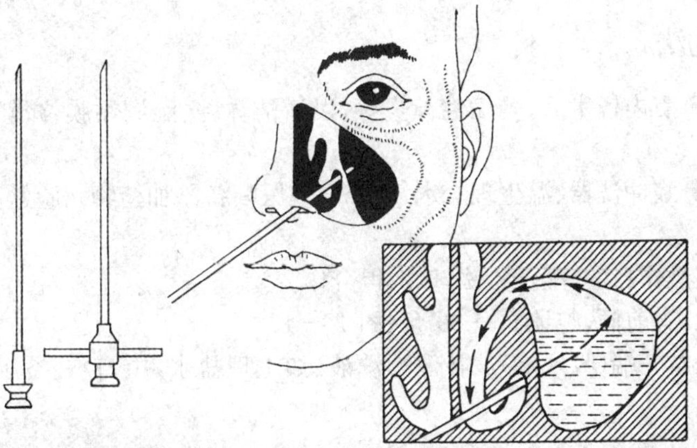

图 15-12　上颌窦穿刺冲洗法

a. 上颌窦穿刺针芯　b. 上颌窦穿刺针　c. 上颌窦穿刺进针部位　d. 穿刺示意图

(5) 左手固定病人头部,右手持穿刺针向外眦方向稍用力,穿刺针刺入窦腔,有落空感。若穿刺左侧上颌窦,则用左手持穿刺针,右手固定头部。

(6) 抽出针芯,观察针管内有无黄褐色液体流出,如有黄褐色液体流出,则可能为上颌窦囊肿,勿进行冲洗,应立即通知医生。

(7) 嘱病人头向前倾,偏向健侧,张口呼吸,用手托住弯盘置于下颌,用 20 ml 注射器回抽,若抽吸出空气或脓液,则证实穿刺针在窦腔内。将橡皮管与穿刺针连接,用注射器抽吸温生理盐水,缓缓推注生理盐水进行冲洗,观察有无脓液流出,反复冲洗,洗净为止。遵医嘱注入抗生素药液,且嘱病人头侧向患侧 3 min,以防药液流出。

(8) 插入针芯,拔出针头,将消毒棉片置于下鼻道穿刺处以压迫止血,告知病人 2 h 后若无出血可自行将消毒棉片取出。

(9) 穿刺冲洗完毕,详细记录脓液的质和量。

1) 质:“Ⅰ”期呈黏液性,不溶于水,“Ⅱ”期呈黏脓性,半溶于水,使水变浑浊,“Ⅲ”期呈脓性,全溶于水。

2) 量:"-"为阴性(冲出液清洁),"±"为可疑(洗出液无明显脓液,但不完全清洁),"+"为少量,"++"为中等量,"+++"为大量。

3) 冲洗液若有血块、呈黄色或有臭味等情况也应注明。

4. 注意事项

(1) 穿刺部位及方向必须正确,用力不可过大,穿刺不可过深,以防穿刺针刺入眶内或面颊部软组织,引起眶内或面颊部气肿或感染,未确定刺入上颌窦窦腔内之前不可进行冲洗。

(2) 如病人在穿刺过程中发生晕厥等意外情况,须立即拔出穿刺针,协助病人平卧位,测量生命体征,通知医生,必要时遵医嘱给予吸氧等急救措施,密切观察病人病情变化。

(3) 窦腔内不可注入空气,以防针头刺入血管而发生空气栓塞。

(4) 冲洗时如有阻力,可能是穿刺针头不在窦腔内、穿入窦腔内软组织(如息肉)或窦口阻塞,此时应改变进针部位、方向及深度,或以麻黄素或肾上腺素棉片收缩中鼻道黏膜,如仍有阻力,不可强行冲洗,应停止操作,通知医生。

(5) 拔针后如有出血,妥善止血后,再让病人离开。出血较多者,可用 1∶1 000 肾上腺素棉片紧填下鼻道止血,并告知病人 3～5 日内排鼻涕时带有少量血液为正常现象,如出血较多及时到医院处理。

(6) 儿童病人穿刺应慎重。高血压、血液病、急性炎症期病人禁忌穿刺冲洗。

八、鼻腔冲洗法

1. 目的　用于鼻窦内镜术后、萎缩性鼻炎等,以清洁鼻腔、湿润黏膜、减轻臭味、促进黏膜功能恢复。

2. 用物准备　鼻腔冲洗器、温生理盐水 500 ml(遵医嘱备添加药物)、脸盆 1 只、纱布少许。

3. 操作步骤

(1) 向病人说明操作目的、配合方法,以取得合作。

(2) 病人取坐位,头前倾,与地面呈 30°角(图 15-13)。

(3) 将鼻腔冲洗器一端(吸水端)放在温冲洗液(如生理盐水)中,轻轻挤压负压球,确保冲洗器

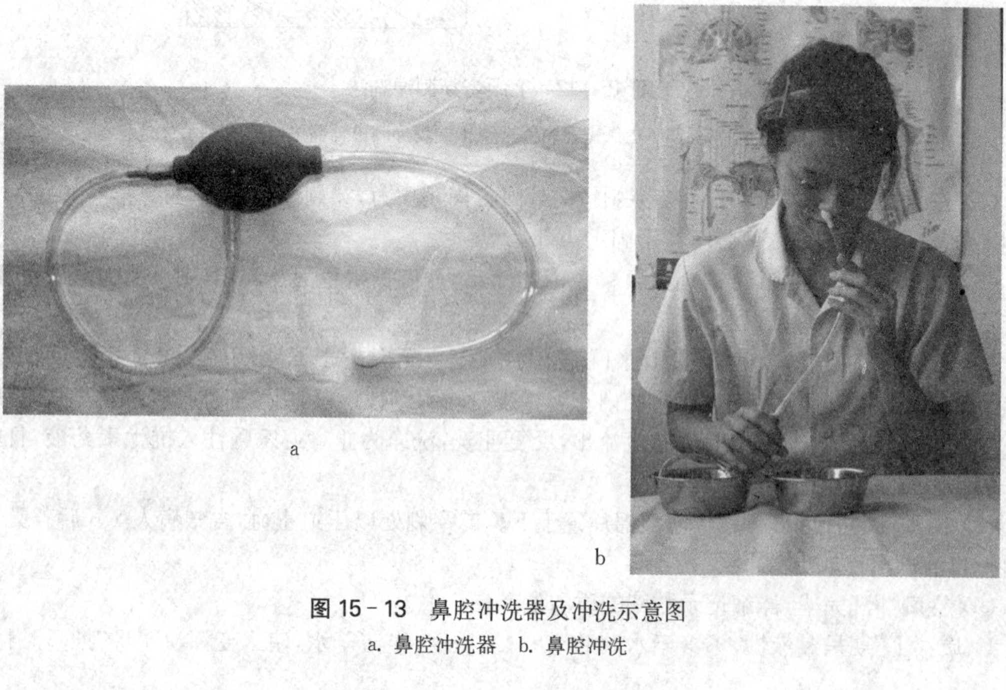

a　　b

图 15-13　鼻腔冲洗器及冲洗示意图

a. 鼻腔冲洗器　b. 鼻腔冲洗

通畅并充满冲洗液后，将橄榄头(出水端)插在前鼻孔，嘱病人张口，再轻轻挤压负压球，使冲洗液自口或鼻孔自然流出。

(4) 完成鼻腔冲洗后，用纱布擦干脸部。

4. 注意事项

(1) 鼻腔有急性炎症及出血时禁止冲洗，避免炎症扩散。

(2) 橄榄头勿正对鼻中隔、勿用力加压，以免出现鼻中隔穿孔等并发症。

(3) 冲洗过程中发生鼻腔出血立即停止鼻腔冲洗。

(4) 冲洗时勿做吞咽动作、勿用力擤鼻，防止发生中耳炎。

(5) 教会病人正确的鼻腔冲洗法，以便在家中自行鼻腔冲洗。

九、鼻窦负压置换法

1. 目的

(1) 利用负压吸引装置，吸出鼻腔及窦腔内分泌物。

(2) 由于吸引窦腔内形成负压，药液即可进入腔内，最宜用于治疗慢性全鼻窦炎。

2. 用物准备　负压吸引器或中心负压吸引装置、带橡皮管的橄榄头、治疗碗(内盛生理盐水)、棉球、1%麻黄素、抗生素药液。

3. 操作步骤

(1) 向病人解释操作目的，说明操作程序及配合方法，取得合作。

(2) 嘱病人擤净鼻涕，取仰卧位，肩下垫枕，头后仰与身体垂直。

(3) 向两侧鼻腔各滴入1%麻黄素4～5滴，以收缩鼻腔黏膜，开放鼻窦窦口，轻捏鼻翼，使药液分布均匀，1～2 min后，将抗生素药液2～3 ml注入鼻腔。

(4) 将与负压吸引装置连接的橄榄头塞入一侧鼻孔，用手指压紧另一侧鼻孔，嘱病人连续发“开、开、开”音(使软腭上提，关闭鼻咽腔)，同步开动负压吸引装置，反复吸引鼻腔，每次持续1～2 s，重复6～8次。同法交替两侧鼻腔滴药、吸引。吸引期间，如分泌物多而稠，可用生理盐水吸洗橄榄头。

(5) 吸引完毕，3～5 min后坐起。

(6) 用棉球擦拭流出的药液。

4. 注意事项

(1) 负压吸引装置压力不宜过大(负压一般不超过24 kPa)，抽吸时间不宜过长，以免引起鼻出血或真空性头痛。

(2) 急性鼻炎、急性鼻窦炎、鼻出血、鼻前庭疖、鼻部手术后切口未愈、高血压等病人禁做此项操作。

十、超声雾化吸入法

1. 目的　治疗急、慢性咽炎，喉炎，喉部手术后，鼻腔干燥等病人。

2. 用物准备　超声雾化吸入器、5 ml注射器、抗生素及糖皮质激素等各种治疗药物。

3. 操作步骤

(1) 向病人说明操作目的及配合方法，取得合作。

(2) 将一次性治疗巾铺于病人颈前。

(3) 病人取坐位或卧位，认真查对后将药液加入雾化杯内，打开电源开关，预热3～5 min，打开雾化开关，调节雾量大小，将雾化吸入器的口含嘴放入病人口中，指导病人做深呼吸，如为气管切开病人，气雾应从气管套管口吸入。

(4) 每次治疗时间为15～20 min。

(5) 吸入完毕，关闭雾化开关、电源开关，消毒处理。

4. 注意事项

(1) 雾化吸入器水槽内必须盛有足够的冷水，水温超过 50℃或水量不足，应关机加入冷蒸馏水。

(2) 连续使用雾化器时，中间需间隔 30 min。

(3) 声带充血或水肿病人雾化后，嘱其禁食刺激性食物且禁烟、酒，禁声，以提高治疗效果。

第四节　耳鼻咽喉科护理管理

一、耳鼻咽喉科护士的素质要求

1. 具有良好的职业道德和整体护理观　耳鼻咽喉科病人涉及人群的各个年龄段，疾病亦有其特殊性，作为耳鼻咽喉科护士要以爱心、耐心、责任心去护理每一位病人，视病人如亲人，为病人提供满意的整体护理服务。

2. 具有扎实的专科护理理论知识及敏锐的观察力　耳鼻咽喉科疾病特点为急诊多、病人病情变化快，要求每一名耳鼻咽喉科护士必须具有扎实的专科护理理论知识，才能够及时发现病人病情变化，且协助医生予以必要的处置，谨防出现并发症及不可逆转的后果。

3. 高超的抢救配合能力和稳定的心理素质　基于耳鼻咽喉科病人的疾病特点，要求耳鼻咽喉科护士在日常工作中要练就高超的抢救配合能力，沉着应对，不可慌张。如喉阻塞气管切开术的配合、鼻腔大出血病人的抢救配合等。

4. 熟练的专科护理技术操作技能　耳鼻咽喉科护士不仅要掌握基础护理技术操作项目，还要掌握专科的护理技术操作项目。如外耳道滴药法、上颌窦穿刺冲洗、鼻腔冲洗法等。

5. 心理护理能力　耐心倾听病人的心声，全面了解其心理变化，并给予鼓励和安慰，使病人树立信心，积极配合治疗和护理工作，使其早日康复。

6. 具有良好的理论和知识传授能力　耳鼻咽喉科病人虽已出院但许多治疗尚未结束，需要回到家中继续自行治疗，如外耳道滴药、鼻腔滴药、鼻腔冲洗、气管切开佩戴气管套管病人每日清洗气管套管等。在病人出院前，护士需向病人及家属讲解这些知识，讲解要深入浅出，使每位病人及家属都能掌握。

二、耳鼻咽喉科门诊的管理

(一) 耳鼻咽喉科诊室管理

(1) 开诊前检查耳鼻咽喉头颈外科诊查治疗综合工作台上的各种常用检查器械、药品是否齐全，打开电脑，备好办公用品，洗手液。

(2) 做好分诊工作，按挂号顺序就诊，老弱、幼小病人优先安排就诊。

(3) 急重症病人如鼻出血、呼吸困难、外伤等需安排提前就诊，并密切配合医生做好救治工作。

(4) 抢救药品和物品，每日检查，保证处于备用状态。

(5) 对婴幼儿病人，检查时协助医生固定头部。

(6) 做好卫生管理，保持诊室清洁。

(二) 耳鼻咽喉科治疗室的管理

(1) 备好各种无菌器械、敷料、药品等，做好诊疗前的各种准备工作。

(2) 诊疗时三查七对，严防差错事故发生。

(3) 治疗前、中、后做好病人的解释和指导工作，发现异常及时通知医生。

(4) 治疗室内必备抢救车、氧气、负压吸引装置及一个治疗床，以备抢救之需。

(5) 各种消毒液按规定配置，标记清晰，定位放置。
(6) 做好消毒隔离工作，防止院内感染发生。

三、耳鼻咽喉科病房的管理

耳鼻咽喉科病房护理管理的主要职责是做好病人的入院护理，为住院病人提供舒适、整洁、安全、安静的治疗和休养环境，及时准确地为病人进行各种治疗、护理，且为病人提供心理护理和各种健康教育，使病人具有自我护理知识及技能，及时观察病情变化，治疗效果，认真书写护理记录，为医生提供准确信息，保证病人安全，做好出院指导。

耳鼻咽喉科病房需设置专门的换药室，作为病人检查和换药之用，换药室内应配备耳鼻咽喉头颈外科诊查治疗综合工作台、耳鼻咽喉科专科检查器械、各种无菌包、敷料、药品等，还要备好氧气装置、负压吸引装置等抢救设施。

耳鼻咽喉科病房还需设置重症监护病室，设在离医生办公室、护士站最近之处，以便病人病情观察和急救。

第五节　耳鼻咽喉科检查所需的基本器械和设备

耳鼻咽喉科常用的检查器械：前鼻镜、枪状镊、一次性压舌板、耳镜、鼓气耳镜、音叉、鼻咽镜、间接喉镜、喷雾器、卷棉子、耵聍钩等(图 15-14～图 15-17)。

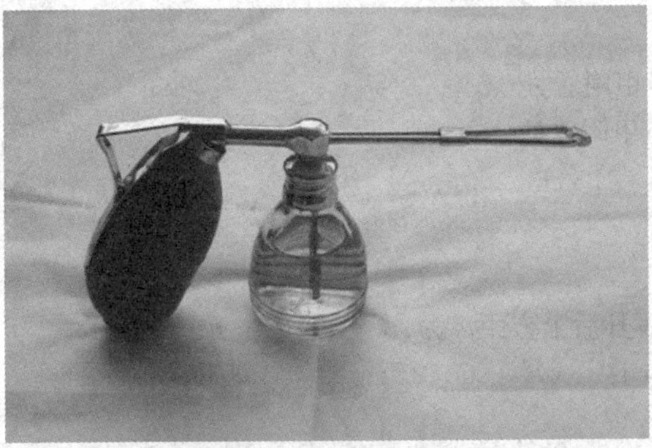

图 15-14　喷雾器

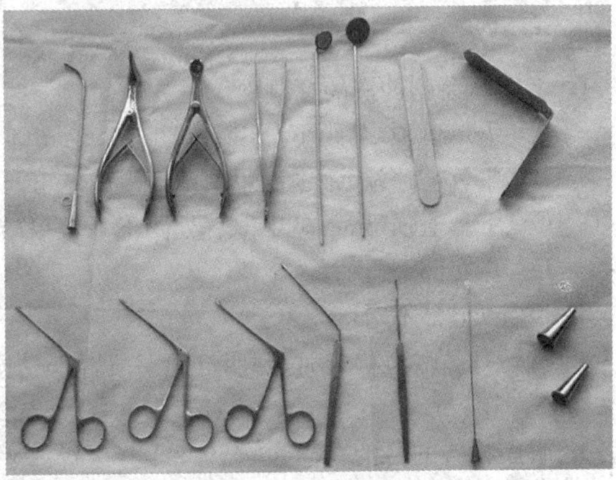

图 15-15　常用器械

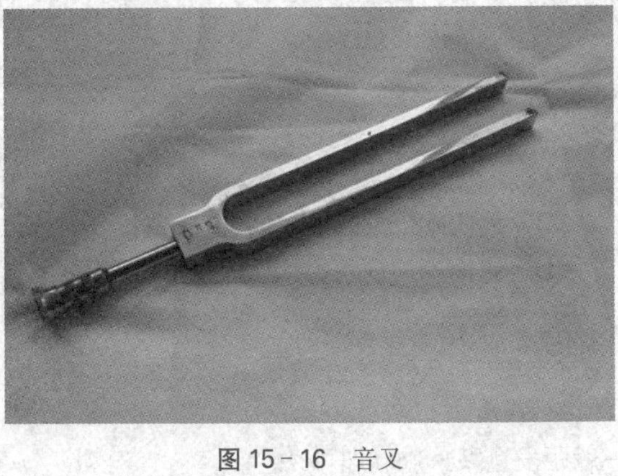

图 15-16　音叉

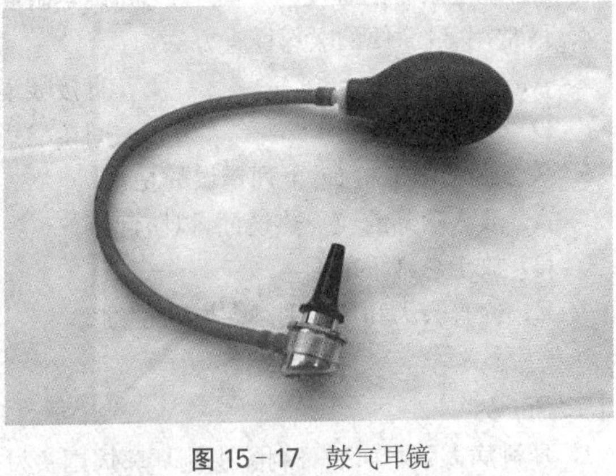

图 15-17　鼓气耳镜

常备的敷料:消毒干棉球、碘伏棉球、纱布、纱条、纱块等。

常用的药物:1%～2%丁卡因溶液、0.5%～1%麻黄素滴鼻液、3%过氧化氢、30%～50%硝酸银等。

常用的设备:耳鼻咽喉头颈外科诊查治疗综合工作台、侧灯、额镜(图 15-18、19)。

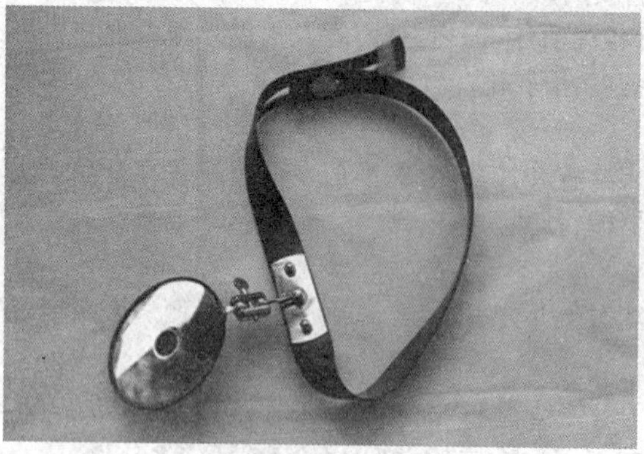

图 15-18 额镜

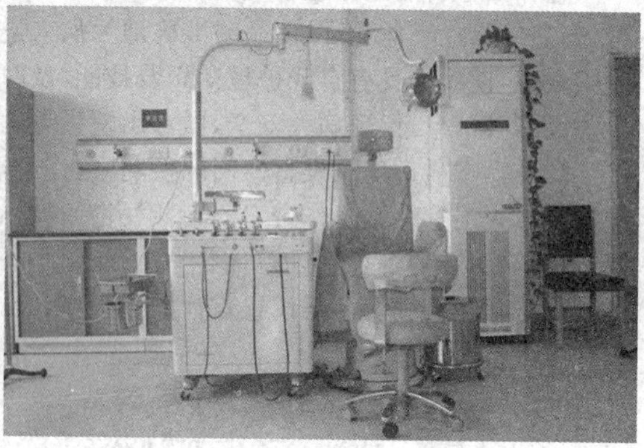

图 15-19 耳鼻咽喉头颈外科诊查治疗综合工作台

复 习 题

【A 型题】

1. 上颌窦穿刺冲洗的穿刺部位是: ( )
   A. 下鼻道顶端,距下鼻甲前端 1～1.5 cm 下鼻甲附着处
   B. 中鼻道顶端,距中鼻甲前端 1～1.5 cm 下鼻甲附着处
   C. 下鼻道顶端,下鼻甲附着处距下鼻甲后端 1～1.5 cm
   D. 鼻底部
   E. 以上都不对
2. 进行耳鼻喉科检查时,照明灯源一般置于受检者耳后上方距离为: ( )
   A. 10 cm　B. 15 cm　C. 20 cm　D. 25 cm　E. 30 cm
3. 眼震检查的目的在于: ( )
   A. 确定中耳有无病变　B. 评价平衡功能　C. 确定引起眼震的病变部位
   D. 确定眼震的程度　E. 确定眼震的方向
4. 最常用、最简便的喉部检查方法为: ( )
   A. X 线检查　B. 直接喉镜检查　C. 电子喉镜检查
   D. B 超检查　E. 间接喉镜检查
5. 关于间接喉镜检查,下列错误的是: ( )
   A. 放入咽部前应加热镜面,以防起雾　B. 放入咽部前,先在检查者手背试温
   C. 放于悬雍垂前面　D. 镜面朝向前下方
   E. 检查会厌和声门时,嘱病人说"咿"

【判断题】

1. 耳科病人手术前一日剃除患侧耳郭周围头发,一般距发迹 2～3 cm 即可。 ( )

2. 鼻科手术局麻病人术后应给予平卧位，有利于鼻腔分泌物渗出物引流。（　）
3. 额镜为耳鼻咽喉科必备检查辅助设备，使用时应保持检查者瞳孔、镜孔、反光焦点和检查部位成直线。（　）
4. 外耳道点药时，应将成人耳郭向后下方牵拉，小儿向后上方，将外耳道拉直。（　）
5. 点鼻时应嘱病人取仰卧位，使头部与身体成直角。（　）
6. 行上颌窦穿刺冲洗时，应将浸有1%丁卡因及1∶1 000肾上腺素卷棉子置入上鼻道穿刺部位进行表面麻醉。（　）
7. 利用负压吸引装置抽吸鼻腔及窦腔内分泌物时，应将吸引器压力调至最大。（　）
8. 前鼻镜检查完毕，取出前鼻镜时将镜页闭拢，以免引起疼痛。（　）
9. 鼻咽触诊过程中，检查者操作应缓慢、准确而轻柔。（　）
10. 导管吹张试验中，用橡皮球向导管内鼓气，应充分鼓气，以获得准确实验结果。（　）

【填空题】

1. 上颌窦穿刺冲洗的禁忌证是________、________、________。
2. 耳部手术病人术后密切观察有无________、________、________和________等并发症。
3. 咽部全麻手术病人为清醒前采取________体位。
4. 鼻腔冲洗时病人取________位，头前倾，与地面呈________度角。
5. 扁桃体手术术后6 h病人进________食。

【简答题】

1. 如何指导病人进行正确耳部滴药？
2. 简述鼻科手术后的护理常规。

第十六章

耳科病人的护理

导学

内容及要求

本章介绍了先天性耳畸形、耳外伤、外耳疾病、中耳疾病、内耳疾病、耳肿瘤病人的护理。在学习中主要掌握分泌性中耳炎、急慢性化脓性中耳炎的临床表现及术前术后护理常规。熟悉外耳疾病的临床表现。了解耳外伤的处理原则。

重点、难点

重点是中耳、内耳疾病手术的护理常规。难点是急慢性化脓性中耳炎的临床表现及护理常规。

专科生的要求

专科生对肿瘤性及先天性疾病了解即可，熟悉中耳炎的护理常规。

第一节　先天性耳畸形病人的护理

一、先天性耳前瘘管

先天性耳前瘘管(congenital preauricular fistula)是一种临床上很常见的先天性外耳疾病。瘘管的开口很小，多位于耳轮脚前，少数可在耳郭之三角窝或耳甲腔部。

【发病机制】 为胚胎时期形成耳郭的第1、第2鳃弓的6个小丘样结节融合不良或第1鳃沟封闭不全而形成的盲道。

【临床表现】 瘘管多为单侧性，也可为双侧。耳前瘘管瘘孔多位于耳轮脚前，另一端为盲管，深浅不一，常深入耳郭软骨内，还可呈分枝状。管腔壁为复层扁平上皮，具有毛囊、汗腺、皮脂腺等，腔内常有脱落上皮及角化物质等混合形成的鳞屑，有臭味。管腔可膨大成囊状，感染时有脓液，挤压时有少量白色黏稠性或干酪样分泌物从管口溢出。病人出生时先天性耳前瘘管即存在，平时无不适感，甚至终生不发生感染；继发感染时，局部疼痛，皮肤变红、肿胀、发热，继之形成脓肿。可反复感染破溃，经久不愈。

【辅助检查】 经瘘管口插入泪道探针探查，可发现瘘管。于瘘管口注入40%碘油，摄乳突X线片可显示瘘管的走行和内口位置。

【治疗要点】 无感染史者，可暂不作处理。在急性感染时，应用抗生素控制炎症，并配合物理治疗。对已形成脓肿者，应先切开引流，待感染控制后行手术切除。只要有过感染者均应手术切除。

【护理措施】

(1) 先天性耳前瘘管合并感染时，遵医嘱指导病人使用抗生素。

(2) 若脓肿形成则需切开排脓，需向病人说明病情及切开排脓的必要性，消除其思想顾虑，协助医生切开排脓、引流及换药。

(3) 需做耳前瘘管切除术者，应向病人说明手术目的、过程、术后会遗留瘢痕，使病人有心理准备。做好术前准备，按医嘱备好亚甲蓝等物品。

(4) 术后取平卧或健侧卧位，保持敷料干燥、切口清洁，及时换药，促进切口愈合。

【健康指导】

(1) 告知病人保持局部清洁。

(2) 勿用手自行挤压瘘管，以防感染化脓。

二、先天性外耳畸形

先天性外耳畸形(congenital microtia ear dysmorphia)，系第1、2鳃弓发育不良以及第1鳃沟发育障碍所致的耳郭或外耳道的畸形。畸形可表现为位置、形态及大小的异常，可发生在单侧或双侧。

【病因】 在胚胎3个月内受遗传因素、药物损害或病毒感染，均可影响外耳发育而导致畸形。

【临床表现】 外耳道的畸形表现为狭窄或完全闭锁。先天性外耳道闭锁常与耳郭畸形同时发生。先天性外耳畸形的分类如下。

1. 移位耳 耳郭的位置及耳道口向下颌角方向移位，且常伴有形态和大小的变化。

2. 隐耳 为耳郭部分或全部隐藏在颞侧皮下。

3. 招风耳 耳郭过分前倾，至颅耳角接近90°。

4. 猿耳 人胚胎第5个月时，在耳郭上缘与后交界有一向后外侧尖形突起，相当于猿耳的耳尖部，一般至第6个月时已消失。若有明显遗留，则状似猿耳；若有部分遗留称为达尔文结节。

5. 杯状耳 耳轮明显卷成圆形，类似酒杯，其体积较正常小。

6. 巨耳 耳部整体成比例增大者少，多为耳郭的一部分或耳垂过大。

7. 副耳 除正常耳郭外，在耳屏前方或在颊部、颈部有皮肤色泽正常的皮赘突起，大小和数目形态多样，内可触及软骨，有的形似小耳郭。

8. 小耳 耳郭形态、体积和位置均有不同程度的畸形，常伴有耳道狭窄、闭锁。按畸形程度分为三级：

(1) 第一级：耳郭形体较小，耳道正常或窄小、部分闭锁，听力基本正常。

(2) 第二级：耳郭正常形态消失，呈条状突起，可触及软骨块，无耳道，常伴有中耳畸形。

(3) 第三级：原耳郭部位只见不规则零星突起，位置向前或下方移位，无耳道，常伴有小颌畸形、中耳及面神经畸形。

【辅助检查】

(1) 根据视、触所见即可确诊，但应作全面检查，排除其他伴发畸形。

(2) 音叉试验、电测听、耳部X线、CT等检查排除其他伴发畸形。

【治疗要点】 因耳郭形态奇异，影响外观要求治疗者，可根据病情于9岁以后(最佳为15岁以后)安排行整形手术矫治之，但双耳重度畸形伴耳道闭锁者，为改善听力，可在学龄前行耳道及鼓室成形术治疗。

【护理措施】

(1) 心理护理:多与病人沟通,鼓励病人表达对自己疾病的看法,提供与有相同疾病的病人接触和交谈的机会,向其介绍手术的大致过程及效果,减轻其紧张、焦虑心理,积极配合治疗。

(2) 需做耳郭或外耳道成形术或重建术者,应向病人及家属介绍手术的目的、大致过程,做好术前准备。如需植皮,做好供皮的准备。

(3) 术后形成的"外耳道"术腔周径应能容纳一指,"外耳道"用中厚或全厚皮片植皮,防止术后外耳道重新形成瘢痕狭窄。

(4) 术后密切观察患耳的颜色、温度,以了解其血运情况,发现异常情况及时通知医生。

(5) 保持敷料干燥,促进切口愈合。

【健康指导】

(1) 妊娠早期防止感冒、避免使用影响胚胎发育的药物,以减少先天性外耳畸形的发生。

(2) 先天性双耳畸形伴中度以上传导性聋的患儿,嘱其父母尽早(一般在2岁以后)为患儿手术,以提高患儿听力,否则将影响患儿语言、智力的发育。

第二节　耳外伤病人的护理

一、耳郭外伤

耳郭外伤(injury of auricle)因耳郭显露在外,较易发生外伤,可单独发生,也可伴发于头面部的外伤。

【临床表现】

1. 症状　耳郭外伤根据原因和程度不同,其症状也不同,可为挫伤、撕裂伤,甚至为离断伤。多有疼痛,轻重不一。有些可因大量出血会有休克表现。值得注意的是,耳郭外伤多伴有颅面多发性外伤,一定要观察有无颅内创伤症状,对大面积的撕裂伤涉及部位广泛时,要请其他科室会同诊治。

2. 体征　挫伤轻者,仅耳郭皮肤擦伤或局部红肿,多可自愈。重者软骨膜下或皮下积血,形成血肿,可波及外耳道。因皮下组织少、血循环差,血肿不易自行吸收,如未及时处理,血肿机化可致耳郭增厚变形。大的血肿可继发感染,引起软骨坏死,导致耳郭畸形。撕裂伤时可仅为一裂口,重者耳郭部分或全部离断。

【辅助检查】　必要时可行中耳CT、头CT检查,了解颞骨及颅内情况。

【治疗要点】

(1) 尽早处理伤口:对耳郭小血肿,应在严格无菌操作下用粗针头抽出积血,再加压包扎48 h,必要时可再抽吸。如血肿较大或仍有渗血者,可手术切开,清净凝血块,确切止血,缝合切口后加压包扎。对撕裂伤应早期清创缝合,尽量保留皮肤,仔细对位缝合,适度包扎。

(2) 应用抗生素等药物,必要时注射破伤风抗毒素,以防止感染。

(3) 如皮肤大块缺损,软骨尚完整,在未发生感染的情况下可用耳后带蒂皮瓣或游离皮瓣修复。如皮肤及软骨同时小面积缺损,可作边缘楔形切除再对位缝合。

(4) 对完全断离的耳郭应及时将其浸泡于含适量肝素的生理盐水中,尽早对位缝合,术后观察存活情况。

【护理措施】

(1) 协助医生清理血块、外耳道异物、处理伤口,用消毒棉球堵塞外耳道口(脑脊液耳漏者严禁堵塞,防逆行感染)。

(2) 观察耳郭修复后的颜色、温度，以了解其血运情况，发现异常及时通知医生。

(3) 密切观察病人生命体征及切口渗出的情况。

(4) 观察外耳道内有无无色透明水样液体流出，如有则提示脑脊液耳漏。合并脑脊液耳漏的病人取头高位或半卧位。

(5) 遵医嘱使用抗生素防治感染。

(6) 对耳郭缺损、面瘫病人予以心理安慰，减轻其焦虑心理。

【健康指导】

(1) 注意安全，避免外力撞击耳郭。

(2) 冬季加强耳部保暖，防止耳郭冻伤。

二、鼓膜外伤

鼓膜外伤(injury of tympanic membrane)是指鼓膜受到间接或直接的外力冲击而导致破裂。

【病因】　常因直接外力或间接外力作用所致，如用各种棒状物挖耳、火星溅入、小虫飞入、烧伤、掌击、颞骨纵形骨折、气压伤等。

【临床表现】

1. 症状　病人可感突然耳痛、耳出血、耳闷、听力减退、耳鸣。压力伤除鼓膜破裂外，还可由于镫骨强烈运动而致内耳受损，出现眩晕、恶心或混合性聋。合并颞骨骨折时甚至会发生脑脊液耳漏。

2. 体征　检查可见鼓膜多呈裂隙状穿孔，穿孔边缘及耳道内有血迹或血痂，颞骨骨折伴脑脊液漏时，可见有清水样液渗出。

【辅助检查】　听力检查为传导性聋或为混合性聋。若出血量多或有水样液流出，提示有颞骨骨折或颅底骨折所致脑脊液耳漏。耳聋属传导性或混合性。

【治疗要点】　发病后尽早应用抗生素预防感染，外耳道可用乙醇擦拭消毒，外耳道口放置消毒棉球。预防上呼吸道感染，嘱病人切勿用力擤鼻涕。保持耳内干燥。如无继发感染，局部禁止滴入任何滴耳液。一般伤后3～4周穿孔多可自行愈合，较大穿孔不愈合者可行鼓膜修补术。

【护理措施】

(1) 告知鼓膜外伤病人外伤后3周内外耳道不可进水和滴药，洗头、洗澡时尤应注意，外耳道填塞的棉球如有污染应及时更换，以防止发生中耳感染，使鼓膜延迟愈合。伴脑脊液耳漏者，禁止堵塞外耳道。

(2) 预防感冒，教会病人正确的擤鼻方法，以防来自鼻咽的感染。

(3) 必要时遵医嘱服用抗生素，预防或治疗感染。

(4) 需行鼓膜修补术者，术前向病人介绍手术目的和过程，以解除病人的紧张、恐惧心理。

(5) 术后观察外耳道是否有渗血、流脓等现象，发现异常及时通知医生。填塞的碘仿纱条一般于2周后取出，如感染较重，则需提前取出以通畅引流。

(6) 告知病人避免用力咳嗽、擤鼻、打喷嚏等，以免修补穿孔鼓膜的硅胶片或筋膜等脱落，导致手术失败。

【健康指导】

(1) 禁用发夹、火柴杆等锐器挖耳。

(2) 取外耳道异物或耵聍时要细心、轻柔，避免伤及鼓膜。

(3) 遇到爆破情况如放鞭炮、打炮、炸山等，可用手指或棉花塞耳，佩戴防护耳塞最为理想。

(4) 跳水或潜水时也要注意双耳的保护。

(5) 鼓膜修补术后防止水进入外耳道。

(6) 注意预防感冒。

第三节　外耳疾病病人的护理

一、耵聍栓塞

耵聍栓塞(impacted cerumen)是指外耳道耵聍积聚过多,形成团块,甚至完全阻塞外耳道。

【病因和发病机制】 外耳道炎症、尘土等刺激可使外耳道耵聍分泌过多。同时外耳道狭窄、瘢痕等因素又可使耵聍排出受阻,最终形成耵聍栓塞。

【临床表现】

1. 症状　可出现耳闭塞感、听力减退、耳鸣、耳痛,甚至眩晕。也可因刺激外耳道迷走神经耳支引起反射性咳嗽。遇水后耵聍膨胀,完全阻塞外耳道,加重听力下降。严重者可引起外耳道炎,出现疼痛。

2. 体征　可见外耳道内黑褐色块状物阻塞外耳道,有些质软,有些硬如石块。如果伴有感染可能外耳道肿胀、狭窄,触痛阳性。

【辅助检查】 中耳 CT 有助于评估外耳道深部状态及骨质有无破坏。

【治疗要点】

(1) 对可活动、未完全阻塞外耳道的耵聍可用耵聍钩取出耵聍团块。较软的耵聍可将其与外耳道壁分离后用枪状镊分次取出。较硬者用耵聍钩从外耳道后上壁将耵聍与外耳道壁分离出缝隙后,小心钩出,勿伤及外耳道。

(2) 对取出困难者,先滴入 5%碳酸氢钠等耵聍水促其软化,待软化后再取出或用吸引器吸出。

(3) 有外耳道炎者,应先控制炎症,再行取出耵聍。

【护理措施】

(1) 教会病人正确滴耳药的方法,嘱其按时滴药。并观察耵聍软化情况。

(2) 用器械取耵聍时动作应轻柔,避免他人碰撞,以防损伤外耳道皮肤和鼓膜。

【健康指导】

(1) 耵聍分泌旺盛或排出受阻者,嘱其定期取出耵聍,以免堆积栓塞。

(2) 积极治疗外耳道炎症。

二、外耳道异物

外耳道异物(foreign bodies in external auditory meatus)系外界小物体或昆虫进入外耳道,无法出来所致。多见于儿童,成人也可发生。

【病因】 小儿多因玩耍时误将小物体塞入耳内所致。成人多因挖耳或外伤时遗留小物体或昆虫侵入等。异物种类可分为动物性(如昆虫等),植物性(如豆类、谷粒、小果核等)及非生物性(如石子、玻璃珠、棉片)等 3 类。

【临床表现】

1. 症状　症状因异物种类和大小而各异。小而无刺激性的非生物性异物一般不会引起症状。异物越大、越接近鼓膜,症状就越明显。如果活动性昆虫等动物性异物爬行骚动,引起剧烈耳痛、噪声,甚至损伤鼓膜。豆类等植物性异物如遇水膨胀,阻塞外耳道,可引起耳闷胀感、耳痛及听力减退,并可继发外耳道炎。锐利坚硬的异物可损伤鼓膜及外耳道。异物刺激外耳道、鼓膜可引起反射性咳嗽或眩晕。

2. 体征　外耳道异物一般用耳镜检查多能发现,如异物刺激或损伤外耳道,致外耳道肿胀、出血时，可能看不清异物。如有明显异物史，应仔细检查。另外，细小的异物可存留在外耳道底壁和鼓膜下缘的交角处，比较深陷隐蔽，被隆起的外耳道底壁遮挡，检查时，要格外注意。

【治疗要点】

(1) 异物位置未越过外耳道峡部、未嵌顿于外耳道者，可用耵聍钩直接钩出。

(2) 活动性昆虫类异物，先用油类等滴入耳内，将昆虫麻醉或杀死后再用镊子取出或冲洗排出。

(3) 被水泡胀的豆类异物，先用95%乙醇滴耳，使其脱水收缩后，再行取出。

(4) 如异物较大，且嵌顿较紧，应在局麻或全身麻醉下取出异物，必要时行耳内切口，甚至需去除部分骨性外耳道后壁，以利异物取出。幼儿宜在短暂全麻下取出异物，以免因术中不合作造成损伤或将异物推向深处。

(5) 外耳道继发感染者，应先行抗炎治疗，待炎症消退后再取异物或取出异物后积极治疗外耳道炎症，要防止外耳道狭窄。

【护理措施】

(1) 询问病史，了解异物种类、大小、形状，密切观察耳痛等症状，同时安慰病人及家属，减轻其紧张、恐惧感。

(2) 配合医生尽快取出外耳道异物。

(3) 必要时遵医嘱使用抗生素，预防或治疗外耳道感染。

【健康指导】

(1) 嘱家长加强儿童管理，教育儿童勿将异物塞入外耳道内。

(2) 一旦发生外耳道异物，切勿自行取之，应及时到医院就诊，以免将异物推入深处或导致鼓膜损伤等。

三、外耳道炎

外耳道炎(external otitis)系外耳道皮肤或皮下组织的局限性或弥漫性炎症。外耳道皮肤的局限性化脓性炎症，亦称外耳道疖；外耳道皮肤或皮下组织广泛的弥漫性炎症，又称弥漫性外耳道炎。

【病因和发病机制】 外耳道疖的病原菌主要是金黄色葡萄球菌。弥漫性外耳道炎常见致病菌为金黄色葡萄球菌、链球菌、铜绿假单胞菌(绿脓杆菌)和变形杆菌等。引起感染的主要原因如下。

(1) 外耳道局部环境的改变：洗澡、游泳时不洁水进入，浸泡皮肤，角质层被破坏，导致感染。

(2) 外伤：如挖耳损伤皮肤、异物擦伤皮肤，导致外耳道感染。

(3) 中耳炎病人中耳流脓入外耳道，刺激皮肤致感染。

(4) 全身性疾病使机体抵抗力下降，外耳道也易感染，且不易治愈，如糖尿病、慢性肾炎、内分泌紊乱、贫血等。

(5) 环境因素：温度升高，空气湿度过大，腺体分泌受到影响，降低了局部的防御能力。

【临床表现】

1. 外耳道疖 早期剧烈搏动性耳痛，张口、咀嚼时加重，并可放射至同侧头部。多感全身不适，体温可微升。疖肿堵塞外耳道时，可有耳鸣及耳闷。外耳道软骨部皮肤有局限性红肿。耳前或耳后淋巴结肿胀疼痛。脓肿成熟破溃后，外耳道内有脓血或流出耳外，此时耳痛可减轻。重者可有发热、周身不适等症状。

2. 弥漫性外耳道炎 急性者表现为耳痛、灼热，可流出少量分泌物，初期是稀薄的分泌物，逐渐变稠成脓性。外耳道皮肤弥漫性红肿，外耳道壁上可积聚分泌物，外耳道腔变窄，耳周淋巴结肿痛。慢性者外耳道发痒，少量渗出物。外耳道皮肤增厚、皲裂、脱屑，分泌物积存，甚至可造成外耳道狭窄。

【辅助检查】

(1) 有明显的耳屏压痛和耳郭牵引痛。

(2) 外耳道疖可见外耳道软骨部有局限性红肿隆起或在隆起中央有白色脓栓，触之有波动感，脓液很稠。

(3) 急性弥漫性外耳道炎可见外耳道弥漫性充血、肿胀、潮湿，有时可见小脓疱。鼓膜可呈粉红色，也可大致正常。

(4) 如病情严重，耳郭周围可见水肿，耳周淋巴结肿胀或压痛。

(5) 血常规检查可见白细胞升高。

【治疗要点】

1. 应用抗生素　控制感染。

2. 局部治疗　外耳道红肿时，局部敷用鱼石脂甘油纱条，可起到消炎消肿的作用。如外耳道严重红肿影响引流，可向外耳道内放一纱条引流条，滴药后使药液沿引流条流入外耳道深处。慢性外耳道炎保持局部清洁，局部用酸化的干燥的药物，可联合应用抗生素和可的松类药物，不宜涂太厚。

3. 切开排脓　当疖肿成熟而未破时，及时切开引流。局部用抗生素纱条填压，以防止肉芽形成或耳道狭窄。

4. 理疗　疖肿早期可局部热敷或行超短波等理疗，促使炎症消退，疼痛缓解。

5. 耳痛剧烈者　给止痛药和镇静剂。

【护理措施】

(1) 心理护理：向病人讲解疾病的相关知识，减轻其焦虑心理。

(2) 告知病人多饮水，进富含营养、清淡的饮食，注意休息。

(3) 遵医嘱使用抗生素控制感染(多用青霉素类或头孢菌素类抗生素)，疼痛剧烈者用2%碳酸甘油滴耳或予以止痛药物。

(4) 局部尚未化脓的病人可用10%鱼石脂甘油滴耳，或者将涂有该药液的纱条敷于患处，每日更换纱条2次，配合局部理疗或湿热敷。

(5) 疖肿成熟后及时挑破脓头或切开引流，用3%过氧化氢清洁外耳道脓液及分泌物，放置无菌纱条或橡皮引流片引流，每日换药。

(6) 保持外耳道清洁、干燥，避免损伤外耳道皮肤。

(7) 积极治疗糖尿病、贫血、维生素缺乏、内分泌功能紊乱等全身性疾病。

【健康指导】

(1) 指导病人改正不良挖耳习惯。

(2) 游泳或洗头时带耳塞，不慎污水入内立即予以拭干。

(3) 急性期、治疗恢复期禁止游泳。

四、耳郭假囊肿

耳郭假囊肿(pseudocyst of auricle)是指耳郭软骨夹层内的非化脓性浆液性囊肿。常于一侧耳郭的前面外侧上半部，夹层内有浆液性渗出液，形成囊肿样隆起。20～50岁的成年人多见，男性发病率是女性的数十倍。

【病因和发病机制】　目前病因尚未明确，可能与外伤有关。耳郭可能因受到某些物理刺激如硬枕压迫、无意触摸、挤压等，造成局部血液循环障碍所致。也有学者认为是先天性发育不良，即胚胎第1、第2鳃弓的6个耳丘融合异常遗留的潜在组织腔隙，留下了发生耳郭假性囊肿的组织学基础。

【临床表现】

1. 症状　病人可无任何症状，多于无意中发现耳郭凸起变性来诊。部分较大者可有胀感、波动感，灼热感或痒感，常无痛感。

2. 体征 耳郭外侧面出现局限性隆起，逐渐增大。肿胀范围清楚，皮肤色泽正常。

【辅助检查】

(1) 透照时透光度良好，可与血肿区别。

(2) 穿刺时可抽出淡黄清液，培养无细菌生长。

【治疗要点】

(1) 发病早期或囊肿小时可用紫外线照射或超短波等物理治疗，以制止渗液与促进吸收。也可用激光将囊壁打穿，放出液体，加压包扎。也有报道用蜡疗、磁疗、冷冻、射频等治疗。

(2) 在严格无菌条件下穿刺抽液，再局部压迫包扎或用石膏包裹加压，避免液体再渗出，促进囊肿平复。

(3) 囊腔内注射药物 可用平阳霉素、15%高渗盐水、2%碘酊等，于抽液后注入囊腔，加压包扎，促使囊壁粘连、机化。

(4) 手术经久不愈者可考虑手术。切除部分囊肿前壁，搔刮囊肿内肉芽及增厚组织，作无菌加压包扎。

【护理措施】

(1) 理疗的病人，需告知理疗的目的及注意事项。

(2) 协助医生穿刺抽液、局部压迫包扎 将囊液在严格无菌条件下抽出后用石膏固定压迫局部。

(3) 拟手术的病人术前向其做好说明、解释工作，使其积极配合治疗，术后护理参见"耳科病人手术护理常规"。

【健康指导】

(1) 日常生活中注意勿对耳郭进行长期机械性刺激，如硬枕压迫、挤压、触摸等，避免造成局部微循环障碍。

(2) 告知耳郭石膏固定或加压包扎的病人，洗头时保持石膏或敷料干燥。

(3) 患耳剧烈疼痛者需及时就诊。

第四节 中耳疾病病人的护理

一、分泌性中耳炎

分泌性中耳炎(secretory otitis media)是以传导性聋和鼓室积液为主要特征的中耳非化脓性炎性疾病。冬春季多发，儿童发病率比成人高，是引起儿童和成人听力下降的重要原因之一。本病可分为急性和慢性两种。急性分泌性中耳炎病程延续6～8周。中耳炎症未愈、病程超过8周者称为慢性分泌性中耳炎。慢性分泌性中耳炎可缓慢起病或由急性分泌性中耳炎反复发作，迁延转化而来。

【病因和发病机制】 病因不清，目前认为咽鼓管功能障碍、中耳局部感染和变态反应等为其主要病因。

1. 咽鼓管功能障碍

(1) 机械性阻塞：如咽扁桃体(腺样体)肥大、肥厚性鼻炎、鼻咽部肿瘤或淋巴组织增生、鼻咽部长期填塞等。

(2) 功能障碍：控制咽鼓管开闭的肌肉收缩无力，咽鼓管软骨弹性较差，腭裂病人由于腭肌肉无中线附着处，收缩功能不良，咽鼓管不能主动开放，易患本病。

2. 中耳局部感染　过去曾认为分泌性中耳炎是无菌性炎症，但近年研究发现中耳积液中细菌培养阳性者为1/2～1/3，主要为流感嗜血杆菌和肺炎链球菌。细菌产物内毒素可能在病变迁延为慢性的过程中起到一定作用。

3. 变态反应　儿童免疫系统尚未完全发育成熟，这可能也是儿童分泌性中耳炎发病率较高的原因之一。中耳积液中有炎性介质、细菌的特异性抗体和免疫复合物，以及补体、溶酶体酶等存在，提示慢性分泌性中耳炎可能是一种由抗感染免疫介导的病理过程。

【临床表现】

1. 症状

(1) 听力减退：急性发病者大多于感冒后听力下降、自听增强。头位前倾或偏向健侧时，因积液离开蜗窗，听力可暂时改善。积液黏稠或积液量多时，听力可不因头位变动而改变。儿童常因对侧听力正常而不能及时发现。

(2) 耳痛：急性者可有隐隐耳痛，常为病人的第一症状，可为持续性，亦可为阵发性抽痛。慢性者无明显耳痛。

(3) 耳鸣：多为低调间歇性，如"噼啪"声，嗡嗡声及流水声等。当头部运动或打呵欠、擤鼻时，耳内可出现气过水声。

(4) 耳闷：常觉耳内闭塞或闷胀感，按压耳屏后可短暂减轻。

2. 体征　急性期鼓膜松弛部或全鼓膜轻度弥漫性充血。鼓室积液时，鼓膜呈淡黄或琥珀色，慢性者可呈灰蓝或乳白色，鼓膜紧张部有扩张的微血管。若液体不黏稠，且未充满鼓室，可见到液平面。鼓膜内陷，光锥缩短、变形或消失，锤骨柄向后上移位，锤骨短突明显外突。

3. 并发症　如不及时治疗常会发展为粘连性中耳炎、鼓室硬化症、胆脂瘤型中耳炎或胆固醇肉芽肿等。

【辅助检查】

1. 音叉试验　林纳试验(Rinne test)阴性，韦伯试验(Weber test)偏向患侧，均提示传导性聋。

2. 纯音听阈测试　示传导性聋，听力损失程度不一。

3. 声导抗测试　声导抗图对诊断有重要价值。平坦型(B型)是分泌性中耳炎的典型曲线。负压型(C型)示鼓室负压、咽鼓管功能不良，部分有鼓室积液。

4. X线头部侧位片及鼻咽部检查　小儿可作X线头部侧位拍片，了解腺样体是否增生。成人需行详细的鼻咽部检查，注意排除鼻咽癌。

5. 中耳CT　可以明确中耳积液情况，排除某些占位性病变。

6. 鼓膜穿刺　可抽出积液即可确诊。

【治疗要点】　针对病因治疗，改善中耳通气引流及清除中耳积液为本病的治疗原则。因本病有些病人有自愈倾向，首选非手术治疗3个月，密切观察随访，严格掌握手术指征。

1. 积极治疗鼻咽或鼻腔疾病　如腺样体切除术、鼻中隔矫正术、鼻窦炎手术等。扁桃体过度肥大，且与分泌性中耳炎复发有关者，可考虑行扁桃体切除术。

2. 非手术治疗

(1) 应用抗生素：急性期可根据病变严重程度选用合适的抗生素。

(2) 保持鼻腔及咽鼓管通畅：可用1%麻黄素液或与激素类鼻喷剂交替滴(喷)鼻，每日3～4次。

(3) 促纤毛运动及排泄功能：应用黏液促排剂等药物，有利于纤毛的排泄功能，降低咽鼓管黏膜的表面张力和咽鼓管开放的压力。

(4) 咽鼓管吹张：慢性期可采用捏鼻鼓气法、波氏球法或导管法。

3. 手术治疗　可根据病情采用鼓膜穿刺抽液、鼓膜切开术、鼓室置管术。严重者甚至需接受单纯乳突凿开术、上鼓室开放术或后鼓室切开等手术治疗。

【护理措施】

(1) 心理护理：向病人及家属讲解疾病的病因和治疗方法，消除其疑虑，使之积极配合治疗。

(2) 遵医嘱使用抗生素、糖皮质激素、恢复黏膜功能的药物，以控制感染、减轻炎性渗出和机化、修复黏膜功能。

(3) 教会病人正确的滴鼻药和擤鼻方法，以保持鼻腔和咽鼓管通畅。

(4) 可采用波氏球法(小儿)、导管法或捏鼻鼓气法行咽鼓管吹张，应向病人特别讲解捏鼻鼓气法的方法及有关注意事项，使病人能正确实施。

(5) 协助医生行鼓膜穿刺抽液，需行鼓膜切开或鼓膜置管术的病人，术前向病人解释目的及注意事项，以利配合。

【健康指导】

(1) 告知病人积极治疗引起分泌性中耳炎的原发疾病。

(2) 提高家长对疾病的认识，10 岁以下儿童嘱家长带孩子定期行筛选性声导抗检测。

(3) 已行鼓膜切开或置入中耳通气管的病人，避免耳内进水，防止中耳感染。

(4) 锻炼身体，增强体质，预防感冒，乘坐飞机起飞或降落时，可做吞咽或张口说话动作，以保持咽鼓管两端压力平衡。

二、急性化脓性中耳炎

急性化脓性中耳炎(acute suppurative otitis media)是由细菌感染导致的中耳黏膜的急性化脓性炎症。冬春季多见，常继发于上呼吸道感染，好发于儿童。常以耳痛、鼓膜充血、穿孔、流脓为主要特点。

【病因和发病机制】 主要致病菌为肺炎球菌、流感嗜血杆菌、溶血性链球菌、葡萄球菌等。常见的感染途径有咽鼓管、外耳道鼓膜和血行感染途径。

1. 咽鼓管途径 最常见。急性上呼吸道感染或患猩红热、麻疹、百日咳等急性传染病时，细菌可经咽鼓管侵入中耳，引起感染。另外不当的捏鼻鼓气或擤鼻，在污水中游泳或跳水，不适当的咽鼓管吹张或鼻腔治疗等，细菌亦可循咽鼓管侵入中耳，引起急性化脓性中耳炎。需要强调的是由于小儿咽鼓管管腔短、内径宽、鼓室口位置低，咽部细菌或分泌物易经此途径侵入鼓室，故儿童较成人易患此病。

2. 外耳道鼓膜途径 不符合无菌操作的鼓膜穿刺、鼓室置管或鼓膜外伤，致病菌可由外耳道直接进入中耳。

3. 血行感染 极少见。

【临床表现】

1. 症状

(1) 耳痛：多数病人感耳深部疼痛剧烈，为搏动性跳痛或刺痛，可向同侧头部或牙齿放射。鼓膜穿孔流脓后耳痛减轻。但少数病人可无明显耳痛症状。

(2) 听力减退及耳鸣：初期病人常有耳闷、低调耳鸣和听力减退。后期鼓膜穿孔后听力可能好转。耳痛剧烈者，常忽略听觉障碍。

(3) 流脓：鼓膜穿孔后耳内有液体流出，初为脓血性，后呈脓性分泌物。

(4) 全身症状：轻重不一。可有畏寒、发热、乏力、纳差。小儿全身症状较重，常伴呕吐、腹泻等类似消化道中毒症状。鼓膜一旦穿孔，全身症状顿减，体温渐恢复正常。

2. 体征

(1) 起病早期：鼓膜松弛部充血，锤骨柄及紧张部周边可见放射状扩张的血管。病情继续进展时，鼓膜弥漫性充血、肿胀、向外膨出，正常标志难以辨别，局部可见小黄点。

(2) 鼓膜穿孔:如炎症未能控制,即发展为鼓膜穿孔。穿孔一般开始甚小,不易看清,彻底清洁外耳道后,方可见穿孔处有搏动亮点,实为脓液从该处涌出。坏死型者鼓膜迅速融溃,形成大穿孔。乳突部可有轻微压痛,鼓窦区较明显。小儿乳突区皮肤轻度红肿。

【辅助检查】 听力检查多为传导性聋。实验室检查白细胞总数增多,多形核白细胞增加。穿孔后血象恢复正常。中耳CT示中耳充满低密度影像,但无骨质破坏。

【治疗要点】 控制感染,通畅引流,去除病因为其治疗原则。

1. 全身治疗 尽早应用足量抗生素或其他抗菌药物控制感染,一般可用青霉素类、头孢菌素类药物。抗生素需使用10日左右或流脓停止后5~7日。全身症状重者给予补液等支持疗法。

2. 局部治疗

(1) 鼓膜穿孔前:可用2%酚甘油滴耳,消炎止痛。1%麻黄素和氯霉素眼药水与地塞米松混合液滴鼻,可改善咽鼓管通畅度,减轻局部炎症。如全身及局部症状较重,鼓膜膨出明显,治疗效果不明显时或穿孔太小,引流不畅,应在无菌操作下行鼓膜切开术,以利通畅引流。怀疑并发急性乳突炎者,CT扫描证实后立即行乳突切开引流手术。

(2) 鼓膜穿孔后

1) 先用3%过氧化氢彻底清洗并拭净外耳道脓液。

2) 局部用0.3%氧氟沙星(泰利必妥)滴耳液滴耳。

3) 炎症完全消退后,多数病人的鼓膜穿孔可自行愈合。穿孔长期不愈者,可行鼓膜修补术。

3. 病因治疗 积极治疗鼻腔、鼻窦、咽部与鼻咽部慢性疾病,如肥厚性鼻炎、慢性鼻窦炎、腺样体肥大、慢性扁桃体炎等,有助于防止再次发生中耳炎。

【护理措施】

1. 心理护理 做好病人的心理疏导工作,为其讲解疾病的病因、治疗、转归等。

2. 休息与饮食 适当休息,多饮水,进食易消化富含营养的饮食,保持大便通畅。

3. 用药护理

(1) 遵医嘱全身使用足量广谱抗生素控制感染,同时观察药物的疗效及不良反应。

(2) 观察体温变化,高热者给予物理降温或遵医嘱给予药物降温。

(3) 根据病人疼痛情况对症处理,必要时给予止痛药物。

(4) 教会病人正确使用滴耳液。滴耳时,禁止使用粉剂,以免与脓液结块,影响引流。

(5) 并发上呼吸道感染或有鼻炎、鼻窦炎者给予对症治疗,以利咽鼓管引流。

4. 病情观察 密切观察外耳道分泌物的量、性质、气味等,注意耳后是否有红肿、压痛现象。如出现剧烈头痛、恶心、喷射性呕吐、烦躁不安等症状时,立即通知医生,警惕并发症产生。

5. 手术配合 需行鼓膜切开术者,切开前向病人及家属讲解手术的目的、大致过程、配合事宜等,配合医生行鼓膜切开术,以利排脓。

【健康指导】

(1) 普及正确哺乳的卫生知识,指导母亲采取正确的哺乳姿势,避免婴儿平卧位吮奶。

(2) 指导病人及时清理外耳道脓液,教会其正确的滴耳药方法及擤鼻方法。

(3) 有鼓膜穿孔或行鼓膜置管者避免参加游泳等可能导致耳内进水的活动,禁滴酚甘油。

(4) 嘱病人定期复查、随访。

(5) 建议病人锻炼身体,增强机体抵抗力,有上呼吸道感染等疾病积极治疗,做好各种传染病的预防接种工作。

三、慢性化脓性中耳炎

慢性化脓性中耳炎(chronic suppurative otitis media)是中耳黏膜、骨膜或深达骨质的慢性化脓性炎症。临床上以反复耳流脓、鼓膜穿孔和听力下降为特点；严重者可以引起颅内、外并发症。慢性化脓性中耳炎是耳科常见病之一。

【病因和发病机制】

(1) 急性化脓性中耳炎治疗不彻底，病程迁延超过6～8周；或病菌毒性过强都可能迁延为慢性化脓性中耳炎。

(2) 鼻、鼻窦及咽部存在慢性病灶可导致中耳炎反复发作。

(3) 常见致病菌有变形杆菌、铜绿假单胞菌、大肠埃希菌(大肠杆菌)等，革兰氏阴性杆菌较多。

【临床表现】　根据临床表现本病传统上分三型：单纯型、骨疡型、胆脂瘤型。

1. 单纯型　间歇性耳流脓，量多少不等。分泌物为黏液脓，或稀薄或黏稠，一般不臭，鼓膜常呈中央性穿孔。听力为轻度传导性聋。CT无肉芽及胆脂瘤。

2. 骨疡型　耳持续性流黏稠脓，常有臭味，可有耳内出血。鼓膜边缘性穿孔、紧张部大穿孔或完全缺失。病人多有较重的传导性聋。CT示上鼓室、鼓窦及乳突内有软组织阴影，可有骨质破坏。

3. 胆脂瘤型　多长期耳流脓，量多少不等，有特殊恶臭，但有些早期胆脂瘤可无流脓史。鼓膜松弛部穿孔或紧张部后上方有边缘性穿孔。听觉检查一般有不同程度的传导性聋。

4. 并发症　包括颅内并发症(脑脓肿、乙状窦血栓性静脉炎、化脓性脑膜炎等)和颅外并发症(耳后骨膜下脓肿、迷路炎、周围性面瘫等)，严重者可危及生命。

【辅助检查】

1. 听力检查　纯音听阈测试示传导性或混合性聋，程度轻重不一，少数可为重度感音神经性聋。

2. 颞骨高分辨率CT扫描　有助于诊断，对判断病变范围、有无骨质破坏和并发症有一定帮助。

【治疗要点】　治疗原则为消除病因，控制感染，清除病灶，通畅引流，努力提高听力。

1. 药物治疗　引流通畅者，以局部用药为主。局部用氧氟沙星等抗生素滴耳。炎症急性发作时，宜全身应用抗生素。可根据细菌培养及药敏试验指导用药。

2. 手术治疗　所有慢性化脓性中耳炎原则上都应手术治疗，术式的变化较多，主要是鼓室成形术与乳突开放术。

3. 病因治疗　积极治疗原发病，如急性化脓性中耳炎及慢性鼻窦炎等。

【护理措施】

1. 心理护理　评估病人的心理状态，向其讲解疾病的病因、病情发展及治疗方法，减轻病人的焦虑心理，从而积极配合治疗。

2. 正确使用滴耳液　遵医嘱指导病人正确使用滴耳液。

3. 病情观察　注意病人耳流脓的量、颜色、性状变化，密切观察病人有无耳周红肿、眩晕、面瘫及发热、头痛、恶心、呕吐等情况，以防颅内、外并发症发生。

4. 对疑有颅内并发症者　禁用止痛、镇静类药物，防止掩盖症状，影响诊断和治疗。

5. 对已有颅内并发症者　密切观察病人生命体征、意识状态变化，遵医嘱及时、准确使用降颅压药物、全身使用足量抗生素，保持大便通畅，以防脑疝发生。

6. 对拟行手术者　参见“耳科病人手术前后护理常规”。

【健康指导】

(1) 向病人及家属讲解慢性化脓性中耳炎对人体的危害，使其对慢性化脓性中耳炎予以重视，早期就诊和治疗，以免出现颅内、外并发症。

(2) 教会病人正确的洗耳、滴耳方法及注意事项：①用药前需用3%过氧化氢或生理盐水彻底清洗外耳道及鼓室的脓液，并用棉签拭干，方可滴药。②忌用氨基苷类抗生素制剂(如新霉素、庆大霉素等)滴耳，以免发生耳毒性反应。③脓液多或穿孔小者，忌用粉剂，因其影响引流，易导致并发症发生。④忌用腐蚀剂。⑤滴药时，为避免引起眩晕，要注意滴入药液温度与病人体温接近。

(3) 鼓膜穿孔或鼓室成形术后短期内不宜游泳，沐浴或洗头时用干棉球堵塞外耳道口，防止诱发中耳感染。

(4) 教会病人正确的擤鼻方法。

(5) 加强锻炼，提高机体抵抗力，防止感冒。

(6) 行鼓室成形术的病人，嘱其术后短期内不要乘飞机，以防气压突然变化影响手术效果。告知病人术后3个月内耳内会有少量渗出，属正常现象，注意保持外耳道清洁，预防感染。定期复查、随访。

第五节　内耳疾病病人的护理

一、耳硬化症

耳硬化症(otosclerosis)是骨迷路发生反复的局灶性吸收并被富含血管和细胞的海绵状新骨所替代，继而血管减少，骨质沉着，形成骨质硬化病灶而产生的疾病。白种人的发病率较高，黄种人和黑种人发病率则很低。临床耳硬化男女发病之比约为1∶2.5，好发年龄为20～40岁。

【病因和发病机制】 病因尚不明确，可能与遗传、种族、代谢紊乱及内分泌障碍等因素有关。一般认为，耳硬化病灶的好发部位为前庭窗前区和蜗窗边缘。多数病人因硬化病灶侵及前庭窗，导致镫骨固定而出现临床症状，称为临床耳硬化。有些人终生无自觉症状，仅见于尸解病理学检查，称为组织学耳硬化。

【临床表现】

1. 症状

(1) 听力减退：多为无任何诱因的双耳进行性听力减退，常不同时发生。最初听力减退很轻微，病人常难以确定起病时间，逐渐加重，发展速度缓慢。外伤、过度疲劳、烟酒过度、妊娠等可致听力减退加剧。

(2) 耳鸣：可为间歇性或持续性，常为低音调耳鸣。耳鸣多与耳聋同时出现，少数病人出现于听力减退之前。

(3) 威利斯听觉倒错：不少病人在喧闹环境中的听力反较在安静环境下为好，将此现象称为威利斯听觉倒错或威利斯误听。

(4) 眩晕：部分病人在头部活动后出现轻度短暂眩晕，可能与半规管受累或迷路水肿有关。

2. 体征　耳道多较宽大，皮肤薄，鼓膜完整。部分病例可见鼓膜后上象限透见鼓岬变红，为鼓岬活动病灶区黏膜充血的反映，称为Schwartze征。

【辅助检查】

1. 听功能检查

(1) 音叉检查：韦伯(Weber)试验：偏向听力差侧。盖莱(Gelle)试验：阴性，对诊断本病意义重大。

(2) 纯音阈测听：可表现为单纯传导性聋或混合性聋。

(3) 声导抗检查：示A型或AS型。镫骨肌反射消失。

2. 影像学检查　颞骨CT扫描及MRI可以观察听小骨及内耳发育有无畸形，有时可发现前庭窗、蜗窗及骨迷路的硬化灶。

【治疗要点】 可分为手术疗法、药物防治和选配助听器，应视病人具体情况而定。

1. 手术疗法

(1) 镫骨手术:对固定的镫骨进行直接处理,以求改善病人听力,防止病情发展。手术方式包括镫骨撼动术、镫骨全切或部分切除术、CO_2 激光镫骨部分切除术、人工镫骨术等。

(2) 内耳开窗术:即在外半规管开一小窗口,使声波经此窗传入内耳。适用于常规镫骨手术有困难的病人如面神经畸形、镫骨动脉残留、前庭窗硬化灶过于广泛等。

2. 药物防治　目前处于试用阶段的药物有氟化钠肠衣片、硫酸软骨素片等,据报道有一定的防治作用。

3. 选配助听器　不适宜或不愿接受手术者,可选配适宜的助听器。

【护理措施】

(1) 心理护理:多与病人交流,评估病人焦虑的原因、程度,鼓励病人说出心理感受,予以安慰,鼓励家属经常探望和陪伴病人,以减轻病人的焦虑心理。

(2) 熟悉病人的生活习惯及交谈方式,面对病人交谈,使其能看到护士的口形及表情。

(3) 协助病人做各项检查,完善术前准备。

(4) 人工镫骨手术前后护理参见"耳科病人手术前后护理常规",术后病人应特别注意卧床 2~3 日,以防淋巴液漏出或镫骨移位。

(5) 告知病人助听器的相关知识并协助病人选配适宜的助听器。

1) 助听器的类型:有集体式、台式、携带式 3 类。根据不同的放置位置,携带式又分为盒式、耳内式和耳背式。

2) 助听器的选配对象:有残余听力、不适宜或不愿手术治疗、药物或手术治疗无效者,病情稳定即可选配助听器。

3) 讲解病人佩戴助听器的效果,以免病人期望值过高而失望。告知病人需每日清洗耳模和套管,耳部感染时不佩戴助听器,不用时关闭助听器,备好备用电池,夜间将电池盖打开,以防漏电。

(6) 注意病人安全管理,外出活动要有人陪同。

【健康指导】

(1) 避免剧烈运动,尤其要减少头部的活动。

(2) 切口未痊愈,不得洗头,防止水流入耳内引起感染。

(3) 预防感冒,以免致病菌进入鼓室。

二、梅尼埃病

梅尼埃病(Meniere's disease)是以膜迷路积水为基本病理基础,以反复发作性眩晕、听力障碍、耳鸣和耳胀满感为临床特征的内耳疾病。首次发病年龄以 30~50 岁居多。单耳患病者约占 85%,累及双耳者常在 3 年内先后发病。

【病因和发病机制】　病因学说较多,但尚无定论,包括有耳蜗微循环障碍学说、内淋巴液生成吸收平衡失调学说、膜迷路破裂学说、变态反应学说及内淋巴囊功能紊乱学说等等。

【临床表现】

1. 症状

(1) 眩晕:多为无先兆突发旋转性眩晕,持续数十分钟至数小时,长者可达数日甚至数周。眩晕常伴恶心、呕吐、出冷汗、面色苍白及血压下降等自主神经反射症状。发作间歇期可为数日或数年不等。

(2) 耳鸣:间歇性或持续性,多与眩晕同时出现,但眩晕发作前后可有变化。发作间歇期耳鸣减轻或消失,多次发作可使耳鸣转为永久性,并于眩晕发作时加重。

(3) 耳聋:初次眩晕发作即可伴有单侧或双侧耳聋,间歇期好转,呈波动性变化。当发作次数增多时，听力损失逐渐加重，最终发展为永久性感音神经性聋。

(4) 其他症状：病人发作时患耳闷胀感或压迫感较多见，或有头胀满感或头重脚轻感。有的可有复听，即双耳将同一纯音听为音调与音色完全不同的两个声音。

2. 体征　鼓膜大多正常。发作期可见自发性水平型或水平旋转型眼震，发作过后，眼震逐渐消失。

【辅助检查】

1. 听力检查　①音叉试验林纳(Rinne)试验阳性，韦伯(Weber)试验居中或偏向健侧，施瓦巴赫(Schwabach)试验骨导正常或缩短。②纯音阈听力测试早期以低频听力损失为主，最终将发展为全频听力下降。

2. 前庭功能检查　眼震电图检查早期可表现正常，多次发作者可能提示前庭功能减退或丧失。

3. 甘油试验　试验前进行纯音测听，确定基准听阈，病人禁食 2 h 后，一次顿服 50%甘油 2.4～3.0 ml/kg，每隔 1 h 测听 1 次，如 250～1 000 Hz 气导听力改善>15 dB，则为甘油试验阳性，提示耳聋系膜迷路积水引起，处于波动性、部分可逆性阶段。

4. 影像学检查　内听道及桥小脑角 CT 或 MRI 检查有助于本病的鉴别诊断。

【治疗要点】

1. 药物治疗　目前尚无特效疗法。发作期按急诊对症处理，尽快缓解眩晕、恶心、呕吐，选用脱水剂、抗组胺药、镇静剂或自主神经调整药物。间歇期可试用血管扩张剂、抗组胺药、中效或弱效利尿剂、钙离子拮抗剂、维生素类及中成药制剂。近年来提出庆大霉素等鼓室内注射治疗梅尼埃病，一般限于双耳听觉功能已完全丧失者，应慎用。另外还可进行低频脉冲治疗，报道称有一定效果。

2. 手术治疗　适用于发作频繁、症状较重、病程较长，并对工作、生活有明显影响者。术式有内淋巴囊手术、前庭神经切断术、迷路切除术等。

【护理措施】

(1) 心理护理：向病人讲解疾病的相关知识，减轻其紧张、恐惧心理，使之心情愉快，精神放松，对久病、频繁发作伴神经衰弱者多做解释、安慰工作，增强其战胜疾病的信心，从而积极配合治疗及护理。

(2) 观察病人眩晕发作的次数、持续时间、病人的自我感觉，以及神志、面色等情况。耳鸣多出现在眩晕发作之前。

(3) 急性发作期协助病人卧床休息，进高蛋白质、高维生素、低脂肪、低盐饮食，适当限制水分摄入。为病人提供安静舒适的环境，光线宜稍暗。必要时输液。

(4) 遵医嘱给予镇静、扩血管改善微循环、减轻膜迷路积水等的药物，同时密切观察药物的疗效及副作用，如长期使用利尿药减轻膜迷路积水，则需注意补钾。

(5) 对症状重或服用镇静药的病人注意安全管理，如加床档保护、下床活动时予以搀扶等，防止病人摔倒。

(6) 对发作频繁、症状较重、保守治疗无效而应手术治疗者，告知病人手术的目的及注意事项，手术护理参见“耳科病人手术前后护理常规”。

【健康指导】

(1) 指导病人保持良好心态，有规律地工作和生活，保证休息和睡眠。

(2) 戒除烟酒嗜好。

(3) 禁用耳毒性药物。

(4) 对眩晕发作频繁的病人，告诫其不要驾车、登高等，以免发生意外。

第六节　耳肿瘤病人的护理

一、中耳癌

中耳癌(cancer of the middle ear)是发生在中耳和乳突区的少见恶性肿瘤，病理上以鳞状细胞癌最为常见。多数病人有慢性化脓性中耳炎病史，好发年龄为40～60岁。

【病因和发病机制】　多数中耳癌病人有慢性化脓性中耳炎病史。中耳乳头状瘤也可发生癌变。多为原发，亦可继发于外耳道或鼻咽部。外耳道癌可侵犯至中耳乳突腔，临床上常常无法分辨原发部位。

【临床表现】

1. 症状　常见的主要症状为耳深部跳痛或刺痛、脓血性分泌物、耳闷、听力减退、耳鸣、眩晕和面瘫等。晚期中耳癌侵犯到颞颌关节或翼肌、三叉神经，可造成张口困难，甚至出现颅内与远处转移症状。

2. 体征　外耳道深处或鼓室内有肉芽或息肉样新生物，触之易出血且生长迅速。

【辅助检查】

1. 影像学检查　中耳CT示鼓室或者乳突内阴影，伴有不规则的骨质破坏，边缘不整。MRI增强后病灶有强化表现，MRI可显示肿瘤向颅内或者腮腺侵犯。

2. 病理检查　肉芽摘除后作病理检查可明确诊断。

【治疗要点】　应尽早彻底手术切除并辅以放疗。

1. 手术治疗　可行乳突切除术、颞骨次全切除术、颞骨全切除术等。

2. 放射治疗　手术辅以放疗可以明显提高疗效。对肿瘤侵犯到颈动脉管，无法清除时，可考虑先行放疗，缩小肿瘤范围，再行手术治疗。

【护理措施】

1. 术前护理

(1) 心理护理：关心病人，多与之交流，鼓励病人倾诉心中的想法，判断其焦虑程度，向病人讲解疾病的治疗方法、介绍手术的目的、配合事宜，请同种疾病治疗效果好的病人现身说法，以增加病人战胜疾病的信心。

(2) 术前准备：完善各种检查、做好交叉配血及术区的皮肤准备，余参见“耳科病人手术术前护理常规”。

2. 术后护理

(1) 严密监测病人生命体征及意识状态、瞳孔变化，发现异常及时通知医生，遵医嘱及时用药。

(2) 疼痛护理：观察疼痛的性质、程度与持续时间，指导病人用注意转移法、放松法，意念法等方法缓解疼痛，必要时遵医嘱使用止痛药物。

(3) 切口护理：切口加压包扎，密切观察切口敷料渗透情况，估计出血量，必要时遵医嘱使用止血药。定期切口换药，促进其愈合。

(4) 饮食管理：加强营养，进高蛋白质、高热量，高维生素饮食，以提高机体抵抗力，加快组织修复。

3. 放射治疗病人的护理　告知病人放射治疗的目及可能出现的放疗反应(如骨髓抑制、消化道反应、皮肤损害等)，协助病人定期检验血常规、进富含营养的可口饮食、温水(避免用肥皂)清洁皮肤后涂抗生素油膏保护皮肤，鼓励病人树立信心，克服放疗反应，坚持完成每一个疗程。

【健康指导】

(1) 术后半年避免重体力劳动。

(2) 戒除烟酒嗜好,不进辛辣刺激性食物。

(3) 锻炼身体,提高机体抵抗力。

(4) 遵医嘱定期复查、随访。

二、听神经瘤

听神经瘤(acoustic neuroma)为耳神经外科最常见的良性肿瘤,生长缓慢,占桥小脑角肿瘤的80%~90%,占颅内肿瘤总数5%~10%,发病率次于神经胶质瘤、脑膜瘤和垂体瘤。临床统计资料表明,听神经瘤多见于女性,好发年龄为30~50岁。多为单侧,双侧少见。

【病因】 目前该病发生的原因不明,可能与基因突变有关。最常见的原发部位位于内听道前庭神经的神经膜细胞。

【临床表现】

1. 早期　无明显症状,伴随瘤体的生长,症状与体征由无到有,由轻渐重。单侧耳鸣、渐进性听力减退,但亦可见突发性聋(约占10%)、眩晕及步态不稳感等耳蜗与前庭功能障碍的症状。

2. 中、晚期　可累及三叉神经,出现患侧面部感觉异常和麻木、角膜反射迟钝或消失等症状。肿瘤压迫小脑,可出现患侧手足精细运动障碍,行走步态蹒跚不稳等小脑功能障碍;肿瘤压迫脑干,可导致肢力减弱、肢体麻木、感觉减退等。出现头痛、恶心、喷射性呕吐等脑积水和严重颅内高压症状。病人可因突发脑疝而死亡。

【辅助检查】

1. 听力学检查　①纯音阈测听:常提示病侧不同程度的感音神经性聋,听力曲线以高频下降型居多,其次为平坦型。②脑干听觉诱发电位:患侧V波波峰幅度变小、潜伏期显著延长或消失,如I波存在而V波消失,提示听神经瘤可能。③耳声发射检查:小听神经瘤的畸变产物耳声发射(DPOAE)基本正常,但此时纯音听力损失多在30~55 dB HL,这种纯音听力损失与DPOAE振幅不平行现象对于听神经瘤的影像学检查前的筛选及早期诊断有重要价值。

2. 前庭功能检查　眼震电图若记录到向健侧的自发性眼球震颤,多提示肿瘤已开始压迫脑干和小脑。

3. 神经系统检查　出现角膜反射迟钝或消失等三叉神经体征时,提示肿瘤直径>2.5 cm;出现小脑体征时,说明肿瘤直径已达5 cm以上。较大的肿瘤可能刺激面神经引起面瘫或面肌痉挛。

4. 影像学检查　CT扫描,可早期发现位于内听道口或内听道内的小肿瘤。MRI增强扫描是目前公认的早期确诊小听神经瘤的敏感而可靠的方法。

【治疗要点】 尽早手术,完全切除肿瘤为本病的治疗原则,部分病人可随访观察。

1. 手术治疗　可采用经迷路进路、颅中窝进路、迷路后进路、乙状窦后进路和迷路枕下联合进路等切除听神经瘤。

2. 放射治疗　手术辅以放疗可明显提高疗效。

【护理措施】

1. 术前护理

(1) 心理护理:了解病人的心理状态,判断其焦虑程度。向病人介绍手术的目的、必要性及配合方法,减轻其焦虑、恐惧心理。

(2) 病情观察:注意病人听力减退、耳鸣、眩晕等情况变化,密切观察有无面部感觉异常、肢体麻木、步态蹒跚、头痛、恶心、喷射性呕吐等肿瘤累及三叉神经、压迫小脑及严重颅内高压等症状。

(3) 术前准备:备皮范围为耳上10 cm左右,余参见"耳科病人手术术前护理常规"。

2. 术后护理

(1) 术后病人需安置在监护病房，48 h 内密切观察病人的生命体征、意识状况。病人如意识未恢复，或意识恢复后，又突然或逐渐出现昏迷、高热、呼吸困难、血压升高及肢体强直等症状均怀疑有颅内出血。

(2) 全麻清醒后，病人取 30°～45°半卧位 3～5 日，以防脑脊液漏，有无脑脊液漏为病人病情观察的重点。

(3) 带负压引流管者，做好负压引流护理。

(4) 遵医嘱使用抗生素预防感染，做好口腔护理。

(5) 静脉炎和肺栓塞可在术后 15 日或更长时间发生，病人任何异常的表现及下肢疼痛均应高度重视，及时通知医生，进行临床和放射学检查。

(6) 余参见“耳科病人手术术后护理常规”。

【健康指导】

(1) 术后半年病人避免重体力劳动和剧烈运动。

(2) 锻炼身体，均衡营养，劳逸结合，提高机体抵抗力。

(3) 遵医嘱定期复查、随访。

复习题

【A 型题】

1. 慢性化脓性中耳炎的分型是：（　）

A. 单纯型　骨疡型　胆脂瘤型　　B. 坏死型　骨疡型　胆脂瘤型
C. 单纯型　骨疡型　肉芽型　　D. 黏液型　骨疡型　胆脂瘤型
E. 单纯型　硬化型　骨疡型

2. 下列哪项不属于急性化脓性中耳炎的主要致病菌：（　）

A. 肺炎球菌　　B. 流感嗜血杆菌　　C. 溶血性链球菌
D. 葡萄球菌　　E. 变形杆菌

3. 听神经瘤病人出现小脑体征时，说明肿瘤直径已达：（　）

A. 3 cm　　B. 3.5 cm　　C. 4 cm　　D. 4.5 cm　　E. 5 cm

4. 分泌性中耳炎严重者适合于：（　）

A. 耳道成形术　　B. 鼓室成形术　　C. 乳突凿开术
D. 鼓膜置管术　　E. 人工镫骨安装术

5. 中耳癌的主要症状不包括：（　）

A. 耳部疼痛　　B. 面神经麻痹　　C. 听力下降
D. 耳道出血　　E. 复听

6. 耳郭假囊肿治疗时，囊腔内注射药物时需注入：（　）

A. 0.9%等渗盐水　　B. 10%高渗盐水　　C. 15%高渗盐水
D. 5%葡萄糖注射液　　E. 10%葡萄糖注射液

7. 耳硬化病灶好发于：（　）

A. 圆窗(蜗窗)　　B. 内耳　　C. 中耳
D. 镫骨足弓　　E. 前庭窗前区和圆窗边缘

8. 慢性化脓性中耳炎常见致病菌是：（　）

A. 革兰氏阳性杆菌　B. 链球菌　C. 铜绿假单胞菌(绿脓杆菌)
D. 肺炎链球菌　E. 乙型溶血性链球菌

9. 急性化脓性中耳炎病变主要位于：（　）
A. 鼓室　B. 鼓窦　C. 乳突　D. 咽鼓管　E. 内耳

10. 下列哪项不属于耳硬化症音叉检查结果：（　）
A. Rinne 试验:阴性　B. Rinne 试验:阳性　C. Weber 试验:向听力差侧偏
D. Schwabach 试验:延长　E. Gelle 试验:阴性

11. 急性化脓性中耳炎病程超过几周,称慢性化脓性中耳炎：（　）
A. 2 周　B. 4 周　C. 8 周　D. 10 周　E. 12 周

12. 鼓膜外伤,错误的治疗是：（　）
A. 穿孔愈合前,禁止游泳　B. 如无感染征象,不必全身应用抗生素
C. 可用抗生素滴耳剂滴耳,防止中耳感染　D. 保持外耳道清洁和干燥导穿孔愈合
E. 避免感冒,切勿用力擤鼻涕

13. 与外耳道疖的脓液特点不符的是：（　）
A. 黏液脓　B. 脓液稠厚　C. 量较少　D. 可带有血液　E. 脓液呈黄色

14. 儿童易发生急性化脓性中耳炎的主要原因是：（　）
A. 抵抗力差　B. 咽鼓管较成人宽、短、平　C. 病因治疗
D. 恢复患耳听力　E. 以上都不是

15. 急性化脓性中耳炎全身抗生素治疗需用药：（　）
A. 3 日左右　B. 5 日左右　C. 7 日左右　D. 10 日左右　E. 12 日左右

16. 当分泌性中耳炎初起时：（　）
A. 鼓膜膨出　B. 鼓膜内陷　C. 迷路瘘管试验阳性
D. 出现眼球震颤　E. 镫骨肌强直

17. 耳硬化听力减退的特点是：（　）
A. 听力突然减退　B. 听力进行性减退
C. 听力减退伴眩晕　D. 早期听力减退以骨导降低为主
E. 早期听力减退以高频率音为主

18. 慢性胆脂瘤型中耳炎的鼓膜穿孔常位于：（　）
A. 紧张部中央区　B. 紧张部前方　C. 紧张部后上边缘或松弛部
D. 紧张部前下方　E. 紧张部后下方

19. 慢性化脓性中耳炎鼓膜穿孔累及鼓沟,该处无残余鼓膜称：（　）
A. 紧张部穿孔　B. 中央性穿孔　C. 边缘性穿孔　D. 松弛部穿孔　E. 干性大穿孔

20. 梅尼埃病的基本病理改变是：（　）
A. 膜迷路积水　B. 膜迷路充血　C. 螺旋器退行性变
D. 膜迷路纤维化　E. 血管纹萎缩

21. 分泌性中耳炎临床表现：（　）
A. 变位性听力改善　B. 自听增强　C. 患耳周围皮肤有发“木”感
D. 拔瓶塞声　E. 以上都有

22. 听神经瘤最常发生于：（　）
A. 前庭上神经　B. 耳蜗神经　C. 面孔神经　D. 前庭下神经　E. 面神经

23. 听神经瘤的早期症状不包括：（　）
A. 眩晕　B. 感音神经性聋　C. 耳鸣

D．步态不稳　　E．面部感觉麻木

24. 早期梅尼埃病的电测听图为：（　）

A．下降型听力曲线　　B．平坦型听力曲线　　C．波动型听力曲线
D．上升型听力曲线　　E．以上答案均不对

25. 传导性聋的病变部位主要在：（　）

A．耳郭　内耳　　B．中耳　内耳　　C．中耳　外耳　　D．内耳　外耳　　E．耳郭　中耳

26. 对耳郭小血肿，应在严格无菌操作下用粗针头抽出积血，再加压包扎：（　）

A．10 h　　B．12 h　　C．24 h　　D．48 h　　E．72 h

27. 梅尼埃病首次发病年龄以多少岁居多：（　）

A．20～25 岁　　B．25～30 岁　　C．30～50 岁　　D．30～40 岁　　E．50～55 岁

28. 先天性耳前瘘管为胚胎时期形成耳郭第 1、2 鳃弓的几个小丘样结节融合不良而形成的：（　）

A．4 个　　B．5 个　　C．6 个　　D．7 个　　E．8 个

29. 中耳癌最常见的来源是：（　）

A．原发于中耳　　B．继发于耳郭　　C．继发于外耳道
D．鼻咽癌经咽鼓管扩展到中耳　　E．腮腺癌侵犯中耳

【判断题】

1. 急性化脓性中耳炎鼓膜穿孔不可自行修复。（　）
2. 骨疡型中耳炎病人多有较重的感音神经性聋。（　）
3. 人工镫骨植入术后病人应头部制动 48 h。（　）
4. 急性化脓性中耳炎是由病毒感染导致的中耳黏膜的急性化脓性炎症。（　）
5. 中耳癌术后 2 个月应避免重体力劳动。（　）
6. 听神经瘤术前准备备皮范围为耳上 5 cm。（　）
7. 耳硬化症起病年龄多见于 1～20 岁。（　）
8. 先天性耳前瘘管均应手术切除。（　）
9. 外耳道疖早期可用 1%酚甘油纱条敷于疖肿处，以消炎止痛。（　）
10. 分泌性中耳炎积液中蛋白质多为低分子蛋白质。（　）

【填空题】

1. 梅尼埃病是因________所致，其主要症状有________、________、________及________。
2. 中耳癌病理以________最常见。
3. 听神经瘤术后病人取 30°～45°半卧位 3～5 日，以预防________。
4. 外耳道疖的病原菌主要是________。
5. ________型慢性化脓性中耳炎最容易产生颅内并发症。
6. 急性化脓性中耳炎起病早期，鼓膜________充血。
7. 慢性化脓性中耳炎黏膜破坏后可发生________，或继发胆脂瘤。
8. 耳硬化症听力减退特点多为无任何诱因的双耳________性听力减退。
9. 梅尼埃病耳鸣为________或________，多与眩晕同时出现。
10. 慢性化脓性中耳炎中，________型有骨质破坏征象。

【名词解释】

1. 外耳道炎　**2.** 分泌性中耳炎　**3.** 耳硬化症

【简答题】

1. 简述急性化脓性中耳炎的临床表现。
2. 简述耳硬化症的临床表现。
3. 简述中耳癌的临床表现。
4. 简述鼓膜外伤的常见病因。
5. 简述外耳道炎的治疗要点。

【问答题】

1. 慢性化脓性中耳炎病人的护理措施有哪些？
2. 听神经瘤的临床表现及护理措施有哪些？

第十七章

鼻科病人的护理

导学

内容及要求

本章内容包括鼻部炎症、鼻息肉、鼻窦炎病人的护理及鼻中隔偏曲、鼻外伤、鼻出血、鼻腔鼻窦肿瘤病人的护理等。

应重点掌握鼻炎、鼻窦炎，鼻外伤、鼻出血、鼻腔鼻窦肿瘤等疾病的临床表现及护理要点。熟悉常见疾病的治疗要点，了解其致病原因和发病机制。

重点、难点

重点是鼻炎、鼻窦炎、鼻息肉、鼻中隔偏曲、鼻出血、鼻外伤、恶性肿瘤的护理及操作技术。难点是术前、术后的护理操作技术。

专科生的要求

对急慢性鼻炎及鼻腔鼻窦良性肿物一般了解即可，熟悉鼻科病人的常见症状及体征。

第一节　外鼻及鼻腔炎症病人的护理

一、鼻疖

鼻疖(furuncle of nose)是鼻前庭的毛囊、皮脂腺或汗腺的局限性急性化脓性炎症，偶可发生在鼻尖或鼻翼。主要致病菌为金黄色葡萄球菌。

【病因】

(1) 因挖鼻、拔鼻毛使鼻前庭皮肤损伤和继发感染。

(2) 继发于慢性鼻前庭炎。

(3) 糖尿病或机体抵抗力低下者。

【临床表现】

1. 轻症表现　局部表现为红、肿、热、痛等化脓性炎症，触痛明显。呈局限性丘状隆起，可出现颌下淋巴结肿大。有时伴低热或全身不适。一般在1周内自行破溃而愈。

2. 重症表现　病情严重者可致上唇和面颊部蜂窝织炎，表现为同侧上唇、面颊和下睑红、肿、热、痛等。若炎症向上方扩散，可引起严重的海绵窦血栓性静脉炎，出现寒战、高热、头剧痛、患侧眼睑及结膜水肿、眼球突出、固定，甚至失明。

【治疗要点】

1. 疖未成熟者　足量应用抗生素，配合物理治疗和局部涂抹抗生素软膏。酌情使用镇痛药物。

2. 疖已成熟者　可待其穿破或在无菌操作下挑破脓头后用小镊子钳出脓栓，也可用小吸引器头吸出脓液，禁挤压。

3. 疖溃破后　局部清洁消毒，促进引流，破口涂以抗生素软膏。

4. 合并海绵窦血栓性静脉炎时　必须给予足量抗生素，及时请眼科和神经科医生会诊。

【护理措施】

1. 一般护理　指导病人适当休息，避免过度疲劳，多饮水，进无刺激性易消化饮食。

2. 疼痛护理　告知病人疼痛的原因及可能持续的时间，使病人了解病程。剧痛者酌情遵医嘱应用止痛药物。

3. 病情观察　观察病人鼻疖范围、肿痛变化及脓栓是否形成，严重者密切观察病人体温变化，注意有无海绵窦血栓性静脉炎的表现。

4. 防止并发症　遵医嘱使用抗生素，保持局部清洁卫生，嘱病人勿挤压、热敷鼻疖，以防炎症扩散，引起严重并发症。

【健康指导】

(1) 教会病人药物使用方法。

(2) 养成良好的生活习惯：生活规律、忌辛辣刺激性食物，勿挖鼻及拔鼻毛。

(3) 有糖尿病等全身性疾病病人，应积极治疗。

二、急性鼻炎

急性鼻炎(acute rhinitis)是由病毒感染引起的鼻黏膜急性炎性疾病，俗称“伤风”、“感冒”。四季均可发病，但冬季多见。

【病因】

1. 感染　病毒感染是主要病因，可继发细菌感染。各种呼吸道病毒均可引起本病，最常见的是鼻病毒、腺病毒、流感和副流感病毒、冠状病毒。

2. 常见诱因　①全身因素：受凉、过劳、烟酒过度、维生素缺乏、内分泌失调或其他全身性慢性疾病等。②局部因素：如鼻中隔偏曲，慢性鼻炎、鼻息肉、慢性鼻窦炎、慢性扁桃体炎等。

【临床表现】

1. 局部表现　初期表现为鼻内干燥、灼热感或痒感，打喷嚏，鼻塞，清水样鼻涕，伴嗅觉减退和闭塞性鼻音。并发细菌感染后，鼻涕变为黏脓性或脓性。

2. 全身表现　全身症状轻重不一，多数表现为全身不适、头痛和发热等。儿童全身症状较成人重，多有高热(39℃以上)，甚至惊厥，常伴呕吐、腹泻等消化道症状。本病有自限性，若无并发症，7～10日后痊愈。

3. 并发症　感染向周围蔓延可引起急性鼻窦炎，其中以上颌窦炎及筛窦炎多见。亦可经咽鼓管引起急性中耳炎。向下扩散还可致急性咽炎、急性喉炎、气管炎及支气管炎，甚或肺炎。

【辅助检查】

1. 鼻腔检查　鼻黏膜和下鼻甲充血、肿胀，总鼻道或鼻底有较多分泌物。

2. 实验室检查　合并细菌感染者可出现白细胞增高。

【治疗要点】　以支持和对症治疗为主，同时注意预防并发症。

1. 全身治疗　大量饮水，清淡饮食，注意休息。

(1) 对症治疗：如生姜、红糖、葱白煎水热服，口服解热镇痛药等。

(2) 中成药：服用抗病毒口服液，维C银翘片等。

(3) 全身应用抗生素：合并细菌感染或可疑并发症时用。

2. 局部治疗

(1) 鼻内用减充血剂：传统用盐酸羟甲唑林喷雾剂，亦可用1%(小儿用0.5%)麻黄素生理盐水滴鼻。但现在不太建议使用，因其对鼻黏膜黏液纤毛输送功能有不良影响。

(2) 穴位针刺或按摩：如迎香、鼻通穴，可减轻鼻塞。

【护理措施】

1. 一般护理　合理休息，多饮水，进无刺激性清淡饮食，保持大便通畅。发热病人予以保暖，高热者行物理降温。

2. 病情观察　注意体温、鼻塞、鼻涕性状等变化，观察有无耳闷、耳痛、头痛、咳嗽等症状，警惕并发症发生。

3. 用药护理　遵医嘱使用抗生素、减充血剂及板蓝根等抗病毒中药。

【健康指导】

(1) 教会病人或家属滴鼻药的方法。

(2) 指导病人擤鼻时使用左侧及右侧分次轻轻擤鼻的正确方法，预防并发症。

(3) 患病期间，戴口罩，勤洗手，避免将疾病传播给他人。

(4) 疾病流行期间避免与病人密切接触，少去公共场所，注意居室通风。

(5) 锻炼身体，均衡营养，劳逸结合，增强抵抗力。

三、慢性鼻炎

慢性鼻炎(chronic rhinitis)是鼻腔黏膜或黏膜下的慢性炎症性疾病。临床表现以鼻腔黏膜肿胀、分泌物增多、无明确致病微生物感染、病程持续数月以上或反复发作为特征。可分为慢性单纯性鼻炎和慢性肥厚性鼻炎。

【病因】

1. 局部因素

(1) 急性鼻炎反复发作或未获彻底治疗。

(2) 鼻腔及鼻窦慢性疾病：如鼻中隔偏曲、慢性鼻窦炎等，增加鼻黏膜反复发生感染的机会，分泌物长期刺激鼻腔黏膜，不易彻底恢复。

(3) 邻近感染性病灶：如慢性扁桃体炎，咽扁桃体(腺样体)肥大等。

(4) 鼻腔用药不当或过久：如鼻内滥用滴鼻净或麻黄素滴鼻，可引起药物性鼻炎。丁卡因、利多卡因等可损害鼻黏膜黏液纤毛输送功能。

(5) 职业及环境因素：长期或反复吸入粉尘或有害气体。

2. 全身因素

(1) 全身性慢性疾病：如贫血、糖尿病、自主神经功能紊乱、营养不良、内分泌失调及免疫功能障碍等均可引起鼻黏膜血管长期淤血或反射性充血，鼻黏膜水肿。

(2) 不良生活习惯：烟酒嗜好、长期过度疲劳等。

(3) 营养不良：维生素A、维生素C缺乏等。

【临床表现】　慢性单纯性鼻炎和慢性肥厚性鼻炎，虽然病因学基本相似、病理学上无明显界线，常有过渡型存在，而且后者多由前者发展转化而来，但临床表现不同，治疗亦有区别。

1. 慢性单纯性鼻炎　间歇性、交替性鼻塞，一般为黏液涕，继发感染时可有脓涕。有时可有头痛、头昏、咽干、咽痛、闭塞性鼻音、嗅觉减退等。鼻黏膜充血，下鼻甲肿胀，表面光滑，富于弹性，对减充血剂敏感。

2. 肥厚性鼻炎　单侧或双侧持续性鼻塞，无交替性。鼻涕不多，黏液性或黏液脓性，不易擤出。常有闭塞性鼻音、耳鸣和耳闭塞感，以及有头痛、头昏、咽干、咽痛。少数病人可能有嗅觉减退。下鼻甲肥大，表面不平，探针压之为实质感，对减充血剂不敏感。

【治疗要点】

1. 慢性单纯性鼻炎治疗

(1) 病因治疗：找出全身和局部病因，积极治疗全身慢性疾病及临近感染灶、鼻中隔偏曲等。

(2) 局部治疗

1) 鼻内用减充血剂：通常用0.5%～1%麻黄素生理盐水或盐酸羟甲唑啉喷雾剂，现已少用。

2) 针刺疗法：迎香、鼻通穴，每日或隔日1次，7次为1个疗程。

2. 慢性肥厚性鼻炎治疗

(1) 保守治疗：下鼻甲对减充血剂敏感者，可采用与慢性单纯性鼻炎相同的治疗方法。不敏感者亦可采取激光、冷冻、微波或射频等治疗。因其对鼻黏膜损伤严重，现已少用。

(2) 手术治疗：术式有下鼻甲黏膜部分切除术、下鼻甲骨折外移术、下鼻甲黏膜下切除术等。

【护理措施】

1. 心理护理　长期慢性疾病困扰，影响病人的学习和生活，护士应注意病人的情绪和心理状态，讲解疾病的有关知识，以减轻病人的焦虑、苦闷心理。

2. 病情观察　注意病人鼻塞、鼻涕性状的变化，有无耳鸣、耳闭塞感以及头痛、头昏症状。谨防中耳炎、鼻窦炎等并发症发生。

3. 用药护理　对减充血剂敏感的病人，遵医嘱选用合适的滴鼻药，注意用药时间，防止发生药物性鼻炎。

4. 治疗及手术的护理

(1) 对减充血剂不敏感的病人，可选择激光、冷冻、微波或射频等方法治疗，做好治疗前、中、后的解释、配合、指导等工作。

(2) 对拟行手术治疗的病人做好围手术期护理，参见“鼻科病人手术护理常规”。

【健康指导】

(1) 教会病人或家属正确使用滴鼻药及滴鼻的方法。

(2) 教会病人正确的擤鼻方法，防止发生中耳炎。

(3) 急性鼻炎等相关性疾病必须及时彻底治疗。

(4) 戒烟酒，劳逸结合、营养均衡、加强锻炼、防止感冒。

(5) 从事接触有害气体职业者加强防护措施，改善工作环境。

四、变应性鼻炎

变应性鼻炎(allergic rhinitis, AR)是发生在鼻黏膜的变态反应性疾病，以鼻痒、喷嚏、鼻分泌亢进、鼻黏膜肿胀等为其主要特点。近年来发病率有增高趋势，分为常年性变应性鼻炎(perennial allergic rhinitis, PAR)和季节性变应性鼻炎(seasonal allergic rhinitis, SAR)，后者又称“花粉症”(pollinosis)。

【病因】　发病与遗传及环境密切相关。空气污染与变应性鼻炎的发病有明显的关系。

常年性变应性鼻炎的变应原与季节性变应性鼻炎的变应原不同。常见的变应原有：屋尘、螨、羽毛、昆虫、真菌、上皮等。引起花粉症者大多属于风媒花粉(靠风力传播的花粉)。变应性鼻炎属IgE介导的Ⅰ型变态反应，又称超敏反应。当致敏原再次接触肥大细胞等处于致敏状态的介质细胞时，会发生脱颗粒现象，释放出组胺等生物活性介质，引起毛细血管扩张、血管通透性增加、平滑肌收缩和腺体分泌增多等病理变化，机体处于发敏状态，临床上表现为喷嚏、清涕、鼻塞、鼻痒等典型症状。

【临床表现】

1. 症状 典型症状主要是阵发性喷嚏连续发作、大量水样清涕，其次为鼻塞和鼻痒。喷嚏每日数次阵发性发作，每次多于 3 个，甚至数十个。季节性鼻炎尚有眼痒、软腭痒和结膜充血。鼻塞程度轻重不一，季节性变应性鼻炎由于鼻黏膜水肿明显，鼻塞常很重。由于鼻黏膜水肿明显，部分病人尚有嗅觉减退，但多为暂时性。可并发变应性鼻窦炎（包括变应性真菌性鼻窦炎）、支气管哮喘和分泌性中耳炎等。大量连续的喷嚏和流涕可影响病人的正常生活、学习和工作效率，甚至会发展为哮喘。

2. 体征 常年性变应性鼻炎病人的鼻黏膜可为苍白、灰白或淡蓝色，双下鼻甲水肿，总鼻道和鼻腔底可见清涕或黏涕。季节性变应性鼻炎病人在花粉播散期鼻黏膜常呈明显水肿，这些变化以下鼻甲最为明显。如合并感染，则黏膜充血、双侧下鼻甲暗红，分泌物呈黏脓性或脓性。病史长、反复发作者，中鼻甲可呈息肉样变。

3. 并发症 主要有变应性鼻窦炎、分泌性中耳炎和哮喘等。

【辅助检查】 查找致敏变应原 可做特异性皮肤试验、黏膜激发试验和体外特异性 IgE 检测等。

【治疗要点】 变应性鼻炎的治疗现在在世界范围内正逐渐规范化，不断有新的治疗指南出台来引领科学的治疗，对推动规范合理的治疗起到了积极作用。目前变应性鼻炎的治疗分非特异性治疗和特异性治疗，前者主要指药物治疗，后者则主要指免疫治疗。应根据病人的症状类型和其病理生理学过程选择不同的药物，有时需要联合用药。

1. 非特异性治疗 变应性鼻炎的主要治疗方式是药物治疗，包括糖皮质激素、抗组胺药、肥大细胞膜稳定剂（色甘酸钠）治疗等，以局部给药为主。目前对变应性鼻炎手术治疗的效果还在研究中，不应作为首选治疗。

2. 特异性治疗 避免与变应原接触是最有效的治疗方法；免疫疗法，主要用于治疗吸入变应原所致的Ⅰ型变态反应。

【护理措施】

1. 用药护理 遵医嘱使用糖皮质激素、抗组胺药、肥大细胞膜稳定剂（色甘酸钠）等药物，用药前将药物的作用、用法、不良反应等告知病人。

2. 免疫疗法护理 遵医嘱使用皮肤试验阳性的相应变应原进行皮下注射，由低浓度、小剂量开始逐渐增加浓度和剂量。

【健康指导】 本病的护理以健康指导为主。

(1) 告知病人注意防护，避免接触变应原。

(2) 生活环境清洁，避免长期处于污染空气中。

(3) 不养宠物，不用地毯及羽毛制品，花粉症病人尽量不接触花草、树木，在花粉季节佩戴口罩、提前预防用药。

(4) 身边常备纸巾，打喷嚏时注意用纸巾遮鼻且掌握正确的擤鼻方法。

第二节 鼻息肉病人的护理

鼻息肉(nasal polyps)是鼻部的常见慢性疾病，以极度水肿的鼻黏膜在中鼻道形成单发或多发息肉为临床特征。

【病因】 鼻息肉的病因和发病机制尚不明确，可能与纤毛形态结构和功能障碍有关；嗜酸细胞增多亦可能与鼻息肉的形成有密切关系；中鼻道微环境的某些改变可能为鼻息肉的形成创造了条件；多种细胞因子亦参与了鼻息肉的形成过程。

【临床表现】

1. 症状

(1) 渐进性持续性鼻塞：常为双侧性，重者说话呈闭塞性鼻音，睡眠时打鼾。

(2) 流涕：黏液性或脓性涕，间或清涕，可伴打喷嚏。

(3) 嗅觉功能障碍：多有嗅觉减退或丧失。

(4) 耳部症状：鼻息肉或分泌物阻塞咽鼓管咽口，可引起耳鸣和听力减退。

(5) 鼻窦症状：继发鼻窦炎时可有鼻背、额部胀痛不适。

2. 体征　鼻内镜检查可见鼻腔内有一个或多个表面光滑、灰白色、淡黄或淡红色的如荔枝肉状半透明肿物，触之柔软，不痛，不易出血，巨大者可突至前鼻孔。巨大或复发鼻息肉可致鼻背变宽，形成"蛙鼻"。鼻腔内可见到稀薄浆液性或黏稠、脓性分泌物。

3. 并发症　严重者可并发鼻窦炎、分泌性中耳炎、支气管哮喘。

【辅助检查】　鼻窦CT有助于明确诊断，了解病变范围，为手术做好准备。

【治疗要点】　因鼻息肉发病与多因素有关且易复发，现多主张综合治疗。

1. 糖皮质激素疗法　初发较小息肉以及鼻息肉手术前后，可用糖皮质激素喷鼻剂喷鼻。伴有变态反应、阿司匹林耐受不良、哮喘者，可同时给予口服激素治疗。如合并鼻窦感染，应给予抗生素治疗。

2. 手术治疗　鼻塞明显、药物治疗无效或多发性大息肉者，可经鼻内镜手术治疗。

【护理措施】

1. 用药护理　遵医嘱使用激素类药物，观察药物的作用及不良反应。

2. 手术前后护理

(1) 参见"鼻科病人手术前后护理常规"。

(2) 术后鼻腔填塞物撤出后，遵医嘱用生理盐水冲洗鼻腔。

(3) 行筛窦手术的病人需严密观察生命体征、意识状态及有无清水样鼻涕从鼻腔不断流出，谨防脑脊液鼻漏和颅内感染的发生。

【健康指导】

(1) 指导病人用正确方法擤鼻。

(2) 使用滴鼻药的病人教会其正确用药方法。需鼻腔冲洗的病人教会其正确进行鼻腔冲洗的方法。

(3) 加强锻炼，增强体质。

(4) 定期门诊复查、随访。

第三节　鼻中隔偏曲病人的护理

鼻中隔偏曲(deviation of nasal septum)是指鼻中隔偏向一侧或两侧，或局部形成突起，并引起鼻腔功能障碍和临床症状者。

【病因】　主要是组成鼻中隔的诸骨发育不平衡，硬腭高拱限制鼻中隔发育引起偏曲。也可以由外伤引起。肿瘤也可以挤压鼻中隔形成偏曲。

【临床表现】

1. 症状

(1) 鼻塞：为主要症状。可单侧或双侧，多持续性。

(2) 鼻出血：常发生于偏曲之凸面、骨棘或骨嵴的顶尖部。

(3) 头痛：偏曲处挤压同侧鼻甲时，可引起同侧反射性头痛。

2. 体征　可出现外鼻畸形，前鼻镜检查可见鼻中隔弯向一侧，对侧下鼻甲代偿性肥大。

【辅助检查】 鼻窦CT可明确偏曲的位置和程度，还可以发现有无其他伴随疾病。

【治疗要点】 对于有明显的鼻塞、头痛或鼻出血症状的鼻中隔偏曲病人应予治疗。最好的疗法就是鼻中隔黏膜下矫正术，经典的方法为鼻中隔黏膜下切除术，现多采用鼻中隔重建术。目前通常在鼻内镜下行鼻中隔矫正术。

【护理措施】 手术前后护理：①参见“鼻科病人手术护理常规”。②注意保护鼻部勿受外力碰撞，以免影响鼻部手术效果、引起出血。

【健康指导】

(1) 参见“鼻息肉病人护理的健康指导”。

(2) 近期内避免剧烈运动。

(3) 注意保护鼻部勿受外伤。

第四节　鼻窦炎病人的护理

一、急性鼻窦炎

急性鼻窦炎(acute sinusitis)主要是鼻窦黏膜的急性卡他性或化脓性炎症，严重者可累及骨质及周围组织、邻近器官，引起严重并发症。致病菌多为化脓性球菌，如肺炎链球菌、溶血性链球菌、葡萄球菌等。另外，厌氧菌感染也较常见，常为混合感染。

【病因】

1. 全身因素

(1) 过度疲劳、受寒受湿、营养不良等因素引起全身抵抗力下降。

(2) 生活与工作环境不洁。

(3) 特应性体质、全身性疾病如糖尿病、甲状腺、垂体或性腺功能不足、上呼吸道感染和急性传染病(流感、麻疹、白喉)等均可诱发本病。

2. 局部因素

(1) 鼻腔疾病：急慢性鼻炎、鼻中隔偏曲、中鼻甲肥大、变应性鼻炎、鼻息肉等。

(2) 邻近器官的感染病灶：如扁桃体、腺样体炎、拔牙及根尖感染等。

(3) 创伤性：鼻窦外伤骨折或异物进入鼻窦，污水挤入鼻窦等。

(4) 医源性：鼻腔内填塞物留置过久。

(5) 气压伤：高空飞行迅速下降致窦腔负压，使鼻腔污物吸入鼻窦。

【临床表现】

1. 症状

(1) 全身症状：出现畏寒、发热、食欲减退、便秘、全身不适等。儿童者可发生呕吐、腹泻、咳嗽等消化道和呼吸道症状。

(2) 局部症状：持续性鼻塞、大量脓性或黏脓性鼻涕、头痛和局部疼痛为本病最常见症状。各鼻窦引起头痛和局部疼痛各有特点：①急性上颌窦炎：眶上额部痛，伴同侧颌面部痛。晨起轻，午后重。②急性筛窦炎：头痛仅限于内眦部或鼻根部，也可放射至头顶。③急性额窦炎：前额部周期性疼痛。晨起直立后脓性分泌物积聚于窦底和窦口，排出后窦内产生负压或真空，即感头痛，至午后脓性分泌物逐渐排空，负压改善，晚间则完全消失，次日又反复发作。④急性蝶窦炎：颅底或眼球深处钝痛，可放射至头顶和耳后，甚至枕部痛。早晨轻，午后重。

2. 体征　头面部可出现特定部位的局部压痛。前鼻镜检查见鼻黏膜充血、肿胀，尤以中鼻甲和中鼻道黏膜为甚。鼻腔内有大量黏脓或脓性分泌物。

3. 并发症　可引起眶内蜂窝织炎、眶壁骨膜下脓肿、球后视神经炎等眶内并发症以及硬脑膜外脓肿、化脓性脑膜炎、脑脓肿、海绵窦血栓性静脉炎等颅内并发症。由于医疗技术的进步，现已少见。

【辅助检查】

1. 鼻窦CT扫描　可清楚显示鼻窦黏膜增厚及鼻窦炎范围等。条件差时也可选择鼻窦X线平片检查。

2. 上颌窦穿刺冲洗　即为诊断性穿刺。须在病人无发热和在抗生素控制下施行。冲洗出的脓性分泌物可作细菌培养和药物敏感试验，以利进一步治疗。

【治疗要点】　根除病因；解除鼻腔鼻窦引流和通气障碍；控制感染；预防并发症。

1. 全身治疗

(1) 足量抗生素，尽量选择敏感抗生素，及时控制感染，防止发生并发症或转为慢性。

(2) 对特异性体质者(如变应性鼻炎、哮喘)，必要时全身给以抗变态反应药物治疗，注意休息。

(3) 对邻近感染病变如牙源性上颌窦炎或全身慢性疾病等应针对性治疗。

2. 局部治疗

(1) 鼻内用减充血剂和糖皮质激素治疗。

(2) 体位引流：促进引流鼻窦内分泌物。

(3) 物理治疗：局部热敷、短波透热或红外线照射等。

(4) 鼻腔冲洗：用注射器或专用鼻腔冲洗器。

(5) 上颌窦穿刺冲洗：应在全身症状消退和局部炎症基本控制后施行。每周冲洗1次，直至再无脓液冲出为止。冲洗后可向窦腔内注入抗生素药液。

(6) 额窦环钻引流术：急性额窦炎保守治疗无效且病情加重时，为避免额骨骨髓炎和颅内并发症，可行此术。

【护理措施】

1. 心理护理　告知病人急性鼻窦炎的病因、治疗及转归等，减轻其心理负荷，从而积极配合治疗及护理。

2. 休息与饮食　嘱病人注意休息，多饮水，清淡饮食，保持大便通畅。

3. 高热护理　物理降温或遵医嘱使用降温药物。

4. 病情观察　密切观察鼻塞、鼻腔分泌物性质、头痛及局部疼痛等病情变化，注意病人有无高热不退、头痛加剧、眼球活动受限、眼球突出等颅内、眶内并发症的表现。

5. 用药护理　遵医嘱正确使用抗生素和滴鼻液且观察用药效果。

6. 配合穿刺、引流　对于行上颌窦穿刺冲洗或额窦环钻引流术的病人，护士需做好操作的配合及护理。

【健康指导】

(1) 教会病人正确使用滴鼻药、鼻腔冲洗、体位引流和正确擤鼻方法。

(2) 嘱病人坚持治疗方案，争取治愈，用药至症状消失后1周，避免病程迁延或反复发作。

(3) 嘱病人如果出现高热不退，头痛加剧，眼球运动受限、眼球突出等症状立即就诊。

(4) 嘱病人加强锻炼，预防感冒，增强身体抵抗力。

(5) 注意生活、工作环境保持清洁、通风。

(6) 积极治疗相关的局部或全身疾病。

二、慢性鼻窦炎

慢性鼻窦炎(chronic sinusitis)多因急性鼻窦炎反复发作未彻底治愈而迁延所致,可单侧发病或单窦发病,但双侧发病或多窦发病极为常见。

【病因】 病因和致病菌与急性化脓性鼻窦炎相似。特应性体质与本病关系密切。亦可直接慢性起病(如牙源性上颌窦炎)。

【临床表现】

1. 症状

(1) 全身症状:轻重不等,可有可无。常表现为精神不振、易倦、头痛头昏、记忆力减退、注意力不集中等。

(2) 局部症状:①脓涕:为主要症状之一。脓性或黏脓性,量多。牙源性上颌窦炎的鼻涕常有腐臭味。②鼻塞:为另一主要症状,常因鼻黏膜肿胀、息肉样变、鼻内分泌物较多或稠厚所致。③头痛:一般情况下并无此症状,或不如急性鼻窦炎者严重,表现为钝痛。头痛多有时间性或固定部位,经鼻内用减充血剂、蒸汽吸入等治疗后头痛缓解。④可伴有嗅觉减退或消失。⑤视功能障碍:多为眶内并发症引起,主要表现为视力减退或失明(球后视神经炎所致),也有表现为其他视功能障碍如眼球移位、复视和眶尖综合征等。

2. 体征 前鼻镜检查见鼻黏膜慢性充血、肿胀或肥厚,中鼻甲肥大或息肉样变,中鼻道变窄、黏膜水肿或有息肉。牙源性上颌窦炎者可见牙齿病变。咽后壁有时可见到脓液或干痂附着。

3. 并发症 严重者或可出现球后视神经炎等眶内并发症。

【辅助检查】

1. 影像学检查 鼻窦CT扫描、鼻窦X线平片对本病诊断有重要意义。尤其是CT,对病变范围的判断更加准确。

2. 鼻窦A型超声波检查 适用于上颌窦和额窦检查。

3. 上颌窦穿刺冲洗 通过穿刺冲洗了解窦内脓液的性质、量、有无恶臭等,并行脓液细菌培养和药敏试验。

【治疗要点】

1. 鼻腔用药 鼻腔内应用减充血剂和糖皮质激素,改善通气和引流。

2. 鼻腔冲洗 可用生理盐水冲洗鼻腔,每日1～2次,清除鼻腔分泌物。

3. 上颌窦穿刺冲洗 每周1次,清除上颌窦腔内脓性分泌物,并可灌入抗生素。

4. 负压置换法(displacement method) 用负压吸引法使药液进入鼻窦。应用于额窦炎、筛窦炎和蝶窦炎,最宜用于慢性全组鼻窦炎者。

5. 鼻腔手术 鼻中隔偏曲、中鼻甲肥大、息肉或息肉样变、肥厚性鼻炎和鼻腔肿瘤等造成窦口阻塞,必须手术切除矫正。

6. 鼻窦手术 在规范的保守治疗无效后可选择鼻窦手术治疗。手术方式可分为传统手术和鼻内镜手术。手术的关键是解除鼻腔和鼻窦口的引流和通气障碍,尽可能地保留鼻腔和鼻窦结构如中鼻甲、鼻窦正常黏膜和可良性转归的病变黏膜。其目的是保持和恢复鼻腔和鼻窦的生理功能。传统手术方式包括上颌窦根治术、鼻内筛窦切除术、鼻外额窦根治术等。功能性内镜鼻窦手术目前占主要地位,具有创伤小、面部无瘢痕、术后恢复快等优点。

【护理措施】

1. 心理护理 对病人进行有效的心理疏导,减轻其焦虑感,树立起治愈疾病的信心。

2. 用药护理 遵医嘱给予减充血剂,糖皮质激素和恢复鼻黏膜活性的药物。

3. 体位引流 用1%的麻黄素收敛鼻腔黏膜,使窦口通畅,正确进行体位引流。保持要求的体位 15 min，引流方法如下：

(1) 上颌窦炎：头前倾 90°，患侧向上。

(2) 额窦炎：头位直立。

(3) 前组筛窦炎：头位稍向后仰。

(4) 后组筛窦炎：头位稍向前俯。

(5) 蝶窦炎：低头，面向下将额部和鼻尖抵在某一平面。

4. 鼻内镜手术病人的护理

(1) 术前护理：参见"鼻科病人手术护理常规"。

(2) 术后护理

1) 参见"鼻科病人手术护理常规"。

2) 病情观察：注意病人体温、脉搏的变化，观察鼻腔内有无清水样分泌物流出，有无视力障碍或眼球运动障碍，有无剧烈头痛、恶心、呕吐等，警惕脑脊液鼻漏，球后视神经炎和颅内感染等并发症发生。

3) 疼痛护理：向病人说明术后鼻腔填塞的必要性及可能出现的疼痛等症状，告知病人填塞时间、撤出填塞物后症状可消失，以增加病人的耐受力。

【健康指导】

(1) 向病人说明预防本病的重要性。锻炼身体，增强体质，均衡营养，预防感冒，及时治疗鼻部、咽部及口腔的各种疾病。

(2) 改善生活和工作环境，保持清洁和通风。

(3) 养成良好的生活习惯，避免过度劳累，戒除烟酒嗜好。

(4) 术后遵医嘱正确用药，坚持足疗程用药，鼻腔冲洗，定期复查。

(5) 术后 1 个月内避免剧烈活动及重体力劳动。

第五节　鼻出血病人的护理

鼻出血(nosebleed; epistaxis)是鼻科常见症状和急症之一，常由鼻、鼻窦及其邻近部位局部病变、颅面外伤，以及某些影响鼻腔血管状态和凝血机制的全身性疾病引起，但以前者多见。根据病因和出血程度，应积极地采取不同的治疗措施。

【病因】　可分为局部和全身病因两类。

1. 局部原因(鼻、鼻窦疾病)

(1) 外伤或医源性损伤：鼻骨、鼻中隔或鼻窦骨折、气压损伤、挖鼻、用力擤鼻、剧烈喷嚏、鼻腔异物、鼻或鼻窦手术及经鼻插管等损伤血管或黏膜均可引起鼻出血。严重的鼻和鼻窦外伤可合并前颅底或中颅底骨折，出血凶猛，可危及生命。

(2) 炎症：鼻腔和鼻窦各种特异性或非特异性炎症均可损伤鼻黏膜而致出血。

(3) 鼻中隔病变：鼻中隔偏曲、糜烂、溃疡、穿孔等均可引起鼻出血。

(4) 肿瘤：鼻、鼻窦、鼻咽部恶性肿瘤早期可少量反复出血，晚期可因肿瘤组织侵犯大血管而引起大出血。鼻咽纤维血管瘤虽为良性但出血量较大。

2. 全身原因

(1) 急性发热性传染病：流感、出血热、麻疹、疟疾、鼻白喉、伤寒和传染性肝炎等均可引起鼻出血。

(2) 心血管疾病：高血压、血管硬化和充血性心力衰竭等。

(3) 血液病:凝血机制异常的疾病如血友病、白血病等;血小板量或质异常的疾病如血小板减少性紫癜、再生障碍性贫血等,常伴身体其他部位的出血。

(4) 营养障碍或维生素缺乏:维生素C、维生素K、维生素P或钙缺乏等。

(5) 其他:如肝、肾等慢性疾病和风湿热;磷、汞、砷、苯等中毒,长期使用水杨酸类药物;女性内分泌失调等。

上述病因单独存在就可以引起鼻出血。然而某些情况下这些病因可能合并存在,如鼻-鼻窦炎症合并鼻中隔偏曲、全身性疾病合并鼻-鼻窦炎症等。

【临床表现】 根据不同的病因、年龄、鼻出血的部位、出血量多少及出血次数不同,鼻出血症状及体征变化较大。轻者可仅为涕中带血或回吸血涕,或仅少量从前鼻孔滴出;重者则可为一侧或双侧鼻腔血流如注,同时经口涌出。

(1) 儿童及青少年出血多在鼻腔前部的利特尔区,又称"易出血区",即鼻中隔前下方的"利特尔动脉丛"或"克氏静脉丛";中老年出血部位多在鼻腔后段,出血量多且较凶猛,不易止血。局部原因引起出血者多为单侧出血,全身性疾病多引起双侧或交替性出血。

(2) 出血量多少不一,可从涕中带血直至血流如注。病人在短时间内失血量达500 ml时,可出现头昏、口渴、乏力、面色苍白;失血量在500～1 000 ml时,可出现出汗、血压下降、脉速而无力等休克症状。

(3) 出血可间歇反复,亦可呈持续性。长期反复出血病人可出现贫血貌。

【辅助检查】

1. *局部检查*　初步了解出血是双侧或单侧、出血部位,判断有无新生物。

2. *实验室检查*　包括全血细胞计数、出血和凝血时间、凝血酶原时间、凝血因子等及其他相关检查,了解病人全身情况。

【治疗要点】 对鼻出血的处理应采取综合治疗。但首先的治疗措施是止血。在达到止血目的后,再进行对病因的检查和治疗。情绪紧张和恐惧者,应予以安慰,使之镇静,必要时给予镇静剂。嘱病人尽量勿吞咽血液,以免刺激胃部引起呕吐,同时亦有助于掌握出血量。一般出血或小量出血者取坐位或半卧位,大量出血疑有休克者,应取头低平卧位。

1. *出血量较少、出血部位明确者*　可进行简易止血法,嘱病人用手指捏紧两侧鼻翼(旨在压迫鼻中隔前下部)10～15 min,同时用冷水袋或冷湿毛巾敷前额和后颈,以促使血管收缩减少出血;或用浸以1%麻黄素生理盐水或0.1%肾上腺素的棉片置入鼻腔暂时止血。

2. *反复少量出血且能找到出血点者*　可用化学药物烧灼法或电烧灼法破坏出血点组织,使血管封闭或凝固而达到止血目的。临床上常用的化学药物有30%～50%的硝酸银或30%的三氯醋酸。烧灼时要注意范围越小越好,避免烧灼过深,避免烧灼时间过长,避免同时烧灼鼻中隔两侧对称部位,以免损伤正常组织或引起鼻中隔穿孔,烧灼后涂以软膏保护创面。

3. *对于出血较剧、渗血面较大或出血部位不明者*　应迅速给予鼻腔前鼻孔或前后鼻孔填塞止血术。根据不同病因、出血量和出血部位选择适宜的填塞材料。

(1) 鼻腔可吸收性材料填塞:可吸收材料如淀粉海绵、明胶止血海绵或纤维蛋白绵等。较适用于血液病所致的鼻黏膜弥漫性、出血部位明确且量较小或范围较小的鼻出血。填塞时仍须加以压力,必要时可辅以小块凡士林油纱条以加大压力。此法的优点是填塞物可被组织吸收,可避免因取出填塞物时造成鼻黏膜损伤而再出血。

(2) 不可吸收材料填塞:是较常用的有效止血方法,不可吸收材料有膨胀海绵、藻酸钙纤维敷料、凡士林油纱条、抗生素油膏纱条、碘仿纱条和气囊或水囊等。填塞后如仍有血液流出,则需改为后鼻孔填塞法。凡士林油纱条填塞时间一般1～2日,抗生素油纱条和碘仿纱条填塞可适当增长留置时间。

(3) 后鼻孔填塞法：良好的前鼻孔填塞未能奏效者，可采用此法，多数病人出血部位深在、血量巨大，无法迅速找到出血点。但在鼻内镜辅助下，多数可以找到准确的出血点，避免不必要的前后孔填塞。

(4) 极少数病人若鼻腔填塞无效，可根据出血部位行相应的血管栓塞术或结扎术。

(5) 全身治疗：严重的鼻出血病人或行前后鼻孔填塞的病人应全身使用止血剂、抗生素、维生素等药物，必要时输血。全身性疾病引起的鼻出血应积极治疗原发病。

【护理措施】

1. 心理护理　安慰病人及家属，评估其恐惧程度，给予情感支持，使其保持冷静，积极配合治疗及护理。

2. 止血的护理

(1) 体位：取坐位或半卧位。

(2) 沉着冷静地协助医生进行体格检查及止血处理

1) 对于出血量较少、需要进行简易止血法止血的病人，教会病人或家属正确的止血方法。

2) 对于出血点明确，需要进行烧灼止血的病人，告知其大概的程序及可能带来的不适，以取得病人的配合。

3) 对疑有休克的病人，取头低平卧位，监测脉搏、血压、呼吸、血氧饱和度等生命体征变化。迅速建立静脉通路，遵医嘱给予止血药、补液、交叉配血、镇静剂、吸氧等，同时协助医生行鼻腔填塞止血术。

3. 前后鼻孔填塞病人的护理

(1) 填塞前向病人说明鼻腔填塞的必要性，操作过程中可能出现的疼痛等不适，以取得病人的配合。

(2) 填塞过程中安慰鼓励病人且做好医生的配合工作。

(3) 填塞后病人取半卧位，卧床休息，减少活动。

(4) 观察病人的生命体征及尿量，注意有无休克症状，有异常及时通知医生。嘱病人勿将后鼻孔的出血咽下，以防错误估计出血量且血液刺激胃黏膜可引起恶心呕吐等不适。

(5) 密切观察病人的血氧饱和度变化，观察病人有无嗜睡、反应迟钝等乏氧症状，尤其是年老体弱者，必要时遵医嘱给予吸氧。

(6) 注意观察后鼻孔纱球丝线的固定是否牢固，发现松动、断裂及时处理，防止后鼻孔纱球脱落引起病人窒息。

(7) 勿用力打喷嚏、咳嗽、擤鼻、做弯腰低头大幅度动作，以防纱条松动；保护鼻部免受外力碰撞；保持大便通畅，避免用力屏气，防止再次出血。

(8) 观察鼻腔有无活动性出血，准备好床旁侧灯、负压吸引装置、鼻止血包，以备病人再次出血时紧急处理。

(9) 遵医嘱使用抗生素、止血药，补充血容量。

(10) 协助病人进温凉的流质或半流质饮食，少量多餐，增加液体摄入。

(11) 做好口腔护理，每次进食后用含漱液漱口，防止病人口唇干裂、口腔感染。

(12) 告知病人前后鼻孔填塞的时间，使之有心理准备，增加其耐受不适的能力。

4. 需行血管栓塞术或结扎术者　向病人及家属解释手术的必要性，作好术前准备。

5. 行鼻内镜下止血术者　术后应特别注意观察有无再次出血。余参见“鼻科病人手术护理常规”。

【健康指导】

1. 用药指导　病人出院后如需继续用药，教会病人正确用药的方法，注意避免用含有水杨酸钠的药物。

2. 饮食　饮食中注意维生素的摄入，不偏食，忌辛辣刺激性食物，戒烟酒。保持大便通畅。

3. 撤除鼻腔填塞物前应保证患者摄入充足热量，以防操作过程中病人晕厥，撤除后嘱病人卧床休息 2 h，不宜过度活动以防再次出血。

4. 预防鼻出血

(1) 出院后 4～6 周内避免用力擤鼻、重体力劳动、运动，避免用力打喷嚏(打喷嚏时张开嘴，可减小鼻腔压力)。

(2) 鼻腔黏膜干燥时增加液体摄入，增加居住空间湿度，涂以金霉素油膏。

(3) 养成良好的生活习惯，避免熬夜，戒挖鼻习惯。

(4) 积极治疗相关的鼻部疾病及全身性疾病。

(5) 少量出血自行处理、出血量较多立即去医院就诊。

第六节　鼻腔鼻窦肿瘤病人的护理

一、良性肿瘤

鼻及鼻窦的良性肿瘤大约有 40 种，主要好发于鼻腔内，其次是鼻窦，外鼻则较少。虽然种类繁多，但临床上并不多见，常见的主要有血管瘤、乳头状瘤和骨瘤。

【病因】　一般认为与外伤、慢性炎症、病毒感染有关。

【临床表现】

1. 症状和体征　早期可无症状，随着肿瘤的生长，肿瘤压迫周围组织出现相应症状和局部畸形。

(1) 鼻塞、流涕：多为单侧。骨瘤、软骨瘤、脑膜瘤可出现鼻塞、流涕。内翻性乳头状瘤则可出现持续性鼻塞，渐进性加重，伴脓涕。

(2) 鼻出血：神经鞘膜瘤可表现为小量鼻出血。血管瘤鼻出血反复发作，每次出血量不等，出血侧鼻腔进行性鼻塞。内翻性乳头状瘤偶有血性鼻涕或反复鼻出血。骨瘤病人多无出血。

(3) 眼部症状：肿瘤侵入眼眶则引起眼球突出、眼球移位、复视、视力减退、眼球运动障碍等。

(4) 疼痛：肿瘤压迫牵拉周围组织及肿瘤本身可引起疼痛。或可因伴随感染出现疼痛。

(5) 面部畸形：如神经鞘膜瘤生长于外鼻者可有象皮肿样外观，骨瘤可有明显的面部畸形等。

2. 并发症　多因局部生长压迫邻近器官出现相应的并发症。内翻乳头状瘤还有恶变的可能。

【辅助检查】

1. 鼻窦 X 线平片或 CT 扫描　有助于诊断，判断病变范围。

2. 病理检查　可明确诊断。

【治疗要点】　以手术彻底切除为治疗原则。内翻性乳头状瘤易复发和恶变，因此，手术应尽早进行，切除范围应彻底。常用手术方式包括鼻内镜手术、鼻侧切开或上唇下进路手术等。

【护理措施】

1. 术前护理

(1) 心理护理：向病人讲解鼻腔、鼻窦良性肿瘤的相关知识，以减轻病人的焦虑心理，从而积极配合治疗。

(2) 参见“鼻科病人手术术前护理常规”。

2. 术后护理　参见“鼻科病人手术术后护理常规”。

【健康指导】

(1) 锻炼身体，均衡营养，预防感冒。

(2) 鼻腔如有大量出血,立即就诊。

(3) 遵医嘱定期复查、随访,发现肿瘤复发或恶变及早予以治疗。

二、恶性肿瘤

鼻-鼻窦恶性肿瘤较为常见,占全身恶性肿瘤的2.05%～3.66%,在北方次于喉癌,在南方次于鼻咽癌。以上颌窦恶性肿瘤最多见,筛窦恶性肿瘤次之,蝶窦恶性肿瘤则罕见。肿瘤早期可局限于鼻腔或鼻窦某一解剖部位;待到晚期,肿瘤发展,累及多个解剖部位后,很难区分是鼻腔或鼻窦恶性肿瘤。鼻-鼻窦恶性肿瘤中,癌肿比肉瘤常见。男女发病率为(1.5～3.0)∶1。肿瘤绝大多数发生于40～60岁之间。肉瘤以青年人多见,亦可见于儿童,诊断治疗常感棘手,预后也远较外鼻恶性肿瘤为差。

【病因和发病机制】 病因未明,可能与下列诱因有关。

1. 长期慢性化脓性鼻窦炎　可使鼻腔鼻窦黏膜上皮大面积鳞状化生,形成鳞状细胞癌的发生基础。

2. 接触致癌物质　长期吸入某些刺激性或化学性物质,可以诱发鼻及鼻窦恶性肿瘤。

3. 肿瘤恶变　鼻息肉或内翻性乳头状瘤反复复发,多次手术,则有恶变的危险。此外,鼻硬结病、小涎腺混合瘤、神经鞘膜瘤、纤维瘤等也有恶变可能。

4. 免疫功能低下　恶性肿瘤病人大多表现有外周血T淋巴细胞功能严重抑制,细胞免疫和免疫监视功能低下,细胞因子网络及其受体间的调节失控。

【临床表现】 鼻及鼻窦恶性肿瘤病人的临床症状一般出现较晚。原发于鼻窦内者初期多无特征性症状,一旦肿瘤超越窦腔之外,侵入邻近器官后,其表现又十分复杂。临床表现根据肿瘤部位范围、病理类型、扩展方向等因素而变化颇大。

1. 鼻腔恶性肿瘤　早期病人常有单侧进行性鼻塞、涕血、恶臭脓涕或肉色水样涕。可有头胀、头痛、嗅觉减退或丧失。晚期肿瘤常充满鼻腔,将鼻中隔推向对侧,常侵犯鼻窦、鼻咽部、眼眶、牙槽等部位,出现相应症状,如视力减退、复视、眼球移位、突眼、面颊膨隆、耳鸣、听力减退和剧烈头痛等。

2. 鼻窦恶性肿瘤　症状随肿瘤原发部位和累及范围而异。

(1) 上颌窦恶性肿瘤:早期肿瘤较小,常无明显症状。随着肿瘤的发展,先后出现以下症状:单侧脓血鼻涕,晚期可有恶臭味;面颊部疼痛或麻木感,系肿瘤侵犯眶下神经所致,可为首发症状,对早期诊断甚为重要;单侧进行性鼻塞为肿瘤的机械性压迫所致;位于窦底部的肿瘤,向下侵及牙槽,影响磨牙,可发生疼痛松动。常误诊为牙病,但拔牙后症状依旧。

上颌窦恶性肿瘤晚期破坏窦壁,向邻近组织扩展,可引起下列症状:肿瘤压迫破坏前壁,可致面颊部隆起。侵犯面颊软组织,可发生瘘管或溃烂。肿瘤压迫鼻泪管,则有流泪;如向上压迫眶底,使眶缘变钝,眼球向上移位,眼肌麻痹,眼球运动受限,可发生复视。但视力很少受影响。肿瘤向下发展,可致硬腭下塌、溃烂,牙槽增厚和牙松动脱落。张口困难,因肿瘤向外侵及翼腭窝和翼内肌时,可出现顽固性神经痛和张口困难,此症状多为晚期,预后不佳。颅底受累,出现内眦部包块,或有张口困难,颞部隆起,头痛,耳痛等症状。颈淋巴结肿大,可在晚期发生,多见于同侧颌下淋巴结。

(2) 筛窦恶性肿瘤:早期肿瘤局限于筛房可无症状,也不易被发现。肿瘤晚期破坏窦壁,可向邻近器官和组织扩展引起下列症状:单侧鼻塞、血性鼻涕、头痛和嗅觉障碍;眼球向外、前、下或上方移位,并有复视;眶尖综合征,即突眼、视力减退或失明;累及硬脑膜或侵入颅内,则有剧烈头痛;常发生同侧颌下或颈深上淋巴结转移;此外内眦处可出现包块,一般无压痛。

(3) 额窦、蝶窦恶性肿瘤:原发于额窦、蝶窦的恶性肿瘤极少见。

【辅助检查】

1. 鼻镜检查　鼻腔中新生物常呈菜花状广基底生长,表面常伴有溃疡及坏死,易出血。纤维鼻咽镜及鼻内镜检查，可观察肿瘤原发部位、大小、外形、鼻窦开口情况。

2. 影像学检查　鼻腔X线拍片，尤其是断层拍片对诊断颇有价值。CT或MRI检查可显示肿瘤大小和侵犯范围，并有助于选择术式。

3. 活检及细胞涂片等病理学检查　诊断依据病理学检查结果，必要时须多次活检。

【治疗要点】　可分为手术、放射治疗和化学疗法。应根据肿瘤性质、大小、侵犯范围以及病人承受能力决定，当前多主张早期采用以手术为主的综合疗法，包括术前放射治疗、手术彻底切除癌肿原发病灶，必要时可行单侧或双侧颈淋巴结清扫术，以及术后放疗、化学疗法等。首次治疗是治疗成败的关键。

1. 单纯根治性放疗　只适用于对放射线敏感的恶性肿瘤，如肉瘤、未分化癌等，但疗效欠满意。术后复发者也可行放疗。

2. 手术治疗　为多数鼻窦恶性肿瘤首选的治疗手段，尤其是早期、肿瘤范围较局限者。对范围较大、周围结构较复杂、单纯手术难以根治性切除者，术前或术后应配合放疗或化疗，以减少术后复发、提高疗效。常用的手术有：唇下侧切口(Denker切口)、鼻侧切开术、上颌骨部分切除术或上颌骨全切除术(必要时加眶内容摘除术)、面正中掀翻术切口以及颅面联合切口等。

3. 化学治疗　根据肿瘤生物学特性选择化疗方案，但多数鼻窦恶性肿瘤化疗并非首选。化疗可用作术后复发不能再手术者的姑息性治疗。

【护理措施】

1. 术前护理

(1) 心理护理：多与病人沟通交流，理解病人(尤其是年轻女性病人)的悲哀心理，做好病人的思想工作，解除其思想上的顾虑，从而积极配合治疗。还要委婉地将术后面容改变等情况向病人及家属讲明，使其有充分的思想准备。

(2) 术前准备

1) 术前一日备皮，剪除手术范围的毛发、鼻毛、胡须，做眶内容物摘除术者须剃去术侧眉毛。

2) 抽血做血型交叉配合，为术中备血。

3) 备好定制的牙托。

4) 参见“鼻科病人术前护理常规”。

2. 术后护理

(1) 心理护理：多关心、安慰病人，鼓励其正视现实，勇敢地面对新的生活。

(2) 疼痛护理

1) 告知病人疼痛的原因及可能持续的时间，增加病人疼痛的耐受力。

2) 用注意转移法、松弛法等缓解病人疼痛。

3) 必要时遵医嘱使用止痛药物。

(3) 预防出血

1) 监测生命体征至病情平稳。

2) 密切观察切口渗血情况，嘱病人将口腔内血性分泌物吐出勿咽下。

3) 备好止血包，吸氧、负压吸引装置，做好止血急救准备工作。

4) 遵医嘱使用止血药物。

(4) 防止感染

1) 做好口腔护理，每次进食后均用含漱液漱口，保持口腔清洁。

2) 术腔纱条撤完后每日清洁一次牙托，每日用生理盐水或抗生素盐水冲洗术腔，保持其清洁。

3) 注意保持手术切口清洁，干燥，避免感染。

4) 遵医嘱使用抗生素。

(5) 饮食护理

1) 全麻清醒后6 h进温凉流质饮食,逐渐过渡到半流质饮食,少食多餐,以高蛋白质、高维生素饮食为宜。

2) 配戴牙托者,进食前检查牙托是否在位,有无松动。因张口受限、进食不适,故需协助病人从健侧进食。

【健康指导】

(1) 嘱病人出院后继续用复方薄荷油滴鼻,以润滑鼻腔和术腔黏膜,有效减少痂皮。

(2) 教会病人清洁口腔、牙托护理的方法。

(3) 指导病人张口训练,防止翼腭窝瘢痕挛缩导致张口困难、吐字不清。

(4) 指导需放疗或化疗的病人进一步治疗。

(5) 指导眶内容物摘除术病人进行整形治疗。

(6) 定期复查、随访,锻炼身体,均衡营养,保持良好的心态。

第七节　鼻外伤病人的护理

一、鼻腔异物

鼻腔异物(nasal foreign body)可分为内源性和外源性两大类。内源性异物有死骨、凝血块、鼻石、痂皮等。外源性异物有植物性、动物性和非生物性。植物性异物多见,动物性异物较为罕见。非生物性异物则多因战伤、工伤或误伤所致,异物多为弹片、弹丸、碎石、木块等,破坏性较大,病情较复杂。本病在儿童中发病率较高,成人常因工伤、误伤所致。

【病因】

(1) 儿童玩耍时自己或他人将豆类、果核、纸卷、塑料玩物等塞入鼻孔内又难以自行驱除,事后忘记,造成鼻腔异物。

(2) 水蛭和昆虫爬入鼻内。

(3) 工矿爆破、器物失控飞出、枪弹误伤等使石块、木块、金属片、弹丸经面部进入鼻腔、鼻窦等处。

(4) 手术时填塞的纱条、棉片或器械断端遗留鼻内,造成医源性异物。

【临床表现】

1. 症状　根据异物性质、大小、形状、所在部位、刺激性强弱和滞留时间的长短而表现不同的症状。

(1) 儿童鼻腔异物多有单侧鼻腔流黏脓涕、涕中带血和鼻塞症状,呼出气有臭味。

(2) 因工伤、误伤或战伤引起者,除面部有外伤外,其他临床表现则根据异物种类及具体情况而有较大变化。病人可表现出视力障碍、出血、虫爬感等情况。石块、木块和铁锈类异物常带有泥土,有引起破伤风的可能。

(3) 医源性异物在术后仍有较重鼻塞,脓性分泌物和头痛。

2. 体征　鼻腔检查可见脓涕、鼻黏膜肿胀、有时有肉芽形成。有些鼻腔异物位置深,被遮挡,可能无法窥及。

【辅助检查】 金属异物须行X线定位检查。必要时可行CT检查。

【治疗要点】 根据异物大小、形状、部位和性质的不同,采用不同的取出方法。

1. 儿童鼻腔异物　可用前端为环状的器械经前鼻孔进入,绕至异物后方向前勾出。切勿用镊子夹取，尤其是圆滑的异物，镊子夹取有使异物滑脱和误吸的危险。

2. 动物性异物　需先用1%丁卡因将其麻醉后，再用鼻钳取出。

3. 对在鼻腔以外部位的异物　明确定位后，选择相应的手术进路和方法。在X线荧光屏或在鼻内镜监视下施行手术，可提高成功率和减少危险性。

4. 若异物较大且嵌顿在头面部大血管附近　需先行相关血管结扎再取出异物，如贸然取出有发生致死性大出血的可能。

5. 无症状的细小金属异物　若不在危险部位，可不必取出，但须定期复查。

【护理措施】

(1) 协助医生取出病人的鼻腔异物。

(2) 观察异物是否移位，指导病人勿将脱落的异物咽下而导致食管异物或误吸导致气管异物。

(3) 遵医嘱使用抗生素。

【健康指导】　注意自我防护，加强小儿看护，使其勿将异物塞入鼻腔内。

二、鼻骨骨折

外鼻突出于面部中央，易遭受外力打击而发生**鼻骨骨折**(fracture of nasal bone)。鼻骨下端宽而薄，又缺乏支撑，故骨折多累及鼻骨下部。临床可见单纯鼻骨骨折，或合并其他颌面骨和颅底骨的骨折。

【病因】　可为外伤、直接暴力、间接暴力等引起。

【临床表现】

1. 症状　局部疼痛，软组织肿胀或皮下淤血。可见鼻梁偏斜，骨折侧鼻背塌陷。肿胀明显可掩盖外鼻畸形。依照所受暴力的方向、强度等不同，可有鼻塞、皮下气肿、鼻中隔偏曲、脱位等不同的表现。

2. 体征　局部触痛，鼻骨塌陷，有时可有骨擦音。面部肿胀多发生于受伤3 h后，若出现皮下气肿触之有捻发音。鼻腔可见黏膜肿胀，如有鼻中隔受累，可见中隔偏离中线，前缘突向一侧鼻腔。

3. 并发症　若发生鼻中隔血肿并继发感染，可引起鼻中隔脓肿，导致软骨坏死，鞍鼻畸形。

【辅助检查】　X线鼻骨侧位片或CT有助于鼻骨骨折的诊断。

【治疗要点】　应尽早治疗，并预防感染，以免日后遗留面部畸形。鼻骨骨折应在外伤后2～3 h内组织尚未肿胀时处理。鼻骨复位术的实施一般不宜超过10 d，以免发生畸形愈合。对不同类型骨折应采取不同的处理方法。

1. 闭合性鼻骨骨折　无错位性骨折无需复位；错位性骨折，可在鼻腔表面麻醉(必要时做筛前神经麻醉或全麻)后，行鼻内或鼻外法复位，复位后鼻腔须加填塞，以便起到支撑和止血的作用。

2. 开放性鼻骨骨折　争取一期完成清创缝合与鼻骨骨折的复位等。鼻中隔损伤出现偏曲、脱位等情况时，应作开放复位。

3. 鼻骨粉碎性骨折　应视具体情况做缝合固定(如局部钻孔、贯穿缝合、金属板固定等)、鼻腔内填塞等。

4. 鼻额筛眶复合体骨折　多合并其他严重的颅脑损伤，以开放复位为宜。使用金属板分别对鼻骨及其周围断离的骨进行缝合固定。

【护理措施】

(1) 协助医生行鼻骨复位，局部用麻醉药浸润，以减轻病人疼痛。

(2) 鼻腔填塞纱条2～3日后取出，嘱病人避免用力擤鼻，打喷嚏。

(3) 遵医嘱使用抗生素。

(4) 进温凉流质饮食、半流质饮食。

【健康指导】

(1) 复位后,嘱病人保护鼻部勿受外力碰撞,防止复位失败。

(2) 预防感冒。

(3) 注意安全,避免再次外伤。

三、脑脊液鼻漏

脑脊液经破裂或缺损的蛛网膜、硬脑膜和(前、中)颅底骨板流入鼻腔或鼻窦,再经前鼻孔或鼻咽流出,称为脑脊液鼻漏(cerebrospinal rhinorrhea)。脑脊液鼻漏的潜在危险在于上呼吸道感染后可继发严重的颅内感染。

【病因】

(1) 以外伤性者最多见,颅前窝骨折最多。筛骨筛板和额窦后壁骨板很薄,与硬脑膜紧密相连,外伤时若脑膜与骨板同时破裂,则发生脑脊液鼻漏。

(2) 医源性脑脊液鼻漏系因手术所致,如中鼻甲切除术或筛窦切除术使筛骨筛板损伤等。

(3) 非外伤性脑脊液鼻漏较少见,常因脑肿瘤、脑积水等引起的脑膜及骨质的破坏等。

(4) 自发性脑脊液鼻漏,又名原发性脑脊液鼻漏,最为罕见。

【临床表现】

1. 症状　主要为鼻腔间断或持续性流出清亮、水样液体,多数为单侧。在低头、用力、压迫颈静脉等情况下流量增加。可伴嗅觉丧失,视力障碍,感觉障碍等表现。有些病人可能忽视鼻漏主诉,而有反复发生细菌性脑膜炎的病史。长期不愈,将导致细菌性脑膜炎发作。

2. 体征　鼻腔检查多无异常发现,头部外伤者可有鼻出血或其他外伤表现。

3. 并发症　可反复发生细菌性脑膜炎。

【辅助检查】

(1) 鼻漏出液葡萄糖定量分析,其含量在 1.7 mmol/L(30 mg%)以上。

(2) 颅底、鼻窦、中耳、乳突及岩部等处的 X 线摄片和 CT 扫描显示的骨折部位可供瘘孔定位时参考。

【治疗要点】

1. 保守治疗　外伤性脑脊液鼻漏大多可用保守疗法治愈。包括预防感染,降低颅内压,创造条件促使漏孔自然愈合,如头高卧位,限制饮水量和食盐摄入量,止咳通便,避免喷嚏和用力擤鼻。鼻内药物腐蚀疗法适用于瘘孔位于筛骨筛板且流量较少者,用 20%硝酸银涂擦瘘孔边缘的黏膜,促使愈合。保守治疗无效者应行手术治疗。

2. 手术治疗　手术方法分颅内法与颅外法。颅内法系由神经外科行开颅术修补瘘孔。颅外法又可分鼻内法和鼻外法。颅外法多采用鼻内镜法。以鼻内镜找到漏孔后,扩大漏孔处的骨质并用自体肌肉、脂肪或筋膜封堵压紧即可。

【护理措施】

1. 一般护理　取头高卧位,避免用力咳嗽和擤鼻,保持大便通畅。

2. 饮食　限制饮水量和食盐摄入量。

3. 病情观察　观察鼻腔流出液的性状及量的变化,监测病人的生命体征、意识状态,密切注意其有无头痛、喷射性呕吐等颅内压增高的表现。

4. 用药护理　遵医嘱使用抗生素。

5. 术前后护理　如需手术者,配合医生做好手术前后护理,参见"鼻科病人手术护理常规"。

【健康指导】　嘱病人勿用棉球等堵塞鼻孔,勿回抽鼻涕,以防发生逆行感染。

复习题

【A 型题】

1. 对于上颌窦中分化鳞癌，目前多采用的治疗方法是：（　）
A．放疗　B．手术　C．放疗加化疗　D．手术加化疗　E．放疗加化疗

2. 鼻骨骨折的特有表现不包括：（　）
A．外鼻畸形　B．鼻面部血肿　C．鼻面部气肿　D．鼻出血　E．鼻塞

3. 怀疑脑脊液鼻漏可采取何措施确定：（　）
A．病史　B．有无手术史　C．测定其葡萄糖含量及蛋白含量
D．病人主诉　E．有无急性鼻炎

4. 上颌窦穿刺冲洗的穿刺部位是：（　）
A．下鼻道顶端，距下鼻甲前端 1～1.5 cm 下鼻甲附着处
B．中鼻道顶端，距中鼻甲前端 1～1.5 cm 下鼻甲附着处
C．下鼻道顶端，下鼻甲附着处距下鼻甲后端 1～1.5 cm
D．鼻底部
E．以上都不对

5. 正确的擤鼻方法为：（　）
A．双侧鼻孔一起擤　B．双侧鼻孔轻轻擤　C．单侧鼻孔用力擤
D．单侧鼻孔轻轻擤　E．以上都不对

6. 变应性鼻炎属于几型变态反应：（　）
A．Ⅰ型　B．Ⅱ型　C．Ⅲ型　D．Ⅳ型　E．Ⅴ型

7. 鼻骨复位的最佳时间是：（　）
A．外伤后 1 日　B．外伤后 1 小时　C．外伤后 7～10 日以内
D．外伤后 1 个月　E．外伤后半个月

8. 典型前组鼻窦炎时前鼻镜检查可发现：（　）
A．嗅裂积脓　B．下鼻道积脓　C．总鼻道积脓　D．中鼻道积脓　E．上鼻道积脓

9. 如一病人有进行性鼻阻塞症状，并伴有鼻出血，血性鼻涕，应考虑为：（　）
A．慢性鼻窦炎　B．慢性鼻炎　C．鼻部恶性肿瘤
D．鼻中隔偏曲　E．全身因素所至鼻阻塞

10. 脑脊液鼻漏病人易采取的体位是：（　）
A．平卧位　B．患侧卧位　C．头高卧位　D．俯卧位　E．头低卧位

11. 上颌窦穿刺时，若疑发生气栓，应立即将病人置于：（　）
A．头低位和右侧卧位　B．头低位和左侧卧位　C．头高位和右侧卧位
D．头高位和左侧卧位　E．头平位和左侧卧位

12. 患儿玩耍时将黄豆粒放入鼻腔内数日，就诊时医生发现异物嵌顿于下鼻道深部，最佳处理方法是：（　）
A．用镊子夹取　B．用弯钩将其推入鼻咽部　C．用钩状或环状器械钩出
D．在 X 线观察下取出　E．无致命伤害，可不必取出

13. 鼻部疖肿疼痛的原因是：（　）
A．鼻部皮肤与其下脂肪纤维组织及软骨膜连接紧密
B．炎症肿胀压迫神经末梢　C．皮肤较厚

D. 鼻部含有较多神经末梢　　E. 皮肤血供丰富

14. 引起鼻出血常见的局部原因：（　）

A. 慢性鼻炎，鼻窦炎　　B. 有害粉尘及气体的长期刺激　　C. 手术

D. 变应性鼻炎　　E. 鼻特殊传染病

15. 鼻内镜手术的并发症有：（　）

A. 眶内并发症　　B. 颅内并发症　　C. 大出血　　D. 伤口感染　　E. 鼻腔粘连

16. 急性鼻炎的主要病因是：（　）

A. 抵抗力下降　　B. 病毒感染　　C. 烟酒过度　　D. 慢性鼻炎　　E. 鼻中隔偏曲

17. 急性鼻炎的症状不包括：（　）

A. 流清水样涕或黏涕　　B. 鼻塞通气不畅

C. 发热伴头痛　　D. 鼻腔内有大量黄绿色脓性痂皮

E. 咽喉疼痛不适

18. 肥厚性鼻炎与单纯性鼻炎的鉴别项目有：（　）

A. 鼻塞的程度　　B. 鼻甲肥大的程度　　C. 头痛的程度

D. 对黏膜收敛的反应程度　　E. 鼻黏膜充血的程度

19. 下列哪项不是变应性鼻炎的病理变化：（　）

A. 纤维组织增生　　B. 黏膜水肿　　C. 嗜酸性粒细胞浸润

D. 腺体分泌旺盛　　E. 息肉样变

20. 对鼻息肉的描述，错误的是：（　）

A. 变态反应是鼻息肉形成的主要因素

B. 鼻息肉为一高度疏松的结缔组织

C. 其上皮结构为鳞状上皮，柱状上皮，其他移行上皮

D. 鼻息肉组织中的血管和腺体无神经支配

E. 鼻息肉中的 IgG 合成细胞明显多于中下鼻甲

21. 鼻腔最常见的良性肿瘤不包括：（　）

A. 乳头状瘤　　B. 血管瘤　　C. 骨瘤

D. 神经纤维瘤　　E. 骨化纤维瘤

22. 单纯性鼻中隔偏曲最常见的病因是：（　）

A. 鼻中隔外伤　　B. 鼻内肿瘤压迫　　C. 异物压迫

D. 腺样体肥大　　E. 鼻中隔之骨和软骨发育不平衡

23. 鼻出血常发生的部位：（　）

A. 各个鼻甲　　B. 鼻中隔前下方　　C. 鼻窦口

D. 各鼻道　　E. 鼻底与鼻中隔交界处

24. 病人鼻塞，流脓涕，前额部剧痛，晨起后逐渐加重，后又减轻，晚间消失，次日反复发作，可能的诊断是：（　）

A. 急性上颌窦炎　B. 急性筛窦炎　　C. 急性额窦炎　　D. 急性蝶窦炎　　E. 流感

25. 慢性化脓性上颌窦炎的主要诊断依据是：（　）

A. 晨起重下午轻　　B. 持续鼻塞无改善　　C. 鼻腔常有清涕

D. 上颌窦穿刺有脓　　E. X线拍片显示窦腔模糊

26. 儿童及青少年鼻出血的易出血区是：（　）

A. 利特尔动脉丛或克氏静脉丛　　B. 鼻-鼻咽静脉丛

C. 鼻中隔后部动脉　　D. 筛前动脉

E．腭大动脉

27. 慢性鼻窦炎的最主要症状是：（　　）

A．鼻塞　B．头痛　C．流脓涕　D．嗅觉减退　E．视功能障碍

28. 治疗鼻出血的最佳方法是：（　　）

A．全身应用止血药　B．局部用肾上腺素棉片止血

C．用油纱条行鼻孔填塞　D．在鼻内镜下行电凝，激光，微波治疗

E．结扎血管

29. 最易引起药物性鼻炎的药物是：（　　）

A．1%麻黄素　B．丁卡因　C．利多卡因

D．萘甲唑啉　E．局部类固醇喷剂

30. 遇到大量出血的急诊病人首先应作出的是：（　　）

A．迅速判断病人的一般情况和出血程度，观察有无休克征象

B．详细询问病史　C．仔细检查鼻腔

D．鼻腔纱条填塞　E．血管结扎

31. 最常见的脑脊液鼻漏是：（　　）

A．自发性脑脊液鼻漏　B．原发性脑脊液鼻漏　C．外伤性脑脊液鼻漏

D．医源性脑脊液鼻漏　E．以上都不对

32. 鼻窦恶性肿瘤最多见的是：（　　）

A．上颌窦恶性肿瘤　B．筛窦恶性肿瘤　C．蝶窦恶性肿瘤

D．额窦恶性肿瘤　E．鼻腔恶性肿瘤

33. 不属于鼻腔恶性肿瘤的常见诱因的是：（　　）

A．慢性炎症刺激　B．接触致癌物质　C．肿瘤恶变

D．外伤　E．擤鼻涕不注意卫生

34. 前鼻孔填塞物一般留置：（　　）

A．1～12 h　B．12～24 h　C．24～48 h　D．48～72 h　E．72～96 h

35. 上颌窦癌早期症状不包括：（　　）

A．患侧头，面颊及齿槽骨持续钝痛　B．面颊及上牙槽麻木，坠胀沉重感

C．上列磨牙松动，疼痛，伸长感　D．面及鼻部隆起，眼球移位有复视

E．一侧进行性鼻塞伴血性鼻涕

36. 儿童鼻腔异物可用哪种器械夹取：（　　）

A．钩状器械或环状器械　B．镊子　C．剪刀

D．止血钳　E．枪状镊

37. 不属于鼻窦的常见良性肿瘤的是：（　　）

A．血管瘤　B．乳头状瘤　C．骨瘤　D．神经鞘膜瘤　E．骨肉瘤

【判断题】

1. 变应性鼻炎的典型症状主要是阵发性喷嚏连续发作、大量水样清涕，喷嚏每日数次阵发性发作，每次少则几个，甚至数十个。（　　）

2. 鼻中隔偏曲的主要症状是鼻出血，头痛。（　　）

3. 鼻窦 CT 扫描、鼻窦 X 线平片对诊断慢性鼻窦炎有重要意义。（　　）

4. 为预防鼻出血，出院后 4～6 周内避免用力擤鼻、重体力劳动、运动，避免用力打喷嚏(打喷嚏时张开嘴，可减少鼻腔压力)。（　　）

5. 脑脊液鼻漏病人取仰卧位，限制饮水量和食盐摄入量，避免用力咳嗽和擤鼻，预防便秘。（　　）

【填空题】

1. 变应性鼻炎常见症状有________、________、________。
2. 急性和慢性化脓性鼻窦炎的局部症状均有________、________、________。
3. 鼻骨骨折可通过________或________检查来协助诊断。
4. ________是较常用的有效止血方法，此法不奏效时可采用________。

【名词解释】

1. 鼻息肉　2. 急性鼻炎　3. 变应性鼻炎　4. 脑脊液鼻漏　5. 鼻疖

【简答题】

1. 试述慢性化脓性鼻窦炎的临床表现、治疗原则。
2. 简述鼻出血治疗方法。

【问答题】

病例：女性，21岁。一周前患感冒。三日前开始鼻塞，脓涕。晨起后，双侧眉弓上方逐渐加重钝痛，午餐后减轻，晚间头痛消失。但次日又重复类似头痛发作。该病人可能诊断为哪种疾病？下一步正确的治疗方案有哪些？经治疗2～3周后，头痛和脓涕仍无好转，并出现发热，下一步首选的治疗方案及护理措施是什么？

第十八章

咽科病人的护理

导学

内容及要求

本章内容包括咽炎、扁桃体炎、阻塞性睡眠呼吸暂停低通气综合征及咽部肿瘤病人的护理。对于急性咽炎、扁桃体炎、阻塞性睡眠呼吸暂停低通气综合征及咽部肿瘤病人的临床表现及护理要点应重点掌握。熟悉慢性咽炎及扁桃体炎的内容，了解其发病机制及病因。

重点、难点

重点是掌握急性扁桃体炎、扁桃体周脓肿、阻塞性睡眠呼吸暂停低通气综合征的临床表现及术前术后护理常规及操作技术。难点是术后病人的护理常规。

专科生的要求

专科生应熟悉急性咽炎、扁桃体炎的临床表现，对慢性咽炎、扁桃体炎一般了解即可。

第一节　咽炎病人的护理

一、急性咽炎

急性咽炎(acute pharyngitis)是咽黏膜、黏膜下组织的急性炎症，常累及咽部淋巴组织。本病可单独发生，亦常继发于急性鼻炎或急性扁桃体炎。常见于秋冬季及冬春季换季时节。

【病因和发病机制】

1. 病毒感染　以柯萨奇病毒、腺病毒、副流感病毒多见，病毒通过飞沫和密切接触而传染。

2. 细菌感染　以链球菌、葡萄球菌及肺炎链球菌多见，其中以A组乙型链球菌感染者症状最为严重，可致远处器官发生化脓性病变，称之为急性脓毒性咽炎。

3. 物理化学因素　如高温、粉尘、烟雾、刺激性气体等均可导致本病。

【临床表现】

1. 症状　一般起病较急，先有咽部干燥、灼热、粗糙感，随即咽痛明显，吞咽时加重，疼痛可放射至耳部。全身症状一般较轻，表现不一，严重者可有发热、头痛、食欲不振和四肢酸痛等。若无并发症者，一般病程为1周左右。

2. 体征　口咽部黏膜急性弥漫性充血、肿胀，咽后壁淋巴滤泡隆起，表面可见黄白色点状渗出物，腭垂(悬雍垂)及软腭水肿，下颌下淋巴结肿大并有压痛，喉咽部也可急性充血，严重时可见会厌水肿。

3. 并发症　严重者可引起中耳炎、鼻窦炎等，甚至会出现急性肾炎、风湿热及败血症等。

【辅助检查】

1. 实验室检查　血常规检查可见白细胞总数和中性粒细胞数增多，要注意排除血液疾病。

2. 咽部细菌培养以及抗体测定　以明确病因。

【治疗要点】

1. 无全身症状或症状较轻者　可局部给予复方硼砂溶液等漱口水含漱；各种含片及中成药可酌情选用；针对病因可应用抗病毒药物。

2. 全身症状明显且伴有高热者　应卧床休息，静脉给予抗病毒药，同时应用抗生素等。

【护理措施】

1. 休息与饮食　嘱病人适当休息，多饮水，进食无刺激性清淡易消化的流质或半流质饮食。

2. 病情观察

(1) 观察病人体温变化及局部疼痛、红肿情况，注意有无关节疼痛、浮肿、蛋白尿等症状出现，警惕并发症发生。高热者给予物理降温。

(2) 观察病人呼吸状况，必要时遵医嘱给予吸氧。合并会厌炎呼吸困难的病人，做好气管切开术的准备，以防发生窒息。

3. 用药护理　遵医嘱给予抗生素、抗病毒药、解热镇痛药、超声雾化吸入及含片等，用药后观察药物的疗效及可能出现的副作用。嘱病人抗生素疗程必须足够，不可过早停药，以防发生并发症。

4. 口腔护理　给予含漱液漱口，每次进食后均漱口，保持口腔清洁。

【健康指导】

(1) 教会病人正确的含漱方法：含漱时头后仰，张口发“啊”音，但要注意勿将药液咽下，含5～10秒后吐出含漱液。

(2) 发病期间适当隔离，戴口罩，勤洗手，防止疾病传播他人。

(3) 高发季节注意个体预防。

(4) 避免与有害气体接触。

(5) 锻炼身体，增强体质，均衡营养，保持大便通畅。

二、慢性咽炎

慢性咽炎(chronic pharyngitis)为咽部黏膜、黏膜下及淋巴组织的弥漫性炎症，常为上呼吸道慢性炎症的一部分，多发生于成年人。病程长，症状顽固，治愈较难。

【病因和发病机制】

1. 局部因素　反复发作的急性咽炎可转为慢性。各种鼻病及上呼吸道慢性炎症，长期张口呼吸以及炎性分泌物反复刺激咽部，或因慢性扁桃体炎、牙周炎的影响所致。长期烟酒过度，粉尘、有害气体的刺激及摄入辛辣食物等都可导致本病。

2. 全身因素　多种慢性病，如贫血、消化不良、下呼吸道慢性炎症、心血管疾病、内分泌功能紊乱、维生素缺乏及免疫功能低下等均与本病有关。

【临床表现】

1. 症状　一般无明显全身症状，主要表现为咽部异物感、痒感、灼热感、干燥感或微痛感。咽后壁常有黏稠分泌物附着，刺激病人晨起时出现频繁的咳嗽伴恶心。无痰或仅有颗粒状藕粉样分泌物咳出。

2. 体征　慢性单纯性咽炎可见黏膜慢性充血，血管扩张，呈暗红色，咽后壁有散在的淋巴滤泡，常有少量黏稠分泌物附着在黏膜表面。慢性肥厚性咽炎时黏膜充血肥厚，咽后壁淋巴滤泡显著增生，多个散在突起或融合成块。双侧咽侧索亦充血肥厚。萎缩性咽炎黏膜萎缩变薄、干燥，常附有臭味的痂皮。

【治疗要点】

1. 局部治疗

(1) 单纯性咽炎：常用复方硼砂溶液、呋喃西林溶液等含漱。亦可含服碘喉片、薄荷喉片等。

(2) 肥厚性咽炎：除上述治疗外，还可用激光、冷冻或电凝固法治疗，但治疗范围不宜过广过深。

(3) 萎缩性咽炎：用2%碘甘油涂抹咽部，可促进腺体分泌。服用维生素类药物可促进黏膜生长。

2. 病因治疗　戒掉烟酒等不良嗜好，改善工作和生活环境，保持室内空气清新，积极治疗鼻炎、气管炎、支气管炎等呼吸道慢性炎症及其他全身性疾病。

3. 中医中药　慢性咽炎系脏腑阴虚，虚火上扰，宜滋阴清热，可用增液汤加减。近年来有较多的中成药含片在临床应用。

【护理措施】

1. 心理护理　向病人讲解疾病的发生、发展及转归过程，减轻其烦躁、焦虑心理，进而积极配合治疗。

2. 休息与饮食　适当休息，多饮水，进食无刺激性清淡富含营养的饮食。

3. 用药护理

(1) 局部用药：用含漱液漱口时嘱病人头向后仰，张口发“啊”音，使含漱液能够清洁咽后壁，但不要将含漱液咽下，碘喉片、薄荷喉片等含服效果比较好。

(2) 遵医嘱使用抗生素并注意观察药物的副作用。

【健康指导】

(1) 戒除烟酒。

(2) 少食辛辣、油煎等刺激性食物。

(3) 改善工作和生活环境，避免接触有害气体。

(4) 积极治疗邻近局部及全身慢性疾病。

(5) 参加户外活动，增强抗病能力。

第二节　扁桃体炎病人的护理

一、急性扁桃体炎

急性扁桃体炎(acute tonsillitis)为腭扁桃体的急性非特异性炎症，伴有不同程度的咽黏膜和淋巴组织炎症，常继发于上呼吸道感染，是一种很常见的咽部疾病。多见于儿童及青年，在春秋气温变化时最容易发病。

【病因和发病机制】　本病的主要致病菌为乙型溶血性链球菌。另外，非溶血性链球菌、葡萄球菌、肺炎链球菌、流感杆菌及腺病毒或鼻病毒、单纯性疱疹病毒等也可导致本病。细菌和病毒混合感染者并不少见。急性扁桃体炎的病原体可通过飞沫或直接接触而传染。常呈散发性，偶有群体性暴发流行。

在正常人咽部及扁桃体隐窝内存留着某些病原体，在机体防御能力正常时，不会发病。在机体抵抗力降低时，病原体大量繁殖，毒素破坏隐窝上皮，细菌侵入其实质而发生炎症。受凉、潮湿、过度烟酒与劳累、有害气体刺激、上呼吸道慢性病灶等均可诱发本病。

【临床表现】

1. 症状

(1) 全身症状：多见于急性化脓性扁桃体炎。起病急，常有高热、畏寒、头痛乏力、食欲下降、关节酸痛、全身不适、便秘等。小儿可因高热而引起抽搐、呕吐及昏睡。

(2) 局部症状：主要为剧烈咽痛，可放射至耳部，常伴有吞咽困难。下颌下淋巴结肿大，转头不便。葡萄球菌感染者，扁桃体肿大较明显，在幼儿可引起呼吸困难。

2. 体征　病人呈急性病容，咽部黏膜呈弥漫性充血，以扁桃体及两腭弓最为严重。腭扁桃体肿大，在其表面可见黄白色脓点或在隐窝口处有黄白色或灰白色点状豆渣样渗出物，有时连成一片形似假膜，容易拭去，下颌下淋巴结常肿大。

3. 并发症　可引起多种并发症，如扁桃体周围脓肿、急性中耳炎、咽旁脓肿、急性风湿热、急性关节炎、急性肾炎及心肌炎等。

【治疗要点】

1. 应用抗生素　为主要治疗方法。首选青霉素，若治疗 2～3 日后病情未见好转，高热不退，应分析原因，可根据药敏试验改用其他种类的抗生素，或酌情使用糖皮质激素。

2. 一般治疗　卧床休息、加强营养，咽痛剧烈或高热时，可口服解热镇痛药。

3. 局部治疗　常用复方氯己定含漱液等漱口。

4. 中医中药　中医理论认为本病系内有痰热，外感风火，应疏风清热，消肿解毒。常用银翘柑橘汤或用清咽防腐汤。

5. 手术治疗　本病有反复发作的倾向，因此对反复发作或伴有并发症者，应在急性炎症消退后施行扁桃体切除术。

【护理措施】

1. 心理护理　告知病人疾病的病因、治疗方法及转归情况，防止病人产生焦躁情绪，从而积极配合治疗及护理。

2. 休息与饮食　注意休息，病重者应卧床，进高营养易消化的冷流质饮食或软食，进食前后漱口，多饮水，对进食少或不能进食者，可遵医嘱补液。

3. 用药护理　遵医嘱全身使用抗生素。咽痛较重者可遵医嘱使用止痛药物。指导病人正确使用含漱液，以保持咽部清洁，可选用适宜的含片含服，起消炎止痛作用。雾化吸入法对疾病亦有较好疗效。

4. 病情观察

(1) 密切观察病人体温变化、局部红肿及疼痛程度。高热者给予物理降温，必要时遵医嘱使用退热药物或静脉补液。

(2) 注意观察病人有无一侧咽痛加剧、张口受限、言语含糊、软腭及腭舌弓红肿膨隆、腭垂偏向对侧等扁桃体周围脓肿的表现，此外还要注意尿液的变化及其他不适反应，有异常情况及时通知医生。

【健康指导】

(1) 锻炼身体，增强机体抵抗力，劳逸结合，预防感冒，疏通大便，防止复发。

(2) 少食辛辣刺激性食物，戒除烟酒，注意口腔卫生。

(3) 该病有传染性，注意适当隔离。

(4) 对频繁反复发作的急性扁桃体炎或有并发症者，建议病人在急性炎症消退 2～3 周后施行扁桃体切除术。

二、慢性扁桃体炎

慢性扁桃体炎(chronic tonsillitis)多因急性扁桃体炎反复发作或因扁桃体隐窝引流不畅，窝内细菌、病毒滋生感染而演变为慢性炎症。

【病因和发病机制】 本病的主要致病菌为链球菌和葡萄球菌。急性扁桃体炎反复发作使隐窝内上皮坏死，细菌与炎性渗出物充塞其中，隐窝引流不畅，再导致本病的发生，形成恶性循环。还可继发于猩红热、白喉、流感、麻疹等急性传染病以及鼻腔、鼻窦感染。也有学者认为本病与自身变态反应有关。病理可分为 3 型：增生型、纤维型和隐窝型。

【临床表现】

1. 症状 病人平时自觉症状少，仅有咽内发干、发痒、异物感、刺激性咳嗽等轻微症状，常有咽痛。当扁桃体隐窝内潴留干酪样腐败物或有大量厌氧菌感染，常出现口臭。小儿扁桃体过度肥大时，可能出现睡眠时打鼾、呼吸不畅、吞咽或言语共鸣障碍。当隐窝内脓栓被咽下，刺激胃肠道，或隐窝内细菌、毒素等被机体吸收导致全身反应，可出现消化不良、头痛、乏力、低热等症状。

2. 体征 扁桃体和腭舌弓慢性充血，黏膜暗红色，压舌板挤压腭舌弓时，隐窝口有时可见黄、白色干酪样点状物溢出。成人扁桃体多已缩小，但可见瘢痕，凹凸不平，常与周围组织粘连。常可摸到肿大的下颌下淋巴结。

3. 并发症 风湿性关节炎、风湿热、心脏病及肾炎等。

【治疗要点】

1. 非手术疗法 平时需加强锻炼，增强体质。治疗上主要是抗生素结合免疫疗法或抗变应性治疗，以及各种增强免疫力的药物等。

2. 手术疗法 对具备手术指征的病人可以施行扁桃体切除术。

【护理措施】

1. 用药护理 指导病人遵医嘱正确用药并注意观察药物的疗效及副作用。

2. 术前护理

(1) 向病人说明手术目的、配合方法及注意事项，减轻病人的紧张、恐惧心理，以取得配合。

(2) 协助医生进行术前检查，注意病人有无急性炎症、造血系统疾病、凝血机制障碍，严重的全身性疾病等手术禁忌证，妇女经期、妊娠期不宜手术。

(3) 保持口腔清洁，术前 3 d 开始用含漱液漱口，每日 4～6 次。病灶性扁桃体炎病人，遵医嘱术前应用抗生素。

(4) 术日晨禁食水 6 h，遵医嘱术前用药，常予苯巴比妥、阿托品。

3. 术后护理

(1) 防止出血：①全麻未清醒者取侧俯卧位，头偏向一侧，全麻清醒后及局麻者取半卧位。注意休息，少说话，避免咳嗽。②嘱病人将口腔分泌物轻轻吐出勿咽下，仔细观察口腔分泌物的性质、颜色、量，密切注意全麻未清醒者有无频繁吞咽动作，观察病人的生命体征及面色变化。如有出血立即通知医生并协助止血。

(2) 减轻疼痛：行颈部冰敷或用听音乐、看电视等方法分散病人注意力以缓解疼痛，疼痛严重者可遵医嘱给予止痛药物。

(3) 预防感染：①遵医嘱应用抗生素。②术后次日开始指导病人用含漱液漱口。③术后次日创面会形成一层具有保护作用的白膜，向病人详细说明且嘱病人勿触之，以免出血和感染。

(4) 鼓励进食：术后无出血，全麻 6 h(局麻 2 h)后可进冷流质饮食，次日酌情过渡为半流质饮食，3 d后可进软食，2周内忌吃硬食及粗糙食物。

【健康指导】

(1) 注意饮食，均衡营养，术后避免进食硬的、带刺食物。

(2) 饭前饭后漱口，保持口腔清洁。

(3) 告知病人有白膜自口中脱出属正常现象，勿惊慌。

(4) 注意休息、生活有规律。

(5) 锻炼身体，增强机体抵抗力。

三、扁桃体周脓肿

扁桃体周脓肿(peritonsillar abscess)是指发生在扁桃体周围间隙内的化脓性炎症，多见于青壮年。开始为蜂窝织炎，继之形成脓肿。中医称之为喉痈。

【病因和发病机制】 常继发于急性扁桃体炎，特别是慢性扁桃体炎急性发作者。由于扁桃体隐窝，特别是扁桃体上隐窝的炎症，使窝口阻塞引流不畅，其中的细菌或炎性产物破坏上皮组织，向隐窝深部侵犯，穿透扁桃体被膜，进入扁桃体周围间隙。

本病常见的致病菌为金黄色葡萄球菌、乙型溶血性链球菌、甲型草绿色链球菌和厌氧菌属等。

【病理】 本病多单侧发病。按其发生的部位，临床上分前上型和后上型两种。前上型，脓肿位于扁桃体上极与腭舌弓之间，较多见；后上型脓肿位于扁桃体和腭咽弓之间，此型少见。镜下见扁桃体周围疏松结缔组织中大量炎性细胞浸润，继之组织细胞坏死液化，融合形成脓肿。炎症浸润和组织水肿可导致患侧扁桃体上方软腭充血肿胀，腭垂(悬雍垂)水肿，偏向健侧。

【临床表现】

1. 症状　急性扁桃体炎症状持续3～4 d后，发热仍持续或加重，一侧咽痛加剧，吞咽时加重，疼痛常向同侧耳部或牙齿放射。唾液潴留，甚至外溢。病人头偏患侧，颈项呈假性僵直；口微张，言语含糊不清。喝水常向鼻腔反流。重者因翼内肌受累而有张口困难。同侧下颌下淋巴结肿大。全身乏力、纳差、肌酸痛、便秘等。

2. 体征　急性病容，早期一侧腭舌弓显著充血。脓肿形成时局部隆起明显，甚至张口困难。大多患侧腭舌弓及软腭红肿突出，腭垂水肿，偏向对侧，腭舌弓上方隆起，扁桃体被遮盖且被推向内下方。少部分腭咽弓红肿呈圆柱状，扁桃体被推向前下方。

【辅助检查】 超声诊断有助于鉴别扁桃体周炎和扁桃体周脓肿。隆起处穿刺抽脓可明确诊断。

【治疗要点】

1. 脓肿形成前　按急性扁桃体炎处理，给予足量抗生素及适量的糖皮质激素控制炎症。

2. 脓肿形成后

(1) 穿刺抽脓：1%～2%丁卡因表面麻醉后，于脓肿最隆起处刺入，即可抽出脓液。

(2) 切开排脓：选择最隆起和最软化处切开；也可从腭垂根部作一假想水平线，从腭舌弓游离缘下端(与舌根交接处)作一假想垂直线，二线交点稍外即为切口处。切开黏膜及浅层组织后，可用长弯钳插入切口，进入脓腔，充分排脓。次日复查，必要时可再次撑开排脓。

(3) 扁桃体切除术：对多次脓肿发作者，应在炎症消退2周后，将扁桃体切除。

【护理措施】

(1) 详见“急性扁桃体炎护理措施”。

(2) 密切观察病人呼吸情况，用压舌板检查时注意动作须轻柔，以防脓肿破裂脓液涌入气道引起窒息。脓肿破裂时必须立即用负压吸引装置将脓液吸出。

(3) 脓肿切开排脓术护理

1) 术前向病人说明切开排脓的目的、方法及配合要点，安慰病人，减轻其紧张，恐惧心理，以配合手术。同时备好手术器械、负压吸引装置及气管插管等设备。

2) 配合医生穿刺抽脓或切开排脓，以减轻局部肿胀。须及时吸出排出的脓液，以免误入气道引起窒息。

3) 术后注意观察病人呼吸情况及有无出血征象，予以含漱液漱口。

第三节　咽肿瘤病人的护理

一、鼻咽癌

鼻咽癌(carcinoma of nasopharynx)是我国高发恶性肿瘤之一，从流行病学调查资料显示，鼻咽癌以广东、广西、湖南、福建、江西等省发病率高；男性发病率为女性的2～3倍，40～50岁为高发年龄组。

【病因和发病机制】　真正病因尚不明确，目前认为可能与遗传、病毒及环境因素等有关。鼻咽癌具有种族及家族聚集现象。从鼻咽癌病人的血清中可查出EB病毒抗体，鼻咽癌病人体内不仅存在高滴度抗EB病毒抗体，而且抗体滴度随病情发展而升高。鼻咽癌高发区的大米和水中微量元素镍含量高于低发区，鼻咽癌病人头发中镍含量亦高。进食咸鱼、腊味等腌制品，由于其亚硝酸盐含量高，可能诱发鼻咽癌。

【临床表现】

1. 症状　鼻咽癌多发生于咽隐窝和鼻咽顶前壁，位置隐蔽，所以早期症状不典型。

(1) 鼻部症状：常出现回缩涕中带血，或擤出血性涕，但量少且会自行停止，故容易被忽视。当瘤体增大时，鼻塞由单侧发展为双侧。

(2) 耳部症状：肿瘤阻塞或压迫咽鼓管咽口，可引起该侧耳鸣、耳闷塞感及听力减退或伴有鼓室积液，临床上易误诊为分泌性中耳炎。

(3) 颈部淋巴结肿大：鼻咽癌早期即可向颈淋巴结转移，颈部出现转移性肿块为其首发症状者占60%，常发生在乳突尖的下方。肿大淋巴结质硬，活动度差，无压痛且进行性增大，始为单侧，继之发展为双侧。

(4) 脑神经症状：肿瘤经咽隐窝的破裂孔侵入颅内。侵犯第Ⅱ～Ⅵ、Ⅸ、Ⅹ、Ⅻ脑神经而产生头痛、面部麻木、上睑下垂、复视、软腭麻痹、反呛、声嘶、伸舌偏斜等脑神经症状。

(5) 远处转移症状：晚期鼻咽癌可发生骨、肺、肝等处转移，出现相应症状和体征。

2. 体征　鼻咽镜检查可见肿瘤呈菜花状、结节状或溃疡状，易出血。颈上深部可触及质硬、活动度差或不活动、无痛性肿大淋巴结。

【辅助检查】　鼻咽CT和MRI可了解肿瘤侵犯的范围及颅底骨质破坏的程度。EB病毒血清学检查可以作为鼻咽癌诊断的辅助指标。应尽可能做鼻咽部原发灶的活检，少数病例需多次活检才能明确诊断。

【治疗要点】　鼻咽癌的早期确诊和治疗对其预后十分重要。放射治疗是治疗该病的主要手段。原发病灶、颈部转移淋巴结都对放射线敏感。常采用^{60}Co或直线加速器高能放射治疗。放射治疗后5年生存率为50%左右。

【护理措施】

1. 心理护理

(1) 关心病人，鼓励其说出恐惧的原因及心理感受，采取有效的疏导措施，以减轻恐惧心理，增加战胜疾病的勇气、治疗疾病的信心。

(2) 争取家属、亲友及有关社会团体的关怀，陪伴病人，给予心理支持和安慰。

(3) 行诊断性检查及放射治疗前，要向病人说明目的及具体注意事项。放疗1周后病人会出现头痛、恶心、全身不适等反应，护士应耐心解释和照顾，并遵医嘱辅以药物减轻病人痛苦。

(4) 密切观察晚期病人病情和心理变化，以免因癌痛难忍、瘫痪、失明等而产生悲观、厌世情绪。

(5) 鼓励病人用下棋、打扑克、听音乐等方法转移情感、分散恐惧。

2. 疼痛护理　头痛严重者遵医嘱给予镇静或止痛药物，以缓解病人头痛。帮助病人完成放疗及化疗的正规疗程。多数病人的头痛经治疗后能够明显减轻或消失。

3. 口腔护理　指导病人饭前、饭后、睡前漱口。若有黏膜破溃，采用杀菌、抑菌、促进组织修复的含漱液漱口。

4. 协助医生止血　小量出血使用药物保守治疗。大量出血者遵医嘱给予止血药物或施行鼻腔填塞、血管结扎、血管栓塞等方法止血。失血严重者做好输血准备。

【健康指导】

1. 饮食　进高蛋白质、高热量、高维生素饮食，改善营养状态，增强机体免疫功能和抵抗力。

2. 治疗指导　放射治疗中，注意观察骨髓抑制、唾液腺萎缩、消化道反应、皮肤反应、放射治疗性肺炎等并发症表现。定期复查血常规，预防感染，注意口腔卫生，辅助中药调理等。

3. 自我监测

(1) 通过电视、广播、宣传板等途径普及鼻咽癌的医疗、护理常识。发现回缩涕中带血、颈部肿块、耳鸣耳聋、剧烈头痛等症状之一者，尽快到耳鼻咽喉科门诊就诊，以便及早发现。一经确诊，即向病人说明鼻咽癌对放射治疗较为敏感，疗效好，建议其及时接受治疗。

(2) 有家族遗传史者，应定期进行鼻咽癌的筛查，如免疫学检查、鼻咽部检查等。

(3) 遵医嘱定期随访、复查。

二、鼻咽纤维血管瘤

鼻咽纤维血管瘤(angiofibroma of nasopharynx)为鼻咽部最常见的良性肿瘤，由致密结缔组织、大量弹性纤维和血管组成，多见于10～25岁青年男性，故又名“男性青春期出血性鼻咽血管纤维瘤”。该病病因尚不清楚。

【病理】 肿瘤起源于枕骨底部、蝶骨体及翼突内侧的骨膜。瘤体由胶原纤维及多核成纤维细胞组成网状基质，其间分布大量管壁薄且无弹性的血管，该血管受损后很容易出血。肿瘤常向邻近组织扩张生长，通过裂孔侵入鼻腔、鼻旁窦、眼眶、翼腭窝及颅内。

【临床表现】

1. 出血　阵发性鼻腔和(或)口腔出血，常为病人首诊原因。由于反复大出血，病人常有不同程度的贫血。

2. 鼻塞　肿瘤堵塞后鼻孔并侵入鼻腔，引起一侧或双侧鼻塞，多伴有流涕，闭塞性鼻音，嗅觉减退等症状。

3. 其他症状　由于瘤体不断增长导致邻近骨质压迫吸收和相应器官的功能障碍，肿瘤侵入邻近结构则可出现相应症状，如侵入眼眶，则出现眼球突出、视神经受压和视力下降；侵入翼腭窝、颞下窝引起面颊部隆起；侵入鼻腔可引起外鼻畸形；侵入颅内压迫神经，引起头痛及脑神经瘫痪；肿瘤压迫咽鼓管，可导致耳鸣、耳闭及听力下降。

【辅助检查】

1. 前鼻镜检查　常见一侧或双侧鼻腔有炎性改变。收缩下鼻甲后，则可见鼻腔后部粉红色肿瘤。

2. 间接鼻咽镜检查　可见鼻咽部圆形或分叶状红色肿瘤，表面光滑且富有血管，瘤体侵入后鼻孔—鼻腔可引起外鼻畸形或软腭塌陷。

3. 触诊　手指触诊常触及肿块基底部，活动度小，中等硬度。如瘤体侵入颊部，可通过触诊了解瘤体蒂部与邻近部位粘连状况。但触诊宜轻柔，因触诊容易导致大出血，故临床应尽量少用。

4. 影像学检查　CT 和 MRI 检查可清晰显示瘤体位置、大小、形态，了解肿瘤累及范围和周围解剖结构的关系以及骨质破坏程度等情况。

5. 数字减影血管造影　数字减影血管造影可了解肿瘤的血供并可进行血管栓塞，以减少术中出血。

【治疗要点】　主要采取手术治疗。根据肿瘤的范围和部位采取不同的手术路径。如肿瘤位于鼻咽部或侵入鼻腔、鼻窦者，可采用硬腭进路；如肿瘤侵入翼腭窝者，则采用硬腭进路加颊侧切口或面正中揭翻进路；若肿瘤侵入颅内者，则需采用颅颌联合进路。为防止术中大出血，可采用术前行数字减影血管造影及血管栓塞和术中进行控制性低血压等方法。

【护理措施】

1. 术前护理

(1) 心理护理：向病人及家属介绍疾病的有关知识、手术治疗的目的及效果，可介绍疗效好的同类病人现身说法，以增加说服力，减轻病人及家属的恐惧心理，从而积极配合治疗与护理。

(2) 密切观察病人鼻腔出血情况，监测血压、脉搏变化、认真记录出血次数及出血量。

(3) 术前准备：术区备皮、交叉配血以及血常规，出凝血时间等检查。

(4) 遵医嘱术前用药。

2. 术后护理

(1) 监测生命体征变化，密切观察切口出血情况，嘱病人将口中分泌物吐出勿咽下，全麻未清醒前注意病人有无频繁的吞咽动作，以协助判断有无活动性出血。遵医嘱予以吸氧。

(2) 全麻清醒后病人取半坐卧位，以减轻鼻部切口出血和肿胀。

(3) 遵医嘱给予抗生素，做好口腔护理，每次进食后用含漱液漱口，预防感染。

(4) 进流质或半流质饮食，食物温度不宜过高。

(5) 前后鼻孔填塞的病人应密切观察呼吸、血氧饱和度情况，注意后鼻孔纱球丝线的固定是否牢固，有无断裂，防止坠入气道引起窒息。

【健康指导】

(1) 近期内避免重体力劳动和剧烈运动。

(2) 补充蛋白质，加强营养，改善贫血状况，增强机体抵抗力，防止感冒。

(3) 出院后定期复查、随访，如再次发生鼻出血立即来院就诊。

第四节　阻塞性睡眠呼吸暂停低通气综合征病人的护理

阻塞性睡眠呼吸暂停低通气综合征(obstructive sleep apnea-hypopnea syndrome，OSAHS)是指睡眠时上气道反复发生塌陷、阻塞引起的呼吸暂停和通气不足，伴有打鼾、睡眠结构紊乱，频繁发生血氧饱和度下降、白日嗜睡等症状。具体指成人于 7 h 的夜间睡眠时间内，至少有 30 次呼吸暂停，每次呼吸暂停时间至少 10 s 以上；睡眠过程中呼吸气流强度较基础水平降低 50%以上，并伴动脉血氧饱和度下降≥4%；或呼吸暂停低通气指数(即平均每小时睡眠中呼吸暂停和低通气的次数)＞5。OSAHS 可发生于任何年龄，但以中年肥胖男性发病率最高。

【病因和发病机制】　OSAHS 的病因尚不完全清楚。目前研究表明与下列三方面因素相关。

1. 上气道解剖结构异常导致气道不同程度的狭窄

(1) 鼻腔及鼻咽部狭窄：如鼻中隔偏曲、鼻息肉、鼻甲肥大、腺样体肥大等，其中鼻咽部狭窄在

OSAHS发病中所占的位置比较重要。

(2) 口咽腔狭窄：如腭扁桃体肥大、软腭肥厚、咽侧壁肥厚、舌根肥厚、舌根后缩和舌根部淋巴组织增生，均可引起狭窄。由于咽腔无支架，故口咽腔狭窄在OSAHS发病中占有最重要地位。

(3) 喉咽及喉腔狭窄：如婴儿型会厌、会厌组织塌陷、巨大声带息肉、喉肿物等，但较为少见。

(4) 上、下颌骨发育障碍、畸形等导致的上气道骨性结构狭窄。

2. 上气道扩张肌肌张力异常　咽部肌肉张力随年龄增长而降低，主要表现为颏舌肌、咽壁肌肉及软腭肌肉张力异常。

3. 呼吸中枢调节功能异常　主要表现为睡眠中呼吸驱动力降低及对高二氧化碳、高氢离子及低氧的反应阈提高。

4. 某些全身因素及疾病　可通过影响上述三种因素而诱发本病，如肥胖、妊娠期、更年期、甲状腺功能低下、糖尿病等。遗传因素可使OSAHS的发生概率成倍增加。饮酒、安眠药物等因素可加重OSAHS病人病情。

【临床表现】

1. 症状

(1) 多数病人未察觉自己睡眠时有打鼾和呼吸暂停现象，常被同居室的人观察到。呼吸暂停频繁发作，有些会憋醒，病人憋醒后常感心慌、胸闷或心前区不适。病人入睡快、睡眠时间长，但睡眠后不能解乏。

(2) 由于夜间睡眠质量不高，病人白日常出现晨起头痛、乏力、过度嗜睡、记忆力减退、注意力不集中、咽部干燥、异物感等情况。

(3) 部分重症者夜尿次数增多，性格暴躁，性功能减退。

2. 体征　病人多属肥胖体形，儿童或可见胸廓发育畸形，重症者明显嗜睡。病人口咽腔狭窄、扁桃体肥大、舌根肥厚、腭垂过长肥厚等等。有些有明显的上下颌骨发育障碍。

3. 并发症　病程较长的病人可并发高血压、心律失常、心绞痛等。

【辅助检查】

1. 多导睡眠监测　应用多导睡眠描记仪(polysomnography, PSG)对病人进行整夜连续的睡眠观察和监测。可自动记录口鼻气流、心电图、眼动电图、脑电图、肌电图、血氧饱和度等。PSG检查是诊断OSAHS的金标准。

2. 定位诊断　纤维鼻咽镜等内镜及上气道持续压力测定，有助于明确病因、部位及性质。

3. 影像学检查　可作头颅X线、CT扫描或MRI等检查，对查明病因、判断阻塞部位具有一定意义。

【治疗要点】 根据病人的病情、病因和全身状况，给予针对性治疗。

1. 非手术治疗

(1) 一般性治疗：减肥，戒酒，调整睡眠姿势，尽量采取侧卧位。

(2) 持续正压通气治疗(CPAP)：睡眠时通过密闭的面罩将正压空气送入气道，改善呼吸情况，以纠正缺氧。是目前应用较广的一种治疗方法。

(3) 口器治疗：睡眠时配戴特定口内装置，将下颌向前拉伸，使舌根前移，以扩大舌根后气道。主要适应于以舌根后气道阻塞为主、病情较轻的病人。

2. 手术治疗　若发现明确的阻塞部位，原则上应以手术除去病因，如可行鼻息肉摘除术、鼻中隔偏曲矫正术、腺样体切除术及腭咽成形术等。

【护理措施】

(1) 尽量安排病人住离医生办公室、护士站距离近的单人房间，既能保证睡眠环境安静，又能避免对其他病人的影响，同时利用病情变化时的急救。

(2) 指导病人睡眠时取半坐卧位或侧卧位，防止软腭及舌根下塌阻塞呼吸道，嘱病人睡前 3～4 h 内不饮含酒精的饮料。

(3) 勿擅自使用镇静安眠等中枢神经系统抑制药物，以免直接导致睡眠窒息的发生。

(4) 密切观察病人的生命体征，尤其是呼吸情况。夜间加强巡视，尤其在凌晨 4～6 时更要特别注意病人呼吸、血压的变化，因为这段时间最易发生频繁呼吸暂停或猝死。准备好抢救用品，以备急用。

(5) 使用口器治疗的病人，睡前将舌保护器置于口中，使舌保持轻度前置位，增加咽腔前后径距离，从而减轻上呼吸道阻塞症状。

(6) 症状严重者遵医嘱给予持续低流量吸氧或使用鼻腔持续正压通气治疗，以纠正病人的缺氧状况。正压通气治疗的护理如下。

1) 通气前准备：初次通气治疗的病人上机前需详细向其解释通气的目的及方法，以消除病人的紧张情绪。训练病人呼吸，使其能与呼吸机同步。准备好抢救药品及器械，如负压吸引装置、气管切开包、麻醉插管等。

2) 根据病情及病人的耐受情况选择鼻罩或面罩。呼吸阻塞轻症病人首选鼻罩通气，无效时换用面罩。

3) 病人治疗时可取半卧位或坐位，使头、颈、肩在同一平面上，头略向后仰，以保持气道通畅，枕头不宜过高，因枕头高可使呼吸道狭窄，影响气流通过，降低疗效。四头带或软帽固定带的松紧以无明显漏气的最小张力为宜，因过松造成漏气，过紧又影响面部血液循环，使被压皮肤缺血进而造成坏死。为防止鼻梁、鼻翼两侧皮肤受损，可在该处垫上纱布。用四头带固定时，后枕要垫上包布，以免头发滑动影响头带的固定。

4) 气道管理：将呼吸机管道与湿化器连接，湿化器内加入并保持适量的灭菌蒸馏水。指导病人进行有效的咳嗽、排痰，协助病人翻身、拍背，在病情允许的情况下鼓励病人多饮水。如病人无力咳嗽或出现意识障碍不能自行排痰时，应卸除面罩吸痰，必要时经麻醉插管吸痰。

(7) 心理护理：多与病人沟通，鼓励病人表达自己的感受，详细解答病人的提问同时给予安慰与疏导，以减轻其对治疗或手术的紧张、恐惧心理及对预后的担心。

(8) 行手术治疗者，完善术前准备，尽快施行手术治疗。参见扁桃体切除术的护理。

【健康指导】

(1) 术后 4 周内勿进食干硬、大块、酸辣刺激性食物，进食后漱口，注意口腔卫生。

(2) 控制饮食，戒除烟酒，健身运动，适当减肥。

(3) 不宜从事驾驶、高空作业等有潜在危险的工作，避免发生意外。

(4) 定期内科随访，监测心脏功能、血压等，预防并发症。

复习题

【A 型题】

1. 引起急性咽炎的常见病毒除外：（ ）

A．柯萨奇病毒 B．腺病毒 C．副流感病毒 D．流感病毒 E．EB 病毒

2. 扁桃体周围脓肿最常继发于：（ ）

A．急性扁桃体炎 B．慢性扁桃体炎 C．慢性咽炎急性发作

D．急性咽炎 E．慢性扁桃体炎急性发作

3. 急性扁桃体炎诱发因素不包括：（ ）

A．受凉、潮湿　B．饥饿　C．过度烟酒、劳累
D．有害气体刺激　E．上呼吸道慢性病灶

4. 鼻咽癌的早期症状是：（　）
A．头痛　B．回缩涕中带血　C．眼球外展受限
D．颈淋巴结肿大　E．鼻塞

5. 扁桃体切除术前几日开始给予复方硼砂液含漱：（　）
A．1日　B．2日　C．3日　D．4日　E．5日

6. 慢性扁桃体炎全身并发症不包括：（　）
A．风湿热　B．风湿性关节炎　C．肾炎
D．败血症　E．风湿性心脏病

7. 扁桃体周脓肿病人，如脓肿多次发作，应在炎症消退多长时间后，将扁桃体切除：（　）
A．3日　B．1周　C．2周　D．3周　E．4周

8. 扁桃体周脓肿常见致病菌不包括：（　）
A．金黄色葡萄球菌　B．乙型溶血性链球菌　C．甲型草绿色链球菌
D．厌氧菌　E．肺炎球菌

9. 鼻咽纤维血管瘤术前准备不包括：（　）
A．鼻腔手术备皮　B．交叉配血　C．血常规　D．出凝血时间　E．尿常规

10. 鼻咽癌病人护理目标错误的是：（　）
A．病人涕中带血或痰中带血消失　B．头痛减轻或消失
C．切口愈合　D．口腔溃疡愈合
E．病人能认知鼻咽癌早期症状并了解有关防治知识

11. 鼻咽癌病人，肿瘤入颅侵犯第几对脑神经：（　）
A．Ⅰ、Ⅱ、Ⅲ、Ⅳ　B．Ⅱ～Ⅶ、Ⅸ、Ⅹ　C．Ⅰ～Ⅳ、Ⅶ、Ⅸ
D．Ⅲ～Ⅴ、Ⅸ、Ⅻ　E．Ⅶ、Ⅹ、Ⅻ

12. 与鼻咽癌发病无关的是：（　）
A．遗传因素　B．病毒　C．镍　D．钠　E．亚硝酸盐

13. 鼻咽癌好发于：（　）
A．20～30岁　B．30～40岁　C．40～50岁　D．50～60岁　E．60～70岁

14. 鼻咽癌好发的部位是：（　）
A．鼻中隔后缘　B．鼻咽前壁　C．咽隐窝　D．软腭背面　E．咽鼓管咽口

15. 鼻咽纤维血管瘤病人首诊原因多为：（　）
A．鼻塞　B．出血　C．贫血　D．视力下降　E．耳鸣

16. 对OSAHS病人健康指导错误的是：（　）
A．控制饮食　B．戒除烟酒　C．多做健身，适当减肥
D．可从事驾驶工作　E．定期随访

17. 夜间加强对OSAHS病人巡视，特别在：（　）
A．20～22时　B．22～24时　C．1～2时　D．2～4时　E．4～6时

18. 有关OSAHS临床表现表述错误的是：（　）
A．高调鼾声　B．呼吸暂停　C．夜间嗜睡
D．心前区不适　E．白日注意力不集中，嗜睡

19. 下列不会诱发OSAHS的是：（　）
A．肥胖　B．妊娠期　C．更年期

D．糖尿病 E．甲状腺功能亢进

20. 下列关于OSAHS错误的说法是： ( )

A．OSAHS指成人于7 h夜间睡眠时间内，至少有30次呼吸暂停

B．OSAHS病人每次呼吸暂停时间至少5 s

C．OSAHS病人睡眠过程中呼吸气流强度较基础水平降低50%以上

D．OSAHS病人动脉血氧饱和度下降≥4%

E．OSAHS可发生于任何年龄

21. 咽鼓管隆突后上方的咽隐窝是： ( )

A．扁桃体癌的好发部位 B．鼻咽纤维血管瘤的好发部位

C．鼻咽癌的好发部位 D．咽乳头状瘤的好发部位

E．喉咽癌的好发部位

22. 鼻咽癌侵犯颅内，常经： ( )

A．圆孔 B．枕骨大孔裂孔 C．卵圆孔 D．蝶腭孔 E．破裂孔

23. 急性扁桃体炎常见的并发症有： ( )

A．口底蜂窝组织炎 B．急性会厌炎 C．咽后脓肿

D．食管周围脓肿 E．扁桃体周围脓肿

24. 屡发急性扁桃体炎，目前常用的有效治疗方法为： ( )

A．药物治疗 B．物理治疗 C．冷冻治疗 D．手术治疗 E．激光治疗

25. 成人短期内单侧扁桃体进行性肿大应首先考虑： ( )

A．急性扁桃体炎 B．扁桃体肿瘤 C．扁桃体周围脓肿

D．扁桃体生理性肥大 E．以上都不是

26～28题共用题干

患儿男，3岁，8日前患急性上呼吸道感染。出现高热2日，咽痛拒食，说话含糊不清。检查：咽充血，一侧咽后壁隆起，腭咽弓及软腭前移。

26. 初步诊断是： ( )

A．急性扁桃体炎 B．扁桃体周围脓肿(前上型) C．扁桃体周围脓肿(后上型)

D．急性型咽旁脓肿 E．急性型咽后脓肿

27. 可能的发病原因是： ( )

A．颈椎结核引起的寒性脓肿 B．贝佐尔德脓肿

C．咽后间隙化脓性淋巴结炎 D．小儿不慎误咽鱼骨

E．扁桃体隐窝脓栓

28. 下列处理措施中，错误的是： ( )

A．切开排脓时尽量采取半坐位 B．应用抗生素冲洗脓腔

C．大量静滴青霉素 D．一般不考虑颈外切开入路排脓引流

E．做气管切开的准备

【判断题】

1. 对频繁反复发作的扁桃体炎或有并发症者，应建议在急性炎症消退1个月后行扁桃体摘除术。 ( )

2. 慢性扁桃体炎病理分型为增生性和纤维型。 ( )

3. 扁桃体周脓肿多见于老年人。 ( )

4. 鼻咽癌98%属低分化鳞癌。 ( )

5. 治疗鼻咽癌的主要手段为手术治疗。 （ ）
6. OSAHS 病人睡眠时应采取仰卧位。 （ ）
7. OSAHS 病人睡前不用安眠药，睡前可饮含酒精的饮料。 （ ）
8. 鼻咽纤维血管瘤为良性肿瘤。 （ ）
9. 扁桃体术后 2 h 可进冷流质饮食，次日改为半流质饮食，3 日后可进普食。 （ ）
10. 急性咽炎常见于秋、冬季及冬、春季之交。 （ ）

【填空题】

1. 急性扁桃体炎的主要致病菌是________。
2. 急性扁桃体炎治疗，抗生素首选________。
3. 慢性扁桃体炎的主要致病菌是________。
4. 鼻咽癌的主要致病病毒是________。
5. 鼻咽癌早期可出现________转移。
6. 确诊鼻咽癌的依据是________。
7. 鼻咽癌治疗后需定期复查，建议随访时间为________、________、________。
8. OSAHS 病人睡眠中猝死的主要原因是________。
9. 诊断 OSAHS 的金标准是________。
10. OSAHS 行腭垂腭咽成形术后________内勿进干硬、大块、刺激性食物。

【名词解释】

1. 慢性咽炎　2. 慢性扁桃体炎　3. 扁桃体周脓肿　4. OSAHS

【简答题】

1. 简述慢性扁桃体炎的术后护理。
2. 简述鼻咽癌的好发部位及临床表现。
3. 简述 OSAHS 潜在并发症。

第十九章

喉科病人的护理

导学

内容及要求

喉科病人的护理包括喉部炎症、喉阻塞、喉癌病人的护理。需掌握喉阻塞的临床表现及处理原则,气管切开的护理措施,喉癌术后护理。熟悉急性会厌炎、喉癌病人的临床表现,了解其发病原因及机制。

重点、难点

重点是喉阻塞的处理原则;气管切开术及喉癌术前、术后护理要点。难点是喉阻塞的临床表现及分度标准。

专科生的要求

专科生对声带小结及息肉了解即可。熟悉气管切开术后护理。

第一节　喉部炎症病人的护理

一、急性会厌炎

急性会厌炎(acute epiglottitis)为耳鼻咽喉科常见急症之一,起病急、发展快,严重时可因会厌肿胀堵塞气道而引起窒息死亡。成人、儿童均可发生,全年均可发病。

【病因和发病机制】

1. 感染　为本病最主要的原因,致病菌有乙型流感杆菌、葡萄球菌、链球菌、肺炎双球菌等,也可与病毒混合感染。急性扁桃体炎、咽炎等邻近器官的炎症蔓延亦会侵及会厌引起急性会厌炎。

2. 变态反应　接触某种过敏原引起会厌变态反应性炎症而高度肿胀。

3. 其他　异物、外伤、吸入有害气体等均可引起急性会厌炎。

急性会厌炎的发病机制主要是会厌舌面黏膜高度充血水肿,会厌肿胀似球状,易堵塞呼吸道引起喉阻塞。

【临床表现】

1. 症状

(1) 全身症状:多数病人起病急,有畏寒、发热、乏力等,体温多在38～39℃。

(2) 局部症状:喉痛剧烈,吞咽时加重,严重时唾液也难以咽下,出现吞咽困难。说话含糊不清。会厌高度肿胀可引起吸气性呼吸困难,严重者可引起窒息。急性会厌炎病情变化快,应高度重视,密切观察,可能随时休克。

2. 体征　病人呈急性面容,颈部压痛,严重者可有呼吸困难。间接喉镜下见会厌充血、肿胀、严重时呈球形,有时可见黄白色脓点。喉内结构常因会厌的遮盖无法看到。

3. 并发症　可能随时出现窒息死亡。

【辅助检查】　一般不需要其他辅助检查即可诊断,检查时要在安全的情况下进行,避免不必要的刺激,防止发生意外。如不能配合间接喉镜检查,对喉部进行X线颈侧位片检查,可协助诊断。血常规检查可见白细胞升高。

【治疗要点】　一旦确诊,需住院治疗,以抗感染和保持呼吸道通畅为治疗原则。尽快给予足量的抗生素和糖皮质激素,如头孢类抗生素、地塞米松等。做好随时建立人工气道的准备(插管、气管切开及环甲膜切开术)。注意补充营养,保持水电解质平衡。

【护理措施】

1. 心理护理　急性会厌炎起病急、症状重、病情变化快,病人及家属非常焦急和担心,护士需向病人及家属详细讲解疾病的发生、发展及转归过程,以减轻其焦虑心理,积极配合治疗。

2. 减轻疼痛　向病人讲解喉痛的原因及药物的疗效,增加其治疗信心。嘱病人卧床休息,进流质或半流质饮食,以无刺激性清淡温凉饮食为宜,以减轻对会厌的刺激。保持口腔清洁,进食后用含漱液漱口。少讲话,轻咳嗽。

3. 预防窒息

(1) 向病人及家属讲解急性会厌炎的特点及危害,使其知晓疾病知识,不离开病区,积极配合治疗及护理。

(2) 遵医嘱给予足量的抗生素和激素类药物并观察用药效果。

(3) 注意观察病人的呼吸形态,有无吸气性呼吸困难、吸气性软组织凹陷、吸气性喉喘鸣等喉阻塞症状,有异常情况及时通知医生,必要时予以吸氧、监测血氧饱和度。

(4) 呼吸困难严重者做好气管切开术前准备,气管切开术者按气管切开术后护理。

4. 体温观察　注意观察病人体温变化,高热者给予物理降温或遵医嘱药物降温。一般情况下病人用药后炎症消退、体温恢复正常。

【健康指导】

(1) 广泛宣传急性会厌炎的危害及预防措施。

(2) 避免与过敏原接触。

(3) 生活有规律,劳逸结合,戒除烟酒嗜好。

(4) 积极治疗邻近器官的疾病。

(5) 如发生剧烈吞咽疼痛立即去医院就诊。

二、声带小结和声带息肉

声带小结和声带息肉均为喉部慢性炎症性病变,两者均为引起声音嘶哑的常见疾病。声带息肉(polyps of vocal cords)好发于一侧或双侧声带的前、中1/3交界处边缘,为半透明、白色或粉红色表面光滑的肿物,也可为双侧。声带小结(vocal nodules)又称歌者小结,是慢性喉炎的一型更微小的纤维结节性病变,常由炎性病变逐渐形成,典型的声带小结为双侧声带前、中1/3交界处对称性结节状隆起。

【病因和发病机制】　因声带的前 2/3 是膜部，膜部的中点即声带前、中 1/3 交界处在发声时振幅最大，用声过度或用声不当会导致该处形成小结或息肉，也可为一次强烈发声之后引起，所以本病多见于职业用声或过度用声的人，如教师、销售人员、歌唱演员、喜欢喊叫的儿童等。长期慢性刺激，如长期吸烟可诱发本病，也可继发于上呼吸道感染。

【临床表现】

1. 症状　主要表现为声嘶。声带小结早期症状轻，仅用声多时感声带疲劳，时好时坏。以后逐渐加重，变为持续性声嘶。声带息肉表现为长时间声嘶。声嘶程度与息肉大小和部位有关，息肉大者声嘶重，息肉长在声带游离缘处声嘶明显，长在声带上表面对发声影响较小。声带息肉大者可堵塞声门引起吸气性喉喘鸣或呼吸不畅。

2. 体征　间接喉镜检查见双侧声带前中 1/3 交界处有对称性结节状隆起，为声带小结。见一侧或双侧声带前、中 1/3 附近有半透明、白色或粉红色的肿物，表面光滑，为声带息肉。息肉可带蒂，也可广基，带蒂的息肉可随呼吸上下移动。

【治疗要点】

1. 禁声　早期声带小结可通过禁声，使声带得到充分休息，小结可自行消失。儿童声带小结也可能在青春发育期自行消失。尤其要进行合适的发声练习，纠正不良的用声习惯。

2. 手术治疗　经保守治疗无效的声带小结和声带息肉可手术切除。手术方法包括表面麻醉纤维喉镜或电子喉镜下切除或直接喉镜下切除以及全麻显微喉镜下切除术。术后应根据病情轻重情况声带休息 2～4 周。

【护理措施】

1. 术前护理

(1) 向病人简要说明手术的目的、大致过程、术中可能出现的不适及与医生配合的方法。

(2) 术前禁食水 6 h。

(3) 术前遵医嘱使用阿托品，以减少唾液分泌。

(4) 全麻病人按全麻术前护理常规。

2. 术后护理

(1) 病情观察：嘱病人轻轻吐出喉部分泌物且观察其性状，密切观察病人呼吸情况，如有呼吸困难或其他异常及时通知医生。

(2) 饮食护理：表面麻醉病人术后 2 h(全麻病人术后 6 h)可进温、凉流质饮食，避免辛辣刺激性食物。

(3) 促进声带创面愈合：遵医嘱术后禁声 2～4 周，使声带充分休息、减轻充血水肿。

【健康指导】

(1) 告知病人正确的发声方法，注意保护嗓音，勿高声喊叫或长时间用嗓。

(2) 戒除烟酒，忌辛辣刺激性食物。

(3) 预防上呼吸道感染，感冒期间少讲话，使声带得以休息，同时积极治疗疾病。

第二节　喉阻塞病人的护理

喉阻塞(laryngeal obstruction)是耳鼻咽喉科常见急症之一，是因喉部或其邻近组织的病变，使喉部通道(特别是声门处)发生狭窄或阻塞，引起的呼吸困难，亦称喉梗阻。它不是一种独立的疾病，而是一个由各种不同病因引起的临床症状。造成机体缺氧，二氧化碳潴留，严重者可引起窒息死亡。

因此，一旦发生喉阻塞则要积极救治。

【病因】

1. 炎症　如小儿急性喉炎、急性喉气管支气管炎、喉白喉、急性会厌炎、喉脓肿、咽后脓肿等。

2. 外伤　喉部挫伤、切割伤、烧灼伤、火器伤、高热蒸气吸入或毒气吸入。

3. 异物　喉部、气管异物不仅造成机械性阻塞，并可引起喉痉挛。

4. 水肿　喉血管神经性水肿，药物过敏反应，心、肾疾病引起的水肿。

5. 肿瘤　喉癌、多发性喉乳头状瘤、喉咽肿瘤、甲状腺肿瘤等都可阻塞气道引起喉阻塞。

6. 畸形　如先天性喉蹼、先天性喉鸣、喉软骨畸形等。

7. 声带瘫痪　如各种原因造成喉返神经麻痹，引起双侧声带外展瘫痪。

【临床表现】

1. 吸气性呼吸困难　是喉阻塞的主要症状。在吸气时气流将声带斜面向下、向内推压，使声带向中线靠拢，在以上病因引起的喉部黏膜充血肿胀或声带固定时，声带无法做出正常情况下的外展动作来开大声门裂，使本已变狭的声门更加狭窄，以致造成吸气时呼吸困难进一步加重。呼气时气流向上推开声带，使声门裂变大，尚能呼出气体，故呼气困难较吸气时为轻。因此表现为以吸气性呼吸困难为主的呼吸困难。

2. 吸气性喉喘鸣　为喉阻塞的一个重要症状。吸入的气流，挤过狭窄的声门裂，形成气流漩涡反击声带，声带颤动而发出一种尖锐的喉鸣声。

3. 吸气性软组织凹陷　因病人吸气困难，吸入气体不易进入肺部，所以胸腹部辅助呼吸肌均加强运动，扩张胸部，以辅助呼吸，但肺叶不能相应地膨胀，造成胸腔内负压增加，将胸壁及其周围的软组织吸入，使颈、胸和腹部出现吸气性凹陷(颈部：胸骨上窝和锁骨上、下窝；胸部：肋间隙；腹部：剑突下和上腹部)，称为三凹征或四凹征。凹陷的程度常随呼吸困难的程度而异。儿童的肌张力较弱，凹陷征象更为明显。

4. 声嘶　常有声音嘶哑，甚至失声。病变发生于室带或声门下腔者，声嘶出现较晚或不出现。

5. 发绀　病人常因吸气性呼吸困难而导致缺氧，表现为面色、口唇、指(趾)甲青紫，端坐呼吸，烦躁不安，不能入睡。严重者出现窒息、脉细速、心力衰竭，大小便失禁、昏迷而死亡。

【临床分度】　为了区别病情的轻重，准确地掌握治疗原则及手术时机，临床上常将喉阻塞分为4度。

1度：安静时无呼吸困难、吸气性喉喘鸣及胸廓软组织凹陷。活动或哭闹时有轻度吸气性呼吸困难、稍有吸气性喉喘鸣及胸廓周围软组织凹陷。

2度：安静时也有轻度吸气期呼吸困难、吸气期喉鸣和吸气期胸廓周围软组织凹陷，活动时加重，但不影响睡眠和进食，亦无烦躁不安等缺氧症状。脉搏尚正常。

3度：吸气期呼吸困难明显，喉鸣声甚响，胸骨上窝、锁骨上、下窝、上腹部、肋间等处软组织吸气期凹陷显著。并因缺氧而出现烦躁不安，不易入睡，不愿进食，脉搏加快等症状。

4度：呼吸极度困难。病人坐卧不安，手足乱动，出冷汗，面色苍白或发绀，定向力丧失，心律不齐，脉搏细速，昏迷、大小便失禁等。若不及时抢救，可因窒息、昏迷及心力衰竭而死亡。

【治疗要点】　呼吸困难的程度是选择治疗方法的主要依据。同时要结合病因和病人一般情况，耐受缺氧的能力(儿童、老人、孕妇一般对缺氧的耐受能力较差)等采用药物或手术治疗，治疗要点如下。

1度和2度：明确病因，积极进行病因治疗。如由炎症引起，使用足量抗生素和糖皮质激素，严密观察呼吸，大多可避免气管切开。若为异物，应迅速取出；如为喉肿瘤、喉外伤等病因不能一时去除，应考虑作气管切开。

3 度：若由炎症引起，喉阻塞时间较短，可先行药物治疗，同时密切观察呼吸，并做好气管切开准备。若经保守治疗未见好转，病人全身情况较差，应及早气管切开，以免造成窒息或心力衰竭。若为喉肿瘤病人，应立即行气管切开。

4 度：要争分夺秒，因地制宜，立即行气管切开术，防止窒息死亡。紧急情况下，可先行环甲膜切开术或气管插管术，再行气管切开术。

【护理措施】

1. 心理护理

(1) 向病人讲解呼吸困难产生的原因、治疗方法及疗效，减轻其焦虑、不安心理，从而积极配合治疗。

(2) 将较重的喉阻塞病人安排在重症监护室，护士随时观察病人病情变化，同时予以心理安慰，可有效减轻病人的紧张、恐惧感。

(3) 避免一切不良刺激，防止进一步加重呼吸困难和缺氧症状。

2. 保持呼吸道通畅，改善缺氧症状，预防窒息

(1) 遵医嘱及时用药，注意观察用药后的效果，必要时予以雾化吸入，低流量吸氧。如为气管异物、双侧声带瘫痪、喉部肿瘤、喉外伤等引起的呼吸困难，做好术前准备，以便随时手术。

(2) 创造安静的休息环境，保持室内温湿度适宜。病人取半卧位，卧床休息，尽量减少活动量和活动范围，以减少耗氧量，避免加重呼吸困难或发生意外。小儿病人尽量减少任何外界刺激，避免因哭闹而加重呼吸困难。

(3) 病情观察：对所有喉阻塞病人均需密切观察意识状态、呼吸、血压、脉搏、血氧饱和度、面色、口唇颜色等变化；2 度、3 度喉阻塞病人，需做好气管切开术的准备工作（病人床旁准备气管切开包、适宜型号的气管套管、床旁侧灯和负压吸引装置等）；4 度喉阻塞病人立即协助医生行气管切开术。

3. 气管切开术病人的护理　气管切开术（tracheotomy）是切开颈段气管前壁并插入气管套管（图 19－1、图 19－2），是病人直接经气管套管呼吸和排痰的一种急救手术。一般在第 3～4 气管环处切开气管，过高易损伤环状软骨而导致喉狭窄；过低则易发生大出血，危及生命。

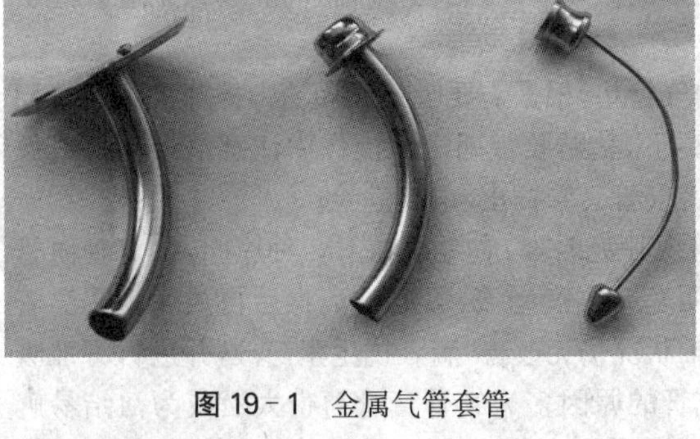

图 19－1　金属气管套管

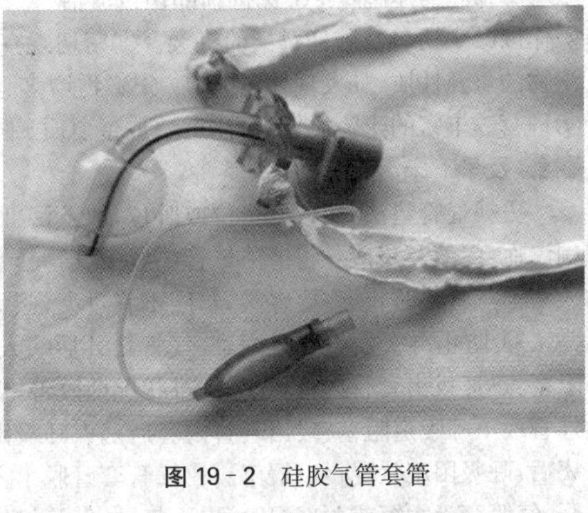

图 19－2　硅胶气管套管

(1) 术前护理

1) 密切观察病人呼吸困难及喉阻塞的程度，备好氧气、负压吸引装置、吸痰管、床头侧灯、气管切开包、适当型号的气管套管（表 19－1）及抢救用品等，病情危重者紧急情况下可行床旁气管切开术。

表19-1 金属气管套管型号选用表

型 号	00	0	1	2	3	4	5	6
内径(mm)	4.0	4.5	5.5	6.0	7.0	8.0	9.0	10
长度(mm)	40	45	55	60	65	70	75	80
适用年龄	1~5个月	1岁	2岁	3~5岁	6~12岁	13~18岁	成年女性	成年男性

2) 心理护理:向病人说明手术的目的、大致过程、术中可能出现的不适及配合方法,术后康复过程中需要注意的事项等,以减轻病人和家属的紧张、恐惧心理。

3) 病情许可者协助做好各项检查:如血、尿常规、出凝血时间、心电图、胸片等。喉阻塞病人拍胸片、做CT等检查时,要有医护人员陪同。告知病人不可随意离开病房,防止发生意外。

4) 术前禁食水。

5) 如时间允许,为病人更换宽松的病号服。如情况紧急,需争分夺秒,立即送病人入手术室行气管切开术。

(2) 术后护理

1) 保持呼吸道通畅,是术后护理的关键。

病人回病区后,将气管套管的内芯放在床旁桌抽屉内随手可取之处(固定位置),以备脱管等紧急情况下使用。

保证气管内套管通畅:成人一般每4~6 h清洗套管内管1次,清洗消毒后立即放回,内套管脱离外套管时间不宜过长,防止外套管被分泌物阻塞。若分泌物较多或小儿气管切开病人,增加内套管清洗次数,以防分泌物干涸于套管内壁阻塞呼吸。

保持下呼吸道通畅:①及时清除气管内分泌物。②分泌物黏稠者可行雾化吸入稀释。一般使用生理盐水、抗生素及沐舒坦(盐酸氨溴索)等。③病室保持适宜的温度、湿度,温度宜在20~25℃,湿度在60%~70%。注意气道湿化,防止气管干燥、纤毛运动障碍、痰痂形成,阻塞气道。④取平卧或半卧位,指导病人有效地咳嗽,咳痰,鼓励病人起床活动。⑤嘱病人多饮水,补充体内水分。

2) 防止切口感染:①保持颈部切口清洁,每日清洁消毒切口,更换套管垫(污染随时更换),规范操作以减少切口及肺部感染的机会。②密切观察体温变化,注意切口渗出、敷料渗透情况、气管内分泌物的量及性质,如发现体温升高、分泌物增多且性质异常及时通知医生。③遵医嘱使用抗生素。④进营养丰富的半流质饮食,注意增加蛋白质、维生素的摄入,以增强机体抵抗力。⑤鼓励病人经常翻身,及早下床活动。

更换气管垫法:病人取坐位或卧位,取下污染的气管垫,根据需要吸痰。用消毒棉球擦去切口周围渗血、渗液及痰液。将清洁气管垫置于气管套管翼下,粘贴胶带固定。操作中注意消毒切口或放入清洁气管垫时,动作要轻柔,幅度不宜过大,避免将气管套管拉出,引起危险。

3) 防止再次发生呼吸困难:气管切开后病人出现呼吸困难,应考虑如下3种原因:①套管内管阻塞:迅速拔出套管内管,呼吸困难状况即改善,说明套管内套阻塞,需清洁消毒后再放入。②套管外管或下呼吸道阻塞:拔出套管内套后病人呼吸困难状况仍无改善,滴入抗生素药液,并进行深部吸痰后,呼吸困难状况得以缓解。③气管套管脱出:脱管的原因多为气管套管缚带太松或为活结易解开;气管套管太短或颈部粗肿;皮下气肿;气管切口过低及剧烈咳嗽、挣扎等。如发生脱管,须立即通知医生并协助重新插入气管套管。

4) 预防脱管:①气管套管系带应打3个外科结,松紧以能伸进1个手指为宜。②经常检查系带松紧度和牢固性,嘱病人和家属不得自行解开或调整系带。③随时调整系带松紧,手术后1~2 d可能有皮下气肿,吸收后系带会变松,必须予以重新系紧。④吸痰时动作要轻柔。⑤告知病人正确咳痰方法勿用力咳嗽。如发生剧咳时，可用单手轻轻抵住气管外套管翼部。

5）并发症的观察及护理：气管切开术后常见的并发症有皮下气肿、纵隔气肿、气胸、出血等。术后需密切观察病人的呼吸、血压、脉搏以及缺氧症状是否改善，如不见改善反而加重，警惕纵隔气肿或气胸发生，立即告知医生。如有皮下气肿要注意其范围及吸收情况，正常情况下1周左右可自然吸收。

6）拔管及护理：经治疗和护理，病人喉阻塞及下呼吸道阻塞的症状解除，呼吸恢复正常，即可考虑拔管。拔管前要堵管24～48 h，如病人在堵管情况下睡眠及活动时呼吸平稳，方可拔管，如堵管过程中病人出现呼吸困难，应立即拔除堵管塞子。拔管后1～2 d内严密观察呼吸情况，嘱病人勿离开病区，并在病人床旁准备好紧急气管切开用品，以便病人发生呼吸困难时急用。

【健康指导】

(1) 住院期间未能拔管出院的病人，需教会病人或家属：①消毒内套管、更换套管垫的方法。②湿化气道、增加空气湿度的方法。③外出时注意遮盖气管套管口，以防异物吸入。④洗澡时谨防水流入气管套管。⑤定期门诊复查、随访。⑥如发生脱管或再次呼吸困难，立即到医院就诊。

(2) 喉阻塞由炎症、异物吸入、药物过敏等多种原因引起，后果严重。因此，应通过电视、广播、印发宣传册等各种途径向公众大力宣传喉阻塞的原因和后果以及预防喉阻塞的方法，包括增强免疫力，防止上呼吸道感染；养成良好的进食习惯，家长不给小儿吃豆类、花生、瓜子等带壳食物，防止异物吸入；喉外伤病人及早到医院诊治；有药物过敏史者避免与过敏原接触等。

第三节　喉癌病人的护理

喉癌(carcinoma of larynx)是头颈部常见的恶性肿瘤，虽然喉癌占全身恶性肿瘤的比例不高，但是对此病的治疗可能会导致病人残疾如发声功能的丧失、外形的破坏和各种心理社会问题，这些问题需要医务人员高度重视。喉癌的发病率地区差别很大，城市高于农村，空气污染重的城市高于城市污染轻的城市。我国华北和东北地区的发病率远高于江南各省，近年来喉癌的发病率有明显增加的趋势。喉癌男性较女性多见，喉癌的高发年龄为50～70岁，男性显著多于女性。

【病因和发病机制】　喉癌的病因至今仍不十分明了，与以下因素有关，常为多种致癌因素协同作用的结果。

1. 吸烟　临床观察发现95%的喉癌病人有长期吸烟史，而且开始吸烟年龄越早、持续时间越长、数量越大、吸粗制烟越多、吸入程度越深和不戒烟者的发病率越高。因为烟草燃烧时，产生烟草焦油，其中含有致癌物质苯丙芘。烟草可使呼吸道纤毛运动迟缓或停止，黏膜充血水肿，上皮增厚和鳞状化生，成为致癌基础。

2. 饮酒　临床观察和流行病学调查结果均显示慢性酒精摄入与喉癌发生有一定相关性。当吸烟和饮酒共存时，可发生叠加致癌作用。

3. 空气污染　长期大量吸入生产性粉尘或工业废气，如二氧化硫、芥子气、砷、镍等，喉癌发生率增高，因此，应注意工业防护。

4. 病毒感染　许多研究表明，人类乳头状瘤病毒可引起喉乳头状瘤，后者可恶变。

5. 癌前期病变　是指某些比正常黏膜或其他良性病变更易发生癌变的病理学变化。主要有喉白斑、喉角化症、成人慢性肥厚性喉炎等。

6. 其他　喉癌的发生可能与性激素代谢紊乱、免疫功能缺乏、体内微量元素如锌、镁缺乏有关。

【临床表现】　根据癌肿发生部位的不同，临床表现不一。

1. 声门上型　原发部位在会厌、室带、喉室等的喉癌，大多原发于会厌喉面根部。早期无显著症状，仅有咽部不适感或异物感。癌肿向喉咽部发展时，有喉咽部疼痛，并可放射到同侧耳部。若侵犯到梨状窝，可影响吞咽。当癌肿表面溃烂时，有咳嗽和痰中带血，并有臭味。当癌肿向下侵及声带时，才出现声嘶、呼吸困难等。呼吸困难、咽下困难、咳嗽、痰中带血或咳血等常为声门上癌的晚期症状。由于该区淋巴管丰富，癌肿易向位于颈总动脉分叉处淋巴结转移。

2. *声门型* 早期症状为声音改变。症状为声嘶，时轻时重，随着肿块增大，声嘶逐渐加重，如进一步增大，则阻塞声门，引起呼吸困难。因此，凡 40 岁以上，声嘶超过 2 周，经发声休息和一般治疗不改善者，必须仔细作喉镜检查。

3. *声门下型* 即位于声带以下，环状软骨下缘以上的癌肿。声门下型喉癌少见，因位置隐蔽，早期症状不明显，不易在常规喉镜检查中发现。当肿瘤发展到相当程度时，可出现刺激性咳嗽、声嘶、咯血和呼吸困难等。

4. *体征* 仔细观察喉体大小是否正常，若喉体膨大则说明癌肿已向喉体外侵犯。并注意舌骨和甲状软骨间是否饱满，如有饱满，则癌肿可能已侵及会厌前间隙。再触摸颈部有无淋巴结肿大，并注意其大小、数量、软硬度和活动度。喉镜可见喉部有菜花样、结节样或溃疡性新生物。

【辅助检查】

1. *间接喉镜检查* 为最常用的检查方法，借此了解癌肿的部位、形态、范围和喉的各部分情况，观察声带运动和声门大小情况等。

2. *纤维喉镜检查* 能进一步观察癌肿大小和基底部，必要时进行活检，以明确诊断。

3. *影像学检查* 颈部和喉部 CT 和 MRI 能了解病变范围及颈部淋巴结转移情况，协助确定手术范围。

【治疗要点】 和其他恶性肿瘤一样，喉癌的治疗手段包括手术、放疗、化疗及免疫治疗等，目前多主张以手术为主的综合治疗。

1. *手术治疗* 目前为治疗喉癌的主要手段。原则是在彻底切除癌肿的前提下，尽可能保留或重建喉功能，以提高病人的生存质量。喉癌的手术包括喉全切除术和各种喉部分切除术。近几十年来，随着喉外科的发展和临床经验的积累，喉部分切除术逐渐广泛地被采用。喉癌常有颈淋巴结转移，为此颈淋巴结清扫是喉癌手术的重要组成部分。喉部分切除术的术式很多，不同术式的选择主要根据肿瘤的部位、范围以及病人的全身状况等因素而定。

2. *放射治疗* 适应证：①小而表浅的单侧或双侧声带癌，声带运动正常；②位于会厌游离缘，比较局限的声门上型癌；③全身情况差，不宜手术者；④病变范围广，术前先行放疗，术后补充放疗者。放疗的剂量和疗程根据具体情况而定。

3. *化学治疗* 喉癌中 98%左右为鳞状细胞癌，常对化疗不太敏感，虽然近年来化疗有一定的进展，但在喉癌的治疗中仍不能作为首选治疗方法。

4. *生物治疗* 近十几年来，随着分子生物学、细胞生物学、肿瘤免疫学及遗传工程的发展，使肿瘤生物治疗将可能成为肿瘤治疗的第四种方式。生物治疗主要包括：生物反应调节和基因治疗。

【护理措施】

1. *手术治疗病人的护理*

(1) 术前护理

1) 心理护理：评估病人的焦虑程度、心理承受能力，倾听其主诉，对病人的心情表示理解，给予安慰。鼓励家属多陪伴病人，予以情感支持。向病人及家属详细讲解疾病的相关知识、治疗方法及预后的信息，如需施行喉全切除术，需向病人和家属说明切除喉的必要性及术后语言沟通的替代方法。使病人树立起战胜疾病的信心，从而积极配合治疗及护理。

2) 术前指导：加强营养、口腔清洁、戒除烟酒嗜好；教会病人放松的技巧，如肌肉放松、缓慢的深呼吸等；对不能书写者教会简单的手语；教会病人所有全麻术前的准备工作。

3）预防窒息：密切观察病人呼吸情况；避免剧烈活动；限制活动范围；防止上呼吸道感染；必要时床旁备好气管切开包。

4）术前一日备皮、剃须，范围为上起下唇水平，下至第3肋骨，左右至肩部皮肤。

5）手术前夜加强巡视，入睡困难者遵医嘱给适量镇静剂，使病人安睡。

6）术前置入鼻饲管，全麻后置入导尿管。

（2）术后护理

1）疼痛的护理：详细评估疼痛的部位、程度，告知病人疼痛的原因及可能持续的时间；必要时遵医嘱给予止痛泵或止痛药物；床头抬高30°～45°，利于术后病人呼吸、减轻水肿及颈部切口张力；协助病人改变卧位时注意头部的保护；防止剧烈咳嗽加剧切口疼痛。

2）语言交流障碍护理：充分理解、关爱病人；多与病人沟通，同时鼓励病人与医护人员交流；医护人员要耐心领会病人所表达的情感和要求；可使用写字板、图片、手语等方式。

3）防止呼吸道阻塞：向病人讲解新的呼吸方式（气体从颈部气管套管口或气管瘘口进出而不从鼻进出），不要遮盖或堵塞颈部气管套管口（喉部分切除术）或气管瘘口（喉全切除术）；密切观察病人呼吸节律和频率，监测血氧饱和度；及时吸出气管套管（或气管瘘口）内痰液，定时湿化气道，防止气管套管脱出；病室内湿度保持在60%～70%，防止气道干燥、痰液结痂；鼓励病人深呼吸、咳嗽，排除气道分泌物，保持呼吸道通畅；长期戴管者气管套管套囊需定时充、放气，防止长期压迫气管壁导致气管壁坏死、软化塌陷。

4）观察切口出血：密切观察病人血压、心率变化；切口加压包扎；吸痰动作轻柔；气管套管套囊在术后24 h内遵医嘱定时充、放气，防止创面渗血进入气管内，如无血性分泌物吸出，可不再给套囊充气；密切观察出血量包括敷料渗透情况、负压引流量及颜色、痰液性状、口腔内有无大量血性分泌物；如有大量出血，立即协助病人平卧，快速测量生命体征、用负压吸引装置吸出血液以防误吸，迅速建立静脉通路，遵医嘱使用止血药物或协助止血，必要时予以输血。

5）防止切口感染：遵医嘱全身使用抗生素；观察体温变化；增加营养摄入；换药、吸痰无菌操作；定时刷洗、消毒气管内套管；气管套管垫潮湿或污染及时更换；气管内定时滴入抗生素药水；做好口腔护理；嘱病人有唾液及时吐出，1周内不做吞咽动作；保持负压引流管通畅有效，防止死腔形成。

6）防止营养摄入不足：保证鼻饲量，少量多餐，注意鼻饲饮食中各种营养的供给，包括蛋白质、热量、维生素、纤维素等，观察病人鼻饲后反应，如病人出现腹胀、腹泻、恶心、呕吐等，及时通知医生予以处理；做好鼻饲管护理；对喉部分切除术后将拔出鼻饲管经口进食的病人做好误咽宣教，病人术式不同，误咽程度不一，遵医嘱协助病人练习经口进食。

7）帮助病人适应自己的形象改变：关心病人，鼓励其表达自己的感受；请同病种恢复好的病人现身说法；调动家庭、社会支持系统；鼓励病人面对现实，照镜子自行观察气管套管口或气管瘘口，教会病人自我护理的方法；教病人一些遮盖气管套管口或气管瘘口的技巧如穿自制立领衬衫、佩戴自制围巾等。

8）防止发生肺部感染及压疮：鼓励并协助病人早日下床活动，开始活动要适量。

2. 放射治疗病人的护理

（1）心理护理：向病人及家属讲解早期喉癌病人经放射治疗可达到治愈的目的，晚期喉癌病人放疗配合手术治疗能降低癌肿复发率和颈淋巴结转移率，鼓励病人树立信心，克服放疗反应，坚持完成每一个疗程。

（2）观察呼吸：放射治疗致喉黏膜肿胀，使喉阻塞加重，因此，有呼吸困难的病人应先行气管切开，然后施行放疗，已做气管切开术的病人，放疗前需更换非金属性气管套管，喉部分切除术后达拔管指征的病人结束放疗后再拔除气管套管。

(3) 皮肤护理:颈部皮肤若有发黑、红肿、糜烂等放疗反应,应用温水清洁(勿用肥皂、沐浴露等)后涂抗生素油膏加以保护。

【健康指导】

1. 气管套管或气管瘘口的护理

(1) 教会病人或家属清洗、消毒、佩戴气管内套管或全喉套管的方法。

(2) 外出或沐浴时,注意保护气管套管口或气管瘘口,外出时用有系带的清洁纱布系在颈部,遮住气管套管口或气管瘘口,防止异物吸入。沐浴时勿使水流入气管套管口或气管瘘口。

(3) 自我观察、清洁、消毒气管套管口或气管瘘口,照镜子观察气管套管口或气管瘘口周围是否有痰液或痰痂附着,可用湿润棉签清洁(切勿伸入套管或瘘口擦拭,以防棉签误吸入气道),必要时用消毒棉球消毒气管套管口或气管瘘口周围皮肤。

2. 湿化气道,防痰痂形成　遵医嘱定时向气道内滴入抗生素湿化液,以稀释痰液防止痰痂形成;多饮水,保证体内水分供应充足;对室内干燥的空气进行加湿;如果气道内有痂皮形成,切勿自己处理,应去医院请医生清理。

3. 疾病知识指导

(1) 不去人群密集场所,防止上呼吸道感染;锻炼身体,避免剧烈运动,勿进行水上运动,注意劳逸结合。

(2) 加强营养,进高蛋白质、高热量、高维生素、高纤维素的饮食,禁烟酒和刺激性食物,保持大便通畅。

(3) 指导病人加强恢复头颈部功能的训练。

4. 自我监测　遵医嘱定期随访、复查,气管套管口或气管瘘口发现新生物、颈部触及包块、出现出血、呼吸困难等情况及时就诊。

5. 康复指导　向病人提供发声功能康复训练(食管发声、电子喉发声、气管食管音等)及参与社会活动组织如喉癌之家、喉癌之友联谊会等的信息。

(1) 食管发声:是最为经济、简便、得到病人认可的方法。具体如下:吞咽空气并贮留在食管上段,然后以打嗝的方式将空气吐出,从而振动咽、食管部分发出声音,再配合口腔、舌、唇的动作,即构成语句。食管发声的缺点是不仅需要长时间训练,还需要病人有较好的体力,部分病人经过训练仍达不到流畅交流的程度。

(2) 电子喉发声:为喉全切除病人常用的交流方式。具体如下:将电子喉置于病人颏部或颈部作说话动作,利用音频振荡器产生声音,病人即可发出语音。其缺点是带有杂音,语音不易理解。

(3) 气管食管音:通过手术方式在气管后壁与食管前壁之间造瘘,插入发声钮(单向阀)。发声机制为:病人吸气后,堵住气管瘘口,使呼出的气体通过单向阀进入食管上端和下咽部,产生振动而发声,再配合病人口腔、舌、嘴唇、牙齿的动作形成语言。常用的发声钮有 Blom-Singer 发声假体、Provox 发声钮等。气管食管音的缺点为不是所有病人都适合此手术,而且手术易产生误吸、吸入性肺炎、局部感染等并发症。

复习题

【A 型题】

1. 声带息肉最常发生的部位是:　(　)

A. 两侧声带的中段　B. 一侧声带近前连合　C. 两侧声带的中段

D. 两侧声带前中 1/3 交界处　E. 一侧声带前中 1/3 交界处

2. 喉癌最常见的病理类型是： ( )
A. 未分化癌 B. 鳞状细胞癌 C. 腺癌 D. 淋巴肉瘤 E. 纤维肉瘤
3. 下列易发展为喉癌的病变为： ( )
A. 喉梅毒 B. 喉结核 C. 喉白斑 D. 声带小结 E. 声带息肉
4. 减轻喉癌病人术后疼痛的护理措施不包括： ( )
A. 告知疼痛原因和可能持续的时间
B. 按医嘱使用止痛药或镇痛泵
C. 抬高床头 30°～45°，减轻颈部切口张力
D. 防止剧烈咳嗽
E. 尽量减少下床活动
5. 喉阻塞病人安静时无呼吸困难，活动时有轻度吸气性呼吸困难，其阻塞程度为： ( )
A. 1 度 B. 2 度 C. 3 度 D. 4 度 E. 5 度
6. 气管切开病人准备拔管前，需堵管后无呼吸困难至少： ( )
A. 4 h B. 12 h C. 24 h D. 8 h E. 72 h
7. 关于气管切开术后的病人护理，错误的护理方法是： ( )
A. 4～6 h 清洗一次气管套管内芯
B. 根据病人情况湿化吸痰
C. 气管套管系带的松紧度应尽量紧，防止脱出
D. 室内保持适当温湿度
E. 气管套管内芯放在随手可得处
8. 喉阻塞的分度的主要依据是： ( )
A. 呼吸困难的程度 B. 病程长短 C. 喉腔大小
D. 病变范围 E. 声嘶程度
9. 喉癌发病的高危因素包括： ( )
A. 长期吸烟 B. 酗酒 C. 病毒感染 D. 空气污染 E. 以上全是
10. 协助判断喉切除病人术后有无大量出血的方法包括： ( )
A. 监测生命体征 B. 观察引流液的色、质、量
C. 观察痰液和口腔分泌物的性状 D. 观察包扎敷料的渗透情况
E. 以上全是
11. 喉癌病人，尤其是喉全切除病人，哪项护理至关重要： ( )
A. 生活护理 B. 饮食护理 C. 心理护理
D. 指导病人自我护理 E. 预防并发症发生
12. 喉癌的高发年龄为： ( )
A. 20～30 岁 B. 30～50 岁 C. 50～70 岁 D. 60～70 岁 E. 70～80 岁
13. 临床成人声嘶首先应检查： ( )
A. 纤维喉镜检查 B. 动态喉镜检查 C. 直接喉镜检查
D. 间接喉镜检查 E. 喉部 CT 检查
14. 喉软骨中最大的是： ( )
A. 环状软骨 B. 会厌软骨 C. 甲状软骨 D. 杓状软骨 E. 舌骨
15. 对于 4 度呼吸困难的病人，应采取的措施错误的是： ( )
A. 严密观察呼吸备好气切包 B. 就地抢救
C. 立即气管切开 D. 环甲膜切开

E．气管插管

16. 4 号金属管的内径是：（　）

A．5 mm　B．7 mm　C．9 mm　D．6 mm　E．8 mm

17. 喉阻塞吸气性软组织凹陷(四凹征)不包括：（　）

A．胸骨上窝　B．锁骨上窝　C．胸骨剑突下　D．肋间隙　E．下腹部

18. 气管切开后病人再次发生呼吸困难的原因不可能有：（　）

A．内套管脱出　B．外套管脱出　C．内套管阻塞　D．纵隔气肿　E．气胸

19. 喉阻塞的主要症状不包括：（　）

A．吸气性呼吸困难　B．吸气性喉喘鸣　C．吸气性软组织凹陷

D．呼气性呼吸困难　E．发绀

20. 喉的生理功能不包括：（　）

A．呼吸功能　B．发声功能　C．保护功能　D．屏气功能　E．清洁功能

21. 声带小结和声带息肉最主要的临床表现为：（　）

A．喉痛　B．声音嘶哑　C．痰中带血　D．吞咽疼痛　E．咳嗽

22. 气管切开病人病室适宜的空气相对湿度为：（　）

A．30%～40%　B．40%～50%　C．50%～60%　D．60%～70%　E．70%～80%

【判断题】

1. 保证气管内套管通畅，成人一般每 24 h 清洗套管内管一次。（　）
2. 套管脱出，应立刻通知医生并协助重新插入套管。（　）
3. 气管套管系带应打两个外科结。（　）
4. 喉部分切除术适用于晚期的喉癌。（　）
5. 间接喉镜放入时将镜面在酒精灯上稍加热，防止检查时起雾，然后直接将间接喉镜放入病人口咽部。（　）
6. 气管套管系带打结勿太紧或太松，以能伸进二手指为宜。（　）
7. 声门上型喉癌早期很少发生颈淋巴结转移。（　）
8. 临床上常将喉阻塞分为 4 度。（　）

【填空题】

1. 喉阻塞为________性呼吸困难。
2. 气管切开术后护理的关键是________。
3. 拔管前先要堵管________小时，如活动及睡眠时呼吸平稳，方可拔管。
4. ________、锁骨上窝、剑突下以及________，临床上称之为“四凹征”。
5. 促进声带创面愈合，术后禁声________周，使声带充分休息，减轻声带充血水肿。
6. 治疗喉癌的两个主要治疗手段是________和________。

【名词解释】

1. 声带息肉　**2.** 气管切开术　**3.** 喉阻塞

【简答题】

1. 简述气管切开术的位置和原因。

2. 简述喉阻塞的临床分度。
3. 简述声门癌的主要表现。
4. 简述堵管的护理。
5. 简述协助判断喉切除病人术后有无大量出血的方法。

【问答题】

1. 喉癌根据肿瘤发生的部位,可分为哪几个类型?以哪个类型最为多见?
2. 气管切开术后护理的关键是什么?试述护理措施。

第二十章

气管食管异物病人的护理

导学

内容及要求

本章内容包括气管、支气管异物及食管异物病人的护理。需掌握气管、食管异物的临床表现及护理要点，熟悉气管、食管异物的发病原因及机制，了解气管、食管异物的治疗原则。

重点、难点

重点是气管、食管异物的临床表现及术后护理。难点是气管、食管异物的术前护理。

专科生的要求

专科生对气管、食管异物的治疗要点一般了解即可。熟悉气管、食管异物的临床表现及术前、术后护理。

第一节　气管、支气管异物病人的护理

气管、支气管异物(foreign bodies in the trachea and bronchi)是严重危及生命的一种急症，多发生于5岁以下小儿，3岁以下最多，偶见于成人。按异物种类分为内源性及外源性两类。前者为呼吸道内的干痂、伪膜、血凝块、干酪样物等阻塞所引起；后者为外界物质误吸进入气管、支气管内所致。通常所指的气管、支气管异物是指外源性异物。

【病因】

(1) 婴幼儿牙齿发育不全，不能将硬食物(如花生、豆类、瓜子等)嚼碎；同时喉的保护性反射功能又不健全，进食这类食物时，若嬉笑、哭闹或跌倒时易将食物吸入气道，是气管、支气管异物最常见原因。

(2) 儿童口含玩物玩耍，成人口含物品(针、钉等)作业，尤其是仰头工作时，突然说话、不慎跌倒时可将异物吸入气管、支气管。用力吸食滑润的食物(果冻、海螺等)也可落入气道。

(3) 全麻或昏迷病人吞咽功能不全，若护理不当可导致误吸。

(4) 鼻腔异物钳取不当，咽、喉滴药时注射针头亦可脱落引起气管、支气管异物。

【临床表现】

1. 症状和体征

(1) 气管异物:异物经喉进入气管后,刺激黏膜立即引起剧烈呛咳及反射性喉痉挛而出现憋气、面色青紫等症状,而后进入安静期。异物若较小进入气管后,可能贴附于气管壁,症状暂时缓解。若异物较轻且光滑,会随呼吸气流在气管内上下活动,引起阵发性咳嗽。当异物被气流冲向声门下时产生拍击声,手置于此处可触到撞击感,严重时会引发反射性喉痉挛。当异物阻塞部分气管腔时,气流通过变窄的气道可产生哮鸣音。

(2) 支气管异物:早期症状与气管异物相似。异物进入支气管后,停留在支气管内,刺激减少,咳嗽反而减轻。若为植物性异物,可引起咳嗽、痰多、喘鸣及发热等全身症状。如为一侧支气管异物,呼吸困难多不明显。双侧支气管异物时,可出现呼吸困难。可并发肺气肿、肺不张。听诊时患侧呼吸音减低或消失,导致肺炎则可闻及湿啰音。

2. 并发症　严重者可迅速窒息死亡。

【辅助检查】

1. X线检查　对于金属等不透光的异物,胸透或拍片可以确定异物位置、大小及形状。可透光异物在X线中不能显示,但可能出现间接征象如:纵隔摆动、肺气肿、肺部感染等,对于推断可透光异物的有无及位置有重要参考意义。

2. CT　可有助于确定异物有无及其部位,如果是3D-CT对于诊断和治疗的意义更大。

3. 支气管镜检查　是气管、支气管异物确定诊断的最可靠方法,并可同时取出异物。

【治疗要点】 呼吸道异物有危及生命的可能,异物取出是唯一的治疗方法。因此应及时诊断,尽早行异物取出术。

1. 经直接喉镜异物取出术　适用于气管内活动的异物。用直接喉镜挑起会厌,暴露声门,将鳄口式喉异物钳钳口闭合,置于声门上,待吸气声门开放时,伸入声门下区,使钳口上下张开,待呼气或咳嗽时,异物随气流上冲的瞬间,夹住异物取出。

2. 经支气管镜异物取出术　绝大多数气管异物及支气管异物需经支气管镜取出,应在全身麻醉下进行。随着可视技术的进步,逐渐改变了盲取的弊端。

3. 纤维支气管镜或电子支气管镜异物取出术　部分位于支气管深处的小异物,可在纤维支气管镜或电子支气管镜下钳取。

4. 开胸异物取出术　支气管镜下确实难以取出的较大并嵌顿的异物,必要时需行开胸术取出。

【护理措施】

1. 术前护理

(1) 心理护理:评估病人及家属心理状况,向其讲解疾病有关的治疗方法、预后情况,给予心理安慰,使之积极配合诊疗活动,婴幼儿避免哭闹及任何不良刺激。

(2) 病情观察:严密观察病人呼吸情况,持续监测血氧饱和度变化,保持呼吸道通畅,如有呼吸困难,立即通知医生,及时予以处理。准备气管切开包、氧气、负压吸引装置等急救物品,做好紧急气管切开准备。

(3) 如病情允许为病人做好术前准备,全麻病人需禁食水6 h。如病情危急,则直接行异物取出术。

2. 术后护理

(1) 严密观察病人呼吸情况,监测血氧饱和度,如异物已完全取出而病人出现明显呼吸困难则提示喉水肿发生,立即告知医生,遵医嘱使用地塞米松等药物且予以吸氧,备好气管切开包、负压吸引装置等急救物品,必要时行气管切开术。

(2) 术后卧床休息,少讲话,小儿病人避免哭闹,防止并发症发生。

(3) 遵医嘱使用抗生素和适量的糖皮质激素，以控制感染、减轻喉部反应性水肿，观察有无感染征象，如体温升高，痰量增多等，及时报告医生处理。

(4) 全麻术后病人 6 h 可进流质或半流质饮食，不可过热。

【健康指导】

(1) 小儿不进食花生、瓜子、豆类等带壳食物。

(2) 小儿进食时保持安静，不嬉戏、追逐、哭闹、喊叫。

(3) 改正小儿口内含物的不良习惯。

(4) 对昏迷、全麻及重症病人，取下义齿、拔除松动牙齿，随时吸出口腔内分泌物，加强看护。

(5) 通过宣教，使病人及家属充分认识气管、支气管异物的危险性及严重性，防止再次发生。

第二节　食管异物病人的护理

食管异物(esophageal foreign body)多见于老人及儿童。常见的异物有：鱼刺、枣核、鸡骨、假牙、硬币等。

【病因】 食管异物的发生与年龄、性别、饮食习惯、精神状态及食管疾病等诸多因素有关。老人因牙齿脱落或使用义齿，咀嚼功能差，易误吞异物。儿童多因口含玩物，误吞物品引起。成人或因进食不当、神志不清及轻生而吞较大物品或带刺物品引起。食管狭窄或食管癌也是食管异物易发的原因之一。

【临床表现】

1. 症状　常与异物性质、大小、形状以及停留的部位和时间以及有无继发感染等有关。可表现为吞咽困难、吞咽疼痛，疼痛部位多在颈根部、胸骨上窝、胸骨后或可放射到背部。可出现呼吸困难，甚至有窒息致死的可能。

2. 体征　可呈痛苦面容，流涎，做吞咽动作时疼痛加重。有些不敢活动颈部。

3. 并发症　严重者可引起食管穿孔或损伤性食管炎、颈部皮下气肿或纵隔气肿、纵隔感染，甚至形成纵隔脓肿、大出血等严重并发症。

【辅助检查】

1. 间接喉镜检查　有时可见梨状窝积液。

2. 影像学检查　X 线摄片、食管钡剂检查，或吞服少许钡棉，可确定异物是否存在及所在部位。CT 对周围结构的观察更加清晰。

3. 食管镜检查　可以明确诊断，如发现异物，可及时取出。

【治疗要点】 对确诊或高度怀疑食管异物病人，应尽早行食管镜检查，发现异物及时取出。

1. 取出异物　可经硬食管镜、纤维食管镜或电子食管镜、Foley 管法取出异物，用以上方法难以取出时，可考虑应用颈侧切开或开胸术取异物。

2. 一般治疗　食管异物病人如超过 24 h 进食困难，术前应给予补液治疗。术中损伤食管黏膜或疑有穿孔者，应行胃管鼻饲饮食。局部感染时，应给予足量抗生素。

3. 出现严重并发症　如食管周围脓肿或咽后壁脓肿，应行颈侧切开引流。对出现食管穿孔者，应立即请胸外科协助处理。

【护理措施】

1. 术前护理

(1) 心理护理：评估病人的恐惧程度，讲解疾病的治疗方法及预后情况，安慰病人，以减轻其紧张、恐惧心理。

(2) 确诊后立即告知病人禁食水且向其讲解禁食水的重要性。

(3) 协助做好辅助检查，如食管钡剂检查、血常规、出凝血时间、心电图、胸片等。

(4) 病情观察：密切观察生命体征变化、吞咽困难及疼痛的程度、有无胸痛、呼吸困难等，有异常情况及时告知医生。

(5) 术前半小时遵医嘱给予苯巴比妥(鲁米钠)、阿托品肌内注射。

2. 术后护理

(1) 继续禁食水，予以补液支持治疗。检查证明食管无穿孔、无损伤、异物完全取出后，方可遵医嘱进食。

(2) 有食管穿孔者，应鼻饲流质饮食，注意水、电解质平衡。

(3) 按医嘱使用抗生素。

(4) 病情观察：观察生命体征变化，若出现高热、局部疼痛加重、吞咽时呛咳、大量呕血或便血等情况，及时通知医生。

【健康指导】

(1) 告知病人进食不宜过于匆忙，尤其吃带有骨刺类的食物时，要仔细将骨刺剔除，以防误咽。

(2) 老年人如有活动义齿，进食时要特别小心，不进食如年糕、粽子等黏性强的食物，义齿损坏要及时修整，睡眠前取下，全麻或昏迷的病人有义齿需及时取下。

(3) 纠正儿童将硬币、玩具、笔帽等放在口内玩耍的不良习惯。

(4) 误咽异物后应立即就医，切忌用吞咽馒头、韭菜等方法企图强行将异物推下，此做法会加重损伤，出现并发症，并增加手术的难度和风险。

复习题

【A 型题】

1. 气管、支气管异物取出术前、术后均要特别注意观察病人的：（　　）
A．呼吸情况　B．体温变化　C．脉搏情况
D．血压情况　E．瞳孔大小情况

2. 诊断气管、支气管异物最可靠的方法为：（　　）
A．X线检查　B．CT 检查　C．B超检查　D．支气管镜检查　E．以上均是

3. 最常见的气管、支气管异物为何种异物：（　　）
A．动物性　B．植物性　C．金属性　D．矿物性　E．化学性

4. 气管、支气管异物儿童多见的主要原因是：（　　）
A．年龄太小　B．对异物的危害性无经验　C．喜将小物品放入鼻内
D．咀嚼功能不完善　E．喜食瓜子及豆类

5. 气管、支气管活动性异物的特征是：（　　）
A．两肺啰音　B．呼吸困难　C．阵发性咳嗽
D．异物有上下拍击的震动　E．胸部疼痛

6. 气管、支气管异物的主要症状是：（　　）
A．胸痛、胸闷　B．轻重不同的呼吸困难及咳嗽
C．严重憋气　D．发热、咳嗽、咳血
E．肺气肿

7. 食管异物最多见于：（　　）

A．食管入口处　　B．环咽肌下方　　C．食管第二狭窄处
D．食管膈裂孔处　　E．贲门处

8. 气管及支气管的生理功能不包括：（　）
A．呼吸调节功能　　B．清洁功能　　C．免疫功能
D．防御性咳嗽反射　　E．屏气功能

【判断题】

1. 食管有 4 个生理性狭窄。（　）
2. 食管异物确诊后应嘱病人进行软食或流食。（　）

【填空题】

1. 气管、支气管异物多发生于________岁以下儿童，________岁以下最多，偶见于成人。
2. ________侧支气管异物的发病率高。
3. ________，是支气管镜检查时的重要解剖标志，依此嵴为标志区分左、右侧主支气管。

【简答题】

1. 气管异物的术前指导有哪些？
2. 如何避免气管异物发生？

第二十一章

口腔颌面部的应用解剖与生理

导学

内容及要求

本章包括两部分内容,口腔应用解剖生理和颌面部的应用解剖生理。

口腔应用解剖生理主要介绍口腔分区及其表面形态,口腔内的组织器官,乳牙与恒牙。在学习中,应重点掌握口腔表面形态、口腔内的组织器官基本解剖结构和特征,熟悉口腔分区。

颌面部的应用解剖生理主要介绍颌面部表面形态标志,主要骨骼,咀嚼肌,表情肌,颌面部动静脉以及淋巴组织,三叉神经,面神经以及唾液腺,颞下颌关节的解剖生理特点。重点掌握上下颌骨的解剖结构,咀嚼肌的起止点及功能,三叉神经及面神经的分支及支配,颞下颌关节的组成及功能。熟悉唾液腺的应用解剖生理特点,了解表情肌的起止点及功能,颌面部动静脉和淋巴组织。

重点、难点

本章重点是口腔及颌面部的主要解剖结构组成。难点是三叉神经的组成及其在口腔内分布。

专科生的要求

专科层次的学生对颌面部主要解剖结构做一般了解,并且能够熟悉乳恒牙的解剖结构。

第一节　口腔颌面部概述

一、口腔及颌面部的区域划分

口腔颌面部(oral and maxillofacial region)即口腔与颌面颈部的统称,位于颜面部的下 2/3。它上起额部发际,下至下颌骨下缘或颏下点,两侧达颞骨乳突垂直线之间的区域(图 21-1)。以经过眉间点、鼻下点的两条水平线为界,将颜面部分成 3 等分,即上 1/3,中 1/3 和下 1/3。颜面部的中 1/3 和下 1/3 两部分组成的区域称为颌面部(maxillofacial region)上 1/3 区域称为颅面部,即颌面部是以颌骨为主要骨性支撑所在的区域,而颅面部则是以颅骨为主要骨性支撑所在的表面区域。现代口腔医学,尤其是口腔颌面外科学的发展已扩展到上至颅底,下至颈部的区域,但不包括区内的眼、耳、鼻、咽等组织器官。颌面部为人体最显露、最具特征的部位,是人体形态美与表情最重要的形体表达区域,也是与眼科、耳鼻喉头颈外科等相交叉的部位。

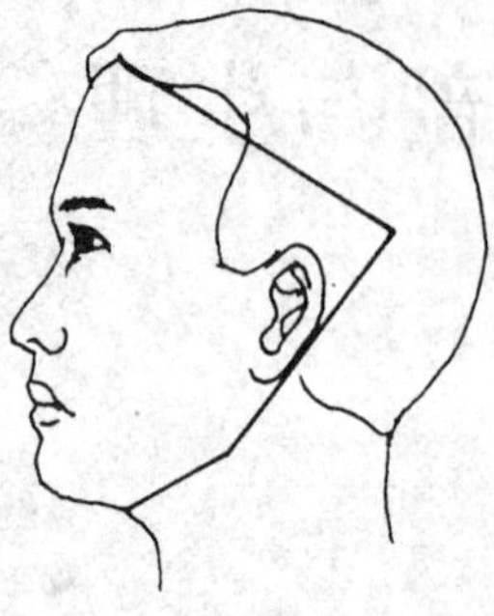

图 21-1 颌面部的范围

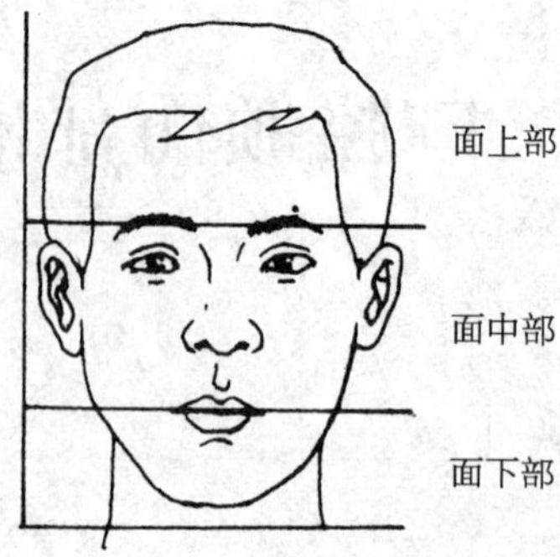

图 21-2 面上、中、下部

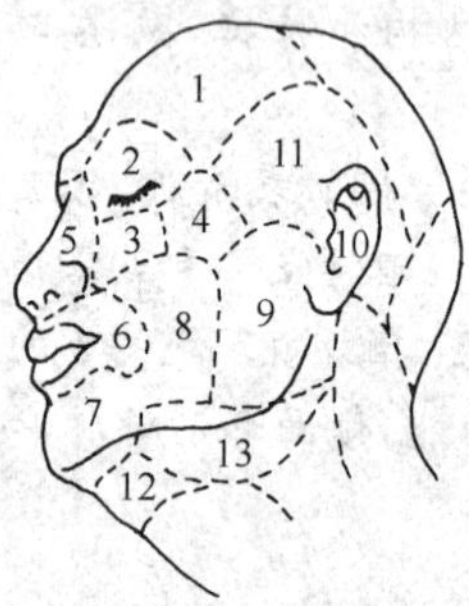

图 21-3 颌面部解剖分区

1. 额部 2. 眼眶部 3. 眶下部 4. 颧部 5. 鼻部 6. 唇部 7. 颏部 8. 颊部 9. 腮腺咬肌部 10. 耳部 11. 颞部 12. 颏下部 13. 下颌下部

临床上,常将颌面部分为面上、面中和面下三部分(图 21-2)。其中两眉弓中间联线为第一横线,口裂平行线为第二横线。第一横线与额部发际之间的区域称为面上部;第一横与第二横线之间的区域称为面中部;第二横线与舌骨平行线之间的区域称为面下部。临床上,口腔颌面部的疾病多发生于面中部及面下部。

颌面部的解剖区域可分为额部、眼眶部、眶下部、颧部、鼻部、口唇部、颏部、颊部、腮腺咬肌部、耳部、颞部、颏下部、颌下部、颈部(图 21-3)。

口腔(oral cavity)位于颌面部区域内,位于颜面部的下 1/3,是指由牙、颌骨及唇、颊、腭、舌、口底、唾液腺等组织器官组成的功能性器官。口腔是一个潜在的腔道,闭口时被舌体充满。前界为上、下唇,向后以会厌为界与口咽腔相连接。上为腭部,下为肌性口底。口底中央被舌体所充满,两侧为面颊部,口腔的解剖区域可分为口腔前庭部、牙及牙槽骨部、舌部、腭部及口底部等部位。

二、口腔颌面部的解剖特点及其生理意义

口腔颌面部的部位特殊性及解剖特点决定其特别的临床意义。①位置显露:口腔颌面部位置外露,缺点是容易遭受外伤,但是罹患疾病后,又容易被早期发现,获得及时治疗是其优点。②血运丰富:口腔颌面部血管丰富,组织器官抗感染能力强,外伤或手术后伤口愈合较快,但是因其血供丰富组织又比较疏松,受伤后出血较多,局部肿胀较明显。③解剖结构复杂:口腔颌面部有面神经、三叉神经、唾液腺及其导管等重要的组织器官,损伤后可能导致面瘫、面部麻木及涎瘘等并发症的产生。④颜面部自然皮纹:颜面部皮肤在不同方向形成自然的皮肤皱纹而称为皮纹(图 21-4),皮纹的方向随着年龄增加而发生变化,颌面部手术切口的设计应顺着皮纹方向,并选择比较隐蔽的区域作切口,术后伤口愈合后瘢痕相对不明显。⑤颌面部疾患影响形态及功能:口腔颌面部常因先天性或后天性的疾患,如唇、腭裂或烧伤后瘢痕,导致颌面部形态异常,甚至颜面部畸形和功能障碍。⑥疾患波及毗邻部位:口腔颌面部与颅脑及咽喉毗邻,当发生炎症、外伤、肿瘤等疾患时,容易波及颅内和咽喉部。

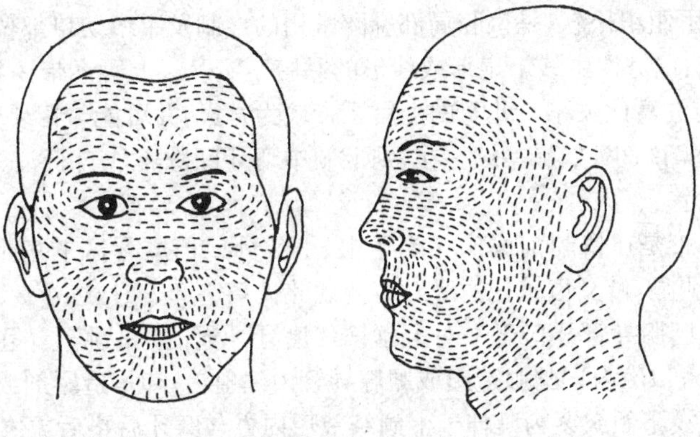

图 21-4　颌面部皮肤皱纹

第二节　口腔应用解剖与生理

一、口腔的分区及其表面形态

口腔内，以牙列为分界线，将口腔分为固有口腔和口腔前庭两部分。口腔前庭由牙列、牙槽骨及牙龈与其外侧的唇、颊组织器官构成。固有口腔由牙列、牙槽骨及牙龈与其内侧的口腔内部组织器官舌、腭及口底等构成(图 21-5)。

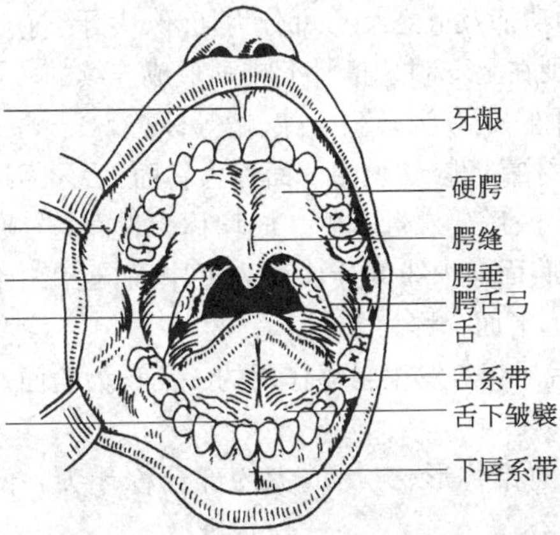

图 21-5　口　腔

(一) 口腔前庭

1. *口腔前庭*　口腔前庭是牙列的外围间隙。位于唇、颊与牙列、牙龈及牙槽骨弓之间的与牙列形态一致的蹄铁形的潜在间隙。当𬌗处于下颌姿势位时，口腔前庭是经𬌗间隙与内侧的固有口腔交通；而在正中𬌗位时，口腔前庭主要在其后部经翼下颌皱襞及最后磨牙远中面之间的空隙与固有口腔相通。

2. *表面形态*　口腔前庭区域具有临床意义的体表学标志有前庭沟、唇系带、颊系带及腮腺导管口等。

(1) 口腔前庭沟：又称唇颊龈沟，呈马蹄铁形，为口腔前庭的上下界，唇、颊黏膜移行于牙槽黏膜的沟槽。前庭沟黏膜下组织松软，是口腔局部麻醉常用的穿刺及手术切口部位。

(2) 上、下唇系带：前庭沟中线上扇形或线形的黏膜小皱襞。上唇系带一般较小唇系带明显，制作义齿时，基托边缘应注意此关系。儿童的上唇系带较为宽大，并可能与切牙乳头直接相连，随着年龄的增大，唇系带也逐渐缩小，如果持续存在，则上颌中切牙间隙不能自行消失，而影响上颌恒中切牙的排列而需手术治疗。

(3) 颊系带：颊系带是在口腔前庭沟相当于上、下尖牙或前磨牙区的扁形黏膜皱襞，其数目不定。一般上颊系带较明显，做义齿基托边缘时应注意此关系。

(4) 腮腺导管口：腮腺导管开口于平对上颌第二磨牙牙冠的颊黏膜上，呈乳头状突起。挤压腮腺区可见唾液经此流入口腔内。腮腺造影或腮腺导管内注射治疗时，造影剂或药液经此口注入。

(5) 翼下颌皱襞：翼下颌皱襞为延伸于上颌结节后内方与磨牙后垫后方之间的黏膜皱襞。其深面为翼下颌韧带。该皱襞是下牙槽神经阻滞麻醉的参考标志，也是翼下颌间隙及咽旁间隙口内切口的标志。

(6) 磨牙后区：由磨牙后三角及磨牙后垫组成。磨牙后三角位于下颌第三磨牙后方；磨牙后垫是覆盖于磨牙后三角表面的软组织。当下颌第三磨牙冠周炎时，磨牙后垫常见红肿明显。

(7) 颊脂垫：颊脂垫为大张口时平对上下颌后牙𬌗面的颊黏膜上的一个三角形隆起，其尖部是颊脂垫尖，是下牙槽神经阻滞麻醉进针点的重要标志。

(二) 固有口腔

1. *固有口腔*　是口腔的主要部分，其上为硬腭和软腭，下为舌和口底，前界和两侧界为上、下牙弓，后界为咽门。

2. *表面形态*　固有口腔主要包括牙冠、腭、舌及口底的外形。

(1) 牙冠、牙弓或牙列：固有口腔内只能见到牙的牙冠部位。牙齿部位不同、功能不同，牙冠表面形态不同。根据牙的功能及形态特点可分为切牙、尖牙、前磨牙和磨牙；根据牙的部位可分为前牙和后牙。上、下颌牙分别在上下颌牙槽骨上排列形成连续的弓形，构成上、下牙弓或牙列。牙冠的外表形态除了牙冠的五面外，还有沟、窝、点隙、嵴等标志。

1) 唇面或颊面：前牙靠近唇黏膜的一面称为唇面，后牙靠近颊黏膜一面称为颊面。

2) 舌面或腭面：前牙、后牙靠近舌侧一面均称为舌面，上颌牙舌面接近腭，亦称腭面。

3) 近中面与远中面：面向中线的牙面称为近中面，远离中线的牙面称远中面，每颗牙均有一个近中面和远中面。近、远中面合称为邻面。

4) 𬌗面：上、下颌后牙相对发生咀嚼作用的一面称为𬌗面。前牙无𬌗面，切端有切咬功能的嵴，称为切嵴。

5) 牙尖：牙冠上近似锥体形、突出成尖的部分称牙尖。位于尖牙的切端，前磨牙和磨牙的𬌗面上。

6) 嵴：牙冠上细长形的牙釉质隆起，称为嵴。根据嵴的位置、形状和方向，可分为轴嵴、边缘嵴、三角嵴、横嵴、斜嵴和颈嵴。

7) 沟：牙面上细长的线状凹陷部分称为沟。发育沟处的牙釉质因钙化不全而不能密合称为裂。

8) 窝：牙冠面上不规则的凹陷称为窝。如前牙舌面的舌窝，后牙𬌗面的中央窝。

9) 点隙：发育沟的汇合处或沟末端处的凹陷称为点隙。该部位牙釉质如果钙化不全，则为点隙裂。裂沟和点隙均是龋的好发部位。

(2) 硬腭与软腭：硬腭位于口腔顶部，将口腔与鼻腔分隔。软腭是硬腭向后的延续部分，末端为向下悬垂的为腭垂(悬雍垂)。腭裂会导致病人鼻漏气和鼻音过高，语音含混，呈"腭裂语音"，严重影响病人的言语交流。腭部的解剖标志：

1）切牙乳头：位于腭中缝前端，左右上颌中切牙中切牙间的腭侧。深面为切牙孔，鼻腭神经、血管经此孔穿出，向两侧布于硬腭前 1/3。切牙乳头是鼻腭神经局部麻醉的表面标志。切牙乳头组织致密，神经丰富，鼻腭神经阻滞麻醉时，应从切牙乳头的侧缘刺入黏膜。

2）腭皱襞：位于硬腭前部，自腭中缝前部向两侧呈辐射状的软组织嵴，形状不规则。

3）上颌硬区及上颌隆突：在硬腭中央部分，黏膜薄而缺乏弹性，称为上颌硬区。在硬区前部有时可出现不同程度的骨质隆起即上颌隆突。

4）腭大孔：位于硬腭后缘前方约 0.5 cm 处，上颌第三磨牙腭侧，约相当于腭中缝至龈缘连线之外、中 1/3 交界处。肉眼观察此处黏膜稍显凹陷，其深面为腭大孔，腭前神经及腭大血管经此孔向前分布于硬腭后 2/3，该黏膜凹陷为腭大孔麻醉的表面标志。

5）腭小凹、腭舌弓及腭咽弓：软腭前端中线两侧的黏膜，左右各有一对称的腭小凹，可作为全口义齿基托后缘的参考标志。软腭后部向两侧外下形成前后两条弓形皱襞，前方向下移行于舌，形成腭舌弓；后方移行于咽侧壁，形成腭咽弓。两弓之间的三角形凹陷称扁桃体窝，容纳腭扁桃体。腭帆、腭舌弓和舌根共同围成咽门。

（3）口底

1）舌系带：舌腹部黏膜返折与舌下区相延续，在中线形成舌系带。舌系带过短或附着过前时，常造成吮吸、咀嚼及言语障碍，需行手术治疗。舌系带两侧各有一条黏膜皱襞名伞襞，向前内方行向舌尖。

2）舌下肉阜：舌系带移行为口底黏膜的两侧的一对丘形隆起。其顶部有下颌下腺导管和舌下腺导管的共同开口，可经此管行下颌下腺造影术。口底黏膜自舌下肉阜向两侧的后外方延伸成一对皱褶，称舌下襞。

二、口腔的组织器官

（一）唇

唇(lips)分上唇和下唇，两游离缘间称口裂，两侧联合处形成口角，上唇上面与鼻底相连，两侧以鼻唇沟为界。

唇部组织分皮肤、肌和黏膜三层，故外伤或手术时应分层缝合，恢复其正常解剖结构，才不致影响其外貌和功能。唇外面为皮肤，上唇中央有一条浅的垂直沟称为人中沟。唇部皮肤有丰富的汗腺、皮脂腺和毛囊，为疖痈好发部位；是面部中线的标志，两侧以鼻唇沟为界（图 21 - 6）。唇内面黏膜下有许多小黏液腺，为无管腺，直接分泌黏液润滑口腔，当排泄孔填塞时，容易形成黏液腺囊肿。唇部皮肤和黏膜之下为口轮匝肌等组织，外伤或唇裂修复术时，应注意其外形恢复，以免造成畸形。唇黏膜显露于外面部分称为唇红，在其内侧，黏膜下有唇动脉，进行唇部手术时，在内侧口角区压迫此血管可以止血。红唇正中稍厚呈珠状略突向前下的部分称为唇珠。

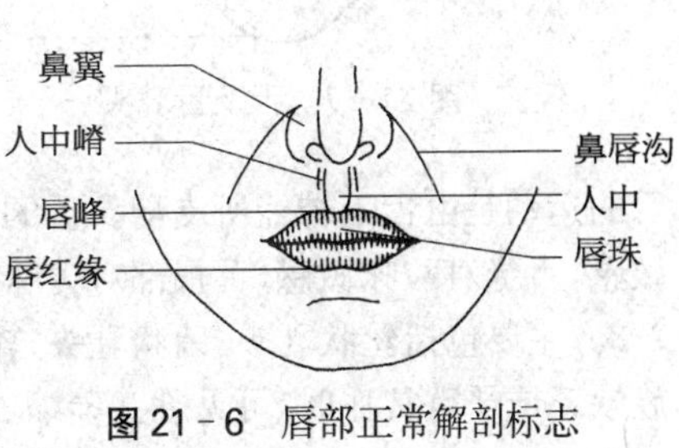

图 21 - 6　唇部正常解剖标志

（二）颊

颊(checks)位于面部两侧，为口腔前庭的外侧部。主要由皮肤、浅层表情肌、颊脂垫、颊肌和黏膜所构成。颊的组织疏松有弹性，颊脂垫与颧后及颞下脂体联为一体，当感染时，感染灶可通过相连的蜂窝组织互相扩散。颊黏膜偏后区域，有时见黏膜下有颗粒状黄色斑点，称为皮脂腺迷路，有时也见于唇红部，一般成年男性常多见，无临床意义。

颊肌和黏膜之间，有薄层脂肪和黏液腺组成，与颊脂体不连续隔以颊肌，称为颊脂垫，它使口内颊部表面的黏膜形成由前向后微凸的三角形；尖端正对翼下颌皱襞（翼下颌韧带）前缘，大张口时，此颊脂垫尖略高于下颌支内侧下颌孔的平面，临床上常将此尖作为下牙槽神经麻醉进针的标志之一。

（三）腭

腭（palate）由硬腭和软腭组成，形成口腔的顶部，且将口腔与鼻腔、鼻咽部分隔开，参与发声、言语及吞咽等活动。

腭的前 2/3 是硬腭，硬腭呈穹隆状，其前分正中线有突起的纵行皱襞，其两旁有许多横行突出皱襞伸向两侧，称为腭嵴。两侧切牙间后面腭部有黏膜突起，称为切牙乳头，其下方有一骨孔，称为切牙孔。有鼻腭神经血管通过此孔，且切牙孔是阻滞麻醉进针的标志之一。在硬腭后缘前方约 0.5 cm，上颌第三磨牙腭侧，约相当于腭中缝至龈缘之外、中 1/3 交界处，左右各有一骨孔，称为腭大孔，有腭前神经及腭大血管通过此孔，向前分布于尖牙后的黏骨膜及腭侧牙龈。

腭后 1/3 为软腭，呈垂幔状，前与硬腭相连，后为游离缘，其中央有一小舌样物称为腭垂。软腭两侧向下外方形成两个弓形黏膜皱襞，在前外方者为腭舌弓，在稍后内方者为腭咽弓，两弓之间容纳扁桃体。软腭较厚，主要由几束小肌和腱膜所构成，表面覆盖以黏膜组织，正常情况下通过软腭和咽部的肌肉彼此协调运动，共同完成腭咽闭合，行使语言功能。

（四）舌

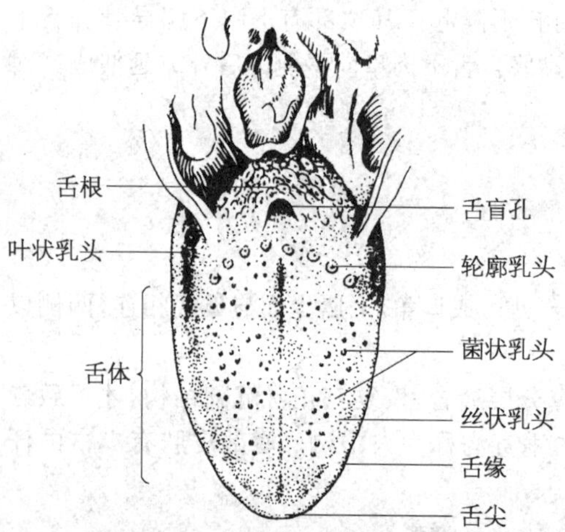

图 21－7　舌及舌乳头

舌（tongue）为口腔内重要器官，在参与言语、吞咽、吮吸、感受味觉和一般感觉等功能活动中起重要作用。舌还是中医观察全身某些疾病的重要窗口。舌前 2/3 为舌体部，活动度大。其前端为舌尖，上面拱起为舌背，舌后 1/3 为舌根部，活动度小。舌体部和舌根部以人字沟分界，形态为倒 V 形，界沟尖端向后有一凹陷处，称为舌盲孔，是胚胎甲状舌管咽端残迹（图 21－7）。此管如未消失，则可形成甲状舌管囊肿。

舌是由横纹肌组成的肌性器官，肌纤维呈纵横，上、下交错排列，因此，舌能灵活进行前伸、后缩、卷曲等多方向活动。舌的感觉神经，在舌前 2/3 为舌神经分布；舌后 1/3 为舌咽神经及迷走神经分布。舌的运动是由舌下神经所支配。舌的味觉为面神经的鼓索所支配。鼓索加入舌尖部对甜、辣、咸味敏感，舌缘对酸味敏感，舌根部对苦味敏感，舌背黏膜上有许多乳头状突起称为舌乳头，遍布于舌前 2/3。主要包括丝状乳头、菌状乳头、轮廓状乳头和叶状乳头 4 种，分布于舌的不同部位，当维生素 B 族缺乏或严重贫血时，可见乳头萎缩、舌面光滑。

（1）丝状乳头：数目最多，体积较小，呈天鹅绒状，遍布于整个舌体背面。司一般感觉。

（2）菌状乳头：数目较少，色红、大而圆、散布于丝状乳头间，有味蕾，司味觉。

（3）轮廓乳头：有 7～9 个，体积最大，呈轮状，沿人字沟排列。乳头周围有深沟环绕，含有味蕾，司味觉。

（4）叶状乳头：位于舌根部两侧缘，为 5～8 条平行皱襞。正常时不明显，炎症时充血发红，突起而疼痛，有时易误诊为癌。

舌根部黏膜上有较多卵圆形淋巴滤泡突起，有浅沟将其分隔，舌根部黏膜上的淋巴滤泡称为舌扁桃体。舌腹面黏膜平滑而薄，正中返折与口底黏膜相连，称为舌系带。初生婴儿舌系带发育不全，难以判断是否过短。当舌不能伸出口外并向上卷起时，或者舌前伸时舌尖部形成沟状切迹，则为舌系带过短。若舌系带过短，可限制舌的活动和影响舌尖部肌肉发育而导致发音不清。可在1～2岁时行舌系带矫正术。

(五) 口底

口底(floor of the mouth)又称舌下部，为舌体和口底黏膜以下，下颌舌骨肌和舌骨肌之上，下颌骨体内侧面与舌根之间的部分。表面为黏膜覆盖。在舌腹正中可见舌系带，舌系带两侧，有呈乳头状突起为舌下肉阜，其中有一小孔为颌下腺导管的开口。舌下肉阜向后延伸部分为颌舌沟表面黏膜突起的皱嵴称为舌下皱襞，有许多舌腺导管直接开口于此。口底黏膜下有颌下腺导管和舌神经行走其间，在口底手术时，注意不要损伤神经和导管(图21-8)。由于口底组织比较疏松，当口底外伤或感染时，易形成较大的血肿、脓肿，将舌体向上后方推挤，造成呼吸困难或窒息，应特别警惕。

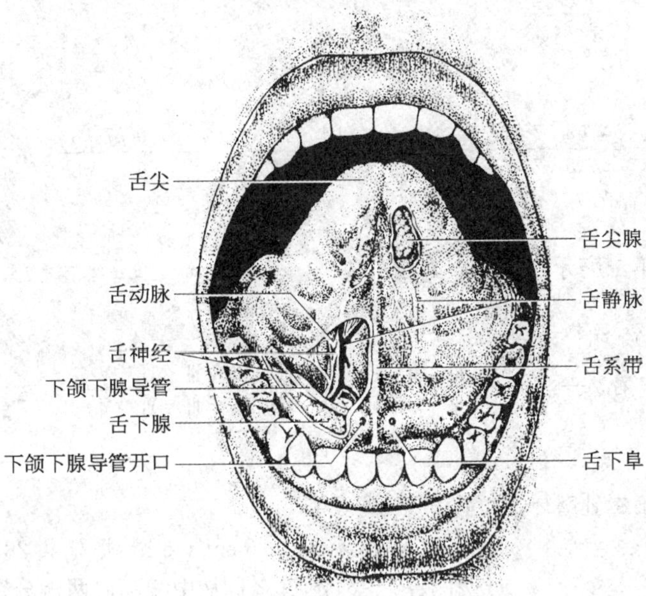

图21-8　口　底

(六) 牙齿与牙周组织

1. 牙齿的名称、数目、萌出时间及符号　人一生中有两副天然牙齿，按萌出时间和形态可分为乳牙与恒牙。

(1) 乳牙(deciduous teeth)：正常乳牙有20个，上、下颌左右两侧各5个。其名称从中线起向两旁分别为乳中切牙、乳侧切牙、乳尖牙、第一乳磨牙、第二乳磨牙(图21-9)。乳牙从婴儿出生后6～8个月开始萌出，约2岁半全部出齐，乳牙可能出现过早或者延迟萌出，在婴儿出生时或生后不久可出现，常见于下中切牙部位。由于过早萌出的乳牙，没有牙根，常较松动，如果过于松动应予拔除，以免脱落误入食管或气管而发生危险。有些新生儿口内牙槽嵴黏膜上，出现一些乳白色米粒状物或球状物，是牙板上皮残余增殖形成被称为角

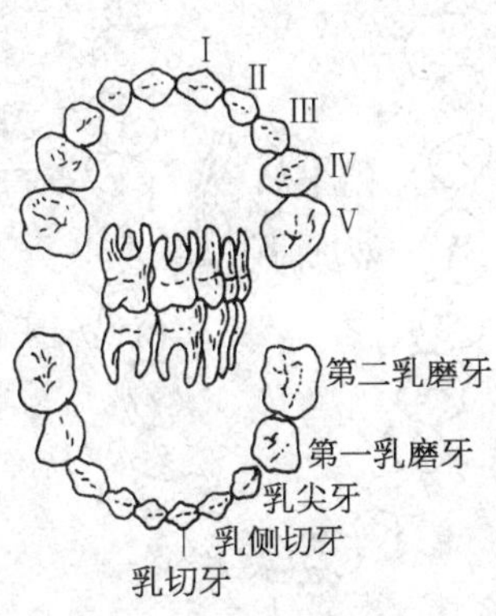

图21-9　乳牙列

化上皮珠的角化物，俗称为马牙或板牙，不是实际意义上的牙齿，而是牙板上皮残余增殖形成被称为角化上皮珠的角化物，一般可自行脱落。乳牙萌出时间和顺序(表 21－1)。

表 21－1　乳牙萌出时间和顺序

牙齿名称与顺序	萌出时间(月)	牙齿名称与顺序	萌出时间(月)
乳中切牙	6～8	乳尖牙	16～20
乳侧切牙	8～10	第二乳磨牙	24～30
第一乳磨牙	12～16		

临床上为了便于描述牙的部位及名称，每个牙用一定的符号表示。乳牙的位置标识，采取面对病人用“$\frac{A \mid B}{C \mid D}$”将全口牙齿分为上、下、左、右四区，横线上代表上颌，横线下代表下颌，纵线左代表病人右侧，纵线右代表病人左侧，或以——┼——代表四个分区。乳牙常用罗马数字Ⅰ～Ⅴ书写。恒牙用阿拉伯数字 1～8 表示。

上

右	8 7 6 5 4 3 2 1	1 2 3 4 5 6 7 8	左
	8 7 6 5 4 3 2 1	1 2 3 4 5 6 7 8	

下

例如：左侧上颌第二磨牙，书写为 7 或 7B

上

右	Ⅴ Ⅵ Ⅲ Ⅱ Ⅰ	Ⅰ Ⅱ Ⅲ Ⅵ Ⅴ	左
	Ⅴ Ⅵ Ⅲ Ⅱ Ⅰ	Ⅰ Ⅱ Ⅲ Ⅵ Ⅴ	

下

例如：右侧上颌第二乳磨牙，书写为 Ⅴ 或ⅤA

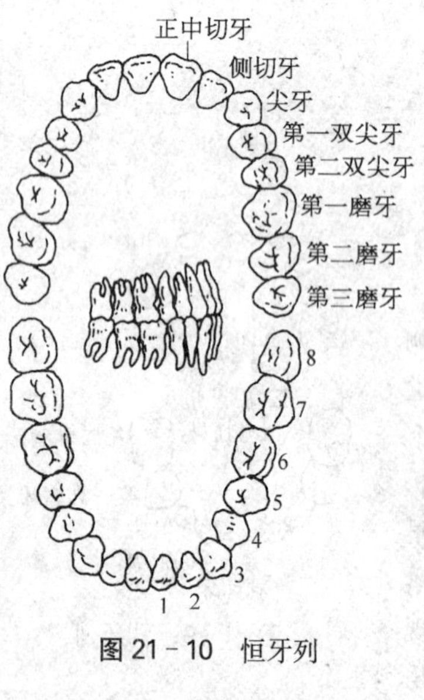

图 21－10　恒牙列

(2) 恒牙(permanent teeth)：恒牙共 28～32 个，上下颌左右两侧各 7～8 个，其名称从中线起向两侧分别为中切牙、侧切牙、尖牙、第一前磨牙、第二前磨牙、第一磨牙、第二磨牙、第三磨牙(图 21－10)。切牙和尖牙位于口角之前，统称为前牙。前磨牙和磨牙位于口角之后，统称为后牙。恒牙一般从 6 岁左右开始萌出；在第二乳磨牙后方萌出第一恒磨牙(简称六龄牙)，同时恒中切牙萌出，乳中切牙开始脱落，随后侧切牙、尖牙、第一前磨牙、第二前磨牙、第二磨牙及第三磨牙依次萌出。有时第一前磨牙较尖牙更早期萌出。恒牙一般在 12～13 岁时已长出 28 个，第三磨牙俗称智齿，萌出时间不一致，一般在 18～26 岁之间，也有终生不萌出者。由于人类进化，颌骨发育逐渐退化变小，常出现第三磨牙因萌出间隙不足，发生萌出困难或位置不正，称为智齿阻生。

(3) 乳牙与恒牙的替换：牙萌出的生理特点是在一定时间内，按照一定的先后顺序萌出。一般左右同名牙同时萌出，下颌牙早于上颌同名牙萌出，同名牙齿女性萌出较早于男性。从 6 岁到 12 岁之间，口腔内乳牙逐渐脱落，恒牙相继萌出，恒牙和乳牙发生交替，此时口腔内既有乳牙，又有恒牙，这种乳牙、恒牙混合排列于牙弓上的时期称为混合牙列时期。有时乳牙未脱落，恒牙即从乳牙舌侧萌出，形成乳牙与恒牙重叠。此时应拔除乳牙，便于恒牙在正常位置萌出。拔牙时，切勿将新萌的恒牙误为错位牙或乳牙而拔除。应注意鉴别乳牙和恒牙，乳牙牙冠较小，色较白，牙颈部和咬合面较恒牙缩窄。恒牙萌出时间和次序见表 21－2。

表 21－2　恒牙萌出时间及次序

牙齿名称与顺序	萌出时间(岁)	
	上颌	下颌
第一磨牙	5～7	5～7
中切牙	7～8	6～7
侧切牙	8～10	7～8
尖牙	11～13	10～12
第一前磨牙	10～12	10～12
第二前磨牙	11～13	11～13
第二磨牙	12～14	11～14
第三磨牙	17～26	17～26

2. 牙的组成　从外部观察，每个牙均可分为牙冠、牙根及牙颈三部分(图 21－11)。有牙釉质覆盖，显露于口腔的部分为牙冠；由牙骨质所覆盖，埋于牙槽窝内的部分为牙根；牙冠和牙根交界处为牙颈。

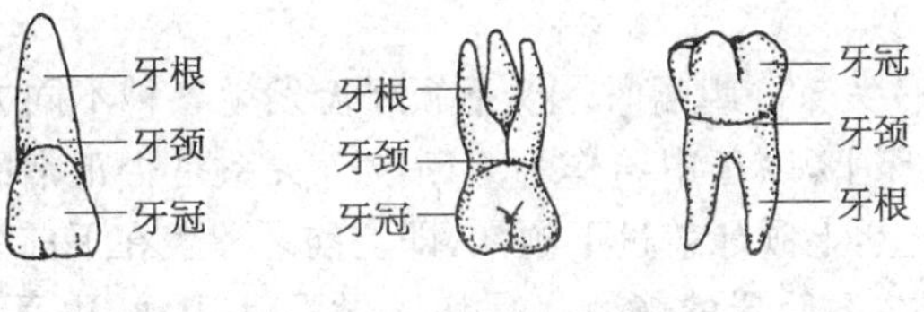

图 21－11　牙齿各部名称

(1) 牙冠形态：牙冠是大部分显露在口腔被牙釉质覆盖的部分，是发挥咀嚼功能的主要部分。不同部位、不同功能的牙齿有不同的牙冠表面形态。牙冠的表面形态除 5 个面：唇(颊)面、舌(腭)面、近中面、远中面及咬合面外，还有沟、窝、尖、嵴、点隙等标志。前牙切端主要用以切割食物；后牙𬌗面主要用以研磨食物；尖牙有尖锐的牙尖，用以撕裂食物。

(2) 牙根的数目和形态：埋在牙槽窝内，由牙骨质覆盖的部分称为牙根，支持牙体的部分。因牙齿的咀嚼力和功能的不同，其牙根的数目和大小也不相同。切牙、尖牙和第一、二前磨牙为单根，上颌第一前磨牙多为双根，其余磨牙均为多根牙。上颌第一、二磨牙为三根，即近中颊侧根、远中颊侧根及腭侧根，下颌第一、二磨牙为双根，即近中根和远中根。有时下颌第一磨牙为三根，即远中根再分为颊、舌根。上下第三磨牙的牙根变异较多，常呈融合根，所有牙根近根尖部多弯向远中面。有的牙根呈圆锥形，如上颌切牙和尖牙；有的牙根呈扁凹形，如下颌切牙和前磨牙；有的多根牙分叉大，如第一磨牙和乳磨牙；有的分叉小，如第二磨牙。了解牙根的数目和形态，对牙髓病的治疗和拔牙手术具有重要的临床意义。

(3) 牙颈：牙冠和牙根之间缩窄呈一弧形曲线的部分称为牙颈。又称颈缘或颈曲线。

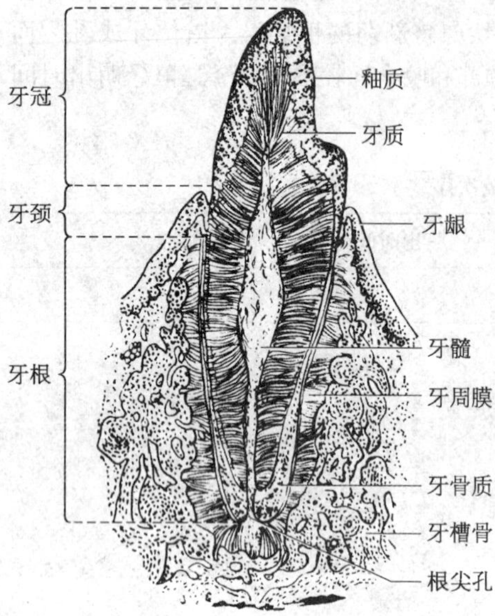

图 21-12　牙齿及其周围组织的剖面图

3. 牙体组织结构　从牙体纵剖面可见牙体组织由3种硬组织(牙釉质、牙骨质、牙本质)和1种软组织(牙髓)组成(图21-12)。

(1) 牙釉质(enamel)：牙釉质位于牙冠表面，是白色半透明有光泽的高度钙化的最坚硬的组织，无机物占96%～97%，主要为磷酸钙及碳酸钙，水分及有机物约占4%，对牙本质和牙髓具有保护作用，牙釉质没有感觉，缺失后不会再生。

(2) 牙本质(dentin)：牙本质构成牙齿的主体，呈淡黄色，有光泽含无机盐70%，有机物含量约占30%，比牙釉质多，故硬度低于牙釉质。牙本质内有牙髓神经末梢，是痛觉感受器，当牙本质暴露时，能感受外界刺激有酸痛感。

(3) 牙骨质(cementum)：是覆盖在牙根表面的一层钙化结缔组织，色淡黄，含无机物45%～50%，构成和硬度与骨组织相似，但无哈弗管。牙骨质借助于牙周膜将牙体固定于牙槽窝内。当牙根表面受到损伤时，牙骨质可新生而有修复功能。

(4) 牙髓(pulp)：于髓腔内的疏松结缔组织。其周壁被钙化的牙本质所包围。牙髓中有血管、淋巴管、神经，成纤维细胞和成牙本质细胞，其主要功能为营养牙体组织，并不断形成牙本质，并可维持牙体的营养代谢。牙髓神经为无髓鞘纤维，对外界刺激异常敏感，但无定位能力。稍受刺激即可引起剧烈疼痛。牙髓的血管由狭窄的根尖孔发出，一旦发炎，髓腔内的压力增高，容易造成血循环障碍，牙髓逐渐坏死，牙本质和牙釉质则得不到营养，因而牙齿变色，失去光泽，牙体变脆，受力稍大时，容易折裂。

4. 咬合关系、𬌗与牙弓关系　咀嚼时，上、下颌牙齿发生各种不同方向的接触，这种互相接触的关系称为咬合关系。临床上，以正中𬌗作为判断咬合关系是否正常的基准。正中𬌗指上、下切牙中线应位于同一矢状面上，上颌牙盖过下颌牙，即上前牙覆盖在下前牙的唇侧，但覆盖度不超过3 mm，上后牙的颊尖覆盖在下后牙的颊侧。嘱病人做吞咽运动，边吞咽边咬合牙齿即能求得正中𬌗。

正中𬌗时，上颌牙盖过下颌牙的水平距离，称为覆盖。临床上所用覆𬌗指的是前牙的覆𬌗。正常覆𬌗是指上切牙盖在下切牙的切1/3之内。深覆𬌗可根据上切牙盖住下切牙的程度分为轻、重度深覆𬌗。上切牙盖在下切牙的切2/3内为轻度深覆𬌗，重度深覆𬌗指上切牙盖在下切牙的切2/3以上，覆盖(over jet)是指牙尖交错𬌗时，上颌牙盖过下颌牙的水平距离，正常为2～4 mm。一般在3 mm左右为浅覆盖，即正常覆盖；若在3～5 mm之内，为中度覆盖；在7 mm以上为重度深覆盖。正常的覆𬌗覆盖有着重要的生理意义，增大上下牙列的接触面积，提高咀嚼效率；同时上颌牙弓在下颌牙弓的外侧，很好地保护了唇颊舌软组织而不致咬伤。临床上修复义齿时注意恢复后牙正常的覆𬌗、覆盖防止咬颊和咬腮。

牙弓关系异常可表现为𬌗关系的异常，如反𬌗(俗称地包天)。反𬌗可分为前牙反𬌗、后牙反𬌗，即在正中𬌗位时，下前牙或下后牙覆盖在上前牙或上后牙的唇侧或颊侧。此种咬合关系在乳牙列或恒牙列均可出现，应尽早矫正。开𬌗指在正中𬌗位及非正中𬌗位时，上下颌部分牙可能咬合接触，部分牙不能咬合接触。通常以前牙开𬌗多见。颌骨发生骨折时，常可见多数牙发生开𬌗畸形(图 21 - 13)。

牙齿、颌骨发育异常，肿瘤、骨折等颌骨病变常可使牙齿排列紊乱，破坏正常的咬合关系，影响咀嚼功能，临床上常以牙列和咬合关系的变化，作为颌骨疾病诊断和治疗的参考依据。

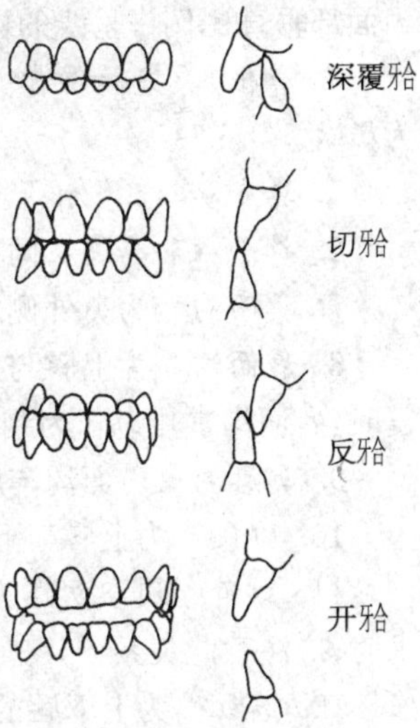

图 21 - 13　异常咬合关系示意图

5. 牙周组织　牙周组织包括牙槽骨、牙周膜和牙龈，是牙齿的支持组织。

(1) 牙龈(gum of gingival)：是口腔黏膜覆盖于牙颈部及牙槽骨的部分，呈粉红色，坚韧而有弹性，紧密地附着在牙槽骨的部分称附着龈，其上有橘皮状之点状凹陷，称为点彩。当牙龈发炎水肿时，点彩消失。牙龈与牙颈部紧密相连，其边缘未附着的部分为游离龈。游离龈与空隙为龈沟，正常的龈沟深度不超过 2mm，龈沟过深则为病理现象。两牙之间突超的牙龈，称为龈乳头，在炎症或食物阻塞时，龈乳头肿胀或破坏消失。

(2) 牙槽骨(alveolar bone)：是颌骨包围牙根的部分，骨质较疏松，富有弹性，是支持牙齿的重要组织。容纳牙根的骨性凹窝称为牙槽窝。牙根与牙根之间的骨板称为牙槽中隔。牙槽骨的游离缘称为牙槽嵴。当牙齿脱落后，牙槽骨逐渐萎缩。

(3) 牙周膜(periodontal membrane)：界于牙根与牙槽骨之间纤维组织，大部纤维成束状排列。其纤维束一端埋于牙骨质，另一端埋于牙槽骨和牙颈部的牙龈内，将牙齿稳定地固定于牙槽窝内。牙周膜可以调节牙齿所承受的咀嚼压力，对咬合的冲撞起缓冲用作。牙周膜内有神经、血管和淋巴，具有营养牙体组织的作用。

三、口腔黏膜组织结构

口腔黏膜组织结构与皮肤基本相似，分为上皮和固有层，不同之处是口腔黏膜无皮肤附属器，上皮借基底膜与固有层相连，部分黏膜深部还有黏膜下层。口腔黏膜上皮由角质和非角质形成细胞组成，其中以角质形成细胞为主。

口腔上皮始终处于更新状态，细胞从基底层移至角化层的时间为 10～14 d。正常情况下脱落的细胞与新生细胞数量保持平衡，否则将产生上皮增生或萎缩性病变。

固有层由致密的结缔组织组成，基本细胞成分是成纤维细胞。固有层对上皮细胞的分化具有调控作用。

第三节　颌面部应用解剖与生理

一、表面形态标志与协调关系

(一) 表面形态标志

1. 睑裂　为上睑和下睑之间的裂隙，常用以作为面部垂直比例的标志。正常睑裂的宽度和高度分别约为 3.5 cm 和 1.0～1.2 cm。

2. 睑内侧联合和睑外侧联合　为上、下睑在内侧和外侧的结合处。

3. 内眦和外眦　分别为睑内侧联合和睑外侧联合处所形成的角。外眦较内眦略高 3～4 mm，为面部垂直比例作垂线的标志。

4. 鼻根、鼻尖和鼻背　外鼻上端连于额部者称为鼻根；前下端隆起处称鼻尖；鼻尖与鼻根之间为鼻背。

5. 鼻底和鼻孔　锥形外鼻之底称鼻底。鼻底上有左右卵圆形孔，称为鼻孔，又称鼻前孔。

6. 鼻小柱和鼻翼　两侧鼻孔之间的隆嵴称鼻小柱；鼻孔外侧的隆起称鼻翼。

7. 鼻面沟　为鼻外侧之长形凹陷。沿鼻面沟做手术切口，愈合后瘢痕不明显。

8. 唇面沟　为上唇与颊部之斜行凹陷。沿唇面沟做手术切口，愈合后瘢痕不明显。在矫治修复时，唇面沟常用以作为判断面容恢复情况的指征。

9. 鼻唇沟　鼻面沟与唇面沟合称为鼻唇沟。

10. 口裂　为上唇与下唇之间的楔形裂隙。

11. 口角　口裂两端为口角，其正常位置约相当于尖牙与第一磨牙之间，施行口角开大或缩小术时，应注意此关系。

12. 唇红　为上下唇的游离缘，系皮肤与黏膜的移行区。

13. 唇红缘　为唇红与皮肤交界处。

14. 人中　上唇皮肤表面正中，由鼻小柱向下至唇红缘的纵行浅沟称为人中。

15. 颏唇沟　为下唇与颏部之间的横形凹陷。

16. 颏下点　为颏部正中的最低点，常用以作为测量面部距离的标志。

17. 颏孔　位于下颌体外侧面，成人多位于下颌第二前磨牙或下颌第一、二前磨牙之间的下方，下颌体上、下缘中点微上方，距正中线 2～3 cm。颏孔为颏神经阻滞麻醉的进针部位。

18. 腮腺管　投影于耳垂至鼻翼与口角间中点连线的中 1/3 段。颊部手术时，了解腮腺管的体表投影，将有助于避免腮腺管的损伤。

（二）表面形态的协调关系

颌面部表面形态的协调关系是指颌面部组织器官表面形态结构彼此之间的关系。协调的比例关系是正常颌面形态的解剖基础。面部各结构之间存在明显的相关关系，决定了颌面部的美学形态。

面部水平比例是指面部长度的比例，即三停。沿眉间点、鼻下点作横线，可将面部分成三等分。发际至眉间点为面上 1/3，眉间点至鼻下点为面中 1/3，鼻下点至颏下点为面下 1/3。眼、鼻位于面中 1/3，口腔位于面下 1/3。面上 1/3 及面中 1/3 比例失调则可导致颌面部畸形；面中 1/3 及面下 1/3 比例异常则可表现为牙颌面畸形。

二、颌骨

颌骨通常指上颌骨与下颌骨。

（一）上颌骨

上颌骨(maxilla)位于颜面中部，是面中部最大的骨骼，左右各一，相互对称，其解剖形态极不规则，由一体（上颌骨体）和四突（额突、颧突、牙槽突和腭突）构成。上颌骨与鼻骨、额骨、筛骨、泪骨、犁骨等邻近骨器官相连构成眶底、鼻底和口腔顶部。

1. 上颌骨体　分为四面一腔即前、后、上、内四面和上颌窦腔（图 21-14）。

(1) 前外面：又称脸面。上界与眶下缘相连，下界为牙槽突底部，内界为鼻切迹，外界为颧牙槽嵴。在眶下缘中点下方 0.5～1 cm 处有椭圆形的眶下孔，眶下神经、血管从此通过。眶下孔的下方，尖牙与双尖牙的上方骨面有一深窝，称为尖牙窝。此处骨质菲薄，常经此凿骨进入上颌窦内施行手术。

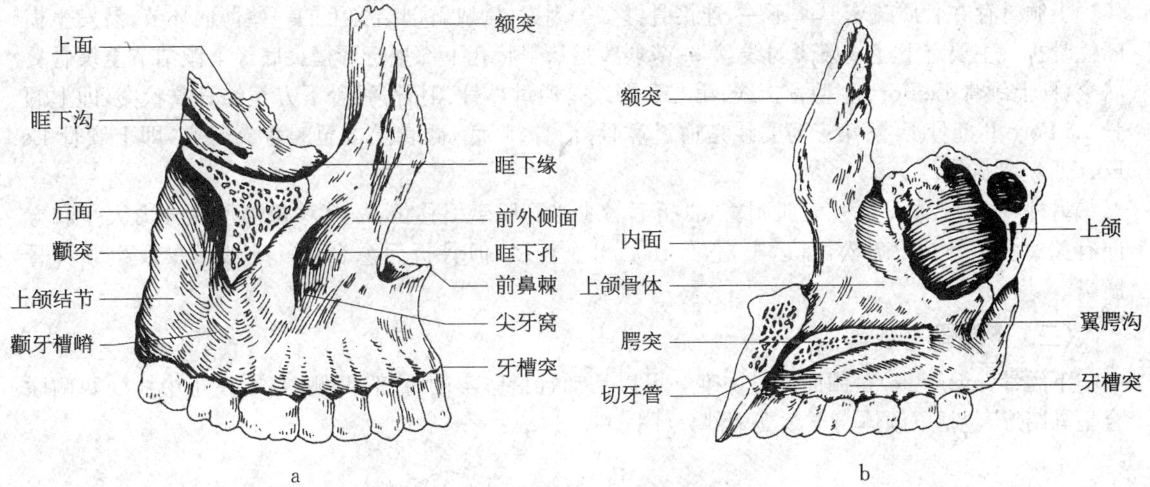

图 21－14　上　颌　骨

a. 外侧面观　b. 内侧面观

(2) 后面：又称颞下面。一般以颧牙槽嵴作为前壁与后壁的分界线，参与颞下窝及翼、腭窝前壁的构成，在其后方骨质微凸呈结节状，称上颌结节。上颌结节上方有 2～3 个小骨孔，有上牙槽后神经血管通过。颧牙槽嵴和上颌结节是上牙槽后神经阻滞麻醉的重要标志。

(3) 上面：又称眶面，构成眼眶下壁，呈三角形。眶下沟向前延伸成眶下管并开口于眶下孔。上牙槽前、中神经由眶下管内分出，经上颌窦前壁和外侧壁分布到前牙和前磨牙。

(4) 内面：又称鼻面，构成鼻腔外侧壁。在中鼻道中上颌窦开口通向鼻腔。施行上颌窦根治术和上颌骨囊肿摘除时，可在鼻道开窗引流。

(5) 上颌窦：呈锥形空腔，底向内，尖向外伸入颧突，底部有上颌窦开口。上颌窦壁即骨体的四壁，各壁骨质皆薄，内面衬以上颌窦黏膜。

上颌窦底与上颌后牙根紧密相连，有时仅隔以上颌窦黏膜，故当上颌前磨牙及磨牙根尖感染时，易于穿破上颌窦黏膜，导致牙源性上颌窦炎；在拔除上颌前磨牙和磨牙断根时，应注意勿将根推入上颌窦内。

2. 上颌骨突　包括额突、颧突，牙槽突和腭突。

(1) 额突：为一坚韧骨片，与额骨、鼻骨、泪骨相连。位于上颌骨体的内上方。

(2) 颧突：呈锥体形，与颧骨相连，向下至第一磨牙形成颧牙槽嵴。位于上颌骨体的外上方。

(3) 牙槽突：位于上颌骨体的下方，与上颌窦前、后壁紧密相连，左右两侧在正中线相连形成弓形，是上颌骨包在牙根周围的突起部分，每侧牙槽突上有 7～8 个牙槽窝容纳牙根。前牙有前磨牙区牙槽突的唇、颊侧骨板薄而多孔，此结构有利于麻醉药物渗入骨松质内，达到局部浸润麻醉目的。

(4) 腭突：牙槽突内侧伸出的水平骨板，后与腭骨的水平板相接，两侧在正中线相连组成硬腭，将鼻腔与口腔隔开，硬腭前分有切牙孔（腭前孔），后分有腭大孔（腭后孔），有神经、血管通过（图 21－15）。

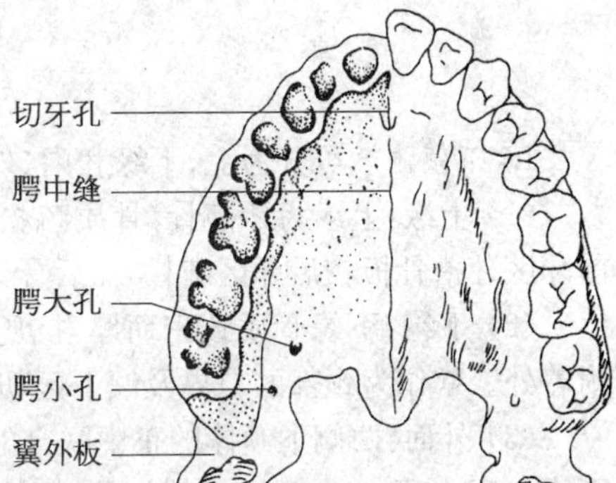

图 21－15　硬腭的解剖

上颌骨存在骨质疏密厚薄不一，连接骨缝多等因素，构成解剖结构上的一些薄弱环节，易发生横断性骨折。主要有下述 3 条薄弱线：第一薄弱线是从梨状孔下部平行牙槽突底经上颌结节至蝶骨翼状突，即上颌骨 Le Fort Ⅰ型骨折线；第二薄弱线是通过鼻骨、泪骨，颧骨下方至蝶骨翼状突，即上颌骨 Le Fort Ⅱ型骨折线；第三薄弱线是通过鼻骨、泪骨、眶底，颧骨上方至蝶骨翼状突，即上颌骨 Le Fort Ⅲ型骨折线。

另外，由于上颌骨无强大肌附着，骨折后较少受到肌牵引移位，故其移位与所受外力大小和方向有关。上颌骨骨质疏松，血运丰富，外伤后出血较多，但骨折后愈合快。一般较少发生颌骨骨髓炎。

(二) 下颌骨

下颌骨(mandible)是颌面部骨中唯一可以活动且最坚实的骨骼，两侧对称，在正中线处两侧联合呈马蹄形，包括下颌体与下颌支两部分(图 21 - 16)。

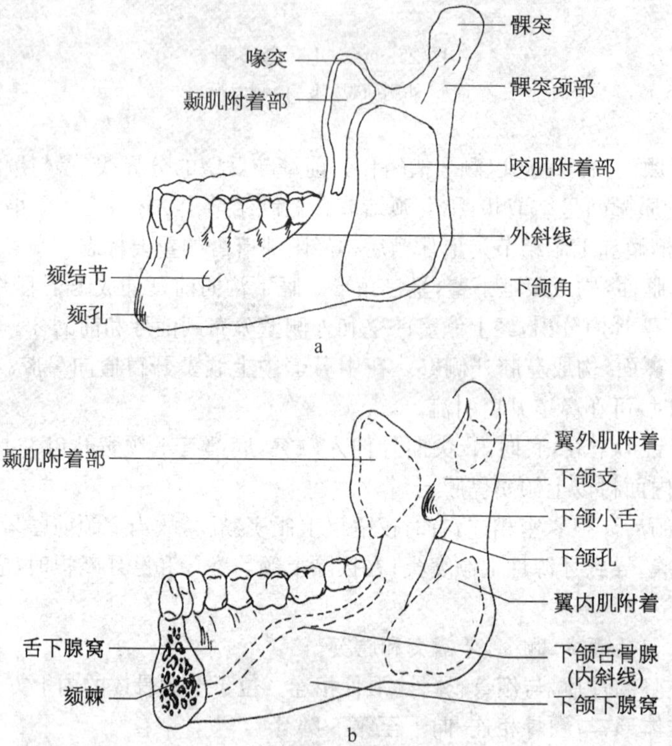

图 21 - 16 下 颌 骨

a. 外侧面观 b. 内侧面观

1. 下颌体 可分为上、下缘和内、外面。两侧下颌体在正中处联合，外有颏结节，内有颏棘。

(1) 上缘：上缘为牙槽骨，骨质疏松，其中有牙槽窝容纳牙根，是颌骨牙源性感染的好发部位。前牙区牙槽骨板较后牙区疏松，而后牙区颊侧牙槽骨板较舌侧厚。

(2) 下缘：下缘骨质致密而厚，抗压力强，在正中的两旁稍内侧有二腹肌凹，是二腹肌前腹起端附着处。常作为颈部的上界及颌下区切口的有关标志。

(3) 外面：两侧下颌体的正中联合的外下方骨隆起为颏结节，在下颌体外面，相当于前磨牙区上下缘之间，有开口向后上方的颏孔，颏神经血管经此通过。自颏孔区往后上方，与下颌支前缘相连续的线形突起称外斜线，有面部表情肌附着。

(4) 内面：近中线处有上、下两对突起，称为上颏棘和下颏棘。分别为颏舌肌和颏舌骨的起点，从颏棘斜向上方，有线形突起称为下颌舌骨线，为下颌骨肌起端附着处，而颏棘上有颏舌肌和颏舌骨肌附着。在下颌骨线前上分有舌下腺凹，为舌下腺所在处，后下分有颌下腺凹，内有颌下腺。

2. *下颌支*　为左右垂直部分，略呈长方形。下颌支可分为内外两面，上下前后 4 个缘，及喙突与髁突。

(1) 喙突：位于下颌支前上方的骨突，呈三角形、扁平，有颞肌附着。

(2) 髁突：位于下颌支后上方的骨突，与颞骨关节窝构成颞下颌关节。髁突下方缩窄处称髁突颈部，有翼外肌附着。两骨突之间的凹陷切迹，称下颌切迹或乙状切迹，为经颞下途经麻醉圆孔和卵圆孔的重要标志。

下颌支外侧面较粗糙，有咬肌附着。内侧面中央有一骨孔称下颌孔，呈漏斗状，是下牙槽神经血管进入下颌管的入口。下颌角是下颌支后缘与下缘相交部分，有茎突下颌韧带附着。

3. *下颌骨的解剖特点及其临床意义*　①解剖薄弱部位：下颌骨的正中联合，颏孔区、下颌角，髁突颈部等为骨质薄弱区，是骨折好发部位；②下颌骨的血供相对上颌骨少，且周围有强大致密的肌和筋膜包绕，当炎症化脓时不易得到血流，所以发生骨髓炎较上颌骨多。下颌骨骨折愈合时间较上颌骨骨折愈合慢；③下颌骨有强大的咀嚼肌群，下颌骨骨折后骨折段受咀嚼肌收缩时的牵拉，容易发生骨折错位。

三、颞下颌关节

颞下颌关节(temporo-mandibular joint)是全身唯一联动关节，具有转动和滑动运动两种功能，其活动与咀嚼、吞咽、语言、表情等功能密切相关。

颞下颌关节由下颌髁突、颞骨关节窝与关节结节，以及位于其间的关节盘，关节周围的关节囊和关节韧带组成(图 21 - 17)。

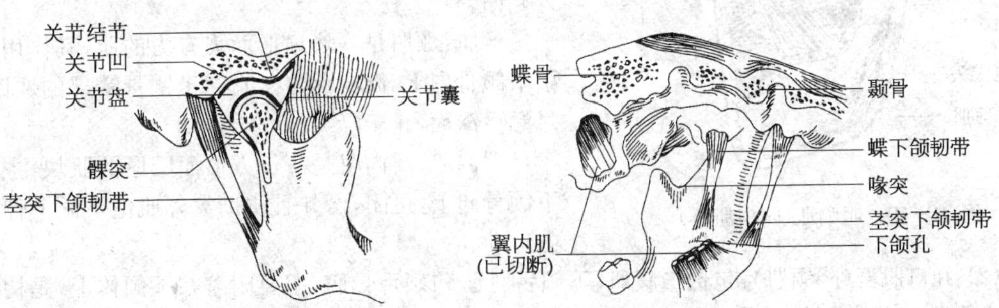

图 21 - 17　颞下颌关节的结构

a. 外侧面观　b. 内侧面观

四、肌肉

颌面部肌肉可分为咀嚼肌和表情肌。

1. *表情肌*　表情肌起于骨壁或筋膜浅面，止于皮肤。表情肌多薄而短小，收缩力弱，肌纤维排列成环形或放射状，多围绕面部孔裂，如眼、鼻和口腔。主要有眼轮匝肌、口轮匝肌、上唇方肌、额肌、笑肌、三角肌和颊肌等。当肌纤维收缩时，可显露各种表情。由于表情肌与皮肤紧密地相连，当手术或外伤切开皮肤和表情肌后，创口常裂开较大，应顺着肌纤维的走向逐渐缝合，以免形成内陷瘢痕。面部表情肌运动均由面神经支配，若面神经受到损伤，则引起表情肌瘫痪，造成面部畸形(图 21 - 18)。

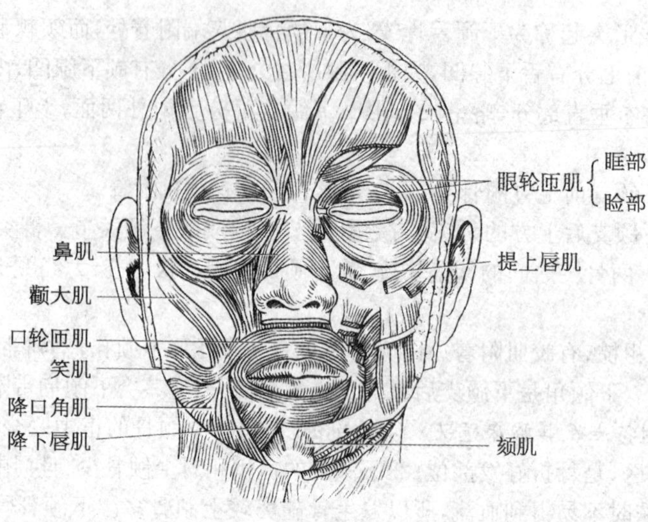

图 21-18 面部表情肌

2. 咀嚼肌 主要附着在下颌骨上，管理开口、闭口和下颌骨前伸与侧方运动，可分为闭口、开口两组肌群和翼外肌。咀嚼肌运动主要由三叉神经下颌神经的前股纤维支配。

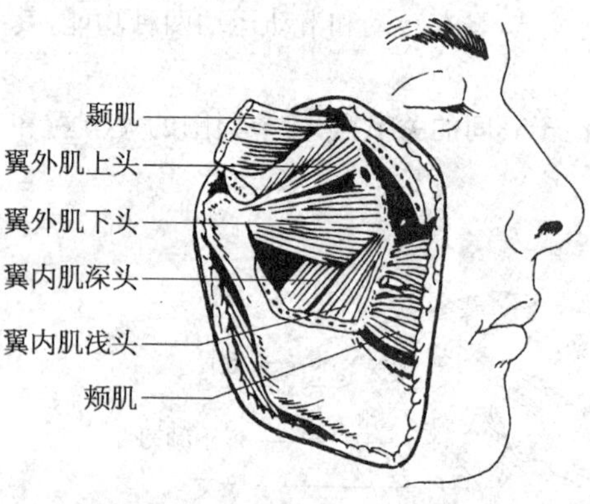

图 21-19 咀嚼肌(闭口肌群)

(1) 闭口肌群(升颌肌)：主要附着在下颌支上，由咬肌，颞肌和翼内肌构成。这组肌肉发达，收缩力强，牵引力以向上为主，伴有向前和向内的力量(图 21-19)。

咬肌：咬肌为一块短而厚的肌肉，作用为牵下颌向上前方，它起自颧骨和颧弓下缘，止于下颌角和下颌支外侧面。

颞肌：颞肌是一块扇形而强有力的肌，其作用为牵引下颌骨向上，微向后方。它起于颞骨鳞部的颞凹，通过颧弓深面，止于喙突。

翼内肌：翼内肌是一长方形而肥厚的肌块，主要使下颌骨向上，可闭合，并且协助翼外肌使下颌前伸和侧方运动。

(2) 开口肌群(降颌肌)：包括二腹肌、下颌舌骨肌和颏舌骨肌，主要附着在下颌体上，是构成口底的主要肌。当其收缩时，其总的牵引方向是使下颌骨向下后方(图 21-20)。

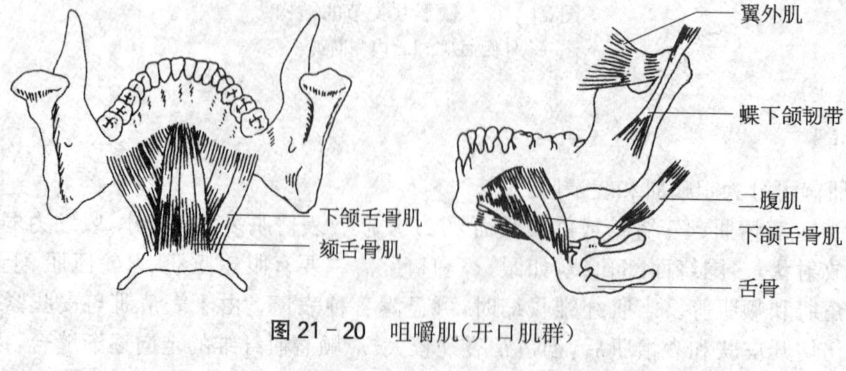

图 21-20 咀嚼肌(开口肌群)

二腹肌：作用是提舌骨向上或牵下颌骨向下。前腹起于上颌二腹肌凹，后腹起于颞骨乳突切迹，前后腹在舌骨处形成中间腱，止于舌骨及其大角。前腹由下颌舌骨肌神经支配，后腹由面神经支配。

下颌舌骨肌：作用是提舌骨和口底向上，并牵引下颌骨向下。它起于下颌体内侧下颌舌骨线，止于舌骨体。呈扁平三角形，在正中线融合，共同构成肌性口底，由下颌舌骨肌神经支配。

颏舌骨肌：作用是提舌骨向前，使下颌骨下降。由下颌舌骨神经支配。它起于下颌骨颏下棘，止于舌骨体。

3. 翼外肌　分上、下两头，上头起于蝶骨大翼之颞下嵴及其下方的骨面，止于下颌关节盘前缘；下头起自翼外板的外面，止于髁突颈部。在开口运动时，可牵引下颌骨前伸和侧向运动。

五、血管

(一) 动脉

颌面部动脉(artery)血液供应丰富，主要来自颈外动脉的分支，有舌动脉、颌外动脉、颌内动脉和颞浅动脉等。各分支间和两侧动脉间，均通过末梢血管网而彼此吻合，故颌面部血液供应特别丰富(图 21-21)。

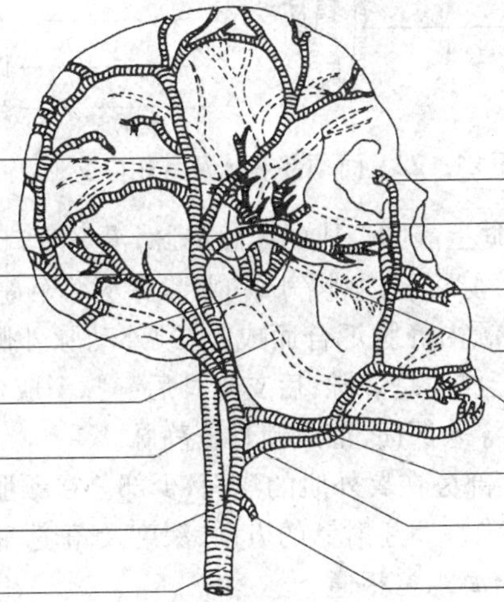

图 21-21　颈总动脉及其分支

这一解剖特点具有双重临床意义，一方面手术或外伤后可引起大量出血，压迫止血时，还必须压迫动脉的近心端，才能暂时止血；另一方面由于充足的血运，能促进颌面部局部组织的抗感染能力和伤口愈合能力。

1. 舌动脉　自颈外动脉平舌骨大角水平分出，向内上方走行，分布于舌、口底和牙龈。

2. 颌外动脉(面动脉)　是颌面部软组织的主要供血动脉，当面颊部软组织出血时，可在下颌骨下缘与嚼肌前缘交界处压迫此血管止血。

3. 颌内动脉　位置较深，位于下颌骨髁突颈部内侧。自颈外动脉分处，往内前方走行至颞下凹，分布于上下颌骨和咀嚼肌。

4. 颞浅动脉　是颈外动脉的终末支，在颧弓根部上方行走，分布于额、颞部皮肤，在此可扪得动脉搏动，用于测量脉搏；当额、颞部头皮出血时，可在此处压迫止血；颌面部恶性肿瘤进行动脉内灌注化疗药物时，可经此动脉逆行插管进行治疗。

(二) 静脉

颌面部静脉(vein)系统较复杂且变异大。一般分为深、浅两个静脉网。深浅静脉彼此吻合成网状。浅静脉网由面前静脉和面后静脉组成；深静脉网主要为翼静脉丛。翼静脉丛可通过卵圆孔和破裂孔与颅内海绵窦相通，面部静脉的特点是静脉瓣较少，当受肌肉收缩或挤压时，易使血液反流。故颌面部的感染，特别是由鼻根至两侧口角三角区的感染，若处理不当，易逆行传入颅内，引起海绵窦血栓性静脉炎等严重并发症(图 21-22)。故临床上常将鼻根部和两侧口角连成的三角区称为面部危险区。

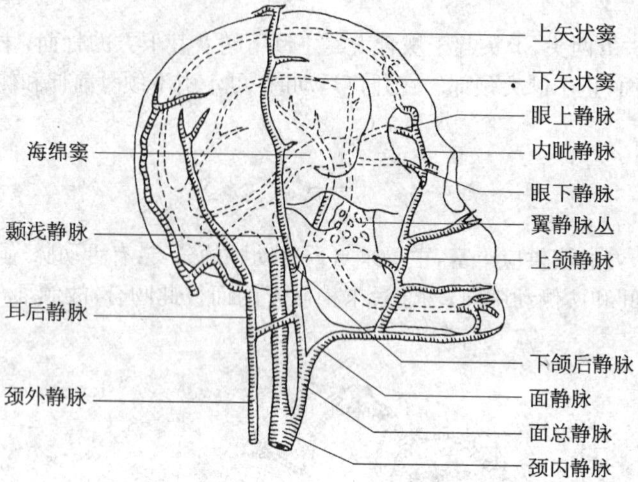

图 21-22　面颈部静脉及其颅内交通

1. 面前静脉　起于额静脉和眶上静脉汇成的内眦静脉，沿鼻旁口角外到咬肌前下角，在颊部有面深静脉与翼静脉丛相通。面前静脉可经内眦静脉和翼静脉丛两个途径，通向颅内海绵窦。

2. 面后静脉　有颞浅静脉和颌内静脉汇合而成，沿颈外动脉外侧方，向下走行到下颌角平面，分为前后二支。前支与面前静脉汇成面总静脉；后支与耳后静脉汇成颈外静脉。颈外静脉在胸锁乳突肌浅面往下走行，在锁骨上凹处穿入深面，汇入锁骨下静脉。

3. 翼静脉丛　位于颞下窝，大部分在翼外肌的浅面，少部分在颞肌和翼内外肌之间。在施行上牙槽后神经传导阻滞麻醉时，应正确掌握注射针的方向、深度及角度，避免刺破翼丛而发生血肿。翼静脉丛可通过卵圆孔和破裂孔等与海绵窦相通。

六、淋巴组织

颌面部的淋巴组织分布极其丰富，淋巴管汇集成网状结构，收纳淋巴液，汇入淋巴结，构成颌面部的重要防御系统。在正常情况下，淋巴结小而柔软，与软组织的硬度相似，不易扪及，当有炎症或肿瘤转移时，相应的淋巴结就会出现无痛性肿大。故对临床诊断、治疗和预后具有重要的临床意义。

颌面部常见而较重要的淋巴结有腮腺淋巴结、颌上淋巴结、颌下淋巴结、颏下淋巴结和位于颈部的颈浅和颈深淋巴结(图 21-23)。

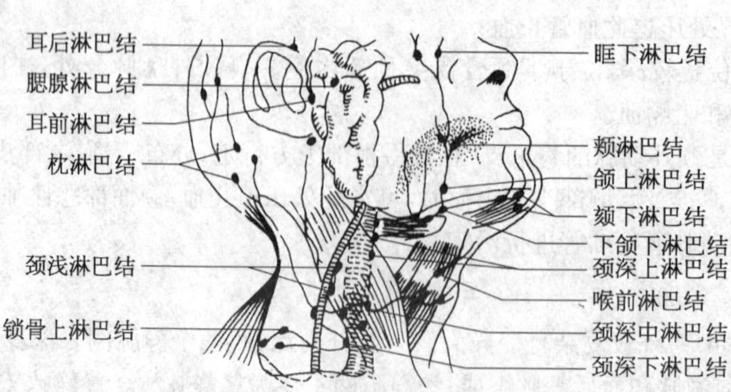

图 21-23　头颈颌面部淋巴分布

七、神经

口腔颌面部主要的相关神经有运动神经(面神经)和感觉神经(三叉神经)(图 21－24)。

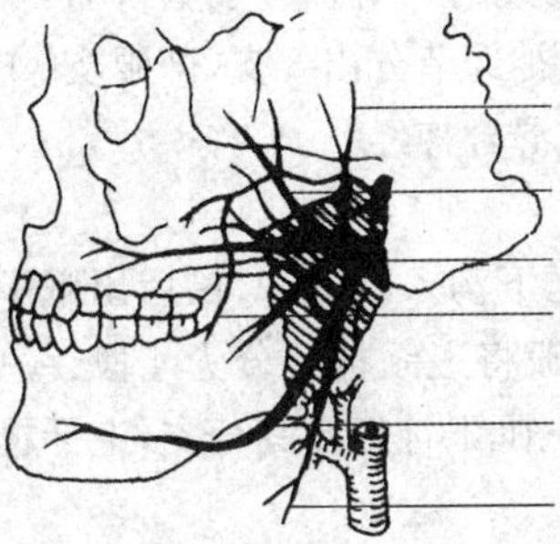

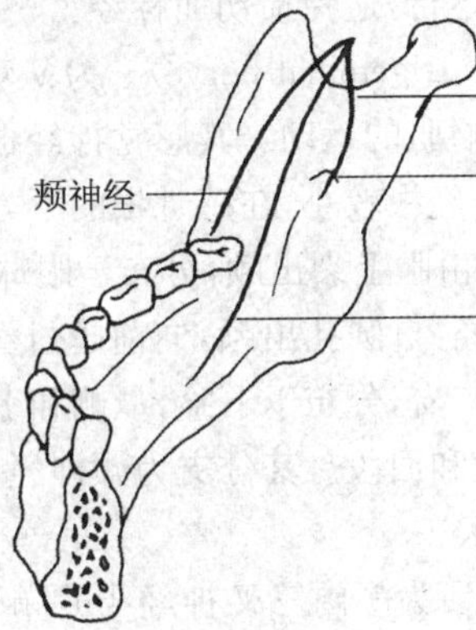

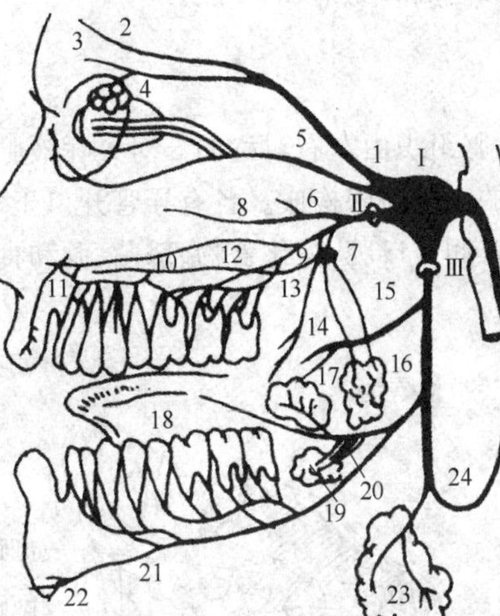

图 21－24 三叉神经、面神经及其主要分布

Ⅰ. 眼支 Ⅱ. 上颌支 Ⅲ. 下颌支 1. 三叉神经半月节 2. 额神经 3. 泪腺神经 4. 泪腺 5. 鼻睫状神经 6. 颧神经 7. 蝶腭节 8. 眶下神经 9. 上牙槽后神经 10. 上牙槽中神经 11. 上牙槽前神经 12. 鼻腭神经 13. 腭前神经 14. 腭中神经 15. 腭后神经 16. 扁桃体 17. 舌下腺 18. 舌神经 19. 下颌下腺 20. 颌下结 21. 下牙槽神经 22. 颏神经 23. 腮腺 24. 耳颞神经三叉神经及其主要分支

1. 面神经(facial nerve) 为Ⅶ对脑神经,主要是运动神经,伴有味觉和分泌神经纤维。面神经经茎乳孔出颅后,进入腮腺实质内分为 5 支,各分支之间相互形成网状交叉,从下而下依次为颞支、颧支、颊支、下颌缘支和颈支,支配面部表情肌的活动。面神经损伤可能导致眼睑闭合不全,口角歪斜等面部畸形。

(1) 颞支:出腮腺上缘,越过颧弓向上行于颞部,主要分布于额肌,当其受损伤后,额纹消失。

(2) 颧支:自腮腺前上缘穿出后,越过颧骨,主要分布于上、下眼轮匝肌,当其受损伤后,则眼睑不能闭合。

(3) 颊支:自腮腺前缘,腮腺导管上下穿出,可有上下支,主要分布于颊肌,上唇方肌,笑肌和口轮匝肌等,当其受损伤后,鼻唇沟消失变平坦且不能鼓腮。

(4) 下颌缘支:自腮腺前下方穿出,向下前行于颈阔肌深面。在下颌角处位置较低,然后往上前行，越过颌外动脉和面前静往前上方，分布于下唇诸肌。当其受损伤后，病人口角流涎，口角偏斜。

(5) 颈支：自腮腺下缘穿出，分布于颈阔肌，当其受损伤时，颈部皮纹消失。

腮腺的各种病变可影响面神经各支功能，发生暂时性或永久性麻痹。在面部进行手术时，应了解面神经各支的走行，避免损伤面神经。

2. 三叉神经(trigeminal nerve)　为Ⅴ对脑神经，是脑神经中最大的一对。起于脑桥嵴，主管颌面部的感觉和咀嚼肌的运动。其感觉神经根较大，自三叉神经半月神经节分出 3 支，即眼支、上颌支和下颌支；运动神经根较小，在感觉根的下方与下颌神经相合，组成混合神经。

(1) 眼神经：由眶上裂出颅，分布于眼球和额部。

(2) 上颌神经：自圆孔出颅，向前越过翼腭窝达眶下裂，再经眶下沟入眶下管，最后出眶下孔分为睑、鼻、唇 3 个末支，分布于下睑，鼻侧和上唇的皮肤和黏膜。一般将上颌神经分为 4 段：颅内段、翼腭窝段、眶内段和面段。其分支为颧神经、蝶神经、上牙槽后神经、眶下神经及其分支，上牙槽中神经和上牙槽前神经。

(3) 下颌神经：为颅内三叉神经半月节发出的最大分支，属混合神经，含有感觉和运动神经纤维。下颌神经自卵圆孔出颅后，在颞下窝分为前、后 2 股。

八、唾液腺

唾液腺又称涎腺。颌面部的涎腺组织由左右对称的 3 对大唾液腺，即腮腺、颌下腺和舌下腺，以及分布于唇、颊、舌、腭等处黏膜下的小黏液腺构成。各有导管开口于口腔(图 21－25)。唾液腺分泌的液体进入口腔内则称为唾液，它有润湿口腔、消化食物、杀菌、调和食物，便于吞咽以及调节机体水分平衡等作用。

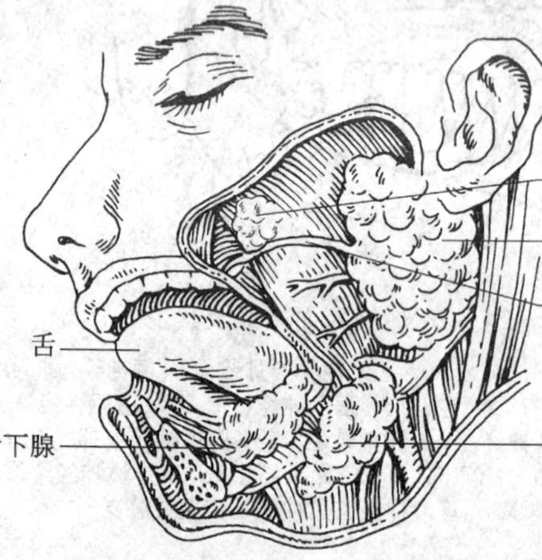

图 21－25　唾　液　腺

1. 腮腺　是最大的一对唾液腺，位于两侧耳垂前下方和颌后窝内，其分泌液主要为浆液。腮腺实质内有面神经分支穿过，在神经浅面的腮腺组织称浅叶，呈三角形，位于耳前下方咬肌浅面；在神经深面则称深叶，呈小锥体形，可经颌后窝向咽旁间隙。腮腺被致密的腮腺咬肌筋膜包裹，并被腮腺鞘分成多数小叶。故当腮腺感染化脓时，脓肿多分散，且疼痛较剧烈。

腮腺导管在颧弓下一横构处，由浅叶前缘穿出，绕咬肌前缘垂直向内，穿过颊肌，开口于正对上颌第二磨牙的颊黏膜上。此导管在面部投影标志即耳垂到鼻翼和口角中点连线的中 1/3 段上，在面颊部手术时，注意不要损伤导管，以免导致涎瘘。

2. 颌下腺　位于颌下三角，形似小核桃，分泌液主要为浆液，含有少量黏液。颌下腺深层延长部,经下颌舌骨肌后缘进入口内,导管起自深面,自下后方向前上方走行,开口于舌系带两旁的舌下肉阜。此导管常因被涎石堵塞而导致颌下腺炎症。

3. 舌下腺(Sublingual gland) 位于口底舌下,是最小的一对唾液腺。分泌液主要为黏液,含有少量浆液。其导管小而多,有的直接开口于口底,有的与颌下腺导管相通。一般不易发生逆行性感染,但可引起腺导管阻塞,形成潴留性囊肿。

复习题

【A型题】

1. 人体最硬的组织是: ( )
A. 牙骨质 B. 骨密度 C. 牙釉质 D. 牙本质

2. 儿童最早萌出的恒牙年龄是: ( )
A. 5岁 B. 6岁 C. 7岁 D. 8岁

3. 口腔是哪个系统的组成成分: ( )
A. 呼吸系统 B. 消化系统 C. 神经系统 D. 循环系统

4. 面部的运动神经是: ( )
A. 面神经 B. 舌下神经 C. 三叉神经 D. 舌神经

5. 唇红属于哪种组织: ( )
A. 皮肤 B. 黏膜 C. 肌肉 D. 结缔组织

6. 全身唯一的联动关节是: ( )
A. 髋关节 B. 颞下颌关节 C. 肩关节 D. 膝关节

7. 舌的主要构成是: ( )
A. 黏膜 B. 软骨 C. 肌肉 D. 结缔组织

8. 构成牙体的主体是: ( )
A. 牙骨质 B. 骨密度 C. 牙釉质 D. 牙本质

9. 正常牙周袋的长度为: ( )
A. ⩾1 mm B. ⩽2 mm C. ⩽3 mm D. ⩽4 mm

10. 面部唯一可活动的骨骼是: ( )
A. 上颌骨 B. 下颌骨 C. 颧骨 D. 颞骨

【填空题】

1. 颌面部血液供应丰富,动脉主要来自颈外动脉的分支有________动脉、________动脉、________动脉、________动脉。

2. 面神经经茎乳孔出颅后,进入腮腺实质内分5支,从上而下依次为________、________、________、________、________。

3. 腮腺导管开口于________所对的颊黏膜处。

4. 三叉神经起于脑桥嵴,自三叉神经半月神经节分出三支,即________、________、________。

5. 颌下腺开口于________。

6. 口腔颌面部分有多少个区域________。

7. 上颌骨分一体、四突,四突分别为________、________、________、________。

8. 上颌骨分一体、四突、四面,四面分别为________、________、________、________。

【简答题】

1. 口腔颌面部解剖特点及临床意义有哪些？
2. 口腔由哪两部分组成？其生理功能有哪些？
3. 舌体分哪几部分？
4. 正常舌乳头有几种？
5. 简述乳、恒牙数目、萌出及替换时间。
6. 乳牙名称及记录方法是什么？
7. 恒牙名称及记录方法是什么？
8. 从外观上看，牙体分哪几部分？
9. 牙体组织有哪些？
10. 牙周组织有哪些？
11. 面神经分几支？每支损伤后所出现的临床表现是什么？
12. 简述上颌骨的解剖特点。

第二十二章

口腔科病人的护理概述

导学

内容及要求

本章包括4部分内容，口腔科病人的护理评估、口腔科病人的检查及护理配合、口腔科手术病人常规护理、口腔科常用材料及诊疗技术的护理配合。

口腔科病人的护理评估要熟知病人的健康史和身体状况；了解辅助检查，心理社会状况；口腔科病人的检查及护理配合中重点掌握口腔检查器械口镜、探针、镊子的作用，口腔检查的基本方法；熟知常用的口腔器械如挖匙、洁治器、气枪、颊唇牵引器等的作用，病人体位。在牙齿检查当中要掌握牙齿松动度的检查，熟知正常人张口度大小及张口受限分类；了解颌面部检查。在学习口腔科手术病人常规护理时，掌握手术前常规护理和手术后常规护理；口腔科常用材料及诊疗技术的护理配合，掌握各种材料的调制方法及注意事项，熟知各种材料的目的，了解调拌时的物品准备。

在诊疗技术的护理配合中要掌握各种技术的概念、适应证、治疗过程及护理配合。

熟知各种技术的健康指导；了解各种技术的物品准备。牙拔除术当中掌握牙拔除术适应证及禁忌证；熟知牙拔除术的健康教育、护理配合；了解牙拔除术的治疗过程；掌握智齿冠周炎冲洗术的概念及健康指导，熟知智齿冠周炎冲洗术的操作过程；口腔四手操作学习中重点掌握口腔四手操作护理技术的概念、医、护、患的体位及动作、器械的传递与交换；熟知吸引器的使用及注意事项；了解四手操作技术的优、缺点、四手操作技术对护士综合素质的要求。对口腔科护理管理一节作为了解内容。

重点、难点

口腔科病人的护理概述的重点是口腔科常用材料及诊疗技术的护理配合。其难点是诊疗技术的护理操作。

专科生的要求

专科层次的学生对诊疗技术的护理操作中复合树脂修复术的护理、活髓切断术的护理、龈上洁治术的护理、智齿冠周炎冲洗术的护理了解即可；要熟知窝洞充填术的护理、根管治疗术的护理。

现代医学多学科领域的交叉和生物医学模式的改变，以及健康概念的日臻完善，口腔健康问题愈来愈受到广大医务工作者的关注。1981 年 WHO 制定了口腔健康标准“牙齿清洁、无龋洞、无疼痛感、牙龈颜色正常、无出血现象”，也就是说健康还应包括具有良好的口腔卫生习惯，健全的口腔功能和无任何口腔疾病，即口腔健康是人体健康的重要组成部分。维护口腔健康是口腔护理人员的职责。在专科护理中，口腔护理工作有其特殊的专科要求，但护理活动的整个过程中仍必须依据护理程序，对病人进行护理评估，作出正确的护理诊断，制定适宜的护理计划，采用科学的护理措施。

第一节　口腔科病人的护理评估

在对口腔科病人进行护理评估时，应全面掌握与搜集病人健康、心理、社会、文化、经济等方面的情况和信息，运用专科检查技能，系统掌握病人口腔卫生，健康状况，并注意捕捉病人生理、心理、社会等方面现存的或潜在的健康问题，从而为护理诊断、计划及措施落实提供系统的、完整的、可靠的第一手资料。

一、健康史

询问病人口腔卫生习惯、口腔清洁方式、有无口腔溃疡、白斑、牙龈出血、龋齿、口臭、牙本质过敏、牙齿松动、牙体、牙列缺失、张口受限、牙外伤史，吸烟史、过敏史、遗传史以及由牙病引起三叉神经痛等病史。

二、身体状况

(一) 牙痛

牙痛是口腔科病人最常见的症状，也是口腔科病人就诊的最主要的主诉之一，引起牙痛的原因有多种，可以是牙齿本身、牙周组织、颌骨的某些疾病，也可以是神经系统疾病或某些全身性疾病。病因不同所引起的牙痛的性质、部位、疼痛持续时间、病程、与外界刺激的关系等均有所不同。牙痛的特点包括自发性剧痛、自发性钝痛、激发痛、咬合痛。疼痛是一种主观感觉、因个体痛阈值、敏感性及耐受性不同而疼痛状况各异。引起牙痛的原因有以下几点。

1. *牙齿本身疾病*　深龋、各种牙髓炎、髓石、牙本质过敏及流电作用。

2. *牙周组织的疾病*　牙周组织损伤、坏死性龈炎、龈乳头炎、牙周脓肿、牙槽脓肿、各种急慢性根尖周围炎、冠周炎及干槽症等。

3. *邻近组织的疾病所引起的牵涉痛*　急性化脓性上颌窦炎、颌骨骨髓炎、颌骨内和上颌窦内的肿物，埋伏牙压迫牙根吸收继发感染，急性化脓性中耳炎、咀嚼肌群的痉挛等均可引起牵涉痛。

4. *神经系统疾病*　颞下窝和翼腭窝肿物压迫三叉神经或三叉神经本身疼痛常以牙痛为就诊主诉。

5. *全身疾病*　流感、神经衰弱、癔症、月经期和绝经期等可诉牙痛；高空飞行牙髓腔内压力增高，可引起牙痛；心脏痛也可引起心源性牙痛。

(二) 牙齿松动

正常情况下牙齿只有极轻微的生理活动度(约 1 mm 内)，只要超过生理活动度，多为病理原因所致，常见牙齿松动的原因如下。

1. *牙周病*　是牙齿松动乃至脱落的最主要疾病。

2. *外伤*　前牙最易受累，因所受外力大小不同，可造成牙周膜撕裂而至牙齿松动。

3. 牙周炎症　急性根尖周炎、急性牙槽脓肿均可引起牙齿突然松动；慢性根尖周炎随根尖病变的大小，牙齿的松动度有所不同。

4. 颌骨的髓炎　牙源性颌骨的髓炎可引起多个牙齿迅速松动。

5. 颌骨内肿物　肿物可压迫牙齿移位或使牙根吸收，使牙齿逐渐松动；肿物也可使颌骨广泛破坏，在较短时间内出现多个牙齿松动和移位。

(三) 牙龈出血

是指牙龈在无任何刺激时的出血，且出血量多，无自限性称牙龈出血(注意与刺激后引起的牙龈流血区别)。引起牙龈出血的常见原因分为由牙齿疾病和全身疾病引起。

1. 牙齿疾病　各种牙龈炎、牙周病、坏死性龈炎、牙龈肿瘤。

2. 全身疾病　如血液病、维生素C缺乏症、严重贫血、肝硬化、脾功亢进、尿毒症、播散性红斑狼疮、苯中毒等。

(四) 口臭

是口腔、鼻和某些全身疾病均可出现的一种症状，常常带给病人较大的精神负担而到口腔科就诊，常见口臭的原因有以下几点。

1. 口腔卫生问题引起的口臭　口腔不洁、牙石、牙垢、过多嵌塞于牙间隙和龋洞内的食物发酵腐败是产生口臭的主要原因。

2. 口腔疾病引起的口臭　口腔黏膜糜烂、溃疡、牙周炎、牙龈炎、智齿冠周炎、残根、干槽症等。

3. 鼻咽部疾病　化脓性上颌窦炎、萎缩性鼻炎、小儿鼻内异物、扁桃体炎等均可引起口臭。

4. 某些全身性疾病　如发烧、消化不良、胃肠疾病、支气管扩张、肺部感染、白血病引起的牙龈和黏膜的坏死等。

(五) 牙齿着色和变色

正常牙齿呈黄白色或灰白色，有光泽。

1. 牙齿着色　是指牙齿表面有外来色素沉积。色素来源于饮食、烟、茶中的有色物质或口腔中的产色细菌。长期接触某种矿物、药物或化合物者也可以有牙齿的特殊着色。按其种类不同，牙面可有黑色、褐色及绿色色素沉着。着色是外来的，经洁治、磨光后大多能除去。

2. 牙齿变色　有个别牙变色和全口牙变色两种。前者常见于局部原因，因牙外伤治疗，牙体治疗，使用某些药物，渗入到牙本质小管，可使牙齿染成青灰色、褐色、粉红色或黑色(硝酸银)、棕红色(酚醛树脂)。全口牙齿变色常见于在牙齿发育期间受环境和全身情况的影响所形成，如牙齿发育期间大量服用四环素，可使发育时期内形成的牙齿变为黄褐色或灰色；若饮水含氟量过高，可使牙齿变为褐色或白垩色斑纹即氟斑牙。

(六) 张口受限

正常张口度大小相当于自身的示指、中指、环指合拢时三指末关节的宽度，约3.7 cm，凡不能达到正常张口度者，即称为张口受限。常见的原因如下。

1. 口腔颌面部的炎症　如下颌智齿冠周炎、颌面部蜂窝织炎、牙源性颌骨骨髓炎及颌面部间隙感染等。

2. 颞下颌关节病　如颞下颌关节强直、关节盘脱位、关节炎症及下颌关节功能紊乱。

3. 口腔颌面部外伤　凡能引起颌骨、颧骨、颧弓及下颌骨髁状突骨折或口腔颌面部软组织、颞下颌关节挫伤者均可引起张口受限。

4. 口腔颌面部恶性肿瘤　位于颊部、腮腺区、翼腭区、颞下窝、颞下颌关节、上颌窦后壁和鼻咽部的恶性肿瘤，由于侵犯和破坏颊肌、翼内肌、翼外肌、颞肌及上下颌骨等组织可引起张口受限。

5. 全身因素　破伤风病人咀嚼肌阵发性痉挛，紧张性收缩，可引起张口受限；因精神因素引起的癔症发作也可致张口受限，但在使用暗示疗法时，可以立即解除张口受限症状。

（七）咀嚼功能障碍

常见于开𬌗病人，牙列缺失，牙感染性疾病如牙髓炎、牙周炎，口腔颌面部间隙感染如翼下颌间隙感染、咬肌间隙感染、颞间隙及颞下间隙感染，颞下颌关节脱位等。

（八）吞咽困难

如口底多间隙感染、咽旁间隙感染、下颌间隙感染等。

（九）颌面部肿胀有压痛

因口腔颌面部炎症或牙及牙周组织感染而致，如牙髓炎、冠周炎以及颌面部间隙感染等。

（十）其他表现

包括口腔黏膜溃烂、白斑，牙龈缘红肿、增生或萎缩，龋齿、楔状缺损、牙周袋，牙缺失，颞下颌关节压痛、弹响，唇部缺失等。

三、辅助检查

1. 实验室检查　通过临床检验、生物化学检验、细菌及血清学检验等，对颌面外科疾病的诊断、治疗及全身情况监测具有重要的意义。

2. 穿刺检查　通过穿刺抽取肿块内容物，鉴别囊液、脓液、血液的性质，以进一步协助诊断。

3. 活检　取局部病变组织做病理切片检查，可确定病变性质、类型及分化程度，对诊断和治疗具有决定性意义。

4. 涂片检查　取脓液、创面分泌物或溃疡组织进行涂片检查，可观察、确定分泌物的性质及感染菌种，必要时可做细菌培养及药敏试验，以指导临床用药。

5. X线检查　以协助诊断牙体、牙周组织、牙髓、尖周组织及颌骨组织疾病。

6. 其他　超声检查、放射性核素、电子计算机体层摄影(CT)、磁共振成像(MRI)、数字减影血管造影(DSA)、放射性核素发射计算机体层摄影(ECT)等各种检查，可根据病情及临床需要选择应用。

四、心理社会状况

1. 延迟就医心理　口腔疾患的病人在无自觉症状时，往往不知道自己已患牙病，一旦出现疼痛或其他明显症状才就医，部分病人认为牙病是小病，能拖则拖，或自己吃些止痛药，暂时止痛则认为牙病已经好了。不到医院及时诊治，延误了治疗时机，导致严重口腔疾患的发生。

2. 钻牙恐惧心理　大多数病人对钻牙有畏惧心理，惧怕疼痛，不愿及时就诊。

3. 求治心切　部分病人在牙疼难忍之时，表情十分痛苦，心情极其烦躁，坐卧不宁，一到医院迫切要求立即为其解除疼痛。

4. 对面容美观要求高　口腔疾患多在面部，其治疗范围也在口腔颌面部，因此，在疾病治疗的同时，病人往往对面部外形的维持和美观改善要求高，仅术后短暂的颜面肿胀都难以面对，一旦未达到预期值，则可引发较为复杂的心理问题和医疗纠纷。

5. 焦虑不安　患有复发性口腔溃疡的病人，因反复交替发作，治疗时间较长，引起病人不安；同时在进食时因溃疡引起的疼痛，更让病人惧怕进食，病人十分焦虑。外伤、恶性肿瘤术后引起面容毁损的病人焦虑自卑心理更为严重。

6. 社会交往障碍　因口腔疾患而致的口臭，语言不清(唇、腭裂)功能障碍以及颜面的改变与毁损，都严重地影响到病人的正常社会生活，病人不愿多与社会群体接触，孤独寂寞，自卑心理严重，自己将自己禁锢在个人世界的狭小空间，导致社会交往障碍。

7. 社会支持不足　唇腭裂病儿如未在婴幼儿期进行整复术，通常伴有自卑、孤僻、不愿与人交往，常常会受到同龄儿童的歧视，病儿的父母也会受到来自各方面的压力和心理创伤。唇腭裂病儿术后需要进行较为系统的语音训练，才能改善腭裂语音，由于缺乏相关卫生知识，家属往往在手术修复改善了面貌外观后，不重视语音的序列治疗，或在进行语音序列治疗的过程中难以坚持而终止训练。语音序列治疗的时间较长，经济花费高。同龄儿童的歧视，家属缺乏相关卫生知识等因素，都是唇腭裂病儿社会支持不足的原因。

第二节 口腔科病人的检查及护理配合

口腔颌面部检查是正确诊断口腔及全身疾病的重要手段，检查前应详细询问病史，在对局部病变进行检查的同时，应兼顾全身健康状况。在进行检查时，护士应配合医生准备好检查所需的物品。

一、口腔一般检查

(一) 口腔检查前的准备

1. 检查室　室内清洁、整齐、安静，应具有较充足的自然光线，如自然光线不足，必须灯光辅助照明。

2. 设备　合理摆放有关设备、器械及材料，其摆放原则应以方便医生及助手操作为宜。

3. 器械　口腔器械盘一个，内盛口镜、探针、镊子(图 22-1)。

(1) 口镜：利用口镜反光与影像作用观察直视不到的部位，如牙的远中面。通过口镜反光增强视野照明，此外还可牵拉唇、颊，推压舌体，镜柄可以叩诊牙齿。

(2) 镊子：夹持敷料、药物、异物、器械，亦可夹持牙齿，测定其松动度。

(3) 探针：检查牙冠的点、隙、裂沟、龋洞及牙体的感觉，探查敏感部位，还可用于检查皮肤或黏膜的感觉功能。带有刻度的探针可测量牙周袋的深度。

除以上常用的口腔器械外，在口腔检查中还需要使用挖匙、洁治器、气枪、颊唇牵引器等，这些器械在使用前应进行常规消毒。此外，在检查台上还应备有蜡片、咬合纸、牙线、牙胶尖、酒精灯、手电筒等。

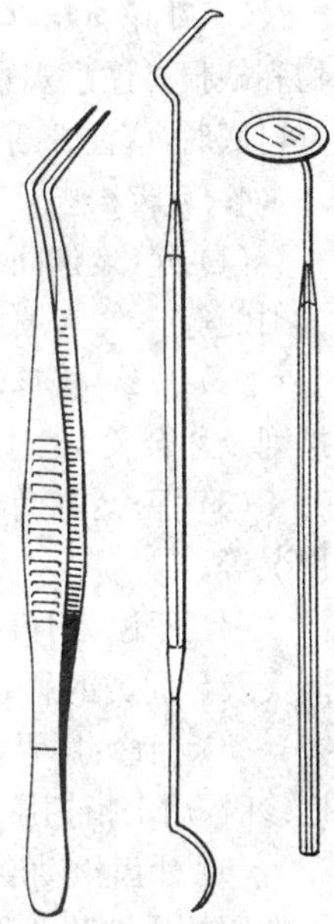

图 22-1　口腔检查常用器械
a. 镊子　b. 探针　c. 口镜

4. 病人体位　受检查者坐于治疗椅上，护士应为其围好胸巾，备好检查器械一套，放好漱口杯，调节头靠、背靠和椅子的位置，使病人头、颈、背呈一直线，舒适接受检查。同时调节好照明灯光。检查上颌时，下牙颌面与地面呈 45°～60°角；检查下颌时，下牙颌面与地面大致平行。病人头部的高度与检查者肘部平齐，医生一般站在病人的右后方。

(二) 一般检查

1. 口腔前庭检查　检查包括唇、颊牙龈黏膜、唇颊沟及唇颊系带的情况。注意观察口腔黏膜有无颜色异常，有无瘘管、新生物及溃疡，腮腺导管乳头有无红肿、溢脓等。健康人口唇为鲜艳粉红色，若口唇苍白为营养障碍、贫血或虚脱，呈青紫色多为慢性心脏病、汞中毒等。正常人两颊是对称的，除先天性畸形可发生不对称外，后天外伤、骨折、瘢痕下颌关节脱臼等亦可导致不对称。在检查颊黏膜时，应注意从色、形、质畸形方面检查，因为一些全身性疾病可有颊黏膜的相应体征。正常牙龈为粉红色，有点彩。当点彩减少或消失则为牙龈炎、牙周病的表现；重金属中毒时，龈缘常有蓝黑色线状色素沉着。检查唇颊沟时应注意有无肿胀、压痛、糜烂，有无角化异常。检查唇颊系带时应注意其数目、形状、位置及其附着情况，对牙的位置及口腔功能有无影响。

近年来，艾滋病感染者不断增加。艾滋病病毒感染早期的诊断关键依据是艾滋病的口腔表征。因而，在做口腔检查时应提高警惕，特别对白念珠菌感染、口炎、坏死性牙周炎、牙龈线性红斑要引起足够重视，以利于对艾滋病作出早期诊断。

2. 牙齿及咬合检查　采用探针和叩诊结合的方式检查牙体硬组织、牙周和根尖周等情况。如有无龋损、探痛、缺损、牙齿松动及叩痛等。检查咬合关系时，应区别正常牙合及错牙合，以确定其有无骨折、颌骨肿瘤、颌骨畸形和颞下颌关节病变。检查张口度情况，确定其是否张口受限。检查张口度时以上、下中切牙的切缘间之距离为标准，正常人的张口度大小相当于自身的示指、中指、环指合拢时3指末节的宽度。临床上常分为以下4度。

(1) 轻度张口受限：上下切牙牙缘间距仅可置入两横指，为2～2.5 cm。

(2) 中度张口受限：上下切牙切缘间距仅可置入一横指，为1～2 cm。

(3) 重度张口受限：上下切牙牙缘间距不到一横指，约在1 cm以内。

(4) 完全性张口受限：完全不能张口，也称牙关紧闭。

3. 固有口腔的检查　检查舌、腭、口咽、口底等部位颜色、质地、形态大小。注意有无溃疡、新生物和缺损。注意观察舌质和舌苔变化，观察舌、软腭、腭垂(悬雍垂)、舌腭弓、咽腭弓的运动情况。检查口底时，应注意舌系带和下颌下腺导管及其开口情况。

4. 牙齿检查

(1) 问诊：询问病人疾病发生、发展、治疗经过，既往史，家族史等，如牙病部位、发病时间、有无放射痛等。

(2) 视诊：视诊依一定顺序进行。首先检查主诉部位，然后观察牙齿数目、形态、色泽、松动度、排列及牙合关系。再检查牙龈、唇、颊、腭、舌、口底等。

(3) 探诊：探明龋的部位、深浅、牙髓反应，又无继发龋，充填牙的密合程度及牙周袋深度，瘘管情况等。

(4) 叩诊：用口镜或镊子柄端轻轻叩击牙齿，应先叩正常牙作为对比，以观察病人反应，有根尖周炎及牙周炎的患牙多有不同程度叩击痛。

(5) 扪诊：用手指或器械按压牙龈，观察龈沟有无分泌物，以了解牙周袋炎症情况。对根尖周病扪诊时，用手指扪压相当于根尖部的牙龈，检查是否有压痛或波动。

(6) 牙齿松动度的检查：牙齿的松动度是以牙齿向唇(颊)舌(腭)向移动幅度的总和而定。临床上常用的牙松动度测量和记录的方法有以下两种。

1) 以牙松动幅度计算

Ⅰ度松动：松动幅度不超过1 mm。

Ⅱ度松动：松动幅度为1～2 mm。

Ⅲ度松动：松动幅度大于2 mm。

2) 以牙松动方向计算

Ⅰ度松动：仅有唇(颊)舌向松动。

Ⅱ度松动：唇(颊)舌向及近远中向均有松动。

Ⅲ度松动：唇(颊)舌向及近远中向松动，并伴有垂直向松动。

二、颌面部一般检查

1. 表情与意识的检查　依据面部表情，可以了解病人的意识状态及病情程度，观察面部表情变化，判断其是口腔颌面外科疾病的表征，还是各种全身疾病的反应。如颌面部损伤合并颅脑损伤时，可出现意识或神态方面的变化。

2. 外观与色泽的检查　观察颜面部皮肤的色泽、质地、弹性的变化对疾病的诊断有重要意义。如血管瘤、白斑病等，均有皮肤色素的变化。观察颜面部的外形，左右是否对称，比例是否协调，有无突出凹陷，可有助于临床诊断。

3. 面部器官的检查　面部器官(眼、耳、鼻)与颌面部疾病关系密切，应同时检查。

(1) 眼：对颌面部外伤者，要注意瞳孔的改变，瞳孔的变化是颅脑损伤的一个重要体征。对畸形的病人要检查眼睑的活动度及睑裂的大小。

(2) 鼻：颌面部损伤者，要注意有无脑脊液鼻漏，这是颅底骨折的重要体征之一。对畸形的病人要特别注意缺损的部位及缺损大小。

(3) 耳：颌面部损伤者，应注意有无因颅底骨折而致脑脊液耳漏；畸形的病人要注意缺损的部位及大小；对于耳部邻近部位的炎症及肿瘤，应注意检查听力及耳部的情况。

4. 语言及听力的检查　语音检查对某些口腔疾病的诊断具有重要意义。如腭裂病人具有很重的鼻音，被临床称为“腭裂语音”。蔓状血管瘤局部可闻及明显的吹风样杂音。颞下颌关节紊乱综合征者，根据关节弹响发生的性质和时间，亦可帮助诊断。

5. 颞颌关节的检查　对颌面部外形检查应仔细，注意比较面部左右两侧是否对称、协调，有无畸形，颏部中部是否偏斜。颜面下 1/3 部分有无明显增长或缩短，颞下颌关节强直的病人在临床上常有面部发育畸形。检查颞肌、咬肌等咀嚼肌群的收缩力，触压其是否疼痛，观察其两侧是否对称、协调。通过病人下颌的开闭颌运动、前伸运动及侧颌运动，可检查其关节功能是否正常，以协助关节病的诊断。检查病人咬合关系是否正常，有无紊乱，正中接触是否平衡，颌磨损程度是否均匀一致。还应注意牙齿情况，有无龋齿、牙周病、牙缺失和牙倾斜等，为关节病的诊断、治疗提供客观依据。

6. 唾液腺的检查　唾液腺检查的重点是 3 对大唾液腺，但因某些唾液腺疾病是系统性的，故不可忽视小唾液腺的检查。检查时，应注意两侧对比，除形态外，还应注意有无肿块及压痛，腺体的导管是否通畅，要特别注意分泌物的颜色、数量及性质，必要时进行实验室检查。口底颌下腺检查常用双合诊法，能清楚扪及颌下腺的大小、压痛、导管结石及口底肿块等。

第三节　口腔科手术病人常规护理

一、手术前常规护理

1. 心理及精神准备

(1) 病人对手术一般都有恐惧和顾虑，术前做好病人的心理护理非常重要。同时，病人是家庭社会的一员，需要家属亲友的支持和理解，因此也要做好家属亲友的解释工作。

(2) 口腔颌面部手术后可有不同程度的面部畸形，术前必须解释清楚，使病人能正确对待。对整形的病人特别要告知手术后效果可能不理想，以免期望值过高而失望，对术后需行鼻饲的病人应向病人耐心说明目的以便取得合作。

(3) 术前注意倾听病人及家属对手术的想法、要求和提出的问题，作好解释工作。

2. 一般准备

(1) 查看病人所有检查是否完全(血常规，出、凝血时间，血小板计数，肝功能，心电图，胸片等)，备好带入手术室的手术辅助用品。

(2) 手术前 1 天应洗澡理发，做好个人卫生。

(3) 手术前1天应行青霉素试敏并记录结果。

(4) 手术前日通知病人开始禁食、禁水的时间,并保证病人休息睡眠。

(5) 嘱病人术前将贵重物品交家属或护理人员代为保管,卸掉身上所佩戴的金属饰物(包括手表),并于手术晨进行检查。术前用药应在病人排尿后给予,给药后嘱病人在床上活动等待手术室来接,不要随意离开。

3. 皮肤准备

(1) 理发:如涉及头皮部或额瓣转移手术须剃光头,腮腺区手术等需剃发至耳上、后三横指或遵医嘱用消毒水洗头。

(2) 面部手术时要剃胡须,鼻唇部手术应剪去鼻毛,眼部手术剪去睫毛时与病人取得沟通,眉毛是否剃去应根据手术需要遵医嘱。

(3) 植骨病人术前常规备皮外,取肋骨及胸大肌、背阔肌皮瓣时剃腋毛,取髂骨及腹部皮瓣时要剃阴毛。

(4) 腹部及大腿取皮均要剃阴毛(大腿外侧取皮除外)。

(5) 行前臂皮瓣移植以及皮管移植至手腕等部位时应注意剪去指甲,去除甲垢。准备皮肤时应注意:①手术区皮肤准备是避免创口感染的一次重要措施,故准备皮肤范围应大于手术区。②注意保暖。③防止剃破皮肤,引起感染。

二、手术后常规护理

(1) 病人回病房时要了解手术过程中情况,与麻醉师或手术室护士交接清楚,连接好心电监护仪及固定好各种引流管。

(2) 病人全麻未清醒时应有专人护理,严密观察体温、脉搏、呼吸及血压等生命体征及神志、意识的变化;血压一般每15~30 min测试一次,待病人病情稳定后或麻醉清醒后可酌情减少测量次数至病情平稳。

(3) 未清醒病人应平卧,头偏向一侧,防止口腔分泌物、渗出物、呕吐物等吸入气管并保持呼吸道通畅,及时清除口腔内及鼻腔内分泌物。

(4) 全麻清醒6 h后无呕吐,可给少量温开水或流食,以后可根据手术不同情况采用鼻饲流食或进半流食。

(5) 注意保持各种引流管的通畅,严密观察各种引流量、色、质的变化,如有变化及时汇报医师。

(6) 正确填写各种护理记录,详细记录24 h出入水量。

(7) 严密观察病人排泄物及呕吐物的颜色变化,特别是大手术病人术后尤应注意并发应激性胃溃疡。

(8) 对不同部位手术病人应注意观察创口渗血情况,发现渗血较多时应及时通知医生处理。

(9) 病人排尿困难常因全麻、腰麻等引起或因尿道括约肌痉挛、卧床不适而不能自行排尿,可行下腹热敷,必要时可行导尿,已行留置导尿者要注意导尿管是否通畅,记录尿量。

(10) 若留有麻醉气管插管或通气导管,应待病人完全清醒后方可拔除。

(11) 注意病人口腔护理,防止霉菌及口疮发生。

(12) 长期卧床病人注意皮肤护理,防止褥疮发生。按手术需要改变病人体位,更换体位时应嘱病人配合,以免影响皮瓣血运。

对行颜面部美容手术可用消毒水洗头,即分别在手术前一日下午及晚上用0.1%氯已定溶液洗头1次,用无菌治疗巾擦干后戴上无菌帽,睡前在枕头上铺两块无菌治疗巾,术晨按上述方法再洗头1次,擦干后将头发理好戴上无菌帽。洗头时勿使消毒液流入眼、耳内,以免引起不适。

第四节　口腔科常用材料及诊疗技术的护理配合

一、牙体牙髓病常用材料的调制和使用方法

(一) 磷酸锌黏固剂调制法

1. 目的　用于充填治疗时的窝洞垫底、暂封及修复体黏固。

2. 物品准备　磷酸锌黏固剂(粉、液)、调拌用的玻璃板、调拌刀、治疗巾

3. 操作步骤

(1) 黏固材料使用前,配合医生对窝洞、牙面、修复体进行清洁、消毒、干燥处理,切不可被唾液污染。

(2) 将玻璃板和调拌刀平放于治疗巾上,根据治疗需要取适量的粉剂置于玻璃板的上端,液体滴于玻璃板的下端,两者相距 3～4 cm。粉液比例为 1.2～1.5 g∶0.5 ml(根据不同产品要求比例)。

(3) 用调拌刀将粉剂分成数份。调和时左手固定玻璃板,右手持调拌刀,将粉剂逐份加入液体中,用旋转推开法将粉液充分混合,直至调成所需性状后,用折叠法将材料收集在一起递给医生使用。用于窝洞垫底时调和成面团状;用作暂时封洞时调和成稀糊状;而用于修复体黏固时,则调和成拉丝状,即调和完成的黏固剂用调拌刀从玻璃板上拉起时成丝状,流动性好。调拌时间为 1 min 左右。

(4) 黏固剂使用后及时用清水清洗调拌用具,消毒备用。

4. 注意事项

(1) 材料调拌的环境应在 23℃左右。调拌时只能将粉剂逐次加入液体中,而不能加液体于粉剂中。

(2) 应根据用途将材料调制到最适宜的稠度,如粉末过多,调得太干,其抗压强度和黏性降低,断面成渣样,这种状态不能使用,应重新调制,绝不能再加液体于粉剂中;若粉剂少,调得太稀,抗压强度也会降低,用于修复体黏固时将影响修复质量。

(3) 合理掌握调拌时间,操作时间过长或过短都将影响材料的性能。

(4) 黏固剂取用后要立即拧紧瓶盖,以免材料受潮。

(二) 氧化锌丁香油黏固剂调制法

1. 目的　用于充填治疗时的窝洞暂封、深龋垫底和根管充填等。

2. 物品准备　氧化锌粉剂、丁香油、玻璃板、调拌刀、75%乙醇棉球、治疗巾

3. 操作步骤

(1) 取适量的氧化锌粉和丁香油放在玻璃板上,粉剂与液体放置要求同磷酸锌黏固剂。粉液比例为(1.5～1.8 g)∶0.5 ml。

(2) 用调拌刀将粉末分为三等份,首份为 1/2,第二份为 1/4,第三份为剩余的 1/4。

(3) 调拌时将粉剂逐次加入丁香油中,向同一方向旋转调和,调匀一份后再加入第二份,使粉液充分调匀至所需稠度。调拌时间约 1 min。

(4) 根据治疗需要配合医生完成操作。

(5) 材料使用后用 75%乙醇棉球清洁调拌用具。

4. 注意事项　氧化锌丁香油黏固剂使用后不可用清水清洗,因为丁香油为油剂,不溶于水,必须用乙醇擦拭。

(三) 氢氧化钙双糊剂调制法

1. 目的　用于直接或间接盖髓。

2. 物品准备　氢氧化钙双糊剂一套(基础糊剂及催化糊剂各一支)、玻璃板、调拌刀、75%乙醇棉球、治疗巾。

3. 操作步骤

(1) 根据治疗需要,按1∶1的比例取适量糊剂于玻璃板上。

(2) 用旋转折叠法将两种糊剂一次性进行调和,充分混匀,调拌时间不超过10 s。

(3) 将调拌完成的材料迅速递给医生,进行患牙的盖髓治疗。

(4) 材料使用后用75%乙醇棉球清洁调拌用具。

4. 注意事项

(1) 该材料在温度为22℃,湿度为50%时,调拌完成后的凝固时间在2～3 min,若室温过高,湿度过大,则材料凝固时间缩短,因此医护配合时,要协调迅速。

(2) 此制剂在空气中极易氧化变质,因此取用完材料后应立即加盖。

(四) 玻璃离子黏固粉调制法

1. 目的　用于Ⅲ、Ⅴ类窝洞及乳牙各类窝洞的充填。

2. 物品准备　玻璃离子黏固剂(粉、液)、塑料调拌刀、调拌纸、75%乙醇棉球。

3. 操作步骤

(1) 用配套的塑料小匙取适量的粉剂置于调拌纸的一端,按比例滴适量的液体于调拌纸的另一端。粉液重量比为2.5∶1;体积比为1匙粉∶1滴液。

(2) 左手固定调拌纸,右手持调拌刀,将粉剂分次加入液体中,用旋转推开法将粉液充分混匀,调拌成糊状或面团状,调拌时间为1 min左右。

(3) 将调拌完成的材料递给医生使用后,撕下弃去用过的调拌纸,用密封袋将调拌纸包装保存,以防污染。

(4) 操作完毕用乙醇棉球擦拭塑料调拌刀,消毒备用。

(五) 根管充填糊剂调制法(以碘仿氧化锌糊剂为例)

1. 目的　用于根管治疗的充填。

2. 物品准备　碘仿、氧化锌粉、丁香油、用治疗巾包裹消毒的玻璃板及金属调拌刀。

3. 操作步骤

(1) 打开治疗巾,将玻璃板和调拌刀平放于上,取适量的碘仿、氧化锌粉和丁香油放在玻璃板上,氧化锌、碘仿与丁香油的体积比为3∶1∶3,或遵医嘱视病情而调整碘仿与氧化锌的比例。

(2) 将氧化锌粉和碘仿混合后分为三等份,逐次加入丁香油中,以同一方向旋转调拌,使粉液充分调匀成稀糊状,调拌时间为1 min。

(3) 将调拌完成的根充材料递与医生用根管扩大针或填充器将材料填入根管内。

(4) 材料使用后用75%乙醇棉球清洁调拌用具。

4. 注意事项

(1) 材料应按粉液比例调拌,如调制太稠,糊剂不易进入根管内,若太稀则流动性太大,不利于有效凝固,均会影响根管充填的效果。

(2) 操作过程应严格遵守无菌操作原则。

二、诊疗技术的护理配合

(一) 窝洞充填术的护理

窝洞充填术是用具有一定强度的修复材料填入预备的窝洞中,修复牙体外形恢复其功能,终止病变发展的一种治疗方法。

1. 适应证 主要用于浅龋、中龋和深龋充填。

2. 物品准备

(1) 口腔检查基本器械：一次性检查盘（口镜、镊子、探针、纸巾、胸巾、棉球）、棉卷。

(2) 窝洞预备器械：高速及低速手机、车针、挖器。

(3) 充填器械：黏固剂充填器、雕刻刀、楔子、成形片、成形片夹。如用银汞合金充填备银汞合金充填器一套。

(4) 调牙合磨光器械：咬合纸、橡皮轮、砂石针、磨光器。

(5) 充填材料：遵医嘱备垫底材料、消毒药物及充填材料（如银汞合金、FX、玻璃离子、银粉玻璃离子等）。

3. 治疗过程及护理

(1) 安排病人：核对病人病历及病人姓名、安排病人就坐在治疗椅上、系好胸巾、接好漱口水、嘱病人漱口、调整椅位及光源。

(2) 制备洞形：递高速、低速手机及相应车针，制备洞形时，协助医生牵拉口角，术中随时吸唾液，保持术野清晰。

(3) 隔湿、消毒：消毒前协助医生用棉条隔湿，准备窝洞消毒的小棉球。消毒药物根据窝洞情况及医嘱选用。

(4) 调拌垫底及充填材料：浅龋不需要垫底；中龋可遵医嘱选用单层垫底材料；深龋可根据医嘱选用双层垫底材料。安好成形片，递镊子取成形片，遵医嘱调拌所需垫底材料，再选用永久性充填材料充填，递雕刻刀，递磨光器，递咬合纸，玻璃离子黏固粉充填还需准备防湿剂（凡士林）。

(5) 充填完成后，清理用物，将所用车针、器械及手机灭菌后备用。

4. 健康指导

(1) 充填材料完全固化需 24 h，所以 24 h 内不能用充填牙齿咀嚼食物，以免充填物脱落。

(2) 深龋充填后如有轻微疼痛不需复诊，一至两天疼痛可自行消失，如疼痛加重应及时复诊。

(3) 牙体破坏大者，建议进行冠修复，以防止牙体崩裂。

(4) 如感觉咀嚼有过高现象，应立即进行调磨。

(二) 复合树脂修复术的护理

复合树脂是一种高分子牙色修复材料，由树脂基质和无机填料组成。包括光固化复合树脂和化学固化复合树脂，前者由可见光引发固化反应，是临床常用的充填材料。用以修复龋齿，能保留更多的牙体组织，其最突出的优点是美观。

1. 适应证 前牙Ⅰ、Ⅲ、Ⅳ类洞的修复；前牙和后牙Ⅴ类洞的修复；后牙Ⅰ、Ⅱ类洞（承受咬合力小者）修复；大面积龋损的修复，必要时可增加附加固位钉或沟槽固位等。

2. 物品准备

(1) 口腔检查基本器械：一次性检查盘、棉卷。

(2) 窝洞预备器械：高速及低速手机、车针、挖器。

(3) 垫底器械：水门汀充填器。

(4) 充填器械：雕刻刀、楔子、成形片、成形片夹。

(5) 调牙合磨光器械：咬合纸、橡皮轮、抛光钻、间隙抛光条。

(6) 光敏车：光敏灯、电源设备、酸蚀液、小刷子、黏结剂、聚酯薄膜、比色板、光敏材料、小镜子。

3. 治疗过程及护理

(1) 治疗前：核对病人病历及病人姓名、安排病人就坐在治疗椅上、系好胸巾、接好漱口水、嘱病人漱口、调整椅位及光源、核对用物接好电源。

(2) 治疗中

1）涂酸蚀剂：医生用棉卷隔湿，护士用小刷子蘸适量酸蚀剂递送医生；医生酸蚀牙面，用三用枪冲洗牙面；护士用吸唾器吸出口腔内的水和唾液，医生用三用枪吹干牙面。

2）涂黏结剂：医生用棉卷隔湿，护士用小刷子蘸适量黏结剂递送医生，医生在牙面上涂黏结剂；护士递送光敏灯给医生，医生用光敏灯照射牙面 20 s(或按说明书)，同时护士嘱病人闭眼(或戴保护镜)，护士用吸唾器吸出口腔内唾液。

3）充填：护士提供光敏树脂让医生选择，医生用棉卷隔湿；护士递送各种充填器械，及时用吸唾器吸出口腔内唾液；递光敏灯，医生用光敏灯照射牙面 20 s(或按说明书)，同时护士嘱病人闭眼，用吸唾器吸出口腔内唾液。

4）抛光：为医生备好光敏抛光钻，医生为病人抛光；护士用吸唾器吸出口腔内唾液。抛光后让病人漱口、用面巾纸擦净面部，给病人镜子让病人观看修复的牙齿。

(3) 治疗后：医生(护士协助)嘱病人治疗后注意事项，整理用物、处理器械、洗手、将物品放回原处备用。

4. 健康指导

(1) 注意口腔卫生，如为前牙勿食过硬食物。

(2) 保留病志。

(3) 如有充填物脱落等情况，应及时就诊。

(三) 根管治疗术的护理

根管治疗是一种治疗牙髓病、根尖周病的有效方法，其核心是去除感染，杜绝再感染。它是通过机械和化学的方法预备根管，以消除感染并使根管清洁成形，彻底消除髓腔内，特别是根管内的感染源，再经过药物消毒和严密地充填根管以达到防止再感染促进根尖周病愈合的目的。

1. 适应证　牙髓病变与根尖周病；牙周—牙髓联合病变；某些牙体硬组织外伤性疾病；因义齿修复需要或颌面外科治疗需要等。

2. 物品准备

(1) 口腔检查基本器械：一次性检查盘、棉卷。

(2) 窝洞预备器械：高速及低速手机、车针、揭髓顶车针、挖器。

(3) 根管探查器械：光滑髓针、根管探针 DG16 等。

(4) 拔髓器械：倒钩髓针。

(5) 根管切削器械：各种扩孔钻和扩孔锉等。

(6) 根管长度测定器械：测量尺、根管长度测量仪等。

(7) 根管冲洗器械：注射器、根管超声治疗仪等。

(8) 根管预备冲洗液：3%过氧化氢、生理盐水、EDTA(乙二胺四乙酸二钠盐)、2%氯亚明等，推荐使用次氯酸钠(0.5%～5.25%)。

(9) 根管充填器械：光滑髓针及手柄、根充侧压器、挖器、酒精灯、火柴等。

(10) 垫底器械：水门汀充填器。

(11) 根管消毒材料：FC(甲醛甲酚)、CP(樟脑酚)、氢氧化钙等。

(12) 根管充填材料：根充糊剂、氧化锌丁香油糊剂、牙胶尖。

(13) 其他物品：充填器械、调拌器械、咬合纸、局麻药、砂轮等。

3. 治疗过程及护理

(1) 安排病人：核对病人病历及病人姓名、安排病人就坐在治疗椅上、系好胸巾、接好漱口水、嘱病人漱口、调整椅位及光源。

(2) 根管预备：揭髓室顶、拔髓、测量根管长度、扩根、冲洗。

1）开髓：遵医嘱抽取局麻药，药名及剂量应与医生核对，递高、低速手机及相应车针，局麻下开髓，揭髓室顶，吸唾，保证术野清晰，减轻病人口中的不适感。

2）寻找根管口：调整好灯光，递根管探针 DG16，备好扩大针。

3）拔髓、测量根管长度、扩根、冲洗：寻找到根管口后，递给医生拔髓针，如拔出牙髓组织成形，递根管长度测量仪及测量尺，护士记录好根管长度，递扩大针、锉、交替依序号递增。如拔出牙髓组织不成形，则递 15 号锉在根管内轻轻摇动，冲洗根管后，同上测量根管长度、扩根，扩根过程中每扩完一个号，递冲洗液，冲洗根管。

(3) 根管消毒

1）用 FC、CP 消毒时，递给医生光滑髓针，用时以棉捻蘸少许药液置根管内。

2）若用氢氧化钙糊剂，递给医生螺旋充填器，将药物送入根管内；专用根管内氢氧化钙封药糊剂用配套的输送器送入根管；或将含氢氧化钙的牙胶尖封入根管内。

(4) 根管充填

1）根充：备无菌根充包、根充糊剂，根据所测量根管长度、依次备好长度准确的牙胶尖及根管糊剂，医生插入主牙胶尖后护士开 X 光片。

2）调整牙胶尖、加副尖：根据 X 光片结果，调整部分牙胶尖长度，再捣入根充糊剂并插入调整后的牙胶尖，烫除根管口以上部分的牙胶尖，保证术野清晰，主尖放置到位后，递根管侧方加压器及相应的副尖，充满每个根管，用加热挖器除去根管口以上牙胶尖。

3）最后充填：根据牙齿具体情况，水门汀调拌垫底后，永久性材料充填。

(5) 医生(护士协助)嘱病人治疗后注意事项、整理用物、处理器械、洗手、将物品放回原处备用。

4. 健康指导

(1) 根管治疗后牙体组织逐渐变脆，嘱病人 24 h 内勿用患牙咀嚼硬物。为防止微渗漏及牙体崩裂，建议尽快行冠修复。

(2) 向病人说明根管治疗后有不同程度的组织反应，如明显疼痛、肿胀等，应随时就诊治疗，必要时遵医嘱服消炎、止痛药物或理疗。

(3) 尽快冠修复，若长时间未做牙体修复，暂封物松动或脱落产生渗漏，将影响根充效果。

(四) 活髓切断术的护理

活髓切断术是在局部麻醉下切除病变的冠髓，以盖髓剂覆盖于根管口牙髓截断面，从而保持根髓的活力。

1. 物品准备

(1) 口腔基本检查器械：一次性检查盘、棉卷。

(2) 窝洞预备器械：高速及低速手机、车针、挖器。

(3) 药品：局麻药、2%碘酊、2%丁卡因、生理盐水、氢氧化钙粉、氢氧化钙液、氧化锌丁香油、玻璃离子、FX。

(4) 其他：漱口杯、吸唾管、气枪、5 ml 注射器、2 ml 注射器、无菌小棉球。

2. 治疗过程及护理

(1) 核对患儿病历及患儿姓名、安排患儿就坐在治疗椅上、系好胸巾、接好漱口水、嘱患儿漱口、调整椅位及光源，根据医嘱准备抽取局麻药。

(2) 安好装有高速车针的手机，待医生局麻后，去除腐质，制备洞形(更换无菌球钻、挖器待切除牙髓时备用)，揭髓顶，护士及时在椅旁用吸唾管吸唾，以免患儿吐唾液时污染牙髓。

(3) 医生去除部分病变牙髓，护士备好无菌小棉球及生理盐水，以备医生局部消毒止血，同时在椅旁吸唾，保持患儿口腔干燥。

(4) 医生止血后，及时调拌盖髓剂、氧化锌及充填材料。

(5) 医生(护士协助)嘱患儿治疗后注意事项、整理用物、处理器械、洗手、将物品放回原处备用，嘱其按时复诊。

3. 健康教育

(1) 术后一个月勿食过冷、过热的食物，以免刺激牙髓。

(2) (如治疗为前牙)嘱患儿勿用前牙咬硬食物，以免充填物脱落。

(3) 如有疼痛、牙齿变色等情况及时就诊。

(4) 按医嘱定期复查，保留病历及牙片。

(五) 窝沟封闭术的护理

窝沟封闭是利用封闭剂的屏障作用，使窝沟与口腔环境隔绝，阻止细菌、食物残渣及其酸性产物等致病因子进入窝洞，因此窝沟封闭对预防窝沟龋的发生起到了一个很好的作用。

1. 适应证　窝沟封闭适用于恒磨牙(能合作儿童的乳牙)窝沟龋的预防，尤其对于窝沟较深的磨牙可大大降低患龋的概率。

2. 物品准备　一次性检查盘、口杯、吸唾管、低速弯手机、毛刷、牙膏、酸蚀剂、窝沟封闭剂、光固化机、大量的棉球、无菌棉卷。

3. 治疗过程及护理

(1) 核对患儿病历及患儿姓名、安排患儿就坐在治疗椅上、系好胸巾、接好漱口水、嘱患儿漱口、调整椅位及光源。

(2) 准备安有毛刷的低速手机、牙膏，以备医生为患儿清洁牙面。

(3) 牙面清洁后让患儿把口中的牙膏漱干净，准备好隔湿棉球备用，待牙面吹干后，准备酸蚀剂递与医生。

(4) 医生用水冲掉牙齿表面的酸蚀剂，护士此时应配合吸唾把患儿口腔中的水吸干净保持牙面清洁干燥。

(5) 医生吹干牙面后，护士递给医生窝沟封闭剂，涂在要封闭的牙齿窝沟上，此时护士应准备好光固化机，待医生涂完封闭剂后递给医生，光照 10～20 s 即可。

(6) 医生(护士协助)嘱患儿治疗后注意事项、整理用物、处理器械、洗手、将物品放回原处备用。

4. 健康教育

(1) 术后可正常使用，注意口腔卫生；嘱病人保留病历。

(2) 定期复查，检查龋病情况。

(3) 定期接受口腔专业医生口腔保健知识宣教，了解预防口腔疾病的方法及途径。

(六) 龈上洁治术的护理

龈上洁治术是指用洁治器械去除龈上牙石、菌斑及色渍并磨光牙面，从而延迟菌斑和牙石的再沉积。常用超声波洁牙机洁治。

1. 适应证　牙龈炎、牙周炎、预防性治疗、口腔其他治疗前的准备。

2. 禁忌证　装单机心脏起搏器的病人，肝炎、肺结核等传染性疾病病人禁忌。

3. 治疗步骤　2%碘酊术区消毒，分区域行洁治术、抛光牙面、牙周组织冲洗、2%过氧化氢冲洗龈沟或牙周袋、局部用药，上消炎收敛类药物。

4. 术前准备

(1) 病人准备：按口腔内科一般护理：核对病人病历及病人姓名、安排病人就坐在治疗椅上、系好胸巾、接好漱口水、嘱病人漱口、调整椅位及光源，戴好防护镜，询问病史及药物过敏史，空腹而需要局麻者，请病人进食一些甜流质食物后再做治疗，因低血糖状态下局麻等刺激容易诱发晕厥。

(2) 物品准备：口腔检查基本器械：一次性检查盘、超声波洁牙机及工作尖 1 套、龈下刮治器 1 套、慢速弯手机头 1 个、抛光杯(或矽粒子)、口杯吸唾管、孔巾。

(3) 药品:抛光膏、3%过氧化氢冲洗液、收敛剂碘甘油等,遵医嘱备好局麻药(如复方阿替卡因注射液或2%利多卡因)。

5. 术中护理

(1) 保持术野清晰:手持吸唾器置于洁牙区 1～2 cm 处,避免碰到病人的舌咽部、软腭,以免引起恶心;另一手持口镜,协助牵拉口角及遮挡舌头,及时吸净口内液体及超声喷雾,保持术野清晰,方便以上操作,随时擦干病人口周皮肤,避免液体流向颈部。

(2) 病情观察:洁治过程中,护士需随时观察病人一般情况:如面色、表情、张口情况、是否疼痛等,如果病人过于疲劳,应休息片刻后继续治疗。

(3) 抛光:洁治完毕,备好抛光膏,慢速手机装上抛光杯或矽粒子蘸好抛光膏,递给医生抛光牙面。

(4) 清洁口腔:医生持三用枪冲洗口腔,护士持吸唾器及时吸干液体。

(5) 局部用药:遵医嘱递牙周冲洗消毒液(3%过氧化氢)进行龈袋或牙周袋冲洗,冲洗完毕嘱病人漱口,协助医生挟棉球将牙龈黏膜表面水分擦干或用三用枪吹干,递局部消炎药碘甘油,协助医生上药,嘱病人上药 30 min 内勿漱口、饮水和进食,以保证药物疗效。

6. 术后护理

(1) 清洁面部污垢、血迹,递纸巾、镜子,让病人整理容貌。

(2) 弃去一次性物品,如:胸巾、吸管、漱口杯、检查盘、牙椅套及避污薄膜,按要求进行分类处理。

(3) 选用不伤皮革、无刺激性、无颜色的化学消毒剂进行牙椅表面消毒。

(4) 清洗痰盂,保持清洁、无味。

(5) 做好管路冲洗。

7. 健康指导

(1) 洁治术后有轻度冷热不适感,属正常现象,约 1 周后可恢复。

(2) 保持口腔卫生。

(3) 定期复诊。

(七) 牙拔除术的护理

1. 适应证

(1) 牙周病等造成牙周组织、牙槽骨严重破坏而无法修复者。

(2) 阻生牙反复引起冠周炎或颌面部间隙感染或造成邻牙龋坏者。

(3) 因外伤劈裂或折断至牙颈部以下或根折断不能治疗或修复者。

(4) 错位牙及多生牙造成畸形,根据正畸治疗需要拔除者。

(5) 乳牙滞留影响恒牙萌出者。

(6) 恶性肿瘤放疗前,拟照射区的患病牙及引起颌骨骨髓炎、牙源性上颌窦炎等病灶牙。

2. 禁忌证

(1) 重症高血压、心力衰竭、心肌梗死及心绞痛频繁发作者。

(2) 患有血友病、白血病、恶性贫血及坏血病等血液病病人。

(3) 口腔恶性肿瘤病人,牙位于恶性肿瘤病变区,不可单纯拔牙。

(4) 患有糖尿病血糖未经控制的病人。

(5) 患有口腔颌面部急性感染的病人,疲劳过度、饥饿、紧张恐惧及妇女月经期者。

(6) 易流产或易早产的孕妇,严重的慢性疾病者。

3. 术前准备

(1) 物品准备:0.2%碘伏棉球、棉球、一次性检查盘、牙挺、牙钳、刮匙、骨凿、骨锤、分离器、骨膜剥离子、注射器、一次性针头、局麻药品(2%利多卡因或复方阿替卡因注射液)。

(2) 病人准备:测血压,必要时拍X线片、做心电图。

4. 治疗过程及护理

(1) 核对病人病历及病人姓名、安排病人就坐在治疗椅上、系好胸巾、调整椅位及光源,拔除上颌牙时病人头部应稍后仰,张口时上颌牙的颌平面与地面呈45°;拔除下颌牙时颌平面与地面平行。备好麻醉药(询问有无过敏史),指导配戴眼镜或有活动义齿病人应取下放好,护士位于病人左侧。

(2) 如需要增大牙周围间隙或劈开牙齿时应先告知病人,使其有思想准备。手术过程中,应适时调节灯光保持术区明亮。

(3) 拔牙过程中应认真观察病人表情神态变化。

(4) 观察拔牙区有无出血,拔牙结束时嘱病人咬紧棉球30 min至1 h,压迫止血。

(5) 加强心理护理,缓解病人的心理紧张情绪,发放拔牙健康处方,详细介绍拔牙后的注意事项。

(6) 治疗结束后嘱患者休息片刻,无不适方可离去。

(7) 整理用物,清理治疗台。

5. 健康教育

(1) 拔牙后24 h内不可漱口、刷牙,以免因凝血块脱落引起出血,影响愈合。告知病人拔牙后24 h内,有少许渗血属正常现象。

(2) 拔牙后勿用舌舔创口,勿反复吸吮、吐唾液,以免由于增加口腔负压,破坏血凝块而引起出血及影响拔牙创口愈合。

(3) 拔牙后2 h可进温、软食或流质饮食,不可食用过热食物,更不要用患侧咀嚼,以免造成出血。

(4) 拔牙后若有明显的大出血、疼痛、肿胀、发热、张口受限等症状时应及时复诊。

(5) 拔牙创口缝线7～9 d拆除。

(6) 根据病情需要服用消炎药、止痛药,应做好用药指导。

(八) 智齿冠周炎冲洗术的护理

智齿冠周炎是指智齿(第三磨牙)萌出不全或阻生时,牙冠周围软组织发生的炎症。临床上以下颌智齿冠周炎多见,上颌智齿冠周炎少见。其治疗以局部处理为重点,局部又以清除龈袋内食物碎屑、坏死组织和脓液为主。

1. 物品准备　一次性检查盘、5 ml注射器、10 ml注射器、冲洗针头、0.9%生理盐水、3%过氧化氢、碘甘油。

2. 治疗过程及护理

(1) 核对病人病历及病人姓名、安排病人就坐在治疗椅上、系好胸巾、调整椅位及光源。

(2) 准备3%过氧化氢5 ml和0.9%生理盐水10 ml分别连接弯钝冲洗接头。

(3) 协助医生对冠周炎盲袋用3%过氧化氢和0.9%生理盐水进行反复冲洗,至冲洗流出液清亮为止,局部蘸干,用探针将碘甘油送入盲袋内。

(4) 若需全身应用抗生素者,应做好用药指导。

3. 健康指导

(1) 嘱病人休息,治疗后半小时内禁止喝水和漱口、防止冲走牙周袋内的药液。

(2) 禁食刺激性食物,治疗期间戒烟戒酒。

(3) 宣传冠周炎的发病原因及早期治疗的重要性,对病灶牙炎症消退后遵医嘱应及早拔除,防止冠周炎再发。

(4) 嘱病人用含漱液漱口,每日数次,保持口腔清洁。

(九) 口腔四手操作护理技术

四手操作是在口腔治疗的全过程中，医生护士采取舒适的坐位，病人采取放松的仰卧位，医护双手同时在口腔治疗中完成各种操作，护士平稳而迅速地传递所用器械、材料和药物，从而提高工作效率及医疗质量，四手操作护理的最高标准是医护之间不需要语言沟通而完成配合。

1. 医、护、患的体位及动作　护士接待病人就诊后，嘱病人坐到综合治疗椅上，调至仰卧位，头部位置舒适，全身放松。当医师的头部和眼睛正确向前倾斜时，病人口腔部应在医生眼睛的正下方，病人的上颌牙合面平行于医生的身体，下颌牙合面与医生面部相对，头部与心脏平位，下肢完全放松，脊柱畸形病人，肩下可垫小垫以支撑头肩。女性病人应将长发束起，避免散开滑落到扶靠手边缘，污染器械并妨碍医生工作，对于儿童、老年体弱者，护士应协助其处于舒适体位。术者、助手及设备与病人间的位置关系可分为4个活动区用时钟的字码表示。

术者区：7～12点，一般为11点处。术者在右下后牙区工作时，多选用7～9点位置，在前牙区工作时，多选用12点工作位。术者区也是病人到达和离开椅位的通道(图22-2)。

静态区：12～2点间，此处可放活动柜。

助手区：2～4点间，助手通常保持在3点的位置。

传递区：4～7点间，最靠近病人口腔部位，是医生和护士传递材料和器械的区域，是安放牙科设备最适宜的位置。

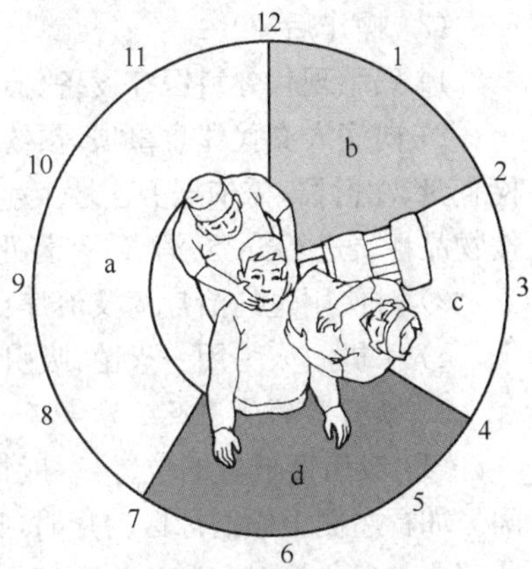

图22-2　为惯用右手的术者划分的活动区

a. 术者区　b. 静态区
c. 助手区　d. 传递区

2. 器械的传递与交换

(1) 器械的传递：传递时要求时间准确、位置恰当，传递无误。器械传递方法有：握笔式直接传递法，掌-拇指握式传递法，掌式握持传递法。最常用的方法为握笔式直接传递法，即医生以拇指和示指以握笔方式接过器械，护士以左手握持器械的非工作末端传递器械。医生从病人口中拿出器械时，护士左手保持在传递区，准备接过已用完的器械，正确地接过器械的部位是在非工作端。传递过程中应注意：①禁止在病人头部传递器械，以保证病人治疗安全。②传递器械要准确无误，防止器械污染。③器械的传递尽可能靠近病人口腔。

(2) 器械的交换：器械交换法有双手器械交换法、平行器械交换法和旋转器械交换法。常用的方法为平行器械交换法，即护士以左手拇指、示指及中指递送消毒好的器械，以环指和小指接过使用后的器械。在器械交换过程中应注意：①护士应提前了解病情及治疗程序，准确、及时交换医生所需器械。当医生治疗结束后，将器械离开病人口腔2 cm左右时，护士应及时准备交换下一步治疗所需器械。②器械交换过程中，护士应注意握持器械的部位及方法，以保持器械交换顺利，无污染，无碰撞。③器械的交换应平行进行，尤其对锐利器械要格外注意，防止损伤病人面部。

3. 四手操作技术的优、缺点

(1) 优点：①提高工作效率的同时也保证质量。②减轻劳动强度、缩短诊疗时间。③增加就诊人数。④提高经济收入。⑤杜绝了院内感染。

(2) 缺点：①需要专业培训人员，增加成本开支。②没有助手时医生难以自行拿取器械。

4. 四手操作技术对护士综合素质的要求

(1) 操作前

1) 保持治疗区域的整洁，将常用的器械、物品按规定摆放整齐，随时准备接待病人。

2) 护士应以高度的责任心和同情感，主动热情地接待病人。病人进入诊疗室后，护士应辅助病人处于舒适体位，调节合适光源，指导口腔含漱，为病人围好胸巾，以减少诊疗室内空气污染及防止病人衣物污染。

(2) 操作中

1) 护士必须熟悉本专业知识及口腔常见病和多发病的病因、诊断、治疗及预防方法,并熟悉掌握各种临床疾病治疗过程的每一步骤,具有丰富的四手操作技术的理论,以娴熟的技能主动配合、参与治疗,真正达到高效率、高质量地为病人服务。

2) 协助医生拉开病人口角,以保持手术区域视野清晰,注意正确使用吸引器,以防损伤软组织。

3) 要了解医生合理的工作程序,做好器械、材料、药品的准备工作,将已准备好的器械、材料迅速、平稳、准确地传递到医生手中。材料的调拌质地要合乎要求,量适中,保证治疗的正确实施及达到最佳的诊疗辅助效果。在治疗过程中,医生、护士默契配合,始终以轻松自然不扭曲的体位进行操作,即使用以人类正常的生理活动为基础的操作位。

4) 随时进行卫生宣教,注意观察病人反应,发现情况及时向医生报告,并协助处理。

(3) 操作后

1) 熟悉现代牙科医疗设备、器械的性能和保养,严格执行保护性医疗制度。

2) 向病人交代注意事项,预约下次复诊时间,清理用物,常规消毒,归还原处。若是一次性口腔检查盘、注射器,需依据一次性卫生材料处理原则进行焚烧或回收处理,对其他口腔专科所用器械,按物品性质进行分类、消毒、灭菌处理,严禁污染的医疗用品重新使用或流向社会。

3) 对使用过的治疗椅及治疗台等物体表面,可使用含氯消毒剂进行擦拭消毒。

4) 手机一人一用一灭菌,吸引器一人一用一废弃,以免交叉感染。

5. 吸引器的使用及注意事项

(1) 吸引器放置的位置:一般情况下,吸引器应放入治疗部位附近区域,以确保口腔内操作空间。如行左侧上颌磨牙区治疗时,吸引器前端位于左侧磨牙颊侧与黏膜间、上颌结节附近,吸引器弯曲部应与口角接触。避免放入病人口内的敏感区域,如软腭、咽部等,以免引起病人恶心。

(2) 注意规范性操作,勿紧贴黏膜,以避免损伤黏膜和使管口封闭。

(3) 操作时动作宜轻柔,力争牵拉软组织时使病人无不适感。

第五节　口腔科护理管理

口腔科护理工作贯穿于病人就诊的全过程——导诊、分诊、助疗、健康指导以及整个诊疗过程中的交叉感染控制。在工作中不但要求医护配合协调、护理技能娴熟,调制材料保证质量,同时也要求护士具备丰富的人文知识和心理护理知识,从而将传统的"医护配合"模式转到"以病人为中心"的护理模式上来,为病人提供全程的优质护理服务,满足病人生理、心理、社会、精神文化等多方面的需要。

一、口腔科护士的素质要求

(1) 具有良好职业道德和敬业精神。

(2) 扎实的专业基础知识和娴熟的专科操作技能。

(3) 较强的有菌意识和无菌观念。

(4) 丰富的人文知识和心理护理知识。

(5) 良好的人际沟通技巧。

(6) 敏锐的疾病观察能力。

(7) 健康的形象和体魄。

二、口腔科门诊的管理

(一) 口腔科门诊的特点

(1) 口腔疾患的病人复诊多,病人流动性大,病人对治疗护理要求高,不但要求解除痛苦,恢复功能,还要满足美容的需要,同时在整个治疗中要求得到舒适、愉快的情感体验。

(2) 由于口腔诊疗工作的特殊性,大量的治疗工作都是医生、护士在病人充满唾液、血液和多种微生物的口腔内用手操作完成,若处置不当,极易造成交叉污染,影响到病人与医护人员的安全,因此,院内感染预防与控制工作贯穿于门诊护理工作的全过程。

(3) 门诊护士与医生的配合需十分紧密,护士不但要熟悉、配合治疗的全过程,而且材料调拌技术要求高,因为材料调拌的质量直接关系到治疗的成败。

(4) 口腔治疗工作中所需的卫生耗材品种多,性质、形状各异,材料、器械精细、贵重,需要特殊的保养与维护,因此口腔科门诊护士在医院物流管理中承担着重要的作用。

(二) 门诊的管理

(1) 保持诊室整齐、清洁、舒适、安静、空气清新、采光良好、设备运转良好,处于备用状态。洗手池旁备好洗手液、擦手纸巾等。

(2) 所需器械、材料、药品齐全、摆放位置固定。

(3) 对病人初步询诊后合理分诊,优先安排急、重症、年老体弱及残疾人就诊。维护好诊室秩序,保持诊室安静。

(4) 热情安排病人就诊,上椅位后,调整好治疗椅位,调整头靠让病人取舒适位,常规协助病人漱口。

(5) 要求护士掌握病情和治疗过程,按需传递药品和调拌好的材料。

(6) 在治疗过程中随时观察病人的反应,重视病人的意见问题,并适时解答。

(7) 及时按规范收检和处置诊疗器械,避免二次污染。

(8) 做好门诊病人的口腔卫生健康指导工作。

(9) 保证牙用手机的灭菌、养护与保管,做好小器械的消毒灭菌工作。

(10) 做好诊室常用治疗器械、设备的维护与保养。

(11) 下班前应将牙椅回位,断开电闸,关闭水、电、门窗等。

三、颌面外科病房的管理

(一) 口腔颌面外科的特点

(1) 口腔颌面部血运丰富,上接颅脑,下连颈部,为呼吸道和消化道起端。颌面骨及腔窦较多,牙附着于颌骨体,口内含有舌,它们行使着表情、语言、咀嚼、吞咽及呼吸等功能,了解这些解剖和生理特点有助于掌握口腔颌面部外伤的护理。

(2) 口腔颌面部位于人体上部且暴露在外,易遭受损伤,据统计报道,颌面部创伤的发生率呈逐年上升趋势。颌面部创伤伤情复杂,损伤广泛,常以出血肿胀为特点,若伴有颌骨骨折则可出现张口受限,通常合并有颅脑损伤、休克、呼吸道梗阻等。

(3) 颌面部血管吻合支多、缺乏静脉瓣,所以损伤后易引起大量的出血;颌面部皮下组织疏松,筋膜间隙多,易形成组织内血肿或间隙感染,导致面部肿胀。但面部丰富的血运,使组织的抗感染能力与愈合能力增强,同时也有利于创伤治疗。

(4) 口腔颌面部解剖关系复杂,其窦腔内有多种微生物存在,创口一旦与窦腔相通,异物的污染和细菌的存在均可导致与加重感染;同时颌面部组织种类繁多,又有神经、唾液腺及导管、下颌关节等，一旦损伤或骨折，易引起咀嚼、语言、呼吸、吞咽及表情等功能障碍和颌面部畸形，给病人的生活和精神造成极大的痛苦。

(5) 口腔颌面外科全麻手术结束时虽然全身麻醉已停止，但病人仍处于麻醉药物继续作用之下，或刚从麻醉状态下逐渐复苏，可能遇到一些危急并发症，如误吸、舌后坠、喉痉挛、喉声门下水肿、支气管痉挛、呼吸道梗阻，以及低氧血症等，因此术后的严密观察和呼吸管理至关重要。

(6) 颌面外科手术创口，大多在口内，而口腔内由于其特殊的解剖生理关系，使得口腔内的微生态环境相当复杂，因此，术后的口腔清洁十分重要，其口腔护理具有特殊的专科要求。

(二) 病房管理

(1) 保持病室整洁、安静、安全、舒适、美观，为病人营造一个有利于诊治与休息的人性化环境。

(2) 与病人及家属建立良好的人际沟通，适时向其进行健康宣教，提高病人自我保护能力，维护病人良好的治疗、护理依从性。

(3) 保证病室空气流通，采光良好与光线柔和，避免光污染影响病人休息。

(4) 重视病人的心理反应与心理问题，针对性地及时地解决病人存在的心理问题。

(5) 监护室设备、多功能监护仪以及抢救车等急救物资应专人管理，保证功能良好、合用。

(6) 加强专科口腔护理，保持口腔清洁，预防口腔感染等并发症。

(7) 病人入院时认真进行护理评估并做好记录。

(8) 病人出院时应全面进行护理评价，并针对性地进行健康指导。

(9) 床单位行终末处置，床以及床褥用床单位消毒器进行深层次消毒。

复习题

【简答题】

1. 牙齿检查包括哪些内容?
2. 口腔科病人常见的护理诊断有哪些?
3. 磷酸锌黏固剂调制方法是什么?
4. 磷酸锌黏固剂调制方法及注意事项是什么?
5. 氧化锌丁香油黏固剂调制方法及注意事项是什么?
6. 氢氧化钙双糊剂调制方法及注意事项是什么?
7. 玻璃离子黏固粉调制方法及注意事项是什么?
8. 根管充填糊剂调制方法及注意事项是什么?
9. 简述窝洞充填术的适应证，治疗过程及护理配合。
10. 简述根管治疗术的概念及目的。
11. 简述根管治疗术的治疗过程及护理配合。
12. 简述复合树脂修复术的概念及适应证。
13. 简述窝沟封闭术的概念及适应证。
14. 简述窝沟封闭术的治疗过程及护理配合。
15. 简述龈上洁治术的概念及适应证。
16. 简述龈上洁治术的治疗步骤。
17. 牙拔除术的适应证有哪些?
18. 牙拔除术的禁忌证有哪些?

19. 牙拔除术的健康教育有哪些?

20. 简述智齿冠周炎冲洗术的概念及健康指导。

21. 四手操作的概念是什么?

22. 四手操作器械传递时注意事项有哪些?

23. 简述四手操作时医、护、患的位置关系。

第二十三章

口腔科病人的护理

导学

内容及要求

本章包括8部分内容，牙体硬组织病病人的护理、牙髓病和根尖周病病人的护理、牙周病病人的护理、口腔黏膜病病人的护理、口腔颌面部感染病人的护理、口腔颌面部损伤病人的护理、口腔颌面部肿瘤病人的护理、口腔先天性疾病病人的护理。

牙体硬组织病病人的护理介绍龋病、楔状缺损，在学习中掌握此两种疾病的概念、病因和发病机制、临床表现、护理措施；熟知护理诊断、护理目标、健康指导；了解辅助检查及治疗要点、护理评价。

牙髓病和根尖周病病人的护理重点掌握急性牙髓炎和慢性牙髓炎的临床表现和治疗原则、护理措施；熟知牙髓病的病因和发病机制、护理诊断、护理目标，了解牙髓病的健康指导及护理评价。根尖周病要掌握根尖周病的临床分类及临床表现、护理措施；熟知护理诊断、护理目标、健康指导；了解病因和发病机制、辅助检查、治疗要点、护理评价。

牙周病病人的护理重点掌握牙龈炎和牙周病的病因与发病机制、临床表现、护理措施、熟知治疗要点、健康指导；了解护理诊断、护理目标、护理评价。

口腔黏膜病病人的护理主要介绍了4种疾病，包括复发性阿弗他溃疡、口腔单纯疱疹、艾滋病、白血病。重点掌握每种疾病的病因与发病机制，临床分型及临床表现、护理措施。熟知治疗要点，护理诊断、护理目标；了解健康指导、护理评价。

口腔颌面部感染病人的护理主要介绍了智齿冠周炎、面部疖痈、颌面部间隙感染。在学习中重点掌握口腔颌面部感染的途径，临床表现、治疗要点护理措施；熟知护理诊断；了解病因和发病机制、护理目标及护理评价。

口腔颌面部损伤病人的护理重点掌握口腔颌面部的软组织损伤类型及临床表现、护理措施；熟知颌骨骨折临床表现，治疗要点；了解护理诊断、护理目标、健康教育。

口腔颌面部肿瘤病人的护理主要介绍了舌癌和牙龈癌，重点掌握两种疾病的病因和发病机制、护理措施；熟知病理及转移途径，熟知临床表现、护理诊断、治疗要点；了解辅助检查、健康教育、护理目标、护理评价。

口腔先天性疾病病人的护理主要介绍了先天性唇裂和先天性腭裂。重点掌握先天性唇裂和先天性腭裂的病因和发病机制、临床表现及分类；熟知治疗要点、护理措施；了解护理诊断、护理目标、护理评价。

重点、难点

本章学习内容比较多，重点为各种疾病的临床表现、临床分型及护理措施；难点为病因和发病机制。

专科生的要求

专科层次的学生对病因和发病机制了解即可；要熟知各种疾病的临床表现、临床分型及护理措施。

第一节　牙体硬组织病病人的护理

一、龋病

龋病(dental caries)是在以细菌为主的多种因素影响下，牙体硬组织发生慢性进行性破坏的一种疾病。它是现代人类罹患最广泛的疾病之一，不同地区、民族、年龄、由于调查对象不同，患病率差异很大。国外患病率为20%～90%，国内患病率据第三次全国口腔健康流行病学调查显示，35～44岁与65～74岁年龄组患病率高达59.9%和77.1%，与20世纪80年代以前资料报道的37.3%有明显增高趋势。牙齿硬组织遭到破坏后，缺乏修复和自愈能力，而在发病初期不易引起主观症状，因此，一旦发现，常常已发展到比较严重的程度。龋病向纵深发展，则可引起牙髓炎、根尖周炎、牙槽脓肿等并发症。因此，早期检查，早期发现，早期治疗，在龋病的预防和保健方面有着重要意义。

【病因和发病机制】　目前被普遍接受的龋病病因学说是四联因素论。这个理论是Keyes根据Miller以及许多学者的研究成果在20世纪60年代初提出的，它把龋病的发生归结为细菌、食物、宿主、时间共同作用的结果，比较全面地阐述了龋病发生的基础和根本原因(图23-1)。

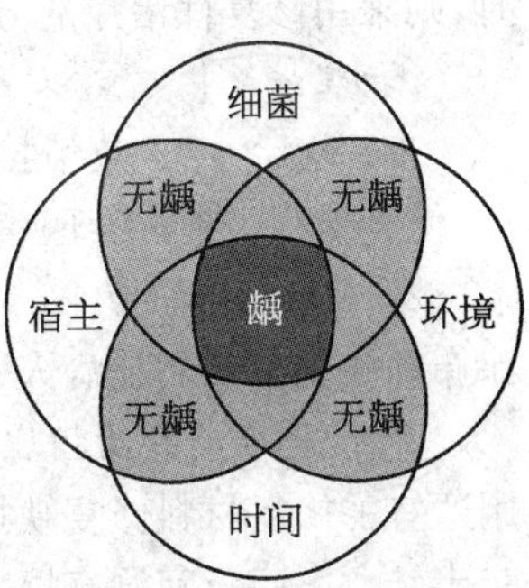

图23-1　龋病的四联因素理论

1. 细菌　大量证据已表明，细菌的存在是龋病发生的先决条件。口腔中主要致龋菌是变形链球菌，其次是某些乳酸杆菌和放线菌。变形链球菌必须在牙菌斑存在时才能产生龋病。牙菌斑是寄居在牙面的以细菌为主体的生态环境。由于菌斑深处缺氧，糖类(碳水化合物)的代谢不完全，使致龋菌产生各种有机酸，在这些酸的作用下，使牙齿硬组织发生脱矿，形成龋病。

2. 食物　食物与龋病的关系十分密切，尤以蔗糖及其他低分子量糖的作用最为明显。许多调查资料都说明龋病的发生与进食的蔗糖量直接相关。因糖类食物易被致龋细菌分解成酸，形成黏性多糖类，黏附于牙面，所以糖类食物是致龋的基质。

3. 宿主　宿主主要包括牙和唾液，特别是牙齿对龋病的敏感性或抗龋能力。牙齿的形态、结构、排列和成分亦与龋病发生有关。因为窝、沟、邻面、牙颈部等处易形成菌斑，而且不易祛除，是龋的好发部位。牙齿排列不齐、错位、接触不良都能造成“滞留区”成为龋病的发病条件。唾液对维持口腔正常 pH,保持牙面完整性,促进牙的再矿化有着重要作用,因为唾液的缓冲能力能中和细菌所产生的酸;唾液中的无机盐通过离子交换可使牙釉质中某些脱矿区域再矿化。此外一些微量元素,如氟、镁、锶等亦有抑制龋病的作用。

4. 时间　龋病的发生和发展是一个缓慢的过程,发病的每一个过程都需要一定时间才能完成。从儿童牙齿上一个可以钩住探针的早期损害发展为一个临床龋洞,平均需要 1 年半左右。2～14 岁这段时间是乳恒牙患龋的易感期。另外菌斑从形成到具有致龋力也需要一定时间,这对预防工作有着重要意义。

【临床表现】　龋病临床特征是牙体硬组织的色、形、质的改变。其病变过程是由牙釉质或牙骨质表面开始,由浅入深逐渐累及到牙本质,呈连续破坏过程。临床上为了便于诊断和治疗,根据龋损程度分为浅龋、中龋及深龋。

1. 浅龋　龋蚀只限于牙齿的表层即牙釉质或牙骨质。初期表现为龋损部位色泽变黑,黑色素沉着区下方为龋白斑,呈白垩色改变,继之成黄褐色或黑色,病人无自觉症状,探诊有粗糙感或有浅层龋洞形成。

2. 中龋　龋蚀已进展到牙本质浅层,形成龋洞,洞内除了病变的牙本质外还有食物残渣、细菌等。病人对冷、热、酸、甜等刺激较为敏感,对冷的刺激尤其明显,但去除外界刺激后,症状即可消失。

3. 深龋　龋蚀进展到牙本质深层时为深龋,临床上可看见较深的龋洞,易于检查到病人的主观症状。由于深龋病变接近牙髓,所以对温度变化及化学刺激敏感,食物嵌入洞内压迫发生疼痛,探查龋洞时酸痛明显,但无自发性痛。

【辅助检查】

1. 温度刺激试验　当龋洞达到牙本质时病人即可主诉对冷热或酸甜刺激发生敏感甚至难忍的酸痛,医生可用冷热刺激进行检查,亦可使用电活力测定。

2. X 线检查　可借助 X 线摄片检查有无邻面龋或颈部龋,了解龋洞的深度。

3. 透照　用光导纤维装置进行透照检查,能直接看到龋损部位及病变深度及范围。

【治疗要点】　早期釉质龋采用药物治疗的方法抑制龋病的发展,常用的药物有 75%氟化钠甘油糊剂和 10%硝酸银。其方法是将其涂布于患处,使病变终止或消除。当牙体组织破坏形成龋洞时,则采用修复性治疗的方法即充填术恢复缺损。

【护理措施】

1. 心理护理　热情接待病人,耐心向病人解释病情,介绍治疗方法,消除病人对钻牙的恐惧心理,使其能积极地配合医生完成各项治疗。

2. 药物治疗的护理　进行药物治疗时遵医嘱备好所需药物,协助牵拉口角,隔湿、吹干牙面。涂布氟化钠时切勿让病人吞入,因该药有一定毒性。

3. 修复性治疗的护理　修复性治疗是指用充填术的方法去除龋坏组织,制成一定洞形,然后选用适宜的修复材料修复缺损部分,恢复牙齿的形态和功能。充填术是龋病最常用的修复方法,见第二十二章第四节窝洞充填术的护理。

【健康指导】　向病人宣传预防龋病的有关知识,增强人们的健康保健意识。

1. 保持口腔卫生　指导病人采用正确的刷牙方法,即使用保健牙刷,采用上下竖刷法,其方法是:刷牙时将刷毛与牙龈呈 45°,上牙从上往下刷,下牙从下往上刷,咬𬌗面来回刷,每次刷牙时间以 3 min 为宜,才能达到清除软垢及菌斑,按摩牙龈的目的。拉锯式的横刷法会导致牙龈萎缩及楔状缺损。应养成早晚刷牙,饭后漱口的习惯。尤其是睡前刷牙更为重要,以减少菌斑及食物残渣的滞留时间。

2. 定期口腔检查　一般 2～12 岁的儿童半年一次,12 岁以上一年一次,以便早期发现龋病,及时治疗。

3. 合理饮食　少吃糖果、饼干等精制糖类，鼓励多吃富含纤维的食物，如蔬菜等。尤其是小儿，在临睡前不要进甜食，可使用蔗糖代用品，如木糖醇，甘露醇等，可以防止和降低龋病的发生。

二、楔状缺损

楔状缺损(wedge-shaped defect)是牙齿唇、颊侧颈部硬组织发生缓慢消耗所致的缺损，由于这种缺损常呈楔形因而得名。

【病因和发病机制】

1. 刷牙　这是发生楔状缺损的主要原因，特别是用力横刷的人，常有典型的严重的楔状缺损。

2. 牙颈部的结构特点　牙颈部结构比较薄弱，易被磨去，有利于缺损的发生。

3. 酸的作用　龈沟液偏酸性易导致牙体硬组织的缺损，龈缘下牙体硬组织的缺损常常与此有关。

4. 牙体组织的疲劳　有研究表明，颊侧牙颈部，是𬌗力应力集中区。长期的咀嚼牙𬌗力，使牙体组织疲劳，于应力集中区出现破坏。

【临床表现】

(1) 典型楔状缺损，由两个平面相交而成，有的由三个平面组成(图 23-2)，缺损边缘整齐，表面坚硬而光滑。一般均为牙体组织本色，有时可有程度不等的着色。

(2) 根据缺损程度，可分为浅形、深形和穿髓形。浅形和深形可无症状，也可发生牙本质过敏症。穿髓形有牙髓病、根尖周病症状，甚至发生牙齿横折。

(3) 楔状缺损好发于前磨牙。尤其是第一前磨牙，因其位于牙弓最突处，刷牙时受力大，次数多，一般有牙龈退缩。

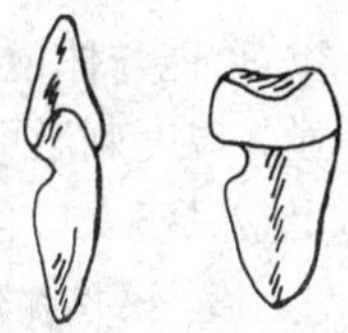

图 23-2　楔状缺损

(4) 一般年龄越大，发生楔状缺损越多，程度越严重。

【治疗要点】　改变刷牙方式，避免横刷并且选用软毛牙刷及磨料较细的牙膏。牙体缺损少，无牙本质过敏者无需处理，伴牙本质过敏者脱敏治疗。缺损较大，可用玻璃离子、复合树脂或复合体修复。发生牙髓或根尖周病变时，做牙髓及根尖周病的治疗。发生牙横折者，根据病情选择根管治疗后桩冠修复或拔除残根。

【护理措施】

(1) 首先应指导病人采取正确的刷牙方法，避免横刷。刷牙时不要过分用力，并选用质地较软的牙刷和和磨料较细的牙膏，以减轻对牙齿的磨损。

(2) 组织缺损少，无牙本质过敏症者，不需处理；有牙本质过敏症者，协助医生进行脱敏治疗。

(3) 缺损较大者可用充填法，用玻璃离子黏固粉或复合树脂充填。操作见窝洞充填术和复合树脂充填术。

(4) 有牙髓感染或根尖周病时，协助医生进行牙髓病治疗或根管治疗。见根管治疗部分。

(5) 治疗完成，及时清理用物，消毒备用。

第二节　牙髓病和根尖周病病人的护理

牙髓病(disease of dental pulp)是指发生在牙髓组织的疾病。**根尖周病**(periapical periodontitis)是指发生在牙齿根尖部及其周围组织包括牙周膜、牙槽骨及牙骨质的各种类型的疾病。虽然它们是各自独立的疾病体系，但因牙髓病和根尖周病的病因大多相似，牙髓组织和根尖周围组织通过根尖孔密切相连，牙髓组织中的病变产物、细菌及其毒素等很容易通过根尖孔扩散到根尖周围组织，引起

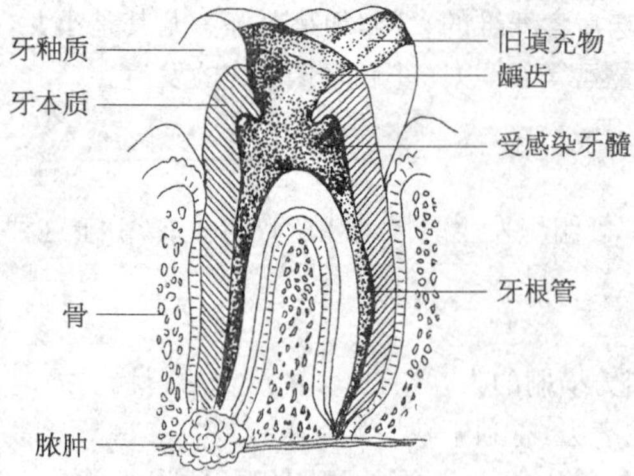

图 23-3　牙髓病及根尖周病

根尖周病，故牙科学历来将其合并讨论，本文也将其纳入一节分别叙述(图 23-3)。

一、牙髓病

牙髓病是口腔科最常见的疾病之一，分为可复性牙髓炎、不可复性牙髓炎和牙髓坏死等。

【病因和发病机制】　牙髓炎主要由细菌感染所致，深龋是引起牙髓感染的主要途径。龋洞内的细菌及毒素可通过牙本质小管侵入牙髓组织或经龋洞直接进入牙髓而引起牙髓炎。其次是牙周组织疾病，其细菌经根尖孔进入髓腔引起的逆行感染。另外，化学药物及物理因素如温度、电流刺激亦可引起牙髓炎。

【临床表现】　牙髓炎按其临床经过分为急性牙髓炎与慢性牙髓炎。

1. 急性牙髓炎(acute pulpitis)　发病急，剧烈疼痛。其疼痛特征为自发性、阵发性剧痛，夜间加重，可能与体位有关。病人对疼痛不能准确定位，若由龋病引起，检查时可探及近髓的深龋，探痛明显。温度刺激可引起剧烈疼痛。当牙髓化脓时对热刺激极为敏感，而遇冷刺激则能缓解疼痛，临床上常见病人口含冷水止痛。

2. 慢性牙髓炎(chronic pulpitis)　临床上最为常见，一般不发生剧烈的自发性疼痛，有时可出现阵发性隐痛或钝痛。病人可述有长期的冷热刺激痛病史，病人常觉患牙咬合不适或轻度叩痛。病人常可定位患牙。检查可见穿髓孔或牙髓息肉。

【辅助检查】

用电活力测试牙髓活力、温度试验及叩诊可帮助确定患牙；X线牙片有助于龋齿的检查(图 23-4)。

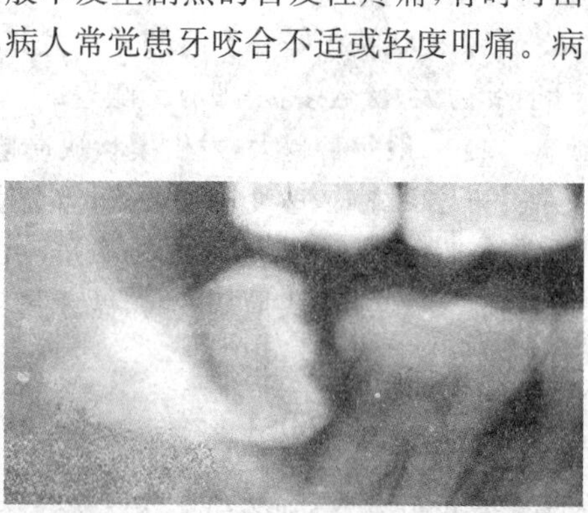

图 23-4　下颌第二磨牙 X 线片

【治疗要点】

1. 止痛　用药物或开髓减压的方法缓解病人的疼痛。

2. 保存正常的牙髓组织或保留患牙　保存牙髓的方法有盖髓术、活髓切断术；保存牙体的方法有牙髓塑化治疗、根管治疗等。

【护理措施】

1. 应急止痛治疗的护理　开髓减压，是止痛最有效的方法。在局麻下，用牙钻或探针迅速刺穿牙髓腔，使髓腔内的炎性渗出物得以引流，从而降低牙髓腔的压力，缓解疼痛。开髓前，应对病人进行心理安慰，稳定情绪，向其说明钻牙的目的，消除恐惧心理，以取得病人的合作。开髓后可见脓血流出，护士抽吸温热生理盐水协助冲洗髓腔，备丁香油或樟脑酚小棉球供医生置于龋洞内，开放引流。待疼痛缓解再进行相应处理。

2. 保存牙髓治疗的护理　牙髓炎早期(可复性牙髓炎)可选择保留活髓的治疗方法，如盖髓术、活髓切断术。

3. 保存牙体治疗的护理　牙髓炎晚期(不可复性牙髓炎)无条件保存活髓的牙齿时可选择保存牙体的治疗。最常见的为根管治疗，见根管治疗部分。

【健康指导】　利用病人就诊机会，向病人讲解牙髓炎的发病原因、治疗方法和目的，以及牙病早期治疗的重要性。让病人了解牙髓炎早期如能得到及时正确的治疗，活髓可能得到保存。如牙髓死亡，牙体将失去代谢而变性，使其变得脆而易折，极易导致牙齿缺失。因此，预防龋病及牙髓病，对保存健康牙齿有着十分重要的意义。

二、根尖周病

根尖周炎是指局限于根尖周围组织的炎症。多数是牙髓炎的继发疾病，而根尖周炎又可继发颌骨及颌周组织炎。临床上将根尖周炎分为急性根尖周炎和慢性根尖周炎，而以慢性根尖周炎最为常见。

【病因和发病机制】 根尖周炎多由感染的牙髓通过根尖孔和副根尖孔刺激根尖周组织，引起急性感染。其次，创伤和牙髓治疗时如使用砷剂失活用量过大，封药时间过长，药物渗出根尖孔也能引起化学性根尖周炎。

【临床表现】

1. 急性根尖周炎 大多数均为慢性根尖周炎急性发作所致。炎症初期，病人自觉患牙根部不适，发胀，轻度钝痛，检查时有叩痛。当形成化脓性根尖周炎时出现自发性剧烈、持续的跳痛，牙齿有明显伸长感，咀嚼时疼痛加重，病人能指出患牙，颌下区域性淋巴结可有肿大。若病情继续发展，脓肿达骨膜及黏膜下时，颌面部相应区域肿胀，可扪及波动感。患牙更觉浮起，疼痛更加剧烈，病人感到极端痛苦，可伴有体温升高，身体乏力等全身症状。脓肿破溃或切开引流后，急性炎症可缓解，而转为慢性根尖周炎。

2. 慢性根尖周炎 一般无明显自觉症状，或症状较轻，常有反复肿胀疼痛的病史。口腔检查可发现患牙龋坏变色，牙髓坏死，无探痛但有轻微叩痛，根尖区牙龈可发现窦道孔。

【辅助检查】 慢性根尖周炎由于牙髓坏死，牙髓活力测试无反应，X线片显示根尖区有稀疏阴影，或圆形透射区（图 23－5）。

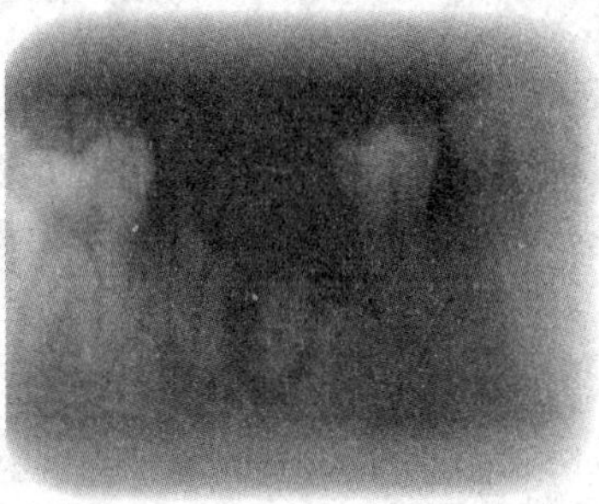

图 23－5 下颌第一磨牙 X 线片

【治疗要点】

1. 急性根尖周炎 应首先开髓引流，缓解疼痛，然后进行根管治疗或牙髓塑化治疗。

2. 慢性根尖周炎 主要采用牙髓塑化治疗或根管治疗。病变严重保守治疗无效者，则应拔除患牙。

【护理措施】

(1) 开髓引流的护理配合：协助医生在局麻下用高速手机打开髓腔，拔除牙髓，使根尖周渗出物通过根管得以引流，达到止痛，防止炎症扩散的目的。护士抽吸 3%过氧化氢液及生理盐水，供医生冲洗髓腔，吸净冲洗液，吹干髓腔及用消毒纸尖吸干根管内液体，备消毒酚棉球及短松棉捻供医生置入髓室内，以免食物堵塞根管。窝洞不封闭，以利引流。

(2) 如已形成骨膜下或黏膜下脓肿，需及时切开引流。切开脓肿前，护士协助医生对术区进行清洁、消毒、隔湿准备。按医嘱准备麻醉药物及器械。脓肿切开后冲洗脓腔，然后在切口处放置橡皮引流条，定期更换至伤口清洁。

(3) 指导病人按医嘱服用抗生素、镇痛剂、维生素等药物。嘱病人注意适当休息，高热病人多饮水，进食流质及半流质食物，注意口腔卫生。

(4) 急性炎症控制后或慢性根尖周炎应作牙髓塑化治疗或根管治疗，以消除感染，防止根尖周组织的再感染，促进根尖周组织愈合。

【健康指导】 让病人了解根尖周炎的发病原因，治疗过程及可能出现的问题。急性根尖周炎的病人向其讲明开髓减压及脓肿切开仅为应急处理，当症状消退后，必须继续采取根除病源的治疗方法，即根管治疗或牙髓通过塑化治疗，才能达到消除病源的目的。如根管治疗失败，有可能拔除患牙。

进行各项治疗时，让病人了解治疗步骤及目的，取得病人的合作。嘱病人按医嘱准时复诊，保持治疗的连续性，以达到治疗的最佳效果。

第三节　牙周病病人的护理

牙周病(periodontal diseases)指牙齿支持组织，包括牙龈、牙周膜、牙槽骨及牙骨质等发生的慢性、非特异性、感染性疾病。其中以牙龈炎和牙周炎最为常见。在口腔疾病中牙周病与龋病一样，是人类最常见的疾病之一，而在我国，牙周病的患病率明显高于龋病，随着年龄的增长，患病率和严重程度也逐渐增高(图 23-6)。

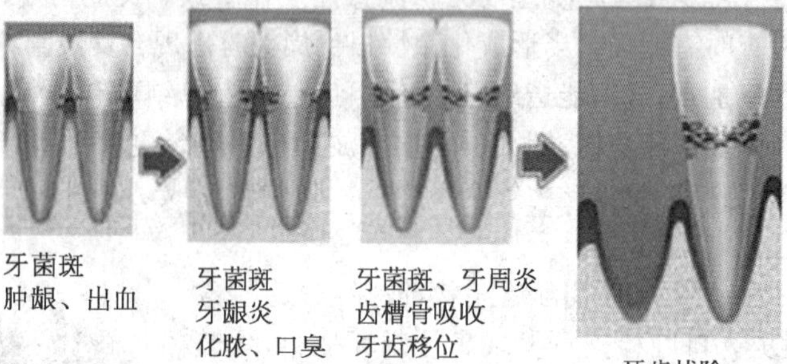

图 23-6　牙　周　病

一、牙龈炎

牙龈炎(gingivitis)病变发生于牙龈组织，以儿童和青少年多见。牙龈炎种类较多，以慢性龈缘炎和增生性龈炎最常见。

【病因与发病机制】　牙菌斑是引起牙龈炎的始动因子，如口腔卫生不良，形成牙结石，以及其他因素如食物嵌塞、不良修复体及牙错位拥挤，均可促进菌斑的积聚，引发或加重牙龈的炎症。某些全身因素如内分泌紊乱、维生素C缺乏、营养障碍与系统性疾病也可引起或加重牙龈炎。此外，有用口呼吸习惯的病人可因上前牙区的唇侧长期暴露在空气中而致该区发生牙龈肥大，妊娠期由于性激素水平的改变也可使原有的慢性龈炎加重和改变特性。

【临床表现】

(1) 一般无明显自觉症状，偶有牙龈发痒、发胀等不适感。多数病人常因牙龈受到机械刺激，如刷牙、咀嚼、说话、吸吮等引起出血或口臭、口腔异味而来就诊。

(2) 口腔检查可见，牙龈充血、红肿、呈暗红色，点彩消失，表面光滑发亮，质地松软，缺乏弹性，龈沟深度可达 3 mm 以上，形成假性牙周袋，但上皮附着仍位于釉牙骨质界处，这是区别牙龈炎与牙周炎的重要标志。牙颈部可见牙石与牙垢沉积，探诊易出血。

【治疗要点】

1. 药物治疗　用1%过氧化氢液、0.12%～0.2%氯己定(洗必泰)交替冲洗龈沟后涂以碘制剂。

2. 去除病因　通过洁治术清除菌斑及牙结石，消除造成菌斑滞留的因素。

【护理措施】

(1) 口内有不良修复体者，协助医生取下，消除食物嵌塞。

(2) 配合医生为病人进行局部药物治疗。病情严重者，指导病人遵医嘱服用抗生素及维生素。

(3) 龈上洁治术和龈下刮治术，是去除牙结石和菌斑的基本手段。其方法是使用器械或超声波洁牙机除去龈上、龈下牙石，消除结石和菌斑对牙龈的刺激，以利于炎症和肿胀消退。

【健康指导】

(1) 让病人了解牙龈炎是可以预防的，关键是一生中坚持每天彻底地清洁牙菌斑。患了牙龈炎要及时治疗，如发展到牙周炎将会对口腔健康带来严重的危害。

(2) 向病人介绍合理的刷牙方法及其他保持口腔卫生的措施，如牙线的正确使用，宣传早、晚及饭后刷牙的重要性，养成良好的口腔卫生习惯。

二、牙周炎

牙周炎(periodontitis)是发生在牙周支持组织的慢性破坏性疾病，表现为牙龈、牙周膜、牙骨质及牙槽骨均有改变。除有牙龈炎的症状外，牙周袋的形成是其主要临床特点。牙周炎与龋病一样，是破坏咀嚼器官的主要口腔疾病之一。据北京地区调查，门诊拔牙原因中牙周炎已由31%升至44%，超过龋病，占拔牙原因的首位。牙周炎患病普遍，是世界性的常见病，随着年龄的增长罹患率也增高。一旦患了牙周炎，现有的治疗手段可以使牙龈的炎症消退，疾病停止发展，但已被破坏的牙周支持组织则不能完全恢复到原有水平，其危害远大于牙龈炎。

【病因和发病机制】　牙周炎是多因素疾病，其病因基本上与牙龈炎相同。

(1) 凡是能加重菌斑滞留的因素，如牙石(dental calculus)、食物嵌塞、不良修复体、牙排列拥挤、解剖形态的异常等，均可成为牙周炎的局部促进因素。

(2) 全身因素尚不明了，可能与营养代谢障碍、内分泌紊乱、精神因素、自主神经功能紊乱等有关。

(3) 牙龈炎如未能及时治疗或者由于致病因素增强，机体抵抗力下降，则牙龈炎可能发展为牙周炎。

【临床表现】

1. 牙龈肿胀出血　牙周炎大多由牙龈炎发展而来，牙龈的形态、颜色的改变较牙龈炎更广泛、更严重。检查可见牙龈组织水肿，颜色暗红，点彩消失。在刷牙、咀嚼、说话时出现牙龈出血。

2. 牙周袋形成　由于炎症刺激，牙周膜纤维破坏，牙槽骨逐渐吸收，牙龈与牙根面分离，使龈沟破坏加深到3 mm以上，形成病理性牙周袋。

3. 牙周袋溢脓及牙周脓肿　由于牙周袋内细菌感染呈化脓性炎症改变，轻压牙周袋外壁，有脓液溢出，并伴有口臭。如果脓液引流不畅或身体抵抗力降低时可发生急性牙周脓肿。表现为近龈缘处局部呈卵圆形突起，红肿疼痛，严重病例可出现全身不适，体温升高，常伴有区域性淋巴结肿大等症状。

4. 牙齿松动　随着牙周组织的破坏，牙齿支持功能大为减弱，从而出现牙齿松动，咀嚼功能下降或丧失。

【辅助检查】　牙周病的X线检查以拍摄根尖片和曲面断层片较多。正常情况下，牙槽嵴顶到釉牙骨质界的距离为1～1.5 mm，不超过2 mm。超过2 mm时，则认为有牙槽骨吸收。骨吸收的程度一般按照吸收区占牙根长度的比例来描述，通常分为以下3度。

一度：牙槽骨吸收在牙根的颈1/3以内。

二度：牙槽骨吸收超过根长的1/3，但在根长的2/3以内。

三度：牙槽骨吸收达根长的2/3以上。

【治疗要点】　对牙周炎的治疗需按步就班的采取综合治疗的方法，即控制菌斑、清除牙结石、袪除牙周袋及药物治疗。通过治疗可使炎症消退，病情得到控制，但需要病人坚持定期复查，才能使疗效得到长期稳定的保持。

【护理措施】

1. 药物治疗的护理　菌斑是牙周病的主要致病原因，临床上常用螺旋霉素、灭滴灵等抗生素来杀灭细菌，控制感染。嘱病人按医嘱服药。局部常用3%过氧化氢液冲洗牙周袋，拭干后用探针或镊子夹取少许复方碘液置于袋内。使用该药时，应避免烧灼邻近黏膜组织。也可在牙周袋内放置抗菌药物，消灭或减少致病菌。0.1%氯己定液漱口或1%过氧化氢液棉签擦洗，也可减少菌斑形成。

2. 龈上洁治术或龈下刮治术　是清除牙结石，减缓牙周袋形成的重要手段，操作步骤及护理配合见第二十二章第四节。

3. 消除牙周袋　经局部治疗，牙周袋仍不能消除者，可行牙周手术清除牙周袋。常用的手术方法有牙龈切除术及龈翻片术。牙龈切除术是用外科手术消除增生肥大的牙龈组织或牙周袋，重新建立新的龈缘和正常龈沟；龈翻片术是将黏膜与其下层组织分离，暴露病变区，彻底消除病理组织至根面光滑后再将龈瓣复位缝合，希望牙体与龈瓣附着。护理配合以龈翻片术为例。

(1) 器械准备：外科手术刀、牙周探针、骨膜分离器、眼科弯头尖剪刀、刮治器、小骨锉、局麻器械、缝针、缝线、持针器、调拌用具、消毒药品、无菌包。另备牙周塞治剂及丁香油。各类器械消毒后备用。

(2) 术中配合

1) 术前用0.1%氯己定液漱口，75%乙醇消毒口周皮肤，铺消毒巾。

2) 备局麻药进行术区麻醉。

3) 医生做翻瓣术切口时牵拉口唇，协助止血，及时传递手术器械，用生理盐水冲洗创面，吸去冲洗液，用纱球拭干术区，保持术野清晰。

4) 医生缝合时协助剪线。缝合完毕，调拌牙周塞治剂，将其形成长条状，置于创面，用棉签蘸水轻轻加压，使其覆盖整个术区，保护创面。

(3) 术后护理：嘱病人注意保护创口，24 h内不要漱口刷牙，进软食。必要时按医嘱服抗生素1周。术后5～7 d拆线，6周内勿探测牙周袋，以免影响愈合。

【健康指导】

1. 术前健康教育　①护士根据医生的治疗计划向病人介绍其所患疾病的治疗意义、步骤、疗程、预后、合并症、治疗费用，注意及时纠正病人的不合理要求。②指导病人在治疗过程中不要用口呼吸，避免误吞冲洗液、碎屑及细小器械。治疗过程中如有不适则举左手示意，不能随意讲话及转动身体，以防造成口腔软组织损伤。

2. 术后健康教育　①保持良好的口腔卫生习惯：每天早晚各一次彻底刷牙，根据情况必要时可于每次饭后刷牙，每次至少3 min，不能口含食物睡觉。进行牙周系统治疗的病人于第一次龈上洁治术后换用新牙刷，减少口腔与病原微生物接触的机会。②采用正确的刷牙方法：建议牙周病人使用水平颤动法刷牙，即将刷头放于牙颈部，毛束与牙面成45°角，毛端向根尖方向，轻轻加压。一部分刷毛末端进入龈沟，在原位作近远中水平向颤动4～5次，然后转动牙刷，使刷毛顺着牙间隙由龈缘刷向牙合面方向，刷上下前牙舌面时，将牙刷头竖起，以刷头前部接触近龈缘处的牙面，上下颤动。注意每个牙位要有重叠，以防遗漏。③正确使用牙线：牙线可去除牙间隙的食物残渣和软垢，主要有多种支架式和无支架式两种牙线。这里介绍无支架牙线的使用方法，取一段20 cm长的牙线，将其两端分别绕在左右手的示指上，一手在口内，一手在口外，绷紧牙线轻轻从𬌗面通过两牙之间的接触点，如接触点过紧，可作颊舌向的拉锯式动作，即可通过。牙线紧贴一侧牙面的颈部，呈C形包绕牙面，进入龈下，做上下移动，每个临面重复4～5次，使用时力量应均匀，不可太大，以免损伤牙周组织。最后用清水漱口，每日使用两次最好。④特殊情况的处理：牙周治疗后有些病人会出现牙齿过敏的症状，向其解释原因，嘱少食刺激性食物。治疗期间个别部位如有牙龈出血，刷牙时不可避让，否则造成恶性循环。抗生素及营养类药物只能作为辅助手段，不可代替牙周基础治疗。⑤去除和控制与牙周病关系密切的不良因素：及时治疗龋坏牙，去除不良修复体，调磨有牙合创伤的牙齿，矫治错𬌗畸形，积极戒烟戒酒，治疗全身性疾病。⑥巩固疗效：牙周病治疗后易复发，必须定期复查。牙周病基础治疗结束后，病人能较好地自我控制菌斑，进入维护期通常半年复查一次。⑦建议均衡饮食：补充蛋白质、维生素A、D、C及钙，加强体育锻炼，增强自身的抵抗力和免疫力。⑧以上内容可通过口授或宣传小册子、墙报、电视等形式向病人宣传，督促定期复诊，期间如有牙龈出血、疼痛不适等症状，应及时就诊。

第四节　口腔黏膜病病人的护理

口腔黏膜病是发生在口腔黏膜和软组织表面多种疾病的总称，这些疾病可以是口腔黏膜本身的固有疾病，也可能是全身系统疾病在口腔局部的表现。口腔黏膜常见的病理损害有斑块、丘疹、结节、糜烂、溃疡、疱、坏死、萎缩、皲裂等。

一、复发性阿弗他溃疡

复发性阿弗他溃疡(recurrent aphthous ulcer, RAU)亦称复发性口疮，是一种常见的口腔溃疡性损害，发病率居口腔黏膜病之首。本病具有自限性，一般7～10 d可自愈，但周期性复发。

【病因和发病机制】　本病的病因和发病机制目前尚不清楚。多数人认为与病毒感染，胃肠功能紊乱，免疫功能低下等诱发因素有关，如感冒、消化不良、便秘、肠道寄生虫、睡眠不足、疲劳、精神刺激等。女性月经期或更年期也常伴发此病。近年来，也有学者认为本病是一种自身免疫病。

【临床表现】　临床上将此病分为3种类型：轻型、重型和疱疹样溃疡。

1. 轻型　多见于青少年，好发于唇、舌缘、颊、舌尖、前庭沟等处，而牙龈、硬腭则少见。初期仅有黏膜充血不适，出现单个或多个粟粒大小的红点，随之破溃形成圆形或椭圆形溃疡，直径2.0～3.0 mm，溃疡中央稍凹下，上面覆盖一层灰黄色假膜，四周黏膜充血形成红晕，疼痛明显，遇刺激疼痛加剧，影响病人说话与进食。7～10 d溃疡自愈，愈合后不留瘢痕。经过一段间歇期又在口腔另一部位复发。

2. 重型　又称复发性坏死性黏膜腺周围炎。发作时溃疡较大，直径可达10～20 mm，深可及黏膜下层甚至肌层，边缘不规则且隆起，中央凹陷疼痛剧烈，口腔黏膜各部均可发生，尤其多发于口腔后部、颊、软腭、扁桃体周围、咽旁等处，病程可长达数月，愈后留有明显瘢痕。

3. 疱疹样溃疡　又称阿弗他口炎。溃疡小而多，散在分布在黏膜任何部位，直径小于2 mm，可达数十个之多。邻近溃疡可融合成片，黏膜充血，疼痛较重，可伴有头痛、低热、全身不适，局部淋巴结肿大。有自限性，不留瘢痕。

【治疗要点】　本病的治疗包括全身治疗与局部治疗。

1. 全身治疗　常使用糖皮质激素；对免疫功能减退者，可选用转移因子；必要时补充维生素，微量元素等。

2. 局部治疗　主要是保护创面，缓解疼痛，促进愈合，常用口腔溃疡药膜贴敷，1日数次；也可用金霉素甘油糊剂涂布；中药养阴生肌散、锡类散、西瓜霜等撒于患处。单个溃疡可用10%硝酸银或50%三氯醋酸等烧灼。

【护理措施】

嘱病人遵医嘱用药。采用10%硝酸银或50%三氯醋酸烧灼溃疡时，护士协助隔离唾液、压舌，切勿使药液超出溃疡面，以免伤及周围正常黏膜。

当溃疡疼痛难忍，进食困难时，可用0.5%盐酸达克罗宁液或1%丁卡因溶液用棉签涂布溃疡面，可迅速麻醉止痛。嘱病人宜食清淡食物，不可过热，以减轻对溃疡的刺激。

【健康指导】

(1) 向病人介绍疾病的病程及治疗目的，让其了解本病有自限性，不经治疗 7～10 d 溃疡也会自愈，减轻焦虑情绪。

(2) 失眠、疲劳、精神紧张等因素可能与口腔溃疡的发生有关。让病人注意调解生活节律，调整情绪，均衡饮食，少吃刺激性食物，避免和减少诱发因素，防止复发。

二、口腔单纯疱疹

口腔单纯疱疹(herpes simplex)是口腔黏膜常见的急性传染性发疱性病变，对人体的感染甚为常见。在口腔黏膜处称为疱疹性口炎；单独发生在口周皮肤者称唇疱疹。

【病因和发病机制】 本病由Ⅰ型单纯疱疹病毒引起，人体是单纯疱疹病毒的天然宿主，病毒常潜伏于正常人体细胞内，当月经期、感冒、发热、消化不良、疲劳等机体抵抗力下降或存在局部因素刺激时，病毒可活跃繁殖，导致疱疹复发。传染途径为飞沫、唾液和接触疱疹液传染。胎儿还可经产道传染。

【临床表现】

1. 疱疹性口炎　好发于 6 岁以下的儿童，尤以 6 个月至 2 岁的婴幼儿多见。初起时常有发热、头疼、乏力，甚至咽喉疼痛等急性症状，患儿烦躁哭闹、流涎、拒食。经过 1～2 d 的前驱期以后，口腔黏膜广泛性充血水肿，继而成簇出现针尖大小透明水疱，并迅速破溃形成表浅小溃疡，小溃疡也可融合形成较大溃疡，表面凹陷，边缘不整齐，其上覆盖黄白色假膜。颌下淋巴结肿大压痛，如无继发感染，1 周左右逐渐病情缓解，10 d 左右溃疡可自行愈合，且不留瘢痕。

2. 唇疱疹　常见于成年人，好发于唇红黏膜与皮肤交界处。开始时局部有灼热感，发痒，继之发生多数小水疱，直径 1～3 mm，常成簇。最初疱内为澄清液体，逐渐疱液变成浑浊，最后破溃结痂。病程 1～2 周，痂皮脱落，局部留下色素沉着。疱若继发感染可成脓疱。本病易复发。

【治疗要点】 单纯性疱疹治疗包括全身支持治疗、抗病毒治疗与局部用药。

1. 全身支持治疗　包括给予足够水分与电解质，补充维生素，充足的营养，必要时可选用抗生素预防与治疗继发感染。有发烧者对症治疗。

2. 抗病毒治疗　可选用吗啉胍、利巴韦林、聚肌胞，板蓝根亦可口服或肌注。

3. 局部治疗　为便于进食，局部可用 1%～2%普鲁卡因溶液含漱或 0.5%达克罗宁、1%丁卡因涂敷创面，可暂时止痛，也可用锡类散、养阴生肌散、西瓜霜粉剂局部敷撒。氦氖激光照射，有止痒镇痛、收敛、缩短疗程的作用。

【护理措施】

(1) 让病人充分休息，给予高热量易消化的流质或软食。餐后清洁口腔，保持口腔卫生，可使用 0.1%～0.2%氯己定(洗必泰)溶液、复方硼酸溶液漱口，去除局部刺激。进行必要的隔离，避免与他人接触。

(2) 遵医嘱应用抗病毒药物及抗生素，同时给予大量的维生素 C 和复合维生素 B，进食困难者静脉输液，保证液体摄入量，维持体液平衡。

(3) 对病人及患儿家属进行心理安慰，让其了解疾病的发病原因及注意事项，认真按医嘱用药，以缩短疗程，促进组织愈合。

三、艾滋病在口腔的表现

艾滋病是获得性免疫缺陷综合征的简称。

【病因和发病机制】 由人类免疫缺陷病毒(human immunodeficiency virus，HIV)感染引起。

HIV 属于反转录病毒科的慢病毒属，是一种典型的 C 型 RNA 病毒。HIV 侵入人体后，引起淋巴细胞增殖，并且能够选择性的侵犯 CD4 受体的淋巴细胞（主要为 T 淋巴细胞），在细胞内进行复制，部分则整合于细胞染色体的 DNA 中成为潜伏型。当 T 淋巴细胞受到 HIV 的逐步破坏，整个依赖 T 淋巴细胞调节的各种免疫反应处于失控状态，使细胞免疫功能下降，诱发顽固的条件致病性感染和恶性肿瘤。

HIV 主要有 3 种传播途径：①性接触传播；②血液及血液制品感染，或共用 HIV 污染的注射器或针头；③胎儿和围生期感染。

【临床表现】 本病潜伏期长，一般 2～10 年。病人可有长期消瘦，乏力，发热，腹泻，并伴有原因不明的多处或全身淋巴结肿大。病人细胞免疫功能严重缺陷，易发生各种机会性感染，如口腔念珠菌感染，毛状白斑，淋巴瘤，卡波西肉瘤，可向内脏转移，致死率较高。

【辅助检查】 血清抗 HIV 阳性及血象改变可确诊。

【治疗原则】 抗病毒治疗，提高免疫力，治疗并发症。

【护理措施】

1. 口腔卫生　保持口腔清洁及卫生，做好保护性隔离措施。

2. 饮食　给予高热量、高蛋白、高维生素、易消化饮食，必要时静脉补充营养。

3. 隔离防护　医护人员在诊治艾滋病人时，应采取有效的防治和控制感染的措施。目前最适合的措施是遵循预防乙肝传播的处理措施。

4. 心理护理　本病预后不良，病人易出现抑郁、焦虑的心理障碍，甚至隐匿病情，采取报复社会的过激行为。护士应对病人的心理问题进行疏导，不歧视病人，同时还要做好家属和周围人群的工作，给予病人关怀和帮助，促使其积极配合治疗，避免反社会行为的发生。

四、白血病在口腔的表现

【病因和发病机制】 目前病因尚不完全清楚，可能与以下因素有关。

1. 辐射　电离辐射可以导致白血病已经得到证实。

2. 化学因素　多种化学物质和药物可以引起白血病，苯及其衍生物已被认为可以导致白血病；氯霉素，保泰松，烷化剂及细胞毒药物均可以导致白血病。

3. 遗传因素　遗传因素与白血病有关，一个家族中偶有多个白血病病人发生。

【临床表现】 白血病的口腔表现为：牙龈明显增生，肥大，水肿，牙龈和口腔黏膜常自发性出血。检查时可见牙龈缘有凝血块和血腥味，口腔黏膜有瘀斑，瘀点或血肿。有时可见牙龈和口腔黏膜颜色变白，可有不规则的浅表溃疡，常不愈合。容易继发细菌，真菌，病毒感染，使口腔黏膜出现感染性口炎，龈炎等。白血病细胞在牙周组织和牙髓内侵润，可出现牙龈坏死，牙周炎和牙痛。检查时可见牙龈红肿或坏死，牙周袋溢脓，牙齿松动，口臭明显。

【辅助检查】 可以根据血象、骨髓象的异常加以诊断。

【治疗要点】 由内科医生主持治疗，采用综合治疗措施。进行口腔治疗时必须十分谨慎，应该避免不必要的外科处理。牙周病、牙髓病尽可能姑息治疗，如有牙龈出血者可止血，保持口腔内清洁及控制感染。

【护理措施】 白血病主要由内科医生主持治疗，采用综合治疗的措施。口腔科处理为对症治疗。

（1）对牙龈出血者，协助医生用 3%过氧化氢液轻擦局部或用含有肾上腺素的小棉球压迫止血，也可采用牙周塞治剂、云南白药止血。

（2）牙周袋可用碘甘油、碘酚涂布。涂布药物时，备齐所需用物，协助医生进行口内隔湿，防止碘酚烧灼到正常黏膜组织。

(3) 指导病人严格保持口腔卫生，可用2%～4%碳酸氢钠液，1%过氧化氢液，0.2%氯己定(洗必泰)液以及1%次氯酸钠液含漱。

(4) 为防止或控制继发感染，可用1%～2%甲紫(龙胆紫)液局部涂布，青霉素喉片含化。四环素甘油糊剂、复方三氯乙酸软膏涂擦，嘱病人按医嘱用药。

(5) 对白血病病人进行口腔治疗时，必须十分谨慎，避免进行不急需的外科处理。对牙周病、牙髓病应尽可能姑息治疗，切忌进行洁治及深部刮治、拔牙、活检等手术，避免引起出血和继发感染，否则会给病人带来更大痛苦，甚至危及生命。

(6) 给予病人充分的同情和帮助，鼓励病人表达自己的感受，树立战胜疾病的信心和勇气，以乐观、积极的态度配合治疗。

第五节　口腔颌面部感染病人的护理

口腔颌面部位于消化道与呼吸道的起端，通过口腔和鼻腔与外界相通。由于口腔、鼻腔、鼻窦的腔隙，牙、牙龈、扁桃体的特殊解剖结构和这些部位的温度、湿度均适宜于细菌的寄居、滋生与繁殖，因此，正常时即有大量的微生物存在；此外，颜面皮肤的毛囊、汗腺与皮脂腺也是细菌最常寄居的部位。在这些部位遭受损伤、手术或全身抵抗力下降等因素影响下，均可导致正常微生物生态失调的内源性或外源性感染的发生。

颜面及颌骨周围存在较多相互连通的潜在性筋膜间隙，其间含疏松的蜂窝结缔组织，形成感染易于蔓延的通道。颜面部血液循环丰富，鼻唇部静脉又常无瓣膜，致使在鼻根至两侧口角区域内发生的感染易向颅内扩散，因而称之为面部的“危险三角区”。

面颈部具有丰富的淋巴结，口腔、颜面及上呼吸道感染，可顺相应淋巴引流途径扩散，发生区域性的淋巴结炎，特别是儿童淋巴结发育尚不完善，感染易穿破淋巴结被膜，形成结外蜂窝织炎。

口腔颌面部感染的途径主要有以下5种。

1. 牙源性　病原菌通过病变牙或牙周组织进入体内发生感染者，称为牙源性感染。牙在解剖结构上与颌骨直接相连，牙髓及牙周感染可向根尖、牙槽突、颌骨以及颌面部蜂窝组织间隙扩散。由于龋病、牙周病、智齿冠周炎均为临床常见病，故牙源性途径是口腔颌面部感染的主要来源。

2. 腺源性　面颈部淋巴结既可继发于口腔、上呼吸道感染，引起炎症改变；淋巴结感染又可穿过淋巴结被膜向周围扩散，引起筋膜间隙的蜂窝织炎。

3. 损伤性　继发于损伤后发生的感染。

4. 血源性　机体其他部位的化脓性病灶通过血液循环引起的口腔颌面部化脓性病变。

5. 医源性　医务人员行局部麻醉、手术、穿刺等操作未严格遵守无菌技术造成的继发性感染称为医源性感染。

口腔颌面部感染常由金黄色葡萄球菌、溶血性链球菌、大肠埃希菌(大肠杆菌)等及拟杆菌(类杆菌)属、梭杆菌属等厌氧菌引起，最多见的是需氧菌与厌氧菌的混合感染。但口腔内的正常菌群或外来病原菌的污染，不一定都会发生感染，只有当人体局部或全身的防御功能减弱，或病原菌数量、毒力过大时才会发病。感染的发生一方面取决于细菌的种类、数量和毒力；另一方面还取决于机体的抵抗力、易感性、病人的年龄、营养状况，以及感染发生部位的解剖特点、局部血液循环状况等因素的影响。因此，口腔颌面部感染的过程与转归又受病人的抵抗力、细菌的毒力和治疗护理措施3方面影响。急性感染发生后，若机体抵抗力强，并得到及时合理的治疗，则感染可被局限，通过自行吸收或形成脓肿引流后痊愈。当机体抵抗力与病原菌毒力处于相持之势，或处理不当时，则感染可转为慢性过程。如细菌毒力超过人体抵抗力，或抗菌药物使用不力或无效，护理不当时，感染可向周围组织蔓延，并通过淋巴管及血液循环扩散，引起淋巴管炎、淋巴结炎，或发生败血症、中毒性休克等严重并发症。

因病原菌的不同，口腔颌面部感染可分为化脓性或特异性两大类，后者指结核、梅毒、放线菌等引起的特定病变。本节主要介绍智齿冠周炎，面部化脓性感染中面部疖痈及颌面部间隙感染病人的护理。

一、智齿冠周炎

智齿冠周炎是指成人第三磨牙萌出过程中牙位不正发生阻生时，牙冠周围软组织发生的炎症。由于多发生在下颌，故临床上也将智齿冠周炎特指为下颌第三磨牙的冠周炎(图 23－7)。

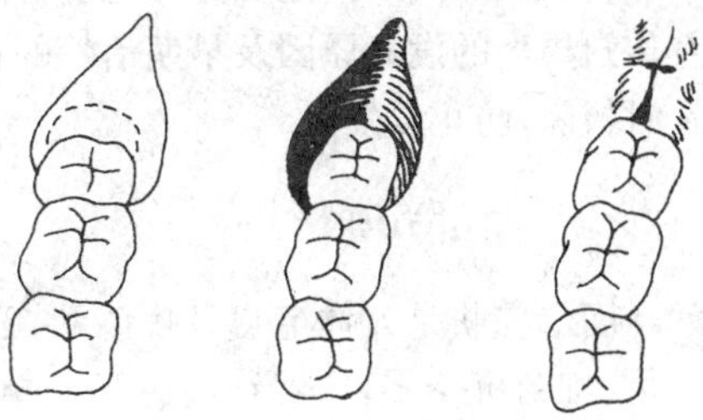

图 23－7　智齿冠周炎

【病因和发病机制】　由于人类进化过程中食物种类的变化，带来咀嚼器官的功能退化，颌骨有缩小的现象，因而造成颌骨齿槽突长度的不协调。下颌第三磨牙位于牙列的最后，也是最晚萌出的牙齿，正常萌出过程中其𬌗面及远中软组织退缩较迟，或因第二磨牙与下颌支间位置不足，导致程度不同的阻生。牙冠可部分或全部为牙龈组织覆盖，在龈瓣与牙冠之间形成较深的盲袋。食物碎屑极易嵌塞于盲袋内，为细菌定居、繁殖提供了良好的温度，湿度环境。当冠部牙龈因咀嚼食物而损伤形成溃疡及全身抵抗力低下时，或局部存在的正常菌群或细菌毒力增强，则可引起冠周炎的急性发作。

上颌智齿冠周炎常由于牙的颊向远中倾倒，引起牙冠不能完全萌出所致。

【临床表现】　智齿冠周炎常发生于智齿萌出期的青年人，也可以在有阻生智齿的中年人发病，常表现为急性炎症的过程。初期，智齿区牙龈及磨牙后区肿痛不适，进食、咀嚼、吞咽活动时疼痛加重；如病情发展，局部可呈自发性跳痛或沿耳颞神经分布区出现反射性疼痛；当感染侵及咀嚼肌时，可引起反射性痉挛而出现不同程度的张口受限；由于口腔不清洁，牙龈袋有分泌性口臭。上颌智齿冠周炎局部炎症较轻，可能与盲袋的深浅有关。

【辅助检查】　用探针检查可触及未萌出或阻生的智齿牙冠存在。X线检查可以帮助了解未萌出或阻生牙的生长方向、位置、牙根的形态和牙周的情况；在慢性冠周炎的X线片上，有时可以发现牙周骨质阴影的存在。

【治疗要点】　在急性期应以消炎，镇痛，切开引流，增强全身抵抗力的治疗为主。当炎症转入慢性期后，若为不能萌出的阻生牙则应尽早拔出，以防止感染再发。

1. 局部冲洗　智齿冠周炎的治疗以局部处理为重点，局部又以清除牙龈袋内的食物碎屑、坏死组织、脓液为主。常用生理盐水、1%～3%过氧化氢等溶液反复冲洗牙龈袋，至溢出液清亮为止。擦干局部，用探针蘸 2%碘酊、碘甘油或少量碘酚液入牙龈袋，每日 1～3 次，并用温热水等含漱剂漱口。

2. 全身支持疗法　根据局部炎症及全身反应程度和有无其他并发症，来选择抗菌类药物及全身支持疗法。

3. 切开引流术　如牙龈瓣附近形成脓肿，应及时切开并放置引流条。

4. 冠周龈瓣切除术

5. 下颌智齿拔除术

【护理措施】

1. 局部冲洗　协助医生对冠周炎龈袋用 3%过氧化氢液和生理盐水反复冲洗，至溢出液清亮为止。擦干局部，用探针蘸取碘甘油或碘酚送入龈袋内，每日1～3次，疗效良好。

2. 保持口腔清洁　用温热盐水或含漱剂漱口，每日数次。

3. 切开引流　如龈瓣附近脓肿形成，协助医生及时切开引流。

4. 全身支持疗法　局部炎症及全身反应较重者，按医嘱使用抗生素。嘱病人注意休息，进食流质，不吃刺激食物，治疗期戒烟戒酒。

5. 龈瓣切除　急性炎症消退后，对有足够萌出位置且牙位正常的智齿，协助医生在局麻下切除智齿冠周龈瓣，以消除盲袋。

【健康教育】　因冠周炎可能引起间隙感染，也可能成为其他全身性疾病的病灶，因此应向病人宣传冠周炎的发病原因及早期治疗的重要性，对无保留价值的阻生牙、病灶牙待急性炎症消退后应及时拔除，防止复发。

二、面部疖痈

面部皮肤是人体毛囊及皮脂腺、汗腺最丰富的部位之一，又是人体暴露部分，接触外界尘土、污物、细菌机会多，易致细菌感染。单一毛囊及其附件的急性化脓性炎症称为疖(furuncle)，其病变局限于皮肤浅层组织。相邻多数毛囊及其附件同时发生急性化脓性炎症称为痈(carbuncle)，其病变波及皮肤深层毛囊间组织时，可顺筋膜浅面扩散至皮下脂肪层，造成较大范围的炎性浸润或组织坏死。

【病因和发病机制】　颜面部疖痈的病原菌主要是金黄色葡萄球菌。正常的毛囊及其附件常有细菌存在，但只有在局部因素影响或全身抵抗力下降时，细菌才开始活跃引起炎症。皮肤不洁或剃须等原因引起皮肤的损伤均可成为局部诱因；全身衰竭、患消耗性疾病或糖尿病的病人，也易发生疖痈。

【临床表现】

1. 疖　初期为皮肤上出现红、肿、热、痛小硬结，呈锥形隆起，有触痛；2～3 d内硬结顶部出现黄白色脓头，周围为红色硬盘，病人自觉局部瘙痒、烧灼感及跳痛；以后脓头破溃，排出少许脓液后疼痛减轻；或其顶端形成一个脓栓，与周围组织分离而脱落，炎症逐渐消退，创口自行愈合。疖若处理不当，如随意搔抓或挤压排脓、热敷、药物烧灼腐蚀以及不恰当的切开等，都可使炎症扩散。

2. 痈　好发于唇部(唇痈)，上唇多于下唇，男性多于女性。发病初期，局部可形成迅速增大的紫红色炎性浸润块，质地坚硬，界限不清；其后皮肤上出现多数黄白色脓头，破溃后溢出脓血样分泌物；继之脓头周围组织亦有坏死，坏死组织溶解排出后，可形成多数蜂窝状腔洞。感染可波及皮下筋膜层及肌肉组织，使整个痈的病变区组织呈酱紫色浸润块；痈周围和深部的组织则呈弥散性水肿。唇痈病人因唇部极度肿胀、疼痛、张口受限而致进食、言语困难。局部区域淋巴结肿大、压痛，全身中毒症状明显，如畏寒、高热、头痛、食欲减退。唇痈较疖更易伴发颅内海绵窦血栓性静脉炎、败血症、脓毒血症及中毒性休克和水电解质紊乱，从而导致较高的死亡率。

【辅助检查】　实验室检查可见白细胞计数及中性粒细胞比例升高。

【治疗要点】　面部疖痈的治疗应局部和全身治疗相结合。在炎症早期，无显著全身症状时应以局部治疗为主，同时选择必要的药物治疗。

1. 局部治疗　疖初起时可用2%碘酊涂擦局部，每日一次，并保持局部清洁。痈的局部治疗宜用高渗盐水或含抗生素的盐水纱布局部持续湿敷，可促进早期痈的局限、软化和穿破。在急性炎症得到控制，局部肿胀局限，并已形成明显的皮下脓肿而又久不溃破时，才可考虑在脓肿表面中心、皮肤变薄的区域作保守性的切开引出脓液，切忌分离脓腔。已溃破或切开引流后，局部仍应以高渗盐水纱布持续湿敷。湿敷一般应持续到脓液消失，创面趋于平复为止。过早停止湿敷，可因脓道阻塞，而使病情反复加重。

2. 全身治疗　面部疖伴有局部蜂窝织炎和面痈病人给予全身抗菌药物治疗，最好从脓头处取脓作细菌培养及药敏试验，以便正确选用抗生素。如致病菌一时未能确定，可暂时选用对金黄色葡萄球菌敏感的药物，如青霉素、新型青霉素、头孢菌素类及红霉素等，或两种抗菌药物的联合应用。

3. 支持疗法　重症病人加强全身支持疗法，包括：卧床休息，加强营养，输液或小量输血，补充电解质溶液纠正酸中毒。如出现中毒性休克或并发症发生，及时采取相应的针对性措施。

【护理措施】

(1) 密切观察病人生命体征的变化及药物疗效，警惕并发症的发生。如病人出现患侧眼睑水肿、眼球突出、眼压增高、运动受限、视力减退、畏光流泪，以及结膜下水肿或淤血，全身高热、头痛，甚至意识障碍，应警惕是感染沿无瓣膜的面前静脉逆行引起的海绵窦血栓性静脉炎。如同时发生脑膜炎、脑脓肿，则出现剧烈头痛、恶心、呕吐、颈项强直、血压升高、呼吸深缓、惊厥、昏迷等脑膜激惹、颅内高压和颅内占位性等病变的体征。若病人出现全身高热(常在39℃以上)、烦躁、谵妄或神志淡漠、反应迟钝、嗜睡或昏迷，皮肤有出血点或小脓点，白细胞总数及中性粒细胞比例明显增高，可能为败血症或脓毒血症。如出现血压下降、脉搏细速，可能为中毒性休克。发现以上异常情况，应及时汇报医生，积极配合给以对症治疗和护理措施。

(2) 提供舒适安静的休息环境，嘱病人卧床休息。唇痈病人应限制唇部活动，如说话及咀嚼等。进食可用管饲或鼻饲流质，增加液体摄入。按医嘱及时使用抗生素。体温过高者予以物理降温或根据医嘱使用解热镇痛药。

【健康指导】　向病人介绍颜面部的生理特点，让病人知道疖痈处理不当可导致的严重后果。告诉病人当面部发生疖痈时，切忌搔抓、挤压、挑刺、热敷或用石炭酸(酚)、硝酸银烧灼等，一定及时到医院请医生处理，防止感染扩散。

三、颌面部间隙感染

在正常的颌面部解剖结构中，存在着潜在的彼此相连的筋膜间隙，各间隙内充满着脂肪或疏松结缔组织。感染常沿这些阻力薄弱的结构扩散，故将其视为感染发生和扩散的潜在间隙。根据解剖结构和临床感染常表现的部位，将其分为不同名称的间隙，如眶下间隙、咬肌间隙、翼下颌间隙、颞下间隙、颞间隙、下颌下间隙、咽旁间隙、颊间隙、口底间隙等。感染累及潜在筋膜间隙内结构，初期表现为蜂窝织炎，故此类感染又称为颌面部蜂窝织炎，在脂肪结缔组织变性坏死后，则可形成脓肿。化脓性炎症可局限于一个间隙内，亦可波及相邻的几个间隙，形成弥散性蜂窝织炎或脓肿，甚至可沿神经、血管扩散，引起海绵窦血栓性静脉炎、脑脓肿、败血症等严重并发症(图23-8)。

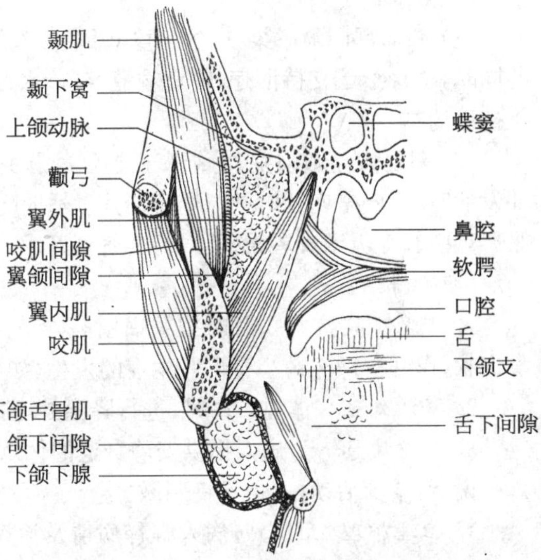

图23-8　口腔颌面部间隙

【病因和发病机制】　口腔颌面部间隙感染均为继发感染，最常见为牙源性感染，如下颌第三磨牙冠周炎、根尖周炎等；其次是腺源性感染，多见于幼儿。外伤及血源性感染少见。

感染多为需氧菌和厌氧菌引起的混合感染，也可为葡萄球菌、链球菌等引起的化脓性感染，或厌氧菌等引起的腐败坏死性感染。

【临床表现】 病人常表现为急性炎症过程,根据感染的性质、途径、部位不同而表现不同。

1. 一般局部表现 为红、肿、热、痛、功能障碍,重者高热、寒战、全身不适、乏力。

2. 因感染部位不同,可有其他特殊表现 如咀嚼肌受累,可出现张口受限,进食困难。如眶下间隙感染,可出现眶下区剧痛、眼睑水肿、睑裂变窄、鼻唇沟消失。如炎症侵及喉头、咽旁、口底,可引起局部水肿,使咽腔缩小或压迫气管,或致舌体抬高后退,造成不同程度的呼吸困难或吞咽困难,严重者烦躁不安,呼吸短促,口唇青紫、发绀,甚至出现"三凹"征(即呼吸时锁骨上窝、胸骨上窝及肋间隙明显凹陷),此时有发生窒息的危险。腐败坏死性感染,局部红、热不明显,但有广泛性水肿,全身中毒症状严重,或出现严重并发症。浅层间隙感染炎症局限时可扪及波动感;深层间隙感染则局部有凹陷性水肿及压痛点。

【辅助检查】

1. 波动试验 在炎症局限形成脓肿后,波动感是浅部脓肿的重要特征。如为深部脓肿,波动感不明显,但压痛点比较清楚,按压区的表面皮肤常出现不能很快恢复的凹陷性水肿。

2. 实验室检查 可见白细胞计数明显升高或出现中毒颗粒、核左移。

3. 脓液涂片及细菌培养检查 可查见细菌种类。腐败坏死性感染脓液稀薄、污黑且有恶臭;化脓性感染脓液呈黄色或粉红色。

【治疗要点】 颌面部间隙感染的治疗要从全身和局部两方面考虑。

1. 局部治疗 注意保持局部清洁,减少局部活动度,避免不良刺激。急性期脓肿未形成阶段,可局部外敷中成药六合丹、抑阳散、金黄散等。

2. 手术治疗

(1) 脓肿切开引流术:颌面部间隙感染炎性病灶已化脓并形成脓肿或脓肿已自溃而引流不畅时,应进行切开引流或扩大引流术。

(2) 清除病灶:由牙源性感染引起的炎症治疗好转后,应拔除病灶牙,否则炎症易反复发作。

3. 全身治疗

(1) 颌面部间隙感染并发全身中毒症状如发热、寒战、白细胞计数明显升高时,都应在局部处理的同时,全身给予支持治疗,输血输液,维持水、电解质平衡,以减轻中毒症状,并及时有针对性地给予抗菌药物。

(2) 对已发生败血症、海绵窦血栓性静脉炎、全身其他脏器继发性脓肿形成、中毒性休克等严重并发症时,更应早期及时进行全身治疗。适时、正确地给以对症处理,如给予止痛剂、镇静剂。如肿胀严重引起呼吸困难者,必要时行气管切开术。

【护理措施】

1. 严密观察病情 及时按医嘱用药,严密观察病情,注意生命体征的变化,严密观察局部及全身症状,作好护理记录。警惕并发症的发生,如海绵窦血栓性静脉炎、败血症、脓毒血症、窒息等。

2. 降温处理 体温过高时,进行降温处理,如头部湿敷、温水浴、乙醇擦浴等。

3. 注意休息 为病人提供安静舒适的休息环境。急性期感染严重者应卧床休息,注意静养,尽量少说话,减少活动,避免不良刺激。

4. 心理护理 耐心向病人解释病情及治疗计划,减轻紧张情绪;鼓励病人说出心理感受,消除焦虑感。

5. 饮食护理 给予高热量、高蛋白质、高维生素的流质或半流质饮食,张口受限者采用吸管进食。

6. 口腔护理 病情轻者,嘱其用温盐水或漱口液漱口。病情严重者,每日行口腔护理三次,用0.1%~0.2%氯己定液或1%~1.5%过氧化氢液清洗。

第六节　口腔颌面部损伤病人的护理

口腔颌面部是人体暴露的部位，不论在和平时期或战争时期都易受到损伤。平时多为非火器伤，但是也有少数火器伤发生；战争时则以火器伤为主，但是也有一些非火器伤。由于新式致伤武器的不断发展，损伤类型和发生率逐渐增多，伤情加重和复杂化，因此要求对损伤的认识和救助技术有相应的提高。

口腔颌面部损伤会不同程度地导致解剖结构的破坏和生理功能障碍；对面容的影响必然加重病人精神和心理上的创伤；即使是单纯的口腔颌面部损伤，也常引起轻重不一的全身反应。因此在救治伤员时，应及早正确地作出伤情判断，及时、有效地进行急救处理，首先使病人转危为安，再根据伤势的轻重缓急采取相应的救治方法，减少伤员的致病率和死亡率，提高治愈率。

口腔颌面部是呼吸道和消化道的起端，上接颅脑，下连颈部，上、下颌骨为主要骨架，口内有牙和舌，有丰富的血液供应，更有面神经，三叉神经等分布其间。这些解剖生理的特殊性也是构成这一部位损伤特点的重要原因和基础。

一、口腔颌面部的软组织损伤

【损伤类型】

1. 擦伤　擦伤的特点是皮肤表层破损，少量出血，创面常附有泥沙或其他异物。由于皮肤的感觉神经末梢暴露，十分疼痛。擦伤的治疗主要是清洗创面，除去附着的异物，防止感染。

2. 挫伤　挫伤是皮下及深部组织遭受损伤而无开放创口。伤处的小血管和淋巴管破裂，常有组织内溢血，形成瘀斑，甚至发生血肿。主要特点是局部皮肤变色，肿胀和疼痛。挫伤的治疗主要是止血、止痛、防止感染、促进血肿的吸收和恢复功能。早期可用冷敷和加压包扎止血。如血肿较大，可在无菌条件下用粗针头将血液抽出，然后包扎。已经形成血肿者，1～2 d后可用热敷、理疗或以中药外敷，促进血肿吸收及消散。如有感染者，应切开引流，给予抗生素。

3. 刺、割伤　这种类型的损伤的皮肤和软组织已有裂口。刺伤的创口小而深，多为非穿通伤。刺入物可将沙土和细菌带入创口深处。切割伤的创缘整齐，伤及大血管可大量出血。如切断面神经，则发生面瘫。刺伤，切割伤的治疗应行早期外科处理，即清创术。

4. 撕裂或撕脱伤　此种损伤多为较大的机械力量将组织撕裂或撕脱，如长发被卷入机器中，可将大块头皮撕脱，严重者甚至可将头皮连同耳郭、眉毛及上眼睑同时撕脱。伤情重，出血多，疼痛剧烈，易发生休克。其创缘多不整齐，皮下及肌组织均有挫伤，常有骨面裸露。撕裂伤应及时清创，复位缝合。如撕脱伤有血管可行吻合者，应立即行血管吻合组织再植术；如无血管可供吻合，在伤后6 h内，将撕脱的皮肤在清创后切削成全厚或中厚皮片做再植术。如撕脱的组织瓣损伤过重，伤后超过6 h，组织已经不能再利用时，则在清创后切取皮片游离移植，消灭创面。

5. 咬伤　在城市及农村中可见有狗咬伤，偶有被鼠咬伤者，在山区更见被熊、狼等野兽咬伤。可造成面颊或唇部组织撕裂，撕脱或缺损，甚至骨面暴露。处理咬伤时，应根据伤情，清创后将蜷缩、移位的组织复合和缝合；如有组织缺损则用临近皮瓣及时修复；损伤范围较大者，先做游离植皮，修复创面，后期再行整复。如有骨面裸露，无软组织可供覆盖者，可行局部湿敷，控制感染，等到肉芽组织覆盖创面后，再做游离植皮。对狗咬伤的病人应该预防狂犬病。

【治疗要点】

1. 冲洗伤口　伤后6～12 h以内，细菌多停留在损伤组织的表浅部位，尚未大量繁殖，予以冲洗可将污染伤口改变为较清洁的伤口。有毛发的部位剃去毛发，用无菌纱布盖住创面，用肥皂水或生理盐水冲洗伤口及周围皮肤。如有油垢,可先用松节油或皂球擦洗,后用乙醇棉球消毒周围皮肤。在麻醉下用等渗盐水或 1∶5 000 氯霉素液冲洗伤口,并用纱布团反复擦洗创面,尽可能清除创口的细菌、泥沙、组织碎片或其他异物。在清洗伤口的同时,可以进一步检查组织损伤的情况。

2. 清理伤口　冲洗后,再次消毒伤口周围皮肤,铺消毒巾,进一步行清创处理。检查深部组织的受伤情况,进一步清除血肿和异物。原则上尽可能保留组织,减少日后缺损畸形。

3. 缝合伤口　口腔颌面部软组织伤口的缝合对时间无严格要求,只要伤口无明显化脓或严重感染迹象,清创时伤口的异物清除彻底,一般都可以进行缝合。首先要缝合、关闭与口、鼻腔和上颌窦相通的创口。对裸露的骨面应争取用软组织覆盖。创口较深者要分层缝合,消灭无效腔。对面部创口的缝合要用细针、细线对位缝合。

【护理措施】

1. 保持病人呼吸道通畅　及时清除口鼻腔分泌物、呕吐物、异物及血凝块以预防窒息,必要时进行气管插管或气管切开术,缺氧病人及时给氧。

2. 创面的护理　对已发生感染的伤口不宜缝合,需作创面的湿敷、清洗以控制感染,待创面清洁、肉芽组织健康后再作进一步处理。

3. 注射 TAT 和狂犬病疫苗　根据伤情及时注射破伤风抗毒素(TAT)和狂犬病疫苗。一般在伤后 24 h 内注射。

4. 疼痛的护理　观察病人有无皱眉、辗转反侧、呻吟、出汗等疼痛情况,询问病人的感觉。缓解疼痛的措施有:

(1) 保持环境安静、整洁,尽可能降低噪声。

(2) 建立良好的护患关系,创造良好的氛围。耐心听取病人主诉,理解病人对疼痛的反应如哭泣、呻吟等,确认其痛苦。

(3) 保持舒适的体位。健侧卧位或半卧位,以促进患肢血液循环,减轻肿胀,缓解疼痛。

(4) 必要时遵医嘱使用镇静、止痛药物,观察用药后效果。

5. 饮食　由于局部创口疼痛及张口受限,病人不能咀嚼食物,根据病人情况及医嘱,指导病人进流质或半流质饮食。进食后给予口腔护理保持口腔清洁。

【健康指导】

(1) 病人每日洗漱时,应注意避开伤口处,以免引起感染。

(2) 保持口腔清洁,指导病人每日用 1%～3%过氧化氢溶液和生理盐水交替漱口或漱口液漱口 3～5 次。

(3) 一般 5～7 d 拆线,如创口张力过大可以延长拆线时间或给予间断拆线。

二、颌骨骨折

颌骨骨折有一般骨折的共性,如肿、痛、出血、移位、感觉异常及功能障碍等。由于颌骨的解剖结构和生理功能的特点,其临床表现和诊治方法与身体其他部位骨折又有不同。

【临床表现】

1. 上颌骨骨折　上颌骨骨折的临床表现,除具有一般骨折的共同症状和体征如肿胀、疼痛、出血、移位、畸形外,还有一些特有的表现(图 23-9)。

(1) 面形的改变:上颌骨骨折后使面中 1/3 变长,整个面形也变长。如向后移位,则出现面中部凹陷、后缩,称为"蝶形面"。在伤后最初几天内,病人的面部尤其面中部会发生明显肿胀,可使原有面容大为改变。

(2) 眶及眶周瘀斑:上颌骨骨折时眶周常伴有组织内出血,形成眼镜状眶周瘀斑,眼睑、球结膜下出血,或眼球移位而出现复视等。

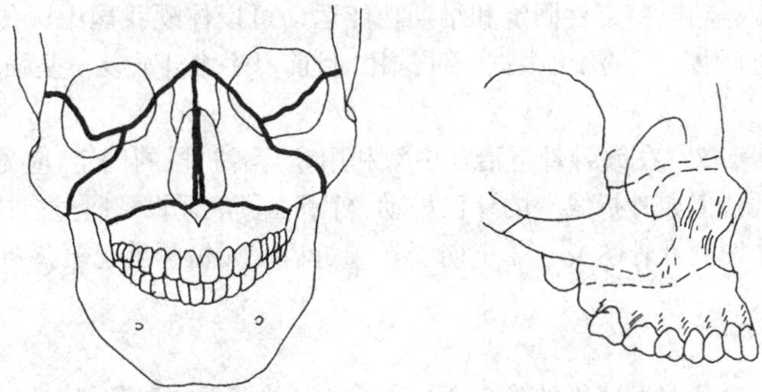

图 23-9 上颌骨骨折

(3) 口腔、鼻腔出血:上颌骨骨折常合并口腔、鼻腔黏膜撕裂或鼻旁窦黏膜损伤。有时口腔内并无破损,血仅由鼻孔流出,或同时由后鼻孔经口咽部流至口腔。

(4) 眼的变化:上颌骨骨折波及眶底时,可出现眼球结膜下出血、眼球移位和复视等。如损伤动眼神经或展神经,可使眼球运动障碍;如伤及神经或眼球,则引起视觉障碍或失明。

(5) 咬合关系错乱:上颌骨无强大的咀嚼肌附着,故骨折块多随外力的方向而发生移位,或因重力而下垂。一般出现后下方移位。

(6) 颅脑损伤:上颌骨骨折常发生颅底骨折,出现脑脊液漏等。

2. *下颌骨骨折* 下颌骨骨折的临床表现,除具有一般骨折所具有的软组织肿胀、疼痛、出血、功能障碍等症状与体征外,还有一些特殊的临床表现(图 23-10)。

(1) 骨折段的移位:下颌骨骨折后影响骨折段移位的因素有不同部位,外力的大小和方向,骨折线的方向和倾斜度,骨折段是否有牙以及附着肌的牵拉作用等,其中各咀嚼肌的牵拉作用又是主要因素。常因不同部位骨折,不同方向的肌牵引而出现不同情况的骨折段移位。

(2) 咬合错乱:是颌骨骨折最常见的体征,即使骨折段只有轻度移位,也可以出现咬合错乱。根据不同部位的骨折而发生早接触、反𬌗或开𬌗等,这对颌骨骨折的诊断与治疗均有重要的意义。

(3) 骨折段活动异常:正常情况下,下颌骨运动时是整体活动,只有发生骨折时才会出现分段的活动。

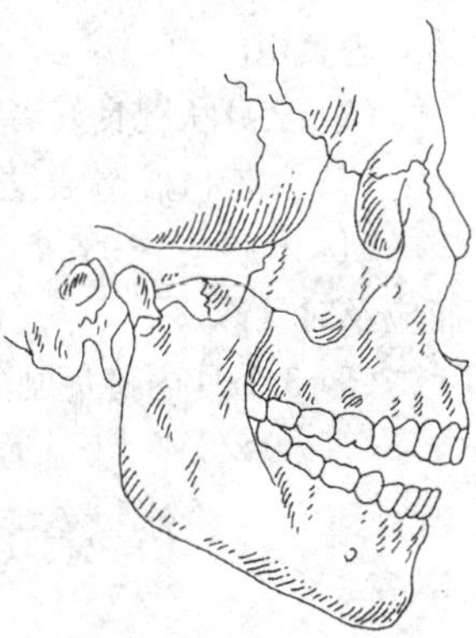

图 23-10 下颌骨骨折

(4) 下唇麻木:下颌骨骨折伴有下牙槽神经损伤时,会出现下唇麻木。

【辅助检查】 结合 X 线平片观察,对颌骨骨折的诊断并不困难。有条件时,可做曲面断层 X 线片及 CT,特别是三维成像对骨折线及骨块移位的显示相当清晰。

【治疗要点】

1. *治疗时机* 颌骨骨折病人应及早进行治疗,但如合并颅脑、重要脏器或肢体严重损伤,全身情况不佳时,应首先抢救病人的生命,待全身情况稳定或好转后,再行颌骨骨折的处理。但应注意,在救治其他部位伤的同时,不能忽视与颌面外科的衔接,以免延误治疗,防止错位愈合,增加后期处理的复杂性。

2. *骨折治疗原则* 为了避免发生错位愈合,需尽早进行骨折段的精确复位。AO/ASIF (AO: association for osteosynthesis, ASIF: association for the study of international fixation,坚固内固定协会,过去叫 ASIF, AO 是现用名)提出的治疗原则已被国内外所认同,即骨折的解剖复位;功能稳定性固定;无创外科;早期功能性运动。其中解剖复位有两个方面的含义:即兼顾形态和功能,既要恢复颌骨的解剖形态,恢复其特有的高度、突度和弧度,还要恢复伤前的咬合关系,重建病人原有的牙合关系，恢复咀嚼功能。功能稳定性固定和早期功能运动可以体现我国中医传统的动静结合，促进骨折愈合的理念。骨折固定的方法可根据条件选用，目前以手术开放复位坚强内固定为治疗的主流技术。

3. 骨折线上牙的处理　在颌骨骨折治疗中常利用牙行骨折段的固定，应尽量保存，即使在骨折线上的牙也可考虑保留，但如骨折线上的牙已松动，折断、龋坏、牙根裸露过多或有炎症者，则应予拔除，以防骨创感染或并发颌骨骨髓炎。儿童期颌骨骨折后。如恒牙胚已暴露并有感染可能者，也应去除。

【护理措施】

1. 创面的护理　对已发生感染的伤口不宜缝合，常做创面的湿敷、清洗以控制感染，待创面清洁，肉芽组织健康后进一步处理。

2. 颌面部伤口缝合的护理　颌面部伤口缝合后可予以暴露或加压包扎。观察伤口缝合处有无炎症或异常分泌物渗出。

3. 体位　头偏向健侧，以免骨折处受压。伴有脑脊液漏的病人取平卧位，脑震荡病人绝对卧床，鼻眶筛骨折病人取半卧位。

4. 营养支持　食物应能提供足够的热量，富含蛋白质和维生素，易消化。为了便于进食，减少咀嚼，可选用流质或稀软食品。

【健康指导】

(1) 术后 3 d 内病人的体温稍高或伤口轻度肿胀属正常现象，应提前告诉病人和家属，避免增加其心理负担。

(2) 全身状况良好者，鼓励病人早期下床活动。

(3) 保持口腔清洁：进食后清洁口腔。

(4) 术后 7～10 d 拆线，出院后 1 个月复查，如发现结扎丝脱落、松解、断裂，咀嚼时颌骨、牙齿疼痛应及时就诊。

(5) 3 个月内避免剧烈活动、挤压碰撞患处。

第七节　口腔颌面部肿瘤病人的护理

一、舌癌

舌癌(carcinoma of tongue)是最常见的口腔癌，男性多于女性，男女之比为(1.5～2.23)：1，发病年龄在 40～60 岁居多，但近年来有女性增多及发病年龄更年轻化的趋势。

【病因和发病机制】　舌癌的致病原因迄今尚未明确，可能与下列因素有关。

1. 烟酒嗜好　烟草致癌，特别是口腔、口咽和肺癌几乎是被公认的，烟草中的主要致癌化学物质是苯芘。长期饮酒亦增加发生舌癌的危险性，且与烟草致癌有协同作用。

2. 慢性刺激与损伤　由于口腔内长期慢性的炎症刺激，再加机械性的损伤，如锐利牙嵴、残根以及不良修复体对相应黏膜的损伤，均可成为促癌因素。

3. 癌前期变　临床上有的舌癌有明确的癌前病变史或癌前病损并存，其中主要是白斑，扁平苔藓也时常可见。一般认为发生于舌腹部的白斑恶变率较高。

4. 生物性因素　主要是病毒，有 RNA 病毒和 DNA 病毒。

5. 营养因素　维生素及微量元素的缺乏，例如：维生素 A、维生素 B_2、硒等物质缺少，可诱发癌瘤。

6. *精神及内分泌因素*　精神过度紧张，心理平衡遭到破坏，造成人体功能失调，可能是舌癌发生的有利因素。内分泌紊乱，发生舌癌机会也大大增加。

另外，舌癌的发生可能与机体免疫状态、遗传因素等有关。

【病理】　舌癌以鳞状细胞癌多见，其中舌体癌几乎100%为鳞状细胞癌，高分化Ⅰ级者约占60%，Ⅲ级低分化者约占2.3%。舌根癌中腺源性来源者占较高比例，主要为腺样囊性癌，也可发生淋巴上皮癌或未分化癌。

【扩散转移】　舌癌常发生早期颈淋巴结转移，且转移率较高，因舌体具有丰富的淋巴管和血液循环，加以舌的机械运动频繁，这些都是促使舌癌转移的因素。舌癌的颈淋巴转移常在一侧，如发生于舌背或越过舌体中线的舌癌可以向对侧颈淋巴结转移，位于舌前部的癌多向下颌下及颈深淋巴结上、中群转移；舌尖部癌可以转移至颏下或直接至颈深中群淋巴结。此外，舌癌可发生远处转移，一般多血行转移至肺部。

【临床表现】

(1) 舌癌多发于舌缘，其次为舌尖、舌背及舌根等处，常为溃疡型或浸润型，一般恶性程度较高、生长快、浸润性较强，常波及舌肌，致舌运动受限。有时说话、进食及吞咽均发生困难。晚期舌癌可蔓延至口底及下颌骨，使全舌固定，向后发展可以侵犯腭舌弓及扁桃体。如有继发感染或侵犯舌根常发生剧烈疼痛，疼痛可反射至耳颞部及整个同侧的头面部。

因舌体具有丰富的淋巴管和血液循环，加以舌的机械运动频繁，故舌癌早期便发生淋巴结转移，远处可转移至肺部。

(2) 临床检查：一般可通过望诊、触诊进行检查。望诊可以了解舌癌的形态、生长部位、体积大小以及有无功能障碍，如舌体活动度等。触诊可以了解舌癌的边界、质地、活动度以及与邻近组织的关系。同时对淋巴结的触诊检查尤为重要，以便判断淋巴结有无转移。

(3) 全身检查：包括病人的精神和营养状态，有无远处转移、恶病质及其他器质性疾病，特别是肝、肾、心肺等重要器官的功能状况。

【辅助检查】

1. *X线检查*　主要了解舌癌有无颌骨浸润及其侵犯范围，并常规行胸部X线摄片检查肺部有无转移。

2. *CT和MRI*　主要用于判断舌癌病损的部位、范围、破坏性质，病变累及范围、大小及性质。

3. *活检*　以确定病变性质、肿瘤类型及分化程度等。

【治疗要点】　应以综合治疗为主。早期高分化的舌癌无论放疗、手术效果都很好。晚期舌癌则应采用综合治疗，根据病人的具体情况，选择手术加化疗，或放疗加手术、化疗等多种方法。

1. *手术治疗*　舌癌具有舌肌内扩展较广，颈淋巴结转移较早，转移率高的特点，因此除早期病变或癌肿局限于舌尖的可考虑局部切除外，一般都进行原发癌与颈淋巴联合根治术。晚期病例应首选手术治疗，对波及口底及下颌骨的舌癌，应施行一侧舌、下颌骨及颈淋巴联合清扫术。若对侧有转移时，应行双侧颈淋巴清扫术。为恢复舌的功能，超过1/2以上的舌缺损均应行一期舌再造术。

2. *化学药物治疗*　对晚期病例应做术前诱导化疗，待肿瘤缩小后再行外科手术切除，也可作为术后的辅助治疗。此外，化学药物治疗也适用于有远处转移的病员。

3. *放射治疗*　为了保存舌的功能，有时对早期病例可选用间质内放射治疗。

4. *冷冻治疗*　对年老体弱或有其他全身疾病不能承受手术的病例，也可考虑冷冻治疗。

【护理措施】

1. *术前护理*

(1) 心理护理：针对病人对疾病和手术的恐惧心理，耐心做好病人的心理护理，鼓励病人树立战胜疾病的信心和勇气，并介绍同种病例术后恢复期的病人与其交流，使其减轻恐惧感，以最佳的心理状态接受治疗。对术后出现张口、语言及进食困难等问题，均应事先告诉病人，使其有充分的心理准备。

(2) 口腔护理：术前根据病人的口腔情况作牙周清洁，及时治疗口腔及鼻腔炎症。给予含漱剂漱口，如1%～1.5%过氧化氢溶液，防止术后伤口感染。

(3) 常规准备：按外科手术常规做好输血、皮试准备。行颈淋巴清扫术者需进行面部、颈部、耳周、锁骨周围、腋窝处的皮肤准备，原则是备皮范围大于手术区 5～10 cm。如需做邻近组织瓣转移或游离组织瓣整复者，需剃净供皮区毛发，并用肥皂及热水清洁，然后用 75%乙醇消毒后包扎备用。注意保护皮肤，防止破损。

(4) 修复体准备：作一侧下颌骨切除者，术前应为病人作好健侧的斜面导板，并试戴合适便于术后立即佩带，防止下颌偏位。

(5) 术前指导：舌癌病人由于手术原因，在术后颜面、气道、进食方式、交流方式都有一定的改变，因此护士应向病人及家属介绍有关疾病及治疗计划，让病人认同疾病角色，并积极参与疾病的治疗。教会病人有效的咳痰方法、戒烟，学会床上大小便。术后由于舌切除或气管切开，部分病人可能出现言语不清，在术前可以教会病人一些固定的手势表达基本的生理需要，或用书面的形式进行交流，也可制作图片让病人选择想表达的含义。

2. 术后护理

(1) 保持呼吸道通畅：病人因切除一侧舌体及下颌骨易引起舌后坠，发生呼吸道阻塞，故应密切观察病情，及时清除口腔的分泌物，防止呕吐物或血液吸入气管引起呼吸障碍或窒息。若病人保留有气管内插管或通气道，应维护人工气道的正确位置，待病情许可后方能拔除。若病人舌体用 7# 缝线牵拉固定以避免舌后坠，应注意保持缝线固定稳妥。鼓励病人深呼吸和咳嗽，排除气道分泌物；观察病人呼吸的节律和频率，监测血氧饱和度；必要时行雾化吸入，湿化气道，防止痰液阻塞气道。

(2) 保持适当的卧位，并作好病情观察：舌癌病人全麻术后未清醒期应保持去枕平卧 6 h，待完全清醒后可采取半卧位，有利于防止面部水肿，减轻缝线张力，促进伤口引流。密切观察病人的神志意识、瞳孔、生命体征、引流液颜色、量、性状，皮瓣、舌体及口底肿胀情况、舌体活动度、出入量等。

(3) 防止伤口出血：注意观察病人的血压、心率变化；伤口加压包扎；仔细观察颈部敷料及口内创口有无渗血或出血，如敷料上有渗血时，须用笔在浸湿的敷料边缘做记号以勾划出当时的范围，并记录日期、时间、量、颜色、性质等，以利观察评估。

(4) 做好负压引流的护理：行舌颌颈联合根治术者安有负压引流管，应保持引流管通畅，并密切观察引流液的量、颜色及性状。一般术后 12 h 内引流量不超过 250 ml，若量超过 250 ml 或短时间内引流过快、过多，呈鲜红色，应考虑出血可能；若无引流物流出或流出甚少而面颈部肿胀明显，可能为引流管阻塞、折叠或放置于伤口部分的引流管位置不佳。引流液颜色正常情况下应从深红转为淡红色并逐渐变淡。若引流液为乳白色，应考虑为乳糜漏(为术中损伤胸导管所致)，应汇报医生拔除负压引流管，局部行加压包扎，并遵医嘱给以禁食或低脂饮食。严重者还要重新打开术区，缝合胸导管。一般在术后第 3 日，24 h 引流量少于 30 ml 时，即可拔除负压引流管，并行伤口加压包扎。护士应继续观察伤口肿胀情况。

(5) 防止伤口感染：注意观察体温变化；换药或吸痰注意无菌操作；负压引流管保持通畅有效，防止无效腔形成；做好口腔护理，增加营养摄入，提高机体抵抗力；遵医嘱全身使用抗生素。

(6) 口腔护理：术后因张口受限、咀嚼困难，伴有伤口渗血，以致漱口不便，故必须定时进行口腔护理。先用 1%～1.5%过氧化氢液清除口内分泌物及血痂，再用生理盐水冲净，也可根据病情用氯己定液漱口，每日 3～4 次，减轻口臭，防止伤口感染。若口内有皮瓣移植者勿用过氧化氢溶液，以免影响皮瓣成活。

(7) 防止营养摄入不足：给予高热量、高营养的饮食，如混合奶、要素饮食等进行管喂。当伤口愈合良好，就可开始口饲，将流质灌入 30 ml 注射器接上约 20 cm 的塑料接管，将接管沿口角放置于咽腔，缓慢注入流质，切勿过速，并注意饮食的温度。

(8) 对舌癌切除行游离组织瓣整复者，皮瓣监测是护理的重点。护士应密切观察皮瓣的颜色、温度、皮纹、质地等。

1) 颜色：一般术后 1～2 d 内皮瓣颜色苍白，以后逐渐恢复正常。如发现皮瓣颜色发紫、变暗，为静脉回流障碍所致；如皮瓣表面起水泡或为灰白色，为动脉血流受阻。

2) 温度：皮瓣移植温度一般低于正常组织 3～6℃。温度过低，颜色出现变化则应汇报医师探查处理。

3) 皮纹：皮瓣表面正常的皮纹皱褶。如发生血管危象则皮纹消失，皮纹肿胀。

4) 质地：皮瓣移植后仅有轻度的肿胀，如皮瓣明显肿胀，质地变硬，可能出现血管危象，应予以处理。

5) 皮瓣毛细血管充盈反应：可用棉花签轻压皮瓣，压后皮瓣在 5 s 内颜色恢复至正常者为良好。

(9) 语言沟通障碍的护理：评估病人读写能力，术前教会病人简单的手语；术后可用写字板、笔、纸进行交流，对于不能读写的病人也可用图片；主动关心病人，满足其需要。舌癌病人若术后伤口愈合良好，应鼓励早期行语言训练及舌体动度训练。

【健康指导】 出院前护士应教会病人或其家属注意以下事项。

(1) 告知病人有关活动的注意事项：出院后可继续日常活动；避免压迫、撞击术区；睡觉时适当抬高头部。

(2) 指导病人有关饮食方面的知识：出院 1 个月内避免进食辛辣、硬的饮食；进食高营养、高维生素、高蛋白质饮食，以利身体恢复。

(3) 遵医嘱服药，并介绍出院所带药物的用法、作用、副作用及处理方法。

(4) 伤口的处理：用柔软的牙刷刷牙，每餐后漱口；保持切口处干燥，洗脸时勿触及伤口，洗头时头稍向后倾，避免水污染伤口。

(5) 出院后出现下列情况之一者应立即返院检查：呼吸困难；伤口出血、裂开、肿胀；发烧超过 38℃；出现任何异常症状或持续不愈症状。

(6) 安排复诊日期和时间。

(7) 提供有关语言训练及舌体动度训练的知识。

二、牙龈癌

牙龈癌(carcinoma of gingiva)在口腔鳞癌构成比中居第二或第三位。下牙龈癌较上牙龈癌多见。男性多于女性。

【病因和发病机制】 牙龈癌的发生可能与口腔卫生不良，不良牙体或义齿修复有一定关系；临床上有时亦见伴癌前病损存在；饮食习惯亦与牙龈癌发生有一定关系。

【病理】 牙龈癌多为高分化的鳞状细胞癌，生长缓慢，以溃疡型为最多见。好发于后牙区，前牙区的发生者较少见。牙龈癌可发生于唇颊侧牙龈黏膜，亦可发生于舌、腭侧牙龈黏膜。

【扩散转移】 牙龈癌早期仅向牙槽突浸润，随后可侵及颌骨。上牙龈癌可侵入上颌窦及腭部，下牙龈癌可侵及口底及颊部。下牙龈癌比上牙龈癌淋巴转移早，同时也较多见。下牙龈癌多转移到患侧下颌下及颏下淋巴结，以后到颈深淋巴结；上牙龈癌则转移到患侧下颌下及颈深淋巴结。

【临床表现】

1. 症状、体征　牙龈癌生长缓慢，早期无明显症状，以溃疡型多见。病人早期多以牙龈疼痛、出血、牙松动等症状就诊。上牙龈癌可侵入上颌窦及腭部；下牙龈癌如向后发展到磨牙后区及咽部时，可引起张口困难。下牙龈癌可转移至患侧下颌下及颏下淋巴结，再转移到颈深上淋巴结；上牙龈癌则转移到患侧下颌下及颈深淋巴结。

2. 临床检查　一般可通过望诊、触诊来行检查。望诊可以了解牙龈癌的形态、生长部位、体积大小以及有无功能障碍。触诊可以了解牙龈癌的边界、质地、活动度大小及与邻近组织的关系。对淋巴结的触诊检查尤为重要，以便判断淋巴结有无转移。

3. 全身检查　病人的精神和营养状态，有无远处转移，恶病质及其他器质性疾病。

【辅助检查】

1. 活组织检查　牙龈癌病人一般可通过此检查明确诊断。

2. X线检查　主要用以了解牙龈癌破坏的部位及其侵犯范围。

【治疗要点】　以外科手术为主。早期下牙龈癌仅波及牙槽突时，应将原发灶及下颌骨作方块切除，以保持颌骨的连续性及功能。如癌瘤范围较广侵入颌骨时，则应将原发灶及下颌骨部分或一侧切除；切除后用钛板或克氏钢针固定切除断骨的两端或用斜面导板固定，以免下颌骨偏位而发生咬合紊乱，将来再植骨。有条件时，也可行一期植骨整复术。由于下颌牙龈癌淋巴结转移率较高，一般应同期进行选择性颈淋巴清扫术。

上牙龈癌应作上颌骨次全切除。如已波及上颌窦内，可考虑将一侧上颌骨全切除，切除后的缺损可用赝复体整复。上牙龈癌一般不同期行选择性颈淋巴清扫术，应加强术后随访观察，待有临床转移征象时，再行颈淋巴清扫术；如已有淋巴结转移，也可以行同期原发灶及转移淋巴结根治性切除术。

【护理措施】

1. 术前护理　参考舌癌病人的术前护理措施。

2. 术后护理

(1) 参考舌癌病人的术后护理措施。

(2) 上颌骨切除口内植皮者，应注意观察包扎的碘仿纱布有无脱落；一般于术后1周拆除上唇、皮肤的缝线，10～12 d拆除口内植皮处的缝线。下颌骨切除后有颌间结扎者维持4～6周后换用斜面导板，并维持半年以上。上颌骨切除者，待创口初步愈合应及早进行张口训练，及时进行义齿修复。

(3) 眶内容物摘除或作单眼包扎的病人，应了解其精神状态及年龄，以决定其安全需要；将病人经常使用的物品放在病人伸手能拿到的地方；保持周围无障碍物；加强生活护理，随时关心病人的需要。

(4) 作下颌骨同期植骨的病人按以下护理进行：①术后进食鼻饲流质饮食，待伤口完全愈合后改为口腔进食。②部分病人需作颌间结扎固定，应注意结扎丝有无松动，并及时调整。③采用肋骨、肋软骨移植者，应并观察有无皮下气肿及胸闷、气急等气胸的征象；取骨处用腹带加压包扎；病人咳嗽时用手护住伤口。④采用髂骨移植的病人，供骨区用沙袋压迫3～4 d，防止出血；病人需卧床休息7～10 d；鼓励病人咳嗽，防止肺部并发症的发生。⑤采用腓骨游离组织瓣移植病人的护理：全麻清醒后取半卧位，下肢抬高，膝屈曲，足居中立位。密切观察供骨肢体远端足背皮肤的湿度、温度、足背动脉搏动、足趾血循状况、小腿的移动功能、脚趾运动功能及小腿、足背的感觉功能。协助病人进行功能锻炼：卧床期间，鼓励病人适当活动脚趾及伸展下肢；1周后练习拄杖持轻物，10～12 d后练习行走；当病人进行功能锻炼时，护理人员或家属应在旁协助并给予鼓励，以增加病人的信心。

【健康指导】

(1) 引导病人正确对待面部外观的改变，鼓励病人保持积极向上的心理状态。

(2) 介绍有关术后恢复的知识，及早进行义齿修复，以恢复正常的语言及进食功能；下颌骨植骨后，若恢复正常，6个月后可作牙列修复；供腓骨区恢复顺利并配合理疗，年轻人在术后2周、老年人在术后3周可负重，但要循序渐进；坚持膝、踝关节的功能锻炼。

第八节　口腔先天性疾病病人的护理

先天性口腔颌面部发育畸形（congenital developmental deformities of oral and maxillofacial region）以唇裂、腭裂最常见；偶尔可见面横裂和正中裂；而面斜裂等则较罕见。本节主要介绍先天性唇裂、腭裂病人的护理。

唇裂和腭裂是口腔颌面部最常见的先天性畸形，其患病率约为1‰。根据我国出生缺陷检测中心1987年调查，新生儿唇腭裂的患病率为1.8‰，近年有上升趋势。据统计，唇腭裂男女性别比为1.5∶1。唇腭裂病人常有不同程度的功能障碍和外貌缺陷，对这类病人的治疗，主要采用手术整复的方法，以达到恢复外形和重建功能的目的。

一、先天性唇裂

唇裂（cleft lip）是颌面部最常见的一种先天性畸形，除常与腭裂并发外，其中少数病人还有身体其他部位的畸形。唇裂可造成唇部外形缺陷和吸吮、咀嚼、语言、表情等功能障碍。唇裂通过手术治疗的方法可恢复接近正常的外形和功能。

【病因和发病机制】 唇裂是胎儿在发育过程中，受到某些因素的影响，使上颌突与球状突未能融合而发生裂隙。导致胚胎发育障碍的因素较多，可能为多种因素影响而非单一因素所致。根据大量研究表明，唇裂的发生可能与遗传和妇女妊娠期间的营养、感染、损伤、药物、物理、烟酒和内分泌等因素有关。

【临床表现】 临床上，根据裂隙部位可将唇裂分为以下几类。

1. 国际上常用的分类方法

(1) 单侧唇裂：单侧不完全性唇裂（裂隙未裂至鼻底）；单侧完全性唇裂（整个上唇至鼻底完全裂开）。

(2) 双侧唇裂：双侧不完全性唇裂（双侧裂隙均未裂至鼻底）；双侧完全性唇裂（双侧上唇至鼻底完全裂开）；双侧混合性唇裂（一侧完全裂，另一侧不完全裂）。

2. 国内常用的分类方法

(1) 单侧唇裂

Ⅰ度唇裂：仅限于红唇部的裂开。

Ⅱ度唇裂：上唇部分裂开，但未裂至鼻底。

Ⅲ度唇裂：整个上唇至鼻底完全裂开。

(2) 双侧唇裂：按照单侧唇裂分类的方法对双侧唇裂分别进行分类，如双侧Ⅲ度唇裂，双侧Ⅱ度唇裂，左侧Ⅲ度右侧Ⅱ度混合唇裂等。

患儿因唇部缺隙，吸吮及进食均有一定困难，加之唇部裂开，冷空气直接进入口咽部，患儿极易患呼吸道感染疾患，常会影响患儿的生长发育，可有营养和发育不良。

【治疗要点】 手术治疗是修复唇裂的唯一手段。手术效果的优劣受多种因素的影响，目前，国际上多采用综合序列治疗的方案，即在唇裂修复手术之前，特别是针对严重的完全性唇裂伴有腭裂及鼻畸形的病人，术前应先行正畸治疗，利用矫治器恢复伴有腭裂病人的牙弓形态，改善或减轻患侧鼻小柱过短或鼻翼塌陷，为唇裂修复手术尽可能创造有利的硬软组织条件。对某些裂隙较宽的完全性唇裂，可以在正畸治疗后或单独在唇裂修复前采取唇粘连的手术方法，将完全性唇裂变为不完全性唇裂。这些治疗方法的应用均有助于达到提高唇裂修复效果的目的。

初次唇裂修复手术后，遗留的鼻、唇部继发畸形，还应根据继发畸形的轻重，选择相宜的时机予以二期整复。

一般认为，进行单侧唇裂整复术最合适的年龄为3～6个月，体重达6～7 kg以上。早期进行手术，可以尽早地恢复上唇的正常功能和外形，并可使瘢痕组织减少到最小程度。双侧唇裂整复术比单侧整复术复杂，术中出血相对较多，手术时间也较长，一般宜6～12个月时施行手术。此外，手术年龄还应该依据患儿全身健康情况及生长发育情况而定，例如，患儿血红蛋白过低、发育欠佳或尚有胸腺肥大者均应推迟手术。

【护理措施】

1. 术前护理

(1) 对患儿进行全面身体检查，包括体重、营养状况、心肺情况。血红蛋白、白细胞、出血时间及凝血时间都应在正常范围。如有明显发育不良或面部有湿疹、疖疮、皮肤病时，为预防感染，均应推迟手术。

(2) 心理护理：让患儿及父母了解先天性唇裂患儿智力一般均属正常，不必过分忧虑；向患儿及家属介绍唇裂的预后情况，增强信心，消除自卑感和心理创伤，积极鼓励参与社会活动和人际交往。

(3) 术前教育：向患儿父母介绍术前注意事项，指导家属注意患儿的保暖，衣着厚薄恰当，防止受凉感冒而影响手术；指导患儿父母改变喂养方式，术前3 d停止母乳和奶瓶喂养，开始训练用汤匙或滴管喂食，以适应术后进食方式。

(4) 术前1 d做局部皮肤准备，用肥皂水清洗上下唇及鼻部，并用生理盐水棉球擦洗口腔。如系成人，应剪除鼻毛及剃须、洁牙、清除病灶，并用含漱剂漱口。

(5) 婴幼儿应在术前4 h给予10%葡萄糖液或糖水100～150 ml口服，随后即需禁食。

2. 术后护理

(1) 术后患儿麻醉未醒前，应使患儿平卧，头偏向一侧，以免误吸。麻醉醒后，取屈膝侧卧位，头偏向一侧，以利口内分泌物流出。

(2) 可用护臂夹板固定双臂制动或戴手套，以免患儿用手搔抓唇部创口。

(3) 患儿清醒后4 h，可给予少量葡萄糖水，若无呕吐，可开始喂乳或流质饮食，示范并指导患儿家属用滴管或小汤匙喂饲。喂食时，汤匙置于健侧，尽量不接触伤口，以免引起伤口感染。术后10 d方可吮吸母乳或奶瓶。

(4) 观察患儿术后有无脱水、高热等症状，并及时处理。注意保暖，防止感冒流涕，以免引起创口糜烂，甚至裂开。

(5) 术区在术后1 d内可加压包扎，防止伤口出血。术后第2日即可使唇部创口暴露，每日以0.9%生理盐水清洗创口，切忌用力擦拭。如有血痂存积，可用3%过氧化氢液和生理盐水清洗，以防痂下感染，保持创口清洁。

(6) 张力较大时，使用唇弓固定，唇弓松紧要适度。使用唇弓期间，应注意观察皮肤对胶布有无过敏反应及皮肤压伤，如有发生应及时拆除。一般于术后10 d去除。

(7) 遵医嘱给予适当的抗生素，以预防感染。如创口愈合良好，可在术后5～7 d拆去缝线；如提前拆除，应行清洁换药和加强减张固定。术后或拆线后，需提醒患儿家属防止患儿跌跤及碰撞唇部，否则，虽然伤口已愈合，但也有裂开的危险。

3. **出院指导** 教会患儿父母清洁唇部及牙槽骨的方法。术后3个月内复诊，如发现唇部或鼻部的修复仍有缺陷，可考虑12岁后或适当时间施行二期整复术。

二、先天性腭裂

腭裂(cleft palate)可单独发生也可与唇裂同时伴发。腭裂不仅有软组织畸形，大部分腭裂病人还可伴有不同程度的骨组织缺损和畸形。他们在吸吮、进食及语言等生理功能障碍方面远比唇裂严重。由于颌骨生长发育障碍还常导致面中部塌陷,严重者呈蝶形脸,咬合错乱(常呈反𬌗或开𬌗)。因此,腭裂畸形造成的多种生理功能障碍,特别是语言功能障碍和牙合错乱对病人的日常生活、学习、工作均带来不利影响;也容易造成病人的心理障碍。

【病因和发病机制】 腭裂与唇裂一样,是胎儿在发育过程中,因某种因素的影响,使面部各突起的互相连接受到阻挠而形成的裂隙。绝大多数畸形的发生是遗传与环境两种因素共同作用的结果。此外,妇科疾病或经常接触放射线等,也可能导致胎儿发生畸形。

【临床表现】 临床上至今尚未见一种统一的腭裂的分类方法,但是根据硬腭和软腭的骨质,黏膜,肌层的裂开程度和部位,多采用下列的临床分类方法。

1. 软腭裂 仅软腭裂开,有时只限于腭垂。不分左右,一般不伴唇裂。

2. 不完全性腭裂 软腭完全裂开伴有部分硬腭裂;有时伴发单侧部分(不完全)唇裂,但牙槽突常完整。本型也无左右之分。

3. 单侧完全性腭裂 软硬腭全部裂开,常伴有牙槽嵴裂及同侧完全性唇裂。

4. 双侧完全性腭裂 常与双侧唇裂同时发生;鼻中隔、前颌突及前唇部分孤立于中央。

因腭裂造成鼻口相通,使吮吸、进食、发声等功能障碍。进食时食物易从鼻腔溢出,发声时呈含橄榄语音。又因鼻腔失去对空气过滤和加温作用,易发生上呼吸道感染。病人可有上颌骨发育不全,面中1/3塌陷,呈蝶形脸。腭裂病人由于不能形成腭咽闭合,进食时吞咽常有食物反流,易引起咽鼓管及中耳的感染,部分患儿有听力降低。

【治疗要点】 手术修复腭裂是序列治疗的关键。腭裂修复的时间问题,国内外尚有争议,归纳起来有两种意见:一种主张早期手术,约在18个月手术为宜,此种观点目前已得到国际上多数学者的认可;另一种意见认为在学龄前,即5～6岁施行手术为好。除手术修复外,还需采用一些非手术治疗,如正畸治疗、缺牙修复、语音训练及心理治疗等,从而使病人达到身心健康。

【护理措施】

1. 术前护理

(1) 腭裂手术与唇裂手术一样,术前需对患儿进行全面的健康检查。此外,因腭裂手术时间长,出血较多,还应做好输血准备。

(2) 向患儿及家属介绍同样疾病的病人治愈后的情况,以缓解患儿及家属的焦虑情绪。

(3) 指导患儿父母采取正确的喂养方法,即用汤匙或滴管喂饲,以适应术后的进食方法。并告知患儿家属(或成年病人),术后应保持安静,不能大声哭笑和喊叫,不吃硬的和过烫食物,以免影响伤口愈合。

(4) 裂隙较大者术前1周制作腭护板,并试戴合适,以备术后用于保护创口。

(5) 术前3 d开始用1∶5 000呋喃西林液漱口,呋喃西林麻黄碱液滴鼻,每日3次。用含漱剂反复漱口,保持口鼻清洁。

2. 术后护理

(1) 全麻未清醒前,取平卧位,头偏向一侧,以便口内分泌物流出,防止窒息或吸入性肺炎。麻醉完全清醒后可取头高卧位,以减轻局部水肿。

(2) 保持呼吸道通畅,用吸痰管及时吸出口、鼻腔血性渗出物和呕吐物。吸引时切勿接触伤口,以免引起伤口出血。

(3) 密切观察伤口及鼻腔有无渗血及喉头水肿,保持腭护板固位良好,防止松脱。

(4) 遵医嘱应用抗生素,预防感染。鼻内可用1%呋喃西林麻黄碱液滴入,每日3次。

(5) 术后应保持患儿安静,避免大声哭闹,以防腭部伤口裂开。并注意保暖,预防感冒,以免因咳嗽影响创口愈合。术后8～10 d可分次抽除两侧松弛切口内填塞的碘仿纱条;腭部创口缝线可手术后2周拆除。

(6) 如患儿合作，应每日清洗口腔，成人每次餐后都应用漱口剂漱口，防止食物黏附于创口，引起创口感染。

(7) 饮食护理：麻醉完全清醒后 4 h 无呕吐，可先给予少量葡萄糖水；观察 30 min，没有呕吐时可用小汤匙或滴管喂饲牛奶、流质饮食，但每次进食量不宜过多。术后 10～14 d 内进食全流质，以后逐渐改半流质，3 周后可进普食。

(8) 术后 2 周拆线，1～2 个月后做语音训练。

3. 语音训练　腭裂整复术后为正确发声、语言创造了解剖条件，但一般仍须进行一段时间的功能训练后，才可能获得较正确的语音；而对年龄较大或成年时行手术治疗者，由于其已经形成一定的腭裂语音习惯，即使进行了解剖上的重建，发声效果仍往往不能令人满意，在这种情况下，语音训练就更成为整个腭裂治疗中十分重要的环节。

腭裂整复术后 1～2 个月开始进行语音训练。其训练分为两个阶段进行。

第一阶段：主要是练习软腭及咽部的肌肉活动，使其有效地完成“腭咽闭合”动作。此阶段中较常用的有以下几种方法：①吹气法：这是一种最简单而有效的方法。可以训练正确的呼吸方向，以及逐渐增加口腔中的气压。可用玻璃管吹水泡或肥皂泡，或练习吹笛子、吹气球、喇叭、口琴等。②练习唇舌部肌肉活动：唇舌的肌肉活动对正确发声有密切关系。腭裂病人在发声时常常运用唇舌的运动强行代偿，因此，必须重新训练，以纠正其不正确的习惯，使唇舌肌肉变得灵活和协调。

第二阶段：在软腭、咽部以及唇舌部的肌肉活动已趋正常，“腭咽闭合”也已基本恢复正常后，就可以开始第二阶段的发声练习。这需要在一定的指导下，病人长时间的坚持不懈的努力才能取得良好的效果。①练习单音：可按学习汉语拼音法进行训练，在练习字母发音时，最好由专门人员指导，并注意观察病人不能准确发音的原因，并随时予以纠正。在这方面学校的教师和家属应积极协助，反复耐心地教导练习，直到掌握为止。②练习单字的拼音：能够准确发出元音及辅音字母后，即可以开始练习单字的拼音。③练习语句及谈话：在拼音的基础上，可练习一些简短的语句。在练习语句时，要求语句的每个单字发音清楚，待能缓慢而正确地读出短句后，再进一步练习朗读较长的文章，速度也可逐渐加快。可先由练习唱歌、朗诵、读报等做起，然后再练习谈话。

复习题

内科部分

【A 型题】

1. 中龋即为：（　）
A．牙釉质龋　B．牙本质浅龋　A．牙本质深龋　D．牙骨质龋

2. 龋病发生的重要因素是：（　）
A．细菌的存在　B．全身营养不良　C．牙齿钙化不良　D．喜爱含糖食品

3. 龋齿好发于牙齿的：（　）
A．滞留区　B．舌面　C．自洁区　D．牙尖

4. 目前已肯定的最好防龋方法是：（　）
A．酶防龋　B．糖代用品防龋
C．氟化物防龋　D．机械方法去除菌斑防龋

5. 急性牙髓炎疼痛的特点是：（　）
A．冷热刺激疼

B．自发性疼，热刺激疼加剧，冷刺激疼减轻，叩诊疼。
C．冷热刺激疼，疼痛持续时间短暂，无自发疼。
D．自发性、阵发性疼痛，夜间加剧，冷热刺激疼，疼痛呈放射性。

6. 牙髓炎治疗原则：（ ）
A．保存牙齿的解剖形态和功能 B．保存牙体的功能和牙弓的完整性
C．保存活髓或保存患牙 D．保存活髓或牙弓的完整性

7. 引起牙龈炎最主要的病因是：（ ）
A．牙菌斑和细菌 B．食物嵌塞 C．牙石 D．不良修复体

8. 牙周病的症状与特征是：（ ）
A．牙龈红肿出血 B．牙周袋形成
C．牙周溢脓，牙周脓肿和牙齿松动 D．以上都是

9. 口臭的原因常见于：（ ）
A．口腔疾病 B．口腔卫生不良 C．鼻咽部疾病 D．以上都是

10. 哪一种刷牙方法正确：（ ）
A．重力 B．上下刷 C．轻刷 D．上下拂刷法

11. 唾液的功能是：（ ）
A．润滑和保护 B．缓冲作用 C．机械清洁作用 D．以上都是

12. 复发性阿弗他溃疡的治疗原则是：（ ）
A．找出有关的全身与局部病因，对症治疗 B．应用抗生素治疗
C．皮质激素治疗 D．大量维生素

【简答题】

1. 简述龋病的概念。
2. 简述龋病的病因及临床表现。
3. 简述急性牙髓炎的临床表现。
4. 急性牙髓炎的处理原则及护理措施有哪些？
5. 简述牙龈炎的病因和临床表现。
6. 简述牙周炎的临床表现。
7. 牙周炎的处理原则及护理措施有哪些？
8. 试述复发性阿弗他溃疡的护理措施。
9. 口腔单纯性疱疹的临床表现及护理措施有哪些？
10. 简述白血病在口腔的表现。护理措施有哪些？

外科部分

【A 型题】

1. 颌面部间隙感染最主要途径是：（ ）
A．牙源性 B．腺源性 C．血源性 D．外伤性

2. 牙齿在萌出过程中，牙冠周围软组织发生的炎症称为：（ ）
A．冠周炎 B．牙龈炎 C．牙周炎 D．根尖周炎

3. 颌面部软组织炎症局限时称为：（ ）
A．肿块 B．结节 C．脓肿 D．蜂窝织炎

4. 化脓性骨髓炎最好发于：（　）

A. 青年人　B. 老年人　C. 中年人　D. 壮年人

5. 颌面部外伤的病员不及时处理，马上有致命危险的主要原因是：（　）

A. 窒息　B. 休克　C. 感染　D. 出血

6. 面部外伤后伴面部发麻，出血应考虑：（　）

A. 眶底骨折　B. 鼻骨骨折　C. 颧骨骨折　D. 上颌骨前臂骨折

7. 口腔癌好发于：（　）

A. 腮腺组织　B. 口腔黏膜　C. 颌骨组织　D. 颌下腺组织

8. 最常见的口腔癌是：（　）

A. 牙龈癌　B. 舌癌　C. 口底癌　D. 颊癌

9. 耳周结节肿块首先考虑：（　）

A. 腮腺肿物　B. 腮腺混合瘤　C. 皮脂囊肿　D. 耳前淋巴结

10. 舌癌的远处转移最多见于：（　）

A. 肝脏　B. 消化道　C. 肺部　D. 骨组织

【简答题】

1. 口腔颌面部感染的途径有几种？
2. 智齿冠周炎的治疗要点有哪些？
3. 简述面部疖、痈的护理措施及健康教育。
4. 简述口腔颌面部间隙感染的临床表现。
5. 口腔颌面部间隙感染的护理措施有哪些？
6. 口腔颌面部软组织损伤类型有哪些？各类型的特点是什么？
7. 试述颌骨骨折的治疗原则。
8. 简述舌癌病因和发病机制。
9. 简述舌癌治疗要点。
10. 简述舌癌的护理措施。
11. 牙龈癌的病因和发病机制有哪些？
12. 简述牙龈癌的护理目标和护理评价。
13. 先天性唇裂和腭裂分几型、几度？
14. 简述唇裂的病因和发病机制。
15. 唇裂的临床表现及护理措施有哪些？
16. 简述腭裂的护理措施。

参考答案

第一章

【A型题】

1. B 2. B 3. E 4. B 5. E 6. D 7. B 8. C 9. E 10. B

第二章

【A型题】

1. D 2. D 3. C 4. B 5. B 6. A 7. C 8. B 9. E

第三章

【A型题】

1. B 2. A 3. E 4. E 5. C 6. C 7. C 8. E

第四章

【A型题】

1. B 2. C 3. B 4. E 5. B 6. A 7. E 8. D

第五章

【A型题】

1. E 2. D 3. E 4. E 5. E 6. E 7. E 8. B

第六章

【A型题】

1. D 2. C 3. D 4. D 5. E 6. A 7. C 8. C

第七章

【A型题】

1. C 2. D 3. C 4. C 5. B

第八章

【A 型题】

1. A 2. E 3. E

第九章

【A 型题】

1. A 2. E 3. D 4. E 5. E 6. C 7. A 8. B

第十章

【A 型题】

1. D 2. A 3. C 4. C 5. B 6. A 7. C

第十一章

【A 型题】

1. E 2. D 3. E 4. A 5. A 6. C 7. A

第十二章

【A 型题】

1. E 2. A 3. B 4. D 5. A 6. C 7. C 8. C 9. C 10. B

第十四章

【A 型题】

1. E 2. C 3. D 4. E 5. D 6. B 7. C 8. A 9. D 10. B 11. B 12. E 13. B 14. E 15. B 16. A 17. B 18. B 19. D 20. B 21. D 22. D 23. A 24. C 25. D 26. B 27. C 28. C 29. C 30. C

第十五章

【A 型题】

1. A 2. BC 3. B 4. C

第十六章

【A 型题】

1. A 2. E 3. E 4. B 5. E 6. C 7. E 8. A 9. A 10. B 11. C 12. C 13. A 14. B 15. D 16. B 17. B 18. C 19. C 20. A 21. E 22. A 23. E 24. D 25. C 26. D 27. C 28. C 29. A

第十七章

【A 型题】

1. E 2. C 3. C 4. A 5. D 6. A 7. C 8. D 9. C 10. C 11. B 12. C 13. A 14. A 15. B 16. B 17. D 18. D 19. A 20. A 21. E 22. E 23. B 24. C 25. D 26. A 27. C 28. D 29. C 30. A 31. C 32. A 33. E 34. D 35. D 36. A 37. E

第十八章

【A型题】

1. E 2. E 3. B 4. B 5. C 6. D 7. C 8. E 9. E 10. C 11. B 12. D 13. C 14. C 15. B 16. D 17. E 18. C 19. E 20. B 21. C 22. E 23. E 24. D 25. B 26. B 27. C 28. A

第十九章

【A型题】

1. E 2. B 3. C 4. E 5. A 6. C 7. C 8. A 9. E 10. E 11. C 12. C 13. D 14. C 15. A 16. E 17. E 18. A 19. D 20. E 21. B 22. D

第二十章

【A型题】

1. A 2. D 3. B 4. D 5. D 6. B 7. A 8. E

第二十一章

【A型题】

1. C 2. B 3. B 4. A 5. B 6. B 7. C 8. D 9. B 10. B

第二十三章

【A型题】

内科部分

1. B 2. A 3. A 4. C 5. D 6. C 7. A 8. D 9. D 10. D 11. D 12. A

外科部分

1. A 2. A 3. C 4. A 5. A 6. D 7. B 8. B 9. B 10. C